博士生导师

中国现代百名中医临床家

第三批国家级名老中医

邵念方

医道与临床

邵念方 ◎ 著

宋虎杰　王华　张玲 ◎ 整理

U0273289

中国中医药出版社

· 北 京 ·

图书在版编目（CIP）数据

邵念方医道与临床 / 邵念方著；宋虎杰，王华，张玲整理 .—北京：中国中医药出版社，2016.10

ISBN 978 – 7 – 5132 – 2776 – 6

Ⅰ.①邵… Ⅱ.①邵… ②宋… ③王… ④张… Ⅲ.①内科杂病—中医学—临床医学—经验—中国—现代 Ⅳ.① R25

中国版本图书馆 CIP 数据核字（2015）第 233696 号

中国中医药出版社出版
北京市朝阳区北三环东路 28 号易亨大厦 16 层
邮政编码 100013
传真 010 64405750
三河市双峰印刷装订有限公司印刷
各地新华书店经销

开本 710×1000 1/16 印张 28.5 彩插 0.5 字数 503 千字
2016 年 10 月第 1 版 2016 年 10 月第 1 次印刷
书号 ISBN 978 – 7 – 5132 – 2776 – 6

定价 68.00 元
网址 www.cptcm.com

如有印装质量问题请与本社出版部调换
版权专有 侵权必究

社长热线 010 64405720
购书热线 010 64065415 010 64065413
微信服务号 zgzyycbs

书店网址 csln.net/qksd/
官方微博 http：//e.weibo.com/cptcm

淘宝天猫网址 http：//zgzyycbs.tmall.com

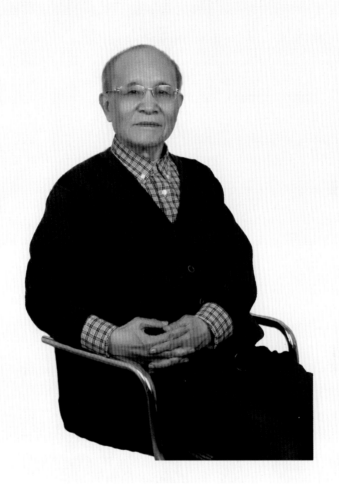

邵念方教授

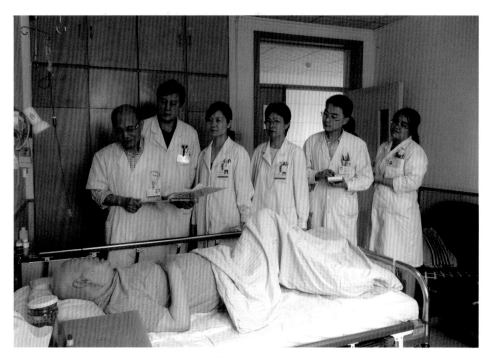

邵念方教授（左一）查房

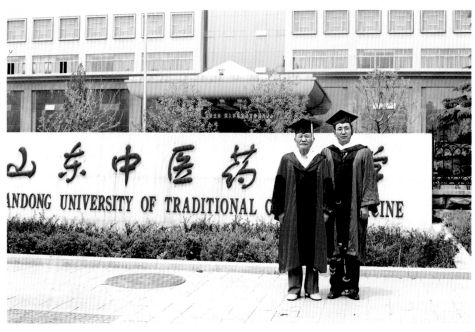

邵念方教授（左）与宋虎杰（右）合影留念

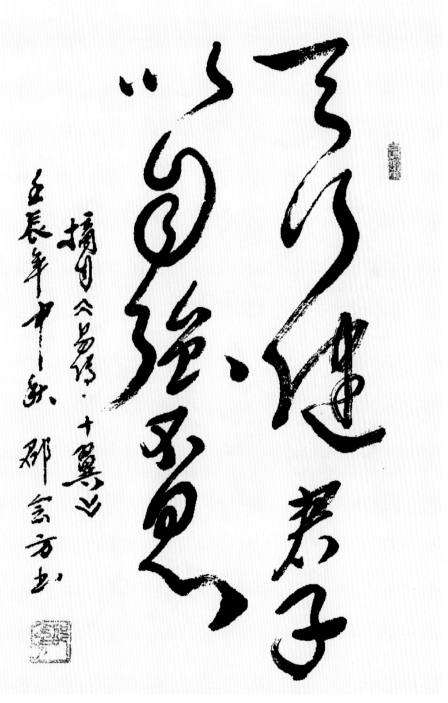

天行健君子以自强不息

摘自《易经·十翼》

壬辰年十一月 邵念方 书

邵念方教授书法作品（1）

古为今用，根深叶茂
西为中用，中轩北宗硕
吸取新知，与时俱进
走向世界，服务众生

壬辰年秋　邵念方　书

邵念方教授书法作品（2）

中醫頌

歧黃有道曲為徑
醫海無邊苦作筏
道小焉能決生死
業大之為振中華

壬辰年秋 邵念方書

邵念方教授书法作品（3）

晚年述怀

韶华不再马蹄疾逝岁增秀

彩身医药月月长

喜得龙李东平生

晚年怀慰怡生岁光

己丑夏秋 邵念方 书

邵念方教授书法作品（4）

邵念方简介

邵念方，男，1937年出生于河南濮阳，山东中医药大学附属医院主任医师、教授、博士生导师。曾任山东省学位委员会委员，终生享受国务院特殊津贴。

1965年，邵念方教授毕业于山东中医学院本科（六年制），并留山东省中医院工作。曾师承原老院长韦继贤先生，深得其精湛学术理论的启迪和丰富临床经验的传授。1986年，出任第一任急诊科主任，工作成绩突出，被国家中医药管理局评为"为中医急症工作做出显著成绩"先进工作者。1992年，被山东省委组织部授予"山东省专业技术拔尖人才"光荣称号。2003年，被评为"山东省千名知名技术专家"。2006年，被全国中医界多名院士联合推荐为"中国现代百名中医临床家"。

邵念方教授是全国第一批、第三批名老中医药专家学术经验继承工作指导老师，第二批全国名老中医药专家传承工作室指导老师，山东省知名中医药专家。曾任国家中药新药评审委员、山东省科委科技成果评审委员会委员、山东省教委科技成果评审委员会委员、山东省药品不良反应监测专家咨询委员会委员、国际第一届中医心病医学会学术委员会副主席、中华全国中医学会心病专业委员会委员、中西医结合学会心血管专业委员会委员、山东省医学会急诊专业委员会副主任委员。

在50余年的医疗、教学和科研实践中，邵念方教授融古贯今，知常达变，法外求法，对内科领域的常见病、多发病和疑难危重病的诊治潜心研究，具有

1

高深的专业理论和技术水平。特别擅长心、脑血管及老年病的诊治，形成了独到的学术思想和精湛的诊疗技术。

潜心医理　精于临床

邵念方教授勤于临床实践，善于探讨医理。临证强调治病求本、扶正祛邪；治疗上主张调理气血、平衡阴阳。在临床实践中汲取现代科学精华来发展中医，理论上见解独到，临床上疗效卓著。

对于辨证论治，邵念方教授在1978年著《脏腑证治与用药》时就率先提出了"证"的诊断，在书中明确指出每个"证"分主症和兼症的诊断标准。开创了中医学对"证"进行诊断的先河。

在冠心病（胸痹）的临床诊疗中，邵念方教授倡导"心主血脉，以气为用"。他指出胸痹心痛的基本病机为心脉痹阻，病机特点为正虚邪实、标本错杂。心气亏虚是胸痹心痛的发病基础。脏腑功能失调所产生的瘀血、痰浊、气滞、寒凝等邪实积聚胸中，痹阻心脉，是发病的重要因素。胸痹心痛以心气不足为主导病机，在预防或治疗中提倡标本兼治，以补益心气为主，辅以温通心阳、活血通脉，并创制了"冠心保丹饮"治疗胸痹心痛，效验颇丰。

邵念方教授率先提出了中风中腑证的论治，指出其主要病机是枢机不利，斡旋失司，痰热郁滞，腑气不通，郁积化热，痰热内阻，治疗上着眼于"通"法，通腑泻浊，创制专科方药"通腑汤"。然临床又有食、痰、瘀三者内蕴而化热之别，邵念方教授指出，应依据具体证候，辨证加减，灵活用药。

邵念方教授首先提出"中风无风论"，指出中风发病源于风，中风既成多无风，破前人之成说，引起医学界关注。他主张应动态地分析研究中风的发病机制。鉴于中风之演变起于内风，止于痰瘀，将中风分为内风旋动期（中风先兆、中风始发态）、内风平息期、痰浊瘀血期三个阶段，明确提出"无风论"，分期精当、理论新颖，在学术界颇受推崇。

临证与养生中，他主张以养护命门元气为宗旨，在老年病防治中颇具指导意义。主张老年人调养应清心节欲，忌房劳过度，以保持命门真阴充足、真阳壮旺。在治疗上，主张扶正固本，兼以达邪，创制了"防老保健丹"。

勇于创新　成果丰硕

凭着几十年的临床经验，邵念方教授坚持走依靠科技进步自我发展的道路。以身作则，满腔热情地开展科研工作，成果丰硕。

曾参与国家"七五"攻关课题"清开灵注射液治疗中风病的临床与实验研究"，荣获国家科技进步三等奖；"风温肺热的临床与实验研究"荣获国家中医药管理局科技进步二等奖；主持研究的"调脂片治疗高脂血症的临床与实验研究"和"脑脉通口服液治疗急性缺血性中风的临床与实验研究"先后荣获山东省科技进步三等奖；"益精提神法治疗多发性梗死性痴呆的临床与实验研究"荣获山东省教委科技进步二等奖。

从医的50余年里，邵念方教授科研成果卓越，论著较多。先后发表《论中风腑证》《在临床实践之中看中医治疗急性心肌梗死的优势》《中风无风论》等论文80余篇。出版《脏腑证治与用药》《中医诊断学》《中国针灸中药治疗疑难病症》《中医诊治心脑病症》《中医心病学》《冠心病中西医综合治疗》《中国现代百名中医临床家——邵念方》等7部专著，多部译成英文发行到国外，为中医走向世界做出了贡献。

邵念方教授还发明了"全息圆锃磁针"，继承和发展中医传统针灸学术，融合生物全息诊疗法和磁疗的治疗经验，具有活血止痛、醒神通络之功，对急性疼痛、中风后瘫痪肢体的恢复有立竿见影之效。他深入钻研，精心配伍，创新研制了调脂片、麝香心痛宁、排毒减肥片等一系列疗效显著的成药制剂，简、便、廉、验，深受患者欢迎。

德艺双馨　薪火相传

作为中医事业的开拓者和创新者，邵念方教授以高度的责任心、事业心勇挑重担，辛勤耕耘，在心脑血管病、老年病、急症等专业领域成绩斐然。他医术精湛，医德高尚，甘为人梯。1990年任硕士生导师、1993年任博士生导师，并作为国家和山东省名师带高徒指导老师，以其深厚的理论功底和丰富的临床经验，言传身教，为国家培养了一大批优秀的高层次中医人才。他们中大多数早已晋升主任医师、教授，不少人提升为院长、科主任、研究生导师，为中医事业的发展增添了新生力量。

　　"全国名中医邵念方教授传承工作室"将秉承"继承与发展，挖掘与创新，总结与共享"六位一体的工作方针，坚持科学严谨、求实诚信的态度，完善名医工作室基础硬件建设，进一步系统整理邵念方教授的诊疗医案、临床经验、读书心要，总结挖掘邵念方教授临床诊疗、用药经验的规律和特点，系统研究总结邵念方教授的学术思想、临证思辨特点、成才经验。探索一条全新的学术思想传承模式，形成一整套完善的中医疾病诊疗方案。并通过积极推广名老中医诊疗经验、共享学术思想成果，以指导临床医生的诊疗，培养出更多高层次的临床科研人才，进一步提高学科整体水平，推动学术发展。学生们已整理出《全国名中医邵念方教授临床学术研究》一书，于 2014 年 8 月由山东教育出版社出版。

　　工作室注重培养传承型和创新型人才，依托名医优势，注重建设发展，旨在成为一个结构合理、技术力量雄厚、具有鲜明中医特色、具有明确研究方向和发展目标的工作室。

前　言

我从事医疗事业 50 余年，年近 80 岁。回顾自己在医疗、教学和科研的漫长峥嵘岁月里，大概经历了三个阶段。

第一阶段是青年时期。精力充沛，拼命工作，努力学习，积累知识，照顾家庭，培育子女，也想著书立说，但心有余而智不足。一篇"论命门"的文章居然写了 11 年，前前后后修改了数十次才得以发表。所以，古人云：辣手著文章。

第二阶段是壮年时期。博览约取，厚积薄发，在 10 余年里发表了数十篇论文，出版了 6 部专著（3 部译成英文，发行国外）。现在回想起来，这些论著良莠不齐。坦率地讲，即使是权威大家所写的论著也不都是篇篇锦绣、妙语连珠，何况我当时只是个普通医生呢，这也许是老年人的心理自慰吧。这次写出来，就是给自己改过修正的机会。

第三阶段是老年谢幕时期。虽然是日落西山，但火红的夕阳仍然回眸大地，照耀着走过的历程——山山水水，沟沟壑壑。人像太阳一样，回想过去的经历，多是遗憾和不足，希望在有生之年，加以修正和补充，于是在近 10 年里用不少时间重新阅读《内经》《伤寒论》《金匮要略》等经典著作，以及《周易》《庄子》《老子》等古典名著，还走进了山东省老年大学书法学研班，对书法艺术进行学习和研究。文化陶冶了我的灵魂，哲学启迪了我的智慧，艺术给了我聪睿和灵感，科学让我学会了严谨。总之，通过老年时期的学习和求索，提高了我对医学的认知水平和对事物的审视能力，如对"医易""医哲"的认识、对"道"的理解。

何为"道"？"道"是指宇宙间自然界事物发生、发展、变化的规律。这些规律有些是可测、可知、可定名的，但绝大多数是不可测、不可知、不可定名的。正如《老子》所说：道，可道，非常道；名，可名，非常名。随着科学技术的发展，可测、可知之道，会逐渐增多，大自然的奥秘会逐步被揭示。所以，我们的祖祖辈辈努力探索"道"，只想把不可测知的事物变成可测知、可利用的事物，这就是科学研究永恒的主旨。

何为"医道"？就是把可测知的自然界规律用到医学中去，特别是用到中医学中去，并在医学实践中不断探索新的规律。具体来讲，是把我这大半生进行医疗、教学、科研的经验、感悟，以及显见疗效（结果）而说不清道理的现象述之于书，把未发表和已发表的有价值的论文，还有临证举要、临床用方选粹、中西药配伍临床应用举例、临床效案选例、师徒情怀、全息圆锟磁针诊疗方法等，良者取之并加以修改补充，莠者弃之，让同道和后人评说，汇集成书，用"道"贯穿起来，力图一脉相承，与天地自然相融。正如《内经》所说："与万物沉浮于生长之门。"已认知的加以总结，未认知的加以探索，期待对读者和后人有所帮助、借鉴及启迪。这就是我们著述这部书的初衷。

本书由3大部分组成。第一部分是医道篇，包括12篇有关中医理论的文章，重点论述了中医学的指导思想应是整体动衡观，理论基础是阴阳五行。我认为这是个极其重要的问题，一个学科如果没有正确的指导思想和理论基础，等于盲人骑瞎马，没什么道路可走，不是碰壁就是掉入深渊。所以，中医学要想走复兴之路，必须有明确完善的指导思想和理论基础，故特此详述之。"论'命门'"这篇文章很重要，历时11年才得以发表，今又重新修改了一下。近几年，社会上兴起了"火神派"，方兴未艾，颇受一些患者欢迎。我认为，"火神派"的理论基础应是命门学说，因为赵献可等中医大家把"命门"比作人体的走马灯、灶心火，"五脏之阴非此不能滋，五脏之阳非此不能发"，如果命门火衰或熄灭，人则死亡，好像地球没有阳光一样，万物的生命皆将熄灭。所以，无论养生还是治病，一定要注意命门火的盛衰。对中西医结合临床研究问题，我提出了一些思路、对策和方法，我自知有些见解不一定正确，但这些见解都是在长期的临床实践中产生的，可能会对开拓专业学术研究思路提供一些借鉴。还强调了"不荣则痛"的论点，这主要是针对医疗界在诊治痛证时大部分人都倾向"不通则痛"，忽视了"不荣则痛"的病机，其实"不荣则痛"的病证还是非常多见的，如西医诊断为劳累性冠心病心绞痛、中医诊断为胸痹心痛的病人绝大多数属"不荣则痛"，以补心气为主进行施治疗效显著。还有"论'壮火食气'在热病治疗中的指导意义"等。"形而上者为之道"，故先言"道"。

第二部分是临床篇。主要介绍了心、脑系统常见疾病证治规律和具体方药，这些都是在数十年的医疗实践中总结出来的，是切合实用的。在中风的论治中明确提出"中风无风"的论点。这就为中风的论治增加了新的理论，指出了新的治疗方向。对中风腑证的治疗提出了通腑的治法，给中风的抢救和治疗创建了新的途径和方法，经临床长期验证，疗效立竿见影。还介绍了临床效案、常用效方、中西药临床常用配伍应用举例等。更值得一提的是"全息圆锃磁针"，这是我的一项发明。我以临床诊疗疾病的需要为出发点，在总结自身临床经验和教训的基础上，继承和发展中医传统针灸学术，融合生物全息针灸疗法和磁疗的治疗经验，精心研究成圆锃磁针。此针结构精巧、使用方便、用途广泛、成本低廉，便于推广，可用于诊断和治疗多种疾病，如对中风半身不遂、冠心病心绞痛、胆绞痛、肾绞痛、偏头痛等病症均有很好的疗效。

第三部分是附篇，主要记述师徒情怀和中医学传承的情况。我的启蒙老师是山东省中医院院长韦继贤，是全国知名老中医，他医德高尚，在内科杂病的临床研究方面有深厚的理论造诣和独到的处方用药特色，对我的临床研究具有重要的指导意义，值得我们永远学习。我的西藏小徒弟索朗，是个藏医学中专毕业生，上班时形影不离地跟我学习了两年，他很聪明勤奋，通过两年的学习，能够用中医理论对常见病进行处方用药，这就给藏族同胞留下了"永远不走的医疗队"，对促进中华民族大团结做出了一定的贡献，具有很大的意义。

我一生注重理论和实践相结合，故本书命名为《邵念方医道与临床》。

现把上述内容概括如下：

古为今用根深叶茂，
西为中用干壮果硕。
汲取新知与时俱进，
走向世界服务众生。

在编写该书的过程中，我的研究生宋虎杰院长、主任医师，王华副主任医师，做了大量的工作；西安中医脑病医院的张玲副主任医师、余亚兰主治医师付出了辛勤劳动。我对他们表示衷心的感谢。

因受知识所限，书中谬误之处在所难免，尚祈海内外学者、专家、同道和读者不吝批评指正，以便再版时修正。

邵念方

2016 年 4 月

目 录
CONTENTS

邵念方医道与临床

导言

中医在中国有数千年的历史，中华民族自古至今逐渐繁衍昌盛，全靠中医养生保健、防治疾病。所以，中医有国医之美称。西医进入中国还不到一个世纪，便在中华大地这片沃土上迅速成长起来，大有喧宾夺主之势，在民国时期几乎把中医吃掉。新中国成立后，政府提倡中西医并重，中医才得到逐渐发展壮大。中医和西医在近几十年里为防治中国人民的疾病争奇斗艳、各显其能，在与疾病做斗争中逐渐结合起来，中西医结合的成果——青蒿素，在 2015 年荣获诺贝尔医学奖，说明中西医结合是大有作为的。现把中医、西医的现状分述于下。

一、西医现状

西医属自然科学范畴，是以直线思维为主的医学，亦称"明智医学"。看看西医是怎样发展的，你就一目了然了。

20 世纪，西方医学界的进步首先体现在诊断手段上。然而严格地说，这种诊断手段的进步是光、机、电技术的进步，而不是医学的进步。例如，大医院最先进的诊断设备 CT、彩色 B 超、核磁共振等，全都是光、机、电技术的进步。当然这些技术不仅应用于诊断，还应用于治疗上。

我有一位在电力自动化专业工作的教授朋友，发明了高血压治疗仪，让我们给他搞鉴定。当时我很奇怪，一个基本没学过医学的人，怎么可能发明高血压治疗仪呢？后来我明白了，治疗高血压的人无须懂得高血压的发病机理，亦不需要懂得医学，只要能够通过仪器在手腕上利用震动起到按摩作用，使患者肌肉和精神得到放松，血压得到暂时下降就可以了。手腕带、磁表等降压器材的发明者，亦不是医学专业出身。发明 X 光机、CT 机、肠镜、胃镜的人未必懂得人体的复杂性，他们只把人体看作一台由无数零件构成的机器。用 X 光照射人体，就像海关用超声波探测集装箱里的走私物一样。

西医给人印象深刻的第二大成就就是外科手术。20 世纪的外科学，对于人体的骨骼、肌肉、神经、血管和各种器官的细微结构研究得更透彻了，甚至发展到用电子显微镜去寻找、探查肉眼看不见的细胞、分子、基因等超微结构，试图据此来指导治疗。然而，在对人体的认知上，秉持的仍然是 19 世纪尸体解剖学的观念，即把人体看成一台静止的、结构复杂的机器，对于人体内部各器官间更为重要的动态的相互关系则因难以观测而缺乏深入的了解。例如，有的人由于长期心情抑郁而患胃溃疡甚至胃癌，但是无论在什么时刻打开人体，外科技术都不可能展示这种联系的存在，外科医生只能看到人体在某一时刻的瞬间状态。严格地说，甚至某时刻都看不到。由于人体被打开，人体内部的各种状态就发生了重要变化。打个比方说，人体好比一条奇妙的河流，外来者若非要踏进去，则河流必将发生某种改变。

所以，外科技术的进步实际上解决的是骨折等瞬间性、局部性的疾病。有人认为，对于那些长期积累形成的器质性病变，外科也是挺有效的呀，比如心脏搭桥，比如肾脏移植。但是，如果能够了解器质性病变的发生、发展机理，可以中断甚至逆转这一进程，为什么一定要开刀呢？要知道，开刀并不能消除导致器质性病变的原因：这部分血管搭桥了，另外的血管阻塞的速度可能更快了，甚至有的病人病情更重了；这部分胃切除了，可能另一部分的胃又出问题了；这个肾换了，另一个肾又坏了。再者，就算手术本身做得很好，但手术会给病人带来局部和全身免疫力的突然下降，有可能导致病人不是死在手术上，而是死在术后的并发症上。外科技术若被滥用，就不是病人的福音，而成了病人的祸根。如有一个病人，在无意中发现左下腹有一硬块，虽然年已 70 岁，但身体健壮、精神焕发，可他到医院一查，诊断为结肠癌，第 3 天就请了山东有名的癌症专家做了手术，并且同时进行了化疗，术后 3 天开始发烧，第 4 天就开始昏迷，抢救了 40 余天，花了近百万元，病人受尽人间苦痛而去世。还有一个病人，山东诊断为胃癌，到北京协和医院做手术，打开一看胃里长满了癌，不能做了，又回到山东，病人无奈，只能找中医治疗，加上自己调养，30多年过去了，现在病人已 80 多岁。临床上，这样的例子举不胜举。以开刀而名世的西医是医学，能够诊断病因、病机，调动人体自身免疫功能的中医则堪称更加深刻的医学。

西医给人印象深刻的第三大成就就是抗生素。机体为什么会发炎呢？按照中医整体恒动的理论，炎症只是一个结果，是人体内部外部环境发生某种失衡的结果，只要调节好平衡，即调节好阴阳、寒热、虚实等的平衡，炎症自然就消失了。问题表现在局部，原因可能在整体。问题表现在结肠，原因可能在脾胃。这是针对病情因果关系的一种整体恒动观点。但是按照西医的观点，结肠炎肯定是由某种细菌引起的，治疗在于找到能够专门杀死这种细菌的某种抗生素、消炎药即可。

怎么知道某种药物能够杀死某种细菌呢？即将化学合成药物在小白鼠身上

做动物实验。因为人和小白鼠都是由细胞构成的，如果药物能够杀死小白鼠身上的细菌，就能杀死人身上的细菌。如果找不到某种特定的化学药物呢？病人只好等待最新实验成果了。事实上，西医至今就没有找到治疗结肠炎的特定抗生素。靠一些广谱抗生素，服药时好了，药一停又犯。进一步，就算找到了某种特效抗生素，还会产生副作用。久之还会产生抗药性，如青霉素、异烟肼等，比之刚投入市场时的用量大了 10 倍、100 倍，疗效也没以前好。人体内部是一个百万细菌共生的生态俱乐部，抗生素杀死某种致病细菌的同时，也会杀死其他有益细菌，破坏人体内部的各种微妙的转换和合成机制，就有可能产生广泛的副作用。

更加麻烦的问题是，细菌与抗生素之间还会"博弈"。一些致病细菌被抗生素杀死了，另一些具有耐药性的细菌又产生了，需要研制新的抗生素。由此我认为，这第三大成就即种类繁多的抗生素的研制，实际上是化学的进步，而不属于医学。化学的进步还表现在化验技术上，通过对人的各种体液如尿、血液、唾液等的化验分析，统计出人体的正常值和异常值。如发现病人血糖升高，即诊断为糖尿病。起初西医对糖尿病束手无策，经过千辛万苦的研究后，在 1937 年研制出胰岛素，西医欣喜若狂地获得了诺贝尔奖。但自从胰岛素大量投入临床至今，糖尿病不但没被消灭，反而逐年增加，出现了"道高一尺，魔高一丈"的局面。然而西医又说这是对胰岛素的抵抗，属 2 型糖尿病。那么胰岛素刚投入临床时为什么很少有被抵抗呢？现在为什么 2 型糖尿病越来越多呢？除去社会、环境等因素外，与胰岛素等西药的滥用及其毒副作用对人体带来的伤害亦有很大关系。

尽管如此，西医在中国大地如火如荼地飞速发展了半个世纪，并且继续壮大着，这对炎黄子孙来讲既是福音又是灾难，好处是治好了一些疾病，如肿瘤早期、急性阑尾炎的及时手术等，灾难是由于医生和病人对西医的盲目崇拜甚至迷信，导致西医滥做手术、滥用西药，不仅让病人的身心遭到摧残，而且其毒副作用殃及后代。

二、中医现状与展望

中医学扎根在中国固有文化、民族、历史和社会的土壤中，可谓根深叶茂、硕果累累，数千年来一直维护着炎黄子孙的身心健康，使中华民族繁衍昌盛，经久不衰。中医学已经数千年的临床实践证明是科学的，正如著名汉学与医学家德国慕尼黑大学的波克教授所说："我一再强调，中医是一门成熟的科学，这是我几十年研究得出的结论。"他还说："中国自己不把中医药学当成科学，不重视中医的发展，其根源是文化自卑感。"真是一言中的，"文化自卑感"是造成中医学面临灭顶之灾的万恶之源。

19世纪以来，西方列强的洋枪洋炮打开了中国的大门，进行烧杀抢掠，腐败的清政府官僚及其子民吓破了胆。《内经》云：十二官皆取决于胆。胆气已破则六神无主。

列强们带着以博爱、科学、民主为招牌的西方理性主义文化侵入了中国大地，最典型的是在中国各地开办学校、医院，中国人逐渐认可和接受了这种洋文化，进一步被"洗了脑"，中华民族的固有传统文化遭到摒弃，中医学首受其害。中国有两届政府要"消灭中医"：1914年，北洋政府把中医开除出教育系统；1929年，南京政府通过"废止旧医案"，虽然没成功，但对中医发展带来了很大阻碍。有个别的历史学家、文豪也被洋文化洗了脑，说中医诊断不明确，自己得了肝癌，西医束手无策，宁死也不吃中药；梁启超被西医误割了健康的肾，还说这是个例，不能否定全体；胡适一向蔑视和攻击中医，虽借助中医治好了自己的病，却仍不承认中医是科学的，等等。

"文化自卑感"导致了民族虚无主义，不仅经济上向西方国家看齐，而且文化上也要向西方国家看齐，西方文化便成了衡量中国文化的尺子，没有达到标准者将遭到淘汰或改造。直至1950年召开了全国第一次卫生工作会议，制定了改造发展中医的一系列措施，从医疗、教学和科研等方面入手，买中医之菜做西医之饭，中医发展了半个多世纪了，现状如何呢？

医疗方面，在形式上，全国各大城市都建立了大大小小的中医院，但在政府投资和医院的规模上，一个省级中医院也赶不上一个县级西医院，即便这样，大部分中医院也被西化了，靠着核磁、CT、心电图、化验单给病人进行诊断，有人连号脉也不会或一摸手腕就草草了事。如今没有中医院校的大、中专文凭不能参加医师资格考试，不学西医也根本考不及格，这样一来，就把自学成才的或师父带徒弟的人拒之门外了。所以，中医队伍的人数，据有关统计，已从新中国成立以前的80多万减至27万，纯粹用中医理论防治疾病的在编中医师只有3万人左右，而且多已年老体弱。可中国的总人口却从原来的4亿增到现在的13亿。这个数字有力地说明了这半个多世纪以来，中医不是发展了，而是衰退了。

中医教育是造就中医人才的主要渠道，也是毁灭中医的高级手段。在全国各大专院校里，到处听到朗朗的读书声，学生们读的不是医古文和中医的经典，而是外语，因为他们考中医研究生需要外语，需要西医。所以西医课程逐年增多，而中医的四大经典课程由原来的必修课，有的改为选修课，有的干脆被取消了。在中医科学化的规范下，必然导致中医西医化，使中医走向不归路。这样西医化的模式培养出来的学生，有的改行当了西医，没改行的也是不中不西，不会在发展中医事业上做出什么贡献，这就造成了中医后继乏人的可悲局面。

创新是灵魂，科研是先导。中医事业的发展离不开科研和创新，半个多世纪以来，中医的科研又如何呢？因为走得仍然是中医科学化之道，道路决定前途，前途决定命运。中医科研仍被"科学"的西医掌控，从主题意向到操作路线，乃至最后的成果都是按照西医的研究模式进行的，怎会得出中医的成果呢？过去研究出的不少成果如青蒿素、黄连素、川芎嗪等都不属于中医成果，它们是按西医理论和技术路线搞出来的，中药只能算它的使用原料。只有在中医理论和思想指导下，按中医技术路线研究出来的科研成果才算是中医成果，这样的中医成果当前很难看到。对于当前的中医科研状况，可以打个比方，科研人员是奶牛，拉着载满中草药的车，吃着中草药，走着西医路，挤出的是西医奶（成果）。

国家中医药管理局对中医的败局没有坐视不管，也想着力挽狂澜，连连出台挽救中医的措施，如在全国成立几种常见病研究组，开展省级和国家级的中医名师带学徒活动，在全国范围内筛选国医大师，遴选近代 100 名中医临床家，还有近两年出台的在各省市组建"全国名老中医药专家传承工作室"等。因前述诸因，这些措施犹如被大沙漠吞没的绿洲边的几株胡杨树，让信奉中医的人看到了绿色，增加了几分喜悦和盼头。

近二三十年来，中国民众逐渐觉醒，逐渐认识到古文化的价值，在古董拍卖会及中央台"寻宝"节目里，一件出土文物、一幅古字画能够卖出几万、几十万、几百万，甚至数千万的高价，这是当代对固有传统文化价值的认可，也是醒悟的征兆。他们开始认识到中国固有传统文化中有形的东西，还有比有形的东西更有价值的无形的东西，这些无形的东西比有形的东西价值更高出千万倍。所谓"形而上者谓之道"，这些探讨、讲述宇宙、人间奥妙的论"道"神书，如《易经》《老子》《庄子》《孔子》《孟子》《内经》等，连当代的西方科学家、文学家、哲学家、史学家看了都惊叹不止，有的哲学家看到《老子》的开卷"道，可道，非常道；名，可名，非常名"非常震惊，他们没想到数千年前中国古代哲学家能达到如此高深的水平；欧洲计算机先驱莱布尼兹从《周易》六十四卦中发现数学二进制原理，即阴爻"－－"为"0"，阳爻"—"为"1"，成为现代编制电脑软件的主要工具。1930 年，我国在法国留学的学生刘子华，用八卦原理算出了第十颗行星的质量、行速及轨距，其论文《八卦宇宙与现代天文》曾震惊世界。美国华裔学者杨振宁博士也说过，他对德国物理学家拿破铁（La Porteotte）的"奇偶性对等不灭定律"提出异议，亦是从《易经》阴阳消长原理而受到启示的。李政道、杨振宁从太极八卦中得到启示后，提出了原子能态二组的奇性和偶性虽然是不灭的，但不是一成不变的，而是存在着盛衰消长的变化，这一伟大发现曾使两位学者荣获诺贝尔物理奖。

德国学者戈德伯，从太极八卦图受到启示，提出遗传基因的物质基础：CAMP（环磷酸腺苷）与 CGMP（环磷酸鸟苷）是阴阳矛盾关系的假说。英国物理学家波尔认为，中国的太极图蕴涵着"并协性原理"。国外有学者还发现，我国八卦图和强子八重态对称性类似。

《易经》八卦的二进位制原理被电子计算机采用了，有人甚至认为伏羲八卦次序图和原子核子链反应酷似。蔡福裔受《周易》八卦的启示，著《八卦与原子》，提出了新的元素周期，是门捷列夫元素周期表之外的新发现。

就连"战神"拿破仑滑铁卢战役失败后，在牢里读到了《孙子兵法》，也拍着桌子说，早读此书，我不会遭此惨败！

被西方洋枪洋炮吓破胆的子子孙孙，面对中国现代的大好形势，面对我国传统文化的上述神力，不能永远抱着民族虚无主义的信念不放，不能永远死抱着"中医科学化——西医化"这个令牌不放。中国人民在十八大会议精神的指引和鼓舞下，正以豪迈的步伐走向复兴社会主义伟业的大道，中医学更要振兴，跟上时代的步伐。

怎样实现中医事业的复兴，说着容易做起来难，正是"雄关漫道真如铁，而今迈步从头越"。恩格斯在《反杜林论·旧序》中说："一个民族要想站上科学的各个高峰，就一刻也不能没有理论思维。"此时要回头寻找、学习、挖掘中医学的根源——经典著作（《周易》《孔子》《老子》《庄子》《内经》等），这才是我们中医的"看家本领"。通过学习使我领悟到，中医学是扎根在中华文化这片圣土里，从中可悟出中医学的指导思想和理论基础，从而来指导中医的临床实践。没有思想和理论指导的实践是盲目的实践，中医学的指导思想是整体动衡观、中医学的理论基础是阴阳五行。仅有这些还远远不够，还要与时俱进，向边缘学科学习，如现代哲学、现代数学、现代化学、现代物理学等，通过学习把他们研究出的最新成果尽量用到中医学中，以此来壮大中医、丰富发展中医学。更要向西医学习，学习它的长处和优点，如西医注重微观研究、实验研究，它更虚心地向边缘学科学习。如发现 X 光和核磁的不是西医，而把 X 光和核磁用为为病人进行诊断的是西医，并成为西医诊断学的重要组成部分；再如，西医能从中药青蒿中提取出青蒿素、从麻黄中提取出麻黄素，用于临床。青蒿素还在 2015 年荣获诺贝尔医学奖。当然，这是中西医结合的成果。正因为如此，西医学的发展很快，永葆青春。中医学要想复兴，要想很快发展，除社会因素外，更重要的是自身因素，要像西医那样善于学习、乐于研究、长于实验。如西医能把中药改成西药，中医为什么不能把西药改成中药呢？什么叫中药，在中医理论指导下用于临床的药物便称为中药，如把青霉素族、氨茶碱等西药，用中医的归经、四气五味等理论来研究规范它们，在中医理论指导下用于临床，它们就变成中药，这就丰富、壮大、发展了中医学。这仅仅是举例，要学习的内容很多。只有这样博取厚积、为我所用、与时俱进，中医学才能跟上时代的步伐，走向复兴之路，逐渐走出国门为世界人民服务。将来的中医学，不仅是属于中国和中华民族的医学，亦是世界多民族的医学。

医道篇

中医学的指导思想是整体动衡观

整体观念是关于事物和现象的完整性、统一性和联系性的认识。认为整个宇宙充满永恒运动着的物质，物质运动通过变化而达相对平衡，运动相对平衡产生万物。物极必反，打破旧的平衡，开始新的运动，周而复始，永不停息，这就是整体动衡观。

一、中医的整体观

整体观念是把宇宙万物都视为一个整体，万物之间都是相互联系、相互作用、息息相关的。整体又有大小之分，宇宙是大整体，太阳系次之，地球再次之。我们每一个人亦是一个独立的整体。人与天地（宇宙或称自然界）是一个整体，名曰"天人本一""天人合一""天人相应"；人与社会环境亦是一个整体，名曰"人与社会相应"。以上合称"人与天地、社会相应"，这就是我们说的整体观念。

"人与天地、社会相应"是中医学的整体观。生命是天地阴阳之气相互感应的产物，是自然界物质运动、变化、平衡的结果。人类不仅在自然界中生存，还要在社会环境中生活。所以，人类防治疾病、养生保健，不仅要"天人相应"，还要与社会相应。整体性就是统一性、完整性和协调性。中医学重视人体自身及其与自然环境、社会环境的整体性。早在数千年前，《周易》已经特别强调天地、人、社会三维模式的整体观念。如《周易·说卦》云："立天之道，曰阴与阳；立地之道，曰柔与刚；立人之道，曰仁与义。兼三才而两之，故《易》六画而成卦。"又云："乾为天……为君（人），为玉，为今（物）……坎为水，为沟渎……其于人也，为加优，为心病，为耳痛。"都说明了《周易》非常重视天地、人、社会三维统一的整体医学模式。

《内经》发展了《周易》三维统一观，使之与人体结合得更加密切和具体，创造了具有中医特色的中医三维医学模式，体现了人与天地、社会相应的整体观思想，成为中医医疗、教学、科研的重要指导思想。人体是一个有机整体，构成人体的各个组成器官和组织之间，在结构上是相互关联的，在功能上是相互协调、相辅相成的，在病理上也是相互影响的，同时，人体与自然环境、社会环境间也是息息相通、密不可分的。

（一）人体自身整体观

中医学认为，人体自身是一个自稳自调，随时适应自然和社会环境变化的有机整体。人体的各个脏腑、组织和官窍等各有不同的结构和功能，这些器官和组织之间都是彼此相互关联、制约和相成的，从而维持体内自稳状态，决定了机体在组织结构和功能上的协调、统一和整体性。这种整体性、统一性不单体现在生理、病理方面，还体现在临床诊断、治疗、处方、用药等方面。

1. 人体为元整体

中医学的整体观念、思维方式是以元气论为理论基础，把人体理解为元气运化而产生的，遵循人的整体（不可分割）性、功能（非机械）性，对人体进行整体性、功能性研究，对养生等问题做出有机解释和指导。如刘长林在《中国系统思维》一书中所说："整个中国传统文化贯穿着统一的与中医相一致的系统思维。"中医还把人理解为元整体，即人的整体性具有本原性，是部分的基础和前提，具有不可分割性，认为"人始生，先成精"，是在作为原始整体的元精、元气、元神的基础上逐渐形成了人。人的元整体性是不可分的，中医学研究始终坚持整体观。

《周易》强调"精"是人体产生的物质基础。如《周易·系辞》所说"男女媾精，万物化生""阴阳合德，刚柔有体"。这已明确指出人体是一个阴阳合抱的整体。阴阳原同一气，命门为元阴元阳之宅、水火之蒂，就是说人体脏气的阴阳起始和统一于命门的元阴元阳。元阴即阴精或精气，是人体的物质基础；元阳即阳气或气——宗气、元气和正气，是人体生命活动之源。

中医学认为，气是人体生命活动的根源，如《难经·八难》说："气者，人之根本也，根绝则茎叶枯矣。"中医认为，元气为气之根，出于命门。如《难经·三十六难》说："命门者……元气之所系也。"气来自于自然界，又是维持人体生命活动最基本的物质，正如《素问·宝命全形论》所说："人以天地之气生。"《素问·六节藏象论》亦说："气和而生，津液相成，神乃自生。"皆说明气是人体生命活动的本原。

气靠气化作用而运行，气化是气的运化、生化。人体脏腑的气化过程，就是反应人的生理、病理及治疗的过程。中医学认为，人体靠气机升降来维持生命，如《素问·六微旨大论》说："何为气交? ……上下之位，气交之中，人之居也。""升降出入，无气不有。""故无不出入，无不升降。"《素问·刺禁论》说："肝生于左，肺藏于右，心部于表，肾治于里，脾为之使，胃为之市。"即言肝气行于左，肺气行于右，心气行于表，肾气行于里，是中医学脏气升降的生理过程。

升降出入运动是维持人体的整体性及其内外环境保持平衡状态的保证。有升必有降，有入必有出。升降是体内里气之间的相互维系；出入则是里气与外气之间的交换，有出入才能保证人体内外环境的统一与协调，从而维持着人体的生命活动。正如《素问·六微旨大论》说："非出入则无以生长壮老已，非升降则无以生长化收藏。"如升降运动停止，生命则立即终止，故又云："出入废则神机化灭，升降息则气立孤危。"可见，气之升降出入是人体脏腑气机的运动形式，是维持人体整体性、统一性的保证，对人体生死存亡有重要意义。

2. 生理方面的整体观

（1）"五脏一体"的整体观

人体结构和功能的整体性：构成人体的各个器官，在结构和功能上是协调统一的整体。人体以五脏为中心，五脏又由心统帅。正如《素问·灵兰秘典论》所云："心者，君主之官也，神明出焉。肺者，相傅之官，治节出焉。肝者，将军之官，谋虑出焉。胆者，中正之官，决断出焉。膻中者，臣使之官，喜乐出焉。脾胃者，仓廪之官，五味出焉。大肠者，传导之官，变化出焉。小肠者，受盛之官，化物出焉。肾者，作强之官，技巧出焉。三焦者，决渎之官，水道出焉。膀胱者，州都之官，津液藏焉，气化则能出矣。凡此十二官者，不得相失也。故主明则下安，以此养生则寿，殁世不殆，以为天下则大昌。主不明则十二官危，使道闭塞而不通，形乃大伤，以此养生则殃，以为天下者，其宗大危，戒之戒之。"《灵枢·邪客》亦云："心者，五脏六腑之大主也，精神之所舍也，其脏坚固，邪弗能容也。"《素问·六节藏象论》云："心者，生之本，神之变也；其华在面，其充在血脉……肺者，气之本，魄之处也；其华在毛，其充在皮……肾者，主蛰，封藏之本，精之处也；其华在发，其充在骨……肝者，罢极之本，魂之居也；其华在爪，其充在筋……脾、胃、大肠、小肠、三焦、膀胱者，仓廪之本，营之居也，名曰器，能化糟粕，转味而入出者也，其华在唇四白，其充在肌……"上述原文举例可说明如下问题：

①人体是以心神为统帅、主宰的大系统。人体主要由五脏（心、肝、脾、肺、肾）、六腑（胆、胃、大肠、小肠、膀胱、三焦）、奇恒之腑（脑、髓、骨、脉、胆、女子胞）、形体（筋、脉、肉、皮、骨）、九窍（目、舌、口、鼻、耳、前阴、后阴）等构成。这些组织器官以五脏为中心，以心脏为统帅、为主导。因为心为"五脏六腑之大主"，"心主神明"有其物质基础，如《内经》明确指出，"心主血脉"，"其充在血脉"，故有"心藏脉，脉舍神"的定论。血是神明的物质基础，现代研究已证实大脑缺血超过数分钟，人即陷入昏迷状态——无神状态。因为心脏使血在经脉运行无阻，以灌溉濡养五脏六腑，尤其是大脑，所以心脏才能够"主神明"，统帅五脏六腑，故《灵枢·口问》云："故悲哀愁忧则心动，心动则五脏六腑皆摇。"因为心为五脏六腑之大主，各种过激的情志刺激首先侵犯心神，继而影响他脏，正如张景岳在《类经》中所说："是情志所伤，是五脏各有所属，然求其所有，则无不从心而发，以心为五脏六腑之大主，而总统魂魄，兼赅意志，故忧动于心则肺应，思动于心则脾应，怒动于心则肝应，恐动于心则肾应，此所以五志维心所使也。"这就是以五脏六腑为中心、以心神为主宰的整体观念。

②人体系统是由以五脏为中心，配以六腑的五个生理子系统组成的。五脏为中心，配以六腑，通过经络"内属于脏腑，外络于肢节"的作用，便构成了心、肝、脾、肺、肾五个生理子系统，这五个子系统之间也是通过经络的沟通联络作用，在心神的统帅主导下，构成了完整、协调、稳态（平衡）的生命体系——人体大系统。在整个生命活动的过程中，五个子系统之间是相互配合、分工协调的，如血液在体内的循环运行，除了依靠心气的推动，还需要肺主气助心行血、肝藏血调节血量、脾统血防止血液外溢等。再如人的精神、意识活动过程，除了"心主神明"外，还需肺、肝、脾、肾、胆等脏腑的分工合作、平衡协调才能完成。

③为预防疾病、养生保健——"治未病"提出了总纲。"凡此十二官者，不得相失也。故主明则下安，以此养生则寿，殁世不殆……主不明则十二官危……以此养生则殃……"说明要想保障健康，一是只有心主神明的功能正常才能精神焕发、思维敏捷、聪明智慧，使十二官有序地发挥正常功能；发挥心主血脉的作用，使全身血脉运行通畅。二是五脏六腑相互之间必须相互协调、平衡、统一，从而使全身保持旺盛的生命力，一生平安，不会遭受病邪的侵

犯。总之，心主神明在养生保健中具有重要作用，如果主宰作用失职，五脏六腑就会发生这样那样的疾病，健康就遭到破坏，身体就受到损伤，人的寿命就不会长久。所以，中医学的最高养生境界是养"神"。

（2）"形神合一"的整体观

"形神合一"中的"形"，如上所述，是指构成人体的脏腑、经络、气血、津液等有形物质；"神"是指人体生命活动，包括精神、思维、意识、情感、心理等的变化。"形神合一"在中医古籍中又有"形神统一""形神互根""形神互生""形与神俱""身心统一"等名称，都是指一个健康的人，形与神是平衡协调、和合一致的关系。正如《灵枢·本脏》所云："人之血气精神者，以奉生而周于性命者也。"《素问·上古天真论》亦说："……故能形与神俱，而尽终其天年，度百岁乃去。"说明只有在养生方面正确循道而行，才能使人的形与神始终保持平衡协调、和合一致的健康状态，人才能够享其天年而去。

形与神俱，强调人的形体与精神、思维、意识等生命运动的整体统一性。这一整体统一性体现在人的生理、病理、养生保健、防病、治病等各个方面。形与神是阴阳对立统一的两个方面，相互依存，是生命整体的完整体现。形是神的物质基础，神是形的功能表现，神不能离开形而单独存在，形亦不能脱离神而成为有生命的机体，否则只能成为死尸。正如张景岳在注释《素问·八正神明论》时所说："形者神之质，神者形之用，无形则神无以生，无神则形无以活。"是以阐明了"形神合一"的整体统一的辨证的整体观。

3. 病理方面的整体观

中医学不仅从生理的角度探讨人体生命活动规律的整体性，在分析病证的病理机制时也首先着眼于整体，把局部脏腑组织的病理反应统一起来。脏腑之间在生理上密切配合，在病理改变上亦相互影响，一脏的病变往往影响其他脏腑，如《素问·玉机真脏论》所说："五脏受气于其所生，传之于其所胜，气舍于其所生，死于其所不胜。病之且死，必先传行，至其所不胜，病乃死……肝受气于心，传之于脾，其舍于肾，至肺而死。"即是说，肝病可由心病而传来，肝得病之后又可传给脾脏，继而影响肾脏，最后死于肺脏。临床常见"见肝之病，知肝传脾"，如肝炎的病人往往先出现胁肋胀痛等肝经常见症状，继而出现纳呆食减、腹胀恶心等脾胃症状。这是五行之间生克制化所致，肝属木，脾属土，木克土，所以肝病往往影响到脾。这就说明了中医学在病理方面的整体观。

根据"形神合一"的观念，形与神在病理上也是相互影响的。如五脏精伤则出现各种神的病理变化，"心怵惕，思虑则伤神"，张景岳在《类经》中亦云："精不可竭，竭则真散，盖精能生气，气能生神……精盈则气盛，气盛则神全，神全则身健，身健则病少……"《素问·五常政大论》亦云："根于中者，名曰神机，神去则机息。"神机，神是激发生命活力的主宰。《素问·汤液醪醴论》说："帝曰：形弊血尽而功不立者何？岐伯曰：神不使也。"是说明当疾病发展到"形弊血尽"时，神气尽衰不能运行针药，故治疗无效。《灵枢·天年》亦说："百岁，五脏皆虚，神气皆去，形骸独居而终矣。"《素问·移精变气论》亦说："先身者亡。"说明了形衰则神无依，神衰则形无主，只有"形神合一"才是生命存在的保证。我们在日常生活中可以看到一个患胸痹心痛（冠心病）或中风半身瘫痪的人，日久必然精神不振，甚至出现心烦失眠等症。反之，一个因情志受过刺激而精神萎靡或失眠的人，日久必然出现纳呆食减、面黄肌瘦，甚至脘胀腹满、吞酸呃逆等症。正如《慎斋遗书》所说："病于行者，不能无舍于神，病于神者，不能无害于形。"可见，在病因病机上形、神均可相互影响致病。在多数情况下是内外二因、形神并伤而致病的，只是孰先孰后、孰轻孰重而已。总之，形神合一理论是中医学整体观指导下病因病机理论的基础。

4. 诊治方面的整体观

人体是一个内外密切联系的生命整体，故体内有病，便可反映到体表官窍，如《孟子·告子下》云："有诸内，必形诸于外。"所以，可以通过局部的、体表的、官窍等的变化，用中医望、闻、问、切四诊来测知人体内部各脏腑器官组织的病理改变，从而来指导临床的诊断和治疗，正如《灵枢·本脏》所说："视其外应，以知其内脏，则所知病矣。"即是说通过观察人体疾病的外在表现，就可以诊断内在脏腑的疾病，如全身肿胀、皮肤发黄、舌苔厚腻，就可诊断为脾虚湿盛，因脾主肌肉，又运化水湿，黄属脾色，应治以健脾利湿。近几十年来推行的全息诊治法更是整体观念在诊治方面的体现，如在内耳的内侧睡眠穴出现红点或脱皮，就知道此人有失眠症，在这个穴位上用压豆治疗，效果明显。《素问·阴阳应象大论》云："故善用针者，从阴引阳，从阳引阴，以右治左，以左治右……阳病治阴，阴病治阳……"这些论述，都是整体观念指导下制定的治疗原则和方法。

总之，中医学就是整体学，自始至终都是用整体观念作为指导思想，具体体现在生理、病理、诊断、治疗诸方面，如上所述。

（二）人与自然环境整体观——"天人相应"

"天人相应"是中医学整体观念极为重要的组成部分，内涵丰富，源远流长，一直指导着中医的生理、病理、诊断、治疗、处方、用药等。现分述于下。

1. "天人相应"的渊源和内涵

"天人相应"的"天"是指人类赖以产生、生存和生活的自然界（宇宙）；"人"是指人的生命活动及其对自然环境的各种功能反应，如适应、改造自然等；"应"，是指适应、通应、贯通等。

"天人相应"是指人与自然界是相互联系、相互影响、相互通融、相互统一的，是不可分割的。人不能脱离自然界而独立生存，自然界亦有待人类来改造，二者是一个有机整体，这是中医学整体观的一个重要体现。这种天人一体思想最早见于《易经》，如《易经·丰卦·象传》云："天地盈虚，与时消息，而况于人乎？"即是说，人与大自然是一个不可分割的统一整体，人是自然界的一份子，自然界是人类赖以生存的外在环境。

《周易》卦爻中天、地、人位与中医三维医学密切相关，是中医学整体观念的渊源，中医学的基础理论基本上来源于《周易》，《周易》开了天地、人、社会三维统一的整体医疗模式的先河。中医"天人相应"理论的发展与儒、道二家"天人合一"的思想有很大关系。早在殷商时期，人们对"天"的认识迷信色彩较浓重，认为天有意志，赏罚分明，是世上主宰一切的神，一切事物都受天控制。但儒家提倡的"天人合一"是较为先进的理念，对中医"天人相应"理论产生了有益影响，正如《礼记·乐礼篇》云："乐者，天地之合也。礼者，天地之序也……天尊地卑，君臣定矣。卑高已陈，贵贱位矣。动静有常，小大殊矣。物以类聚，人以群分，则姓名不同矣。在天成象，在地成形。如此，则礼者，天地之别也。地气上齐，天气下降，阴阳相摩，天地相荡，鼓之以雷霆，奋之以风雨，动之以四时，暖之以日月，而百化兴矣。如此，则乐者天地之合也。"即是说，天地动静，有礼和乐与之相应，这就蕴涵着"天人合一，相应相同"的思想。同时，孔子还提出通过主观努力改变人类命运的观点，说："未能事人，焉能事鬼。"道家的老子和庄子高度概括了人与自然界的关系，认为人与"道"要统一，人要服从"道"，最后达到天人"同玄"——"天人合一"的境界。正如《老子·二十五章》说："人法地，地法天，天法道，道法自然。"庄子亦云："天地者，万物之父母也。"人生的根据在于道，生命的诞生也因于"道",《庄子·知北游》中云:"天地之委形,天地之委和,天地之委顺。"人既然是"道"赋予的,一切就要遵从于"道",《庄子·齐物论》云:"一受其成形,不亡以待尽。"所以老子、庄子的一系列关于养生的论述都是在遵循"道"的原则下进行的。在"道"的指导下,他们明确提出天人合一、安时处顺、与世同波等论断。可见,他们深刻地认识到,人与自然界是一个统一的整体,在自然界中生活的人必须受到自然规律的支配和制约,人类的诞生、成长和健康与自然界密切相关,他们主张顺应自然。但这种把"道"视为自然界的最高法则和规律,倡导无为而治的观念,对改造自然为我所用有负面影响。总之,儒家遵《易经》"乾刚之阳动",主张通过改造自然来改善人类赖以生存的环境,从而改变命运;道家效《易经》"坤顺之柔静",主张"无为""宁静"。显然儒、道二家有不同的发展宗旨,但"天人合一"的整体观念是一致的。

中医学继承了儒、道二家"天人相应"的思想,在《内经》中提出:"人与天地相应也。"即人与天地——自然界相互通应、相互贯通、相互影响,形成了中医学"天人相应"的整体自然观。

人类既然产生、生存、生活在自然界(宇宙)之中,人体的生理功能、病理改变、疾病的诊治等,均直接或间接地受到自然界的各种影响。所以,中医学在观察、认识、分析和处理有关人类生命、健康和疾病时,一定强调重视人与自然界之间的一体性、统一性和互应性。

"天人相应"传承了阴阳哲理观。阴阳是古哲学的概念,有名而无形,必须用具体事物来体现,《周易》和《内经》都有把天地分为阴阳的记载,如《素问·阴阳离合论》云:"天为阳,地为阴,人亦应之。"而《内经》进一步对人体各脏腑组织分阴阳,人体的表里、上下、内外、脏腑等皆可用阴阳来划分、定性,并引入诊断治疗和养生保健等中医的理论和实践领域。这就把阴阳理论由哲学概念变成医学概念,实现了哲医一体的中医独特的理论体系,给中医学的发展、壮大、提高注入了强大的生命力。这亦是中医学和西医学在医理方面的根本区别。

2."天人相应"生理整体观

《周易》《内经》等均认为,阴阳学说适用于整个宇宙(自然界),是自然界遵循的法则和规律,是统领自然界万事万物的纲领,人类产生、生存、生活在自然界中,自然适用阴阳学说,人类在研讨生命规律时不仅着眼于人体自身,同时重视自然环境对人体的重要影响。

自然界对人体生理具有较全面的影响，如《素问·五运行大论》曰："东方生风，风生木，木生酸，酸生肝，肝生筋，筋生心……南方生热，热生火，火生苦，苦生心，心生血，血生脾……"说明了自然界天地气候对人体生理的较全面的影响。

自然界的大气存在着升降运动规律，起到了天气与地气的交通、转化作用，进而影响人体的生理功能，正如《素问·六微旨大论》说："气之升降，天地之更用也。生已而降，降者谓天；降已而升，升者谓地。天气下降，气流于地；地气上升，气腾于天。故高下相召，升降相因，而变作矣。"又说："出入废则神机化灭，升降息则气立孤危，故非出入则无以生长壮老已，非升降则无以生长化收藏。"这说明自然界的大气存在着高下相互感召、升降互为因果的关系，从而产生各种变化。这些变化影响着人体整个生命活动的每个过程。自然界的大气还存在着气化现象。自然界大气气化，是指大气的运动变化，气即风、寒、暑、湿、燥、火六气，产生六气气化的根源是宇宙的运动，正如《素问·天元纪大论》所说："太虚寥廓，肇基化元，万物资始，五运终天，布气真灵，总统坤元，九星悬朗，七曜周旋。曰阴曰阳，曰柔曰刚，幽显既位，寒暑弛张，生生化化，品物咸章。"又说："夫变化之为用也，在天为玄，在人为道，在地为化。"《素问·六微旨大论》亦说："何为气交？……上下之位，气交人中，人之居也……天枢之上，天气主之，天枢之下，地气主之，气交之分，人气从之，万物由之。"这即指出宇宙运动是气化的源泉，气化又是宇宙万物的变化。人类居于天地上下交往之中，在气化中产生，正如《易经·系辞》所说："生生之谓易。"自然界因气化而产生了生命，而人类是自然界最复杂微妙的生命体，所以，自然界给人类提供生存的必要条件，如《素问·六节藏象论》所说："天食人以五气，地食人以五味。五气入鼻，藏于心肺，上使五色修明，音声能彰；五味入口，藏于肠胃，味有所藏，以养五气，气和而生，津液相成，神乃自生。"即是说天给人类提供了风、暑、湿、燥、寒五种气候变化以供人类呼吸，清气入肺与营卫之气相结合为宗气，而发挥鼓动血液运行、进行呼吸、发音说话等功能。人体的元气、正气等诸气的生成，与五气亦密切相关，即人体阳气的产生主要来源于五气和五味。而地给人类提供了酸、苦、甘、辛、咸五种味道供人食用，即人体阴精的产生来源于食物。这说明人类生、长、壮、老、已一切生命活动，都赖于大自然提供的物质条件。自然界一年之中有阴阳四时的气候改变，即春温、夏热、秋凉、冬寒，万物顺应自然界的变化规律就有春生、夏长、秋收、冬藏的变化。人类同样要顺应这种变化，如《灵枢·五癃津液别》所说："天暑衣厚则腠理开，故汗出；天寒则腠理闭，气湿不行，水下流于膀胱，则为溺与气。"说明春夏气候温热，人体阳气顺应天时则腠理疏松、汗孔开张，而随汗发泄于外，则汗出而小便少。秋冬季则气候寒凉，人体阳气顺应天时则腠理致密、汗孔封闭，而汗少、小便增多。这样，人体通过汗液和小便的排泄来保持体温和维持体液的正常水平，以便保持健康状态。

人体的"天人相应"不仅表现在顺应四季的阴阳变化规律上，还表现在顺应一日昼夜阴阳消长的规律上，如《素问·生气通天论》所说："故阳气者，一日而主外，平旦人气生，日中而阳气隆，日西而阳气已虚，气门乃闭。"说明人体的阳气顺着东方的发生、太阳的初升而由内向外激发，至体表调节腠理的开合以抵御外邪；到了中午，自然界的阳气隆盛，人体阳气亦随之隆盛；当太阳西下，自然界阳气渐渐减弱，体内阳气亦随之变虚，这时，为了防外邪从表而入，人体的汗孔也会闭合。我们人类必须顺应一日之中阳气阴阳消长的变化，日出而作，日夕而息，与自然界保持一致，才能健康长寿。

现代的医疗实践和研究也逐渐证实，一年中的四季和一日中的阴阳变化直接影响人的体温、心率、血压等变化。如心率在早上八九点时偏快，血压也偏高。在中国、日本等四季分明的国家和地区，心肌梗死的发病率、死亡率在冬季最冷的月份最高，此时自然界阳气最弱，阴气最盛，此乃水克火也。心属火，故心病在冬季——寒水之时发病率、死亡率较其他三季高。现代医学气候学的一个个研究成果，也在逐渐解释天体运行和气候变化对人体的影响。

人的脉象也因受自然界四时气候变化的影响而出现不同的变化。所谓脉象，是脉搏动时表现于外的生理表现、现象或象征，正如《素问·玉机真脏论》所说："黄帝问曰：春脉如弦，何如而弦？岐伯对曰：春脉者，肝也，东方木也，万物之所以始生也，故其气来濡弱软虚而滑，端直以长，故曰弦，反此者病……帝曰：善。夏脉如钩，何如而钩？岐伯曰：夏脉者心也，南方火也，万物之所以盛长也，故其气来盛去衰，故曰钩，反此者病……帝曰：善。秋脉如浮，何如而浮？岐伯曰：秋脉者，肺也，西方金也，万物之所以收成也，故其气来轻虚以浮，来急去散，故曰浮，反此者病……帝曰：善。冬脉如营，何如而营？岐伯曰：冬脉者，肾也，北方水也，万物之所以含藏也，故其气来沉以搏，故曰营，反此者病……"即是说人的脉象受四时气候的变化规律影响而呈现着相应的生理性改变，如不是这般规律性改变就说明人体发生了疾病，是病理反应。可见，从脉象上也体现出"天人相应"的整体观念。

"天人相应"，人与自然环境的统一还体现在地域的不同对人体的体形、生理、寿夭等都有一定影响。如南方人多瘦小，北方人多高大；江南地区气候多湿热，人体的腠理稀疏，北方气候多燥，人体的腠理致密。对寿夭的影响亦不同，如《素问·五常政大论》说："一州之气，生化寿夭不同，其故何也？岐伯曰：高下之理，地势使然也……高者其气寿，下者其气夭。"

总之，《周易》《内经》等书还有很多篇章阐述"天人相应"的内容，该节仅举上述内容以说明人体生理方面与自然环境的统一性和整体性。

3."天人相应"病理整体观

在"天人相应"整体观念指导下，人体疾病的发生发展和痊愈，与人体正气和自然界的邪气有关，是正、邪双方斗争的结果，中医学强调"正气存内，邪不可干，邪之所凑，其气必虚"，可见，正气虚弱是导致疾病发生、发展的主要原因。所以，中医学在分析疾病的病因、病机和治疗时，不但注重人体本身是一个有机整体，还要考虑人体和自然界是一个统一的整体，把自然界的异常变化与人体疾病的发生和发展统一起来分析。正如《素问·气交变大论》所说："岁木太过，风气流行，脾土受邪，民病飧泄，食减，体重，烦冤，肠鸣，腹支满。"说明气候对病候的影响，其余运气七篇记载的胜、复、郁、发与疾病的发生、发展都有密切关系。《素问·气交变大论》说："木不及……其眚东，其脏肝，其病内舍胠胁，外在关节。"不胜枚举。再如《素问·痹论》按季节和五体的不同，将痹证分为五类："冬季遇此者为骨痹，以春季遇此者为筋痹，以夏季遇此者为脉痹，以至阴遇此者为肌痹，以秋遇此者为皮痹。"又以风、寒、湿三邪孰重而分为："其风气胜者为行痹，寒气胜者为痛痹，湿气胜者为着痹也。"由此可以看出，如果自然界气候变化特别突然或剧烈，人体正气对抗邪气无力，邪气则乘虚而入，导致上述疾病的发生。最常见的是气温骤降，患感冒的人就突然增多。

自然界有四季寒暑的交替，一年之中根据气候变化的特点，加上某些人正气不足，便易发生季节性疾病，如"冬不藏精，春必病温"即是说冬季如果保养不好，致使正气亏虚（精气内虚），春季而患传染病。《素问·金匮真言论》亦说："春善病鼽衄，仲夏善病胸胁，长夏善病洞泄寒中，秋善病风疟，冬善病痹厥。"在疾病发展或恢复的过程中，往往会因气候突变或季节交替而使病情加剧、恶化或复发，如痛痹，常因气候变冷或阴雨天加剧，胸痹心痛到冬季寒冷而复发等。

阴阳消长，一日如四季，人体的疾病往往随着昼夜的阴阳消长而发生变化，如《灵枢·顺气一日分为四时》说："夫百病者，多以旦慧昼安，夕加夜甚……朝则人气始生，病气衰，故旦慧，日中人气长，长则胜邪，故安；夕则人气始衰，邪气始生，故加；夜半人气入脏，邪气独居于身，故甚也。"故《素问·生气通天论》云："阳气者，若天与日。"说明人体阳气（正气），犹如天空中的太阳一样从日出到日落在不停的消长变化着，疾病的状态亦随之消长变化着。这就充分体现出"天人相应"在人体病理过程中的整体观。

还有地域环境的不同或变迁，对疾病的发生、发展亦有影响。地理环境不同，人的生理、气血等方面亦有差异，骤然变换地理环境，人体的稳定功能不能及时调节，使人体阴阳失去平衡，亦会导致疾病发生或使原来的疾病加剧。正如《素问·异法方宜论》所说："东方傍海而居之人易得痈疡，南方阳热潮湿之地易得挛痹……"说明地域不同，人们所患的常见病亦不同。地域对人的生理状态影响最明显的是西藏地区，因为那里高原缺氧，内地人的血红蛋白在120g/L左右，藏族同胞的血红蛋白在160g/L左右。如果40岁左右的人，初到西藏感到胸闷、气短、心悸、乏力，2个月也无法恢复到正常状态，甚至有的人一下飞机就胸闷、头晕、恶心，难以支持，这就叫高原反应。藏族同胞到内地来，也有低原反应，出现的症状与高原反应差不多。如果身体虚弱或有慢性病，所出现的症状更加剧烈，有的赴藏人员因高原反应严重没坚持几天就回来了，有的坚持了2年，但因身体不适而影响了正常工作。我赴藏2年，体会颇深。

人类在长期与自然环境的相应、相通中，在体内逐渐形成了自我调节（自稳态）和适应能力，即气候的变化，阴晴风雨，都与人的病理密不可分。正如《春秋繁露·同类同助》所说："天将阴雨，人之病故为先动，是阴相应而起也；天将欲阴雨，又使人欲睡卧者，阴气也。"

4. "天人相应"诊治整体观

因为自然环境的阴阳变化时刻影响着人类的生命活动和病理变化。所以在疾病的治疗过程中，必须重视自然环境的阴阳变化对人体的影响，正如《素问·阴阳应象大论》所说："故治不法天之纪，不用地之理，则灾害至矣。"即是说在诊治疾病时，如果不遵循宇宙阴阳变化规律，不考虑地域的不同情况，则对疾病很难确定诊断和使其痊愈。《素问·五常政大论》亦说："必先岁气，无伐天和。"即是说，在诊治疾病时一定要首先考虑当年当季当日的气候情况，不可违反天时地利阴阳变化规律。所以，在治疗疾病过程中一定要遵照"因时制宜"的原则。在治疗病人时，要重视疾病和天时地利的关系，如遇到风湿性关节炎病人，中医学称为痹证，在辨证时要分痛痹——寒气重、行痹——风气重、着痹——湿气重等。有一个病人，他说关节疼痛十年，经多家中西医院治疗，现仍周身关节游走性疼痛，一会在左，一会在右，一会在上，一会在下，且时发时止，生气或劳累失眠时发作。我问及起因，他说11年前因准备考大学努力复习功课，彻夜难眠，又加上与家人吵嘴而生气，家住农村，在奔向考场的路上遇大雨而受湿邪侵袭，考完后回到家中，发烧、关节疼痛、酸软无力，经治疗，发烧虽然退了，但关节疼痛时发时止，至今不愈。现症见舌质红，舌苔白稍腻，脉象弦细。此乃风寒湿气杂合而致痹，但以风气为重，属行痹。当治以活血祛风、宣痹止痛。中药以白酒为引，水煎服，日服一剂；加上勿生气，避风寒，多食葱、姜、蒜等注意事项，调治月余，诸症消失。1年后随访，患者精神焕发，精力充沛，完全恢复到患病前的健康状态。

上面的病例为什么10余年来一直没有治愈呢？关键在于没有结合天时、地利和发病时的具体情况来辨证论治。"天人相应"的整体观念不是空谈，而是能够切实指导临床的看得见的理论。单凭头痛治头，脚痛治脚，不但治不了病，反而给身体带来更多的麻烦。在一般情况下，春夏二季，天气逐渐变热，人体的阳气随着向外发散，腠理疏松，汗孔开放，即使遇到风寒，也不宜过用辛温发散药，以免开泄太过，耗气伤阴，所谓"夏不用麻黄"之验；秋冬二季，天气逐渐变冷，人体阳气亦随之内敛，腠理致密，汗孔闭合，患者若非实热重症，要慎用寒凉药物，以免收敛太过，闭门伤阳，所谓"冬不用石膏"之验。正如《素问·六元正纪大论》所说："用寒远寒，用凉远凉，用温远温，用热远热，食亦同法。"《素问·阴阳应象大论》说："阳胜则身热……能冬不能夏。阴胜则身寒……能夏不能冬。"即是说对于阳气盛的人，夏季自然界暑热盛，更加助阳伤阴，加重病情；在冬季则可以接自然界之寒凉消除体内之热邪，使病情好转。阴盛的人，因在夏季可借助自然界之暑热消除阴寒之邪，故病情好转；而冬季自然界寒凉，会更加助阴伤阳，使病情加重。所以，阳盛之人冬季不怕冷，阴盛之人夏季不怕热。夏用温热之药与暑热之气相应，以温补人体之阳，则增加抵御寒邪之功，故到了冬季不易为寒邪所伤而发病。冬用寒凉之药与冬寒之气相应以滋养人体之阴，则增强抵御热邪之功，故到了夏季不易被热邪所伤而发病。这是遵"天人相应""同气相助"之理，循四时阴阳变化规律来立法用药，故在临床上常获事半功倍之效。总之，上述治则属"因时制宜"。

如上节所述，人体的生理、病理变化还受地域的影响。根据不同的地域特点，制定处方用药法则，称为"因地制宜"。正如《素问·异法方宜论》所说："……医之治病也，一病而治各不同，皆愈何也？岐伯对曰：地势使然也。故东方之域……其民皆色黑疏理，其病皆为痈疡，其治宜砭石……西方者……其民华食而脂肥……其病生于内，其治宜毒药……北方者……其民乐野处而乳食，脏寒生满病，其治宜灸焫……南方者……其民嗜酸而食胕……其病挛痹，其治宜微针……中央者……其民食杂而不劳，故其病多痿厥寒热，其治宜导引按跷……"从上文可以看出，地域对居民的生理、病理乃至所患疾病有多么重大的影响，故有"一方水土养一方人"之说。亦可以说"一方水土害一方人"，因为一个地域容易患某种常见病，如上所述，在我国东、西、南、北、中地域居住的人所患的常见病是不同的，所以治疗方法也不同。《素问·五常政大论》亦说："地有高下，气有温凉，高者气寒，下者气热……西北之气，散而寒之，东南之气，收而温之。所谓同病异治也。"即是说，同一种疾病，治疗方法不同，而疾病都能治愈，这是因为地域不同，而治法各有所宜。1977～1979年，我在西藏诊治疾病时发现，在治疗胸痹心痛（冠心病）时，用内地常规方法疗效不理想，后来就在处方中重用人参、黄芪作为主药，疗效有明显提高。这是因为高原地区缺乏氧气，胸痹心痛的患者胸闷、憋气、乏力、心悸的症状尤为突出，是元气亏虚的表现，所以用参、芪大补元气以治其本，配用丹参、川芎、桃仁、红花、炒延胡索、檀香、瓜蒌等活血化瘀、行气宽胸之药以治其标，最后获得了理想的疗效。这是遵照"天人相应"的整体观和应用"因地制宜"的方法取得的结果。

（三）人与社会相应的整体观

随着人类的进化和繁衍昌盛、科学的发达、社会的进步、交通工具的改进，地球变得好像越来越小。尤其是近几十年来，中国改革开放，物质和文化生活日益丰富，科技水平飞速提高，人们的生活节奏加快，工作和学习压力加大，人与人交往更加频繁和重要。因此，对人类的健康来说，生物病因的地位逐渐下降，如肺结核、疟疾等病的发病率逐年下降，心理和社会因素对人体的健康、生理、病理、疾病的影响逐渐加剧，如高血压病、心脑血管病、抑郁症、精神病等发病率逐年升高。可见，研究人与社会的关系及其对健康的重大影响就显得尤为重要。

《周易》也非常强调人与社会的关系，在本章开始已阐述了《周易》重视天地、社会、人三维医学模式及其对中医学三维医学模式的影响。《内经》充分汲取了《周易》"人与社会相应"这一理论，并有所发挥和完善，应用于中医学的生理、病理诊断和防治等方面。因此，中医学的整体观念，应由"天人相应"改为"人与天地、社会相应"，这样才能使中医的整体观念更加全面和完备。

根据"形神统一"的理论，形体疾病可以影响心神，致使产生种种心神异常的疾病。如一个经检查确诊为肺癌的病人，当他知道病情后，立即惊恐不安，彻夜不眠，第二天就头晕、血压升高，用降压药后疗效也不理想，血压总是在160/100mmHg以上。六淫亦可影响心神，但对心神影响最直接、最重要的还是社会因素，要想使心神安宁（心理平衡），必须由社会安定、家庭和睦、工作顺利、人人爱我、我爱人人等条件来保证，即"人与社会相应"，把人的个体融入社会的整体，这就是"人与社会相应"的整体观。如果，个人与社会（包括家庭和他人）相互矛盾、相互分离或不和睦、不协调，使人精神压抑，随之人的生理发生改变，破坏了人体原有的稳定状态，出现心神不宁（心理失衡），随之出现相应的病理改变，还可以使原来某些疾病的病情加剧或恶化，甚至导致死亡。如《红楼梦》里林黛玉之死，就是贾宝玉的大婚刺激造成的。

社会生活环境改变，造就了个体生理机能和心理承受能力的差异。社会角色、地位不同，不仅影响人们的身心机能，而且疾病谱的构成亦不同。如《医宗必读·富贵贫贱治病有别论》说："大抵富贵之人多劳心，贫贱之人多劳力；富贵者膏粱自奉，贫贱者藜藿苟充；富贵者曲房广厦，贫贱者陋巷茅茨；劳心则中虚而筋柔骨脆，劳力则中实而骨劲筋强；膏粱自奉者脏腑恒娇，藜藿苟充者脏腑互固；曲房广厦者玄府疏而六淫易客，茅茨陋巷者腠理密而外邪难干。故富贵之疾，宜于补正，贫贱之疾，易于攻邪。"

社会在不断发展，科技的进步、社会环境的变迁，对人们身心机能的影响也在发生变化。现代社会的"代谢综合征""抑郁症""慢性疲劳综合征"等的发生与社会因素有密切关系。如为病人诊治疾病时，在一个病人身上往往查出高血压、糖尿病、脑血栓、冠心病等。又如林黛玉自幼父母双亡，富家败落，寄人篱下，又加失恋，虽然知书达理，聪颖过人，但心胸狭窄，疑心重重，闷闷不乐，乱发脾气，乃致肝郁日久而化火，木火邢金（肺），肺络破裂吐血而死。这是因为社会环境的变迁，给人的生活环境、思想意识、精神状态，甚至性格脾气带来的相应变化而造成的悲剧。我想如果林黛玉家庭不败，父母健在，这个父母的掌上明珠一定是另一番模样。由此可见，社会、家庭、朋友、亲情对个人的健康、生活和生命，有多么巨大的影响。

中医学历来极为重视社会、心理对人体生理、病理的影响，还注重心理因素及社会因素对疾病的作用，《内经》就情志（七情）对人体生理、病理及治疗的影响做了精辟的论述。

中医三维医学为中医心理学的形成和发展奠定了基础。如《素问·疏五过论》曰："尝贵后贱，虽不中邪，病从内生，名曰脱营，尝富后贫，名曰失精，五气留连，病有所并，医工诊之，不在脏腑，不变躯形，诊之而疑，不知病名。身体日减，气虚无精，病深无气，洒洒然时惊，病深者，以其外耗于卫，内夺于荣。"即是说，平时身为高官，身份高贵，突然贬为平民，虽然没有感受外邪，但内伤七情，这就称为心神失养。经常生活富裕，酒肉不断，突然家贫如洗，为吃穿发愁，这就称为精血不足，从而导致五气（喜、怒、忧、思、恐）郁结，诸症丛生，请医生诊治，脏腑症状不明显，躯体四肢都正常，属疑难病范畴。但身体日益消瘦、少气乏力、精神萎靡，病邪日深，元气大亏，时常出现惊悸不安，如果进一步发展，必定外耗卫气，内伤营气，缠绵难愈。如我们单位有位教授的儿子，从小娇生惯养，大学毕业后又找到理想的工作，工作轻松，住在家中，过着养尊处优的生活。可好景不长，他的父母望子成龙，把他送到国外去读书，到了国外一切都要靠自己，加上外语说得不好，和外国人交流困难，连课也听不懂。开始心烦失眠、郁郁寡欢，继之少气乏力、精神萎靡，不能听课。家长把他接回来，他已呆若木鸡，成了废人。由此可见，地位高低、家庭贫富的改变，会对人的心神造成很明显的影响，直接导致身心疾病。

中医对情志所伤者提出了情志相胜、以情胜情的心理治疗法则，如《素问·阴阳应象大论》说："怒伤肝，悲胜怒；喜伤心，恐胜喜；思伤脾，怒胜思；忧伤肺，喜胜忧；恐伤肾，思胜恐。"如在民国初期，有位富家子弟看《红楼梦》时对林黛玉着了迷，茶不思，饭不想，彻夜难眠，久之骨瘦如柴，耗尽不少家资，请了不少名医给予治疗，均无效。某日有位老者上门，说能治公子的病，公子父母喜出望外，请老者给公子治疗。老者诊脉后对公子说："想娶林黛玉不难，明天晚上即可。但你今日要先吃一天饭，睡一夜觉，把精神养好。不然的话，就你现在的样子，林小姐能看中你吗？"公子听了欣喜若狂，不但吃饭睡觉，连发也理了，脸也刮了，晚上还做了一夜美梦。第二天布置好了洞房，精神焕发，激动万分地在灯下坐等林小姐的到来。当他满怀激情地见到林小姐时，他大惊失色，站在他面前的是骨瘦如柴、满脸皱纹、白发没牙八十多的老太太。公子战战兢兢地问："你是不是鬼？林小姐呢？"

老太太说:"我是林小玉,林黛玉是我姐姐,她已经90岁了,去年已经死了。你现在还想与她成亲,不是痴心妄想吗?"公子"啊!"了一声便昏了过去,待他清醒后就逐渐康复了。这是"思伤脾,怒胜思"之故。

还提出了情激综合疗法,即可激惹情志而达到相应的治疗效果。如《灵枢·杂病》说:"哕……大惊之,亦可已。"在医院经常遇到呃逆(膈肌痉挛)的病人,吃药、打针均无效,但突然受到惊吓,呃逆立即停止。我院一个护士陪父亲到北京看病,她的呃逆病已月余未愈。到宾馆里,她父亲不慎把热水瓶弄倒,开水烫伤了脚,她突然一惊,忙着把父亲往医院送,呃逆病居然不治而愈。

从上述诸节的内容可以看出,中医学是生物医学、社会医学与心理医学的统一。

中医学是中国的,也是世界的,中医学里蕴含着丰富的现代系统论内容,也许系统论的创始人看了《周易》《内经》之后受到启发,把所需内容用现代语言写出来,名曰"系统论"。不然的话,早在两千多年前,为什么在《周易》《内经》等古典医籍中蕴含着如此类似的内容呢?也许是在两千年后的不谋而合。所谓系统论,小系统中又有更小的系统,说明事物的存在不是孤立的,事物的结构是层次性的,事物的运动是整体关联的。总之,宇宙间大大小小的物体之间存在着一个上下左右相互联系的互联网。

《周易》六十四卦就像互相联系的蜘蛛网,是一个大系统,每一个卦各由六爻组成,又是一个小系统,大系统与小系统之间有着不可分割的联系,反映了事物之间相互联系的普遍性。如《周易·坤卦·文言》曰:"坤道其顺乎,承天而时行。"即言顺应天地自然之道,万事不能离开天地自然界的运行规律而单独行动。《周易》朴素系统论的特点在于注重人与社会及自然界这三个系统之间的关系。尤其以人与社会的关系最为突出,充分地反应在卦辞及爻辞中。

《内经》系统论纵横交织于整个中医基础理论中,如中医五行学说,金、木、水、火、土和藏象相结合,构成五个子系统,子系统之间又都存在着生克制化的联系,系统论加强了个性与共性的联系。中医系统论的特色在于强调人体内外两个系统的密切关系,尤其注重人与自然界的关系。与自然界相比,人只是自然界中的一个小系统。因此要特别注重自然界对人的影响,这在运气学说及藏象学说中都有充分体现。《素问·阴阳应象大论》曰:"在天为风,在地为木,在体为筋,在脏为肝,在色为苍,在音为角,在声为呼,在变动为握,在窍为目,在味为酸,在志为怒。"体现了人与天地的密切关系。

中医的人—自然—社会三维医学，源于《周易》的人—自然—社会三维观。三维观的实质是整体观，整体观是系统论的核心，系统论是把握整体和部分动态关系的理论。《周易》是一种储备各种信息的系统，是六十四卦大系统的组成部分。系统中的任何一个局部的变化都牵动着整体大系统的变化，如《周易》六十四卦，每一爻的变化都影响着六十四卦，所谓"牵一发而动全身"，说明系统不但是整体的，而且是动态的，动态中的整体，动态中的协调。《周易》八卦、六十四卦都是储备各种信息的开放系统模式，蕴含着现代系统论的基本原理。《内经》的整体观念、系统思维模式，蕴含着现代系统论的基本原理。《内经》的整体观念、系统思维模式都与《周易》一脉相承，如中医五行理论，藏象理论、十二经络的联系、方剂学中君臣佐使的组成原则等皆用系统的结构和观点把握人体的生理病理规律，并应用于中医学诊治疾病、养生保健方面。

综上所述，中医学的整体观——人与天地相应，确切地说应是人与天地、社会相应，犹如互联网一样相互联系着、变动着、转换着。这样才能充分体现中医学的天地—人—社会（生物—心理—社会）三维（三才）医学统一思想。即"人与天地、社会相应"整体观。

二、中医的恒动观

宇宙万物都遵循着圆的轨迹运动着、变化着。正如《格致余论·相火论》所说："天主生物，故恒于动，人有此生，亦恒于动。"说明人类的生命应天，具有恒动的特点。恒动就是永不停顿地运动、变化和发展。中医学就是用运动的、变化的、发展的观点，来分析研究生命、健康和疾病的防治等医学问题，这种观点称为中医学的恒动观。

（一）对运动起源的认识

为什么宇宙万物都是运动着的，其动力起源在哪里？

按照中医学的"元整体"理念来说，早在数千年前《周易》已经强调元气的始动作用，整个宇宙能够产生并开始运转，就是由乾卦开始的，《周易·乾卦·卦辞》云："元、亨、利、贞。"即"乾"为至阳，其性纯阳，乾元为万物资始，健运不息；"元"为创始，为气化之始，万物由此而生；"亨"为通达，为气之通畅，万物都可以流运；"利"为适宜，为气之平衡，万物都有各自的适宜的时空，都有各自适宜的发展方向和路线，因此都得此而和谐；"贞"为坚固，为气之纲纪，万物得之而正固，能够长期存在和发展。

总之，万物由乾元之气创始，通达流运，万物之间平衡和谐，都有自己适宜的时空，并且得到相对稳固的存在和长久的发展。

宇宙万物由乾元纯阳创始，离开坤元纯阴则不能长久存在和发展，正如《内经》所说："阳生阴长。"所以《易经》强调乾坤元气的始动作用，如《易经·象》云："至哉坤元，万物资生。"《易传·系辞》曰："有天地然后万物生焉。"指出乾坤是运动的肇基，故《易传·系辞》曰："乾知大使，坤作成物。"《易传》曰："象曰：大哉乾'元'，万物资始，乃统天。""坤厚载物，德合无疆。"《素问·天元纪大论》曰："太虚寥廓，肇基化元，万物资始，五运终天，布气真灵，总统坤元……"都强调乾坤元气的始动作用。同时，可以看出其立论思想都强调物质是第一的观点。

在人体这个宇宙里，寓于肾脏的元阳之气或者说命门火是生命之根，元气壮旺，身体则健康无恙，元气不足则体弱多病，元气消亡则生命停止，有一分元气便是一线生命。明代医家张景岳在《周易》乾为健阳、坤为柔阴的启迪下，在赵献可强调"命门火"的基础上著《大宝论》和《真阴论》，如《大宝论》强调元阳对人体的重要意义时说："天之大宝，只此一丸红日；人之大宝，只此一息真阳。""生化之权，皆由阳气。"传承了《周易》乾元为万物资始，乾元健运不息的思想。张氏又根据《周易》"坤厚载物""万物资生"的观点著《真阴论》，指出"凡物之生本由阳气"，然"不知此一阴字，正阳气之根也"。同时强调"阴不可以无阳""阳不可以无阴"的思想，对阴阳互用理论及应用做出重要贡献。所以，保护元气（元阳元阴）是中医防病治病、养生保健的重要法则。

（二）对运动永恒的认识

宇宙万物都在一刻不停地运动着，永无停息，如《周易·恒卦·象辞》云："天地之道，恒久而不已也。"世界上所有物质都在运动着，运动是物质的灵魂，正如列宁所说："世界上除了运动的物质，什么也没有，而运动着的物质只有在空间和时间之内才能运动。"所以说，空间和时间是物质运动的场所。在这个场所既没有不运动的物质，也不存在脱离物质的运动。物质运动是永恒的，不会停止的。《周易》还警示世上有仁德的君子要不断上进，为人处世要与宇宙万物统一起来，正如《周易·乾卦》曰："天行健，君子以自强不息。""天行健"即取象天之运行，显示出无限的生命力，一日一周、昼夜运转从来没有间断和休止，周而复始从来没有倦怠和疲劳，何其健壮。"君子以自强不息"的意思是君子也要像天体那样要求自己不断奋发图强。太阳每天都是新的，在这一天里太阳照耀着大地，世上有千千万万个小生命呱呱坠地，同时又有数千万遗体埋进土里；有千千万万幼芽破土而出，同时又有数千万枯枝败叶落入草丛。正如古诗云："无边落木萧萧下，不尽长江滚滚来。""黄河之水天上来，奔流到海不复还。"这就是宇宙万物的循环永动的景象。我们活在世上，就不能完全停下来休息，要自强不息。自强不息有多面的表现，我的两个朋友，在改革开放初期，因给病人看病过多连星期天都不休息，操劳过度，一个突发脑出血，一个突发急性心肌梗死，两人都不到60岁，相继去世。太阳这么健壮还有日出和日落，月亮那么耐劳当有圆有缺，何况接近60岁的老人呢？而且其中一位家庭矛盾很大，经常生气着急，怎能长寿呢？

《易经》讲的"自强不息"主要是指道德的修养，跟别人来往和家庭相处就是培养德行。人与人相处有时产生不少这样那样的矛盾和恩怨，有时觉得后悔，甚至影响工作和学习。"人非圣贤，孰能无过"，孔子在《论语·卫灵公》里亦曰："过而不改，是谓过矣。"你明知有错，不去改正那才是真正的过错。犯错误不要紧，关键是如何及时改正错误，弥补过失，"吃一堑，长一智""自强不息"的真实含意是每天提高自己的觉悟，增加自己的德行。因而，我们每天都要三思或三省，今天有没有说错话、办错事，跟父母、妻子、儿女、别人来往的时候，有没有更孝顺一点，更友爱一点，更真诚一点，更谦让一点，更大方一点？每天这样做的话，你就会觉得人生充满阳光和快乐，很有价值和意义。我听我的台湾徒弟说，他认识一位73岁的老人，当了一辈子男护士，退休后不在家"享福"，仍然到敬老院当义工，每天乐呵呵地按时上下班，被他护理的老人都说他是好人，都很爱他，他每天下班时都征求他们的意见以改进自己明天的工作。这样的老人，他生活的每一天都是新鲜的、充满生活乐趣的、给别人和自己创造幸福的。

人人都怕过"重复而乏味"的生活，因为它失去了生命的意义。因此，我们每天都要问自己："今日是否重复而乏味？明天怎样增强自己生活的活力？"所以《易经》就强调"自强不息"，即增强自己的德行。如何能够每天增进自己的德行呢？儒家思想强调"人性向善"，即由真诚引发力量，力量由内心发出，源源不绝向仁善迸发。像雷锋一样，要主动为他人做好事，而不是别人让做的，更不是做给别人看的，做的越多越快乐、越幸福。这样才有力量，因为来自真诚，自己的快乐和幸福也是自己创造的，谁也抢不走。付佩荣教授说："这是儒家思想最可贵的地方。"因为《周易》里的《易传》是儒家所作。我们看到"自强不息"，就设想，如果我们每个人都做到"自强不息"，生命自然很有活力，很有动力，撒遍天下都是"善"，我们这个世界会是另一番景象，好像乾卦一样，充满阳光，充满无限的生命活力。

总之，宇宙的创造和发展是由乾卦开始的，宇宙万物在乾卦创造之后，才开始创造自己的永久价值，尤其是人类。付佩荣教授说得好："我们要特别强调中国哲学思想的两句话：第一句'宇宙万物充满生命'；第二句'人的生命需要实现价值'。"所以，我们要在宇宙万物永恒的运动中增进德行，创造永恒的价值。

（三）变化是运动的本质

运动着的物质，不仅运动着，而且一刻不停地变化着、发展着。变化是运动的本质，不仅运动的物质永远是新的，我们迎来的每一天都是新的一天，太阳永远是最新的，宇宙永远不会变老。这个论断在《周易》里早有论述，《周易·系辞》曰："易穷则变，变则通，通则久。"变易是《易》的精髓，易的含义为变易及不易，变易则动，不易则静，动静相召，变化由生，生命才得以产生和维持。再者，提示物极必反，穷尽则变，说明世界上事物都在不断地发展着、变化着。《内经·六微旨大论》亦云："成败倚伏生乎动，动而不已则变作矣。""物之生从乎化，物之极由乎变，变化之相传成败之所由也。"这不仅说明变化生万物的永久性，还说明物极必反，穷尽则变，事物总是在发展着、变化着，永无止境。这就提示我们天无绝人之路的道理，所谓"山重水复疑无路，柳暗花明又一村"。看病亦是如此，有的患了癌症的病人，只要有战胜病魔的信心和决心，加上中医的辨证施治，不少人活了多年，有的人健康地活了几十年。

《周易》认为万物都在永恒地运动，进行着无穷无尽的变化，如《周易·系辞》曰："日往则月来，月往则日来，日月相推而明生焉。寒往则暑来，暑往则寒来，寒暑相推而岁成焉。往者屈也，来者信也，屈信相感而利生焉。"《周易》还认为万物的运动不但是变化的，而且是有规律的，变化的根源又是对立的相互作用，如《易经·系辞》曰："是故阖户谓之坤，辟户谓之乾；一阖一辟谓之变。"即乾坤为《易》之门户，乾开天门谓之辟，坤闭地户谓之阖，开阖出入而生变化。一开一辟即一动一静，坤主静而阖，乾主动而开，开阖为动静之机，故动静为乾坤之性，开阖为动静之用。《周易·革卦·象辞》曰："天地革而四时成。"《周易·豫卦·象辞》曰："天地以顺动，故日月不过，而四时不忒。"

变化有的是可测可知的，有的是不可测知的，正如《周易·系辞》曰："阴阳不测谓之神。"《周易·说卦》亦曰："神也者，妙万物而为言者也。"即言万物的变化神秘莫测。人类发展到现阶段，可测知的物质是少数的，大约占30%，不可测知的物质（如暗物质）是绝大多数的，大约占70%，所以说"神学"应运而生，"神学"是研究不可测知物质的变化规律的科学，这亦是它的神秘之处。随着现代科学的发展和进步，我们总是不断地使不可测知的物质变成可测知的物质，以便为我们生存生活所用。所以说，我们的科学研究前景是无限广阔的，中医学的研究更是如此。

整体恒动观到了《内经》的成熟阶段有了进一步发展，如《素问·气交变大论》云："五运更治，上应天期，阴阳往复，寒暑迎随，真邪相薄，内外分离，六经波荡，五气倾移。"说明了五气交替与六气相应，阴阳往复，阳去阴来，寒去暑来的周期恒动。《素问·六节藏象论》曰："天为阳，地为阴；日为阳，月为阴；行有分纪，周有道理，日行一度，月行十三度而有奇焉。"又曰："五运相袭，而皆治之，终期之日，周而复始，时立气布，如环无端，候亦同法。"更说明了天体运行各有恒定的周期，皆有它的当值之时，循环无端，周而复始。不难看出，《周易》和《内经》在整体恒动观上的认识是一致的。又如《周易·系辞》曰："吉凶悔吝者，生乎动者也……爻象动乎内，吉凶见乎外……"《素问·六微旨大论》亦曰："成败倚伏生乎动，动而不已，则变作矣。"其恒动观如出一辙。总之，宇宙万物的运动是永恒变化的、有规律的，有的是可测知的，有的是不可测知的。

人体亦是如此，生理和病理过程时刻都是动态的，医生要用运动变化的眼光来分析诊断疾病，随时变更治疗方案。中医学就是根据这一原理才制定了"辨证论治"这一原则。

（四）运动变化而生万物

世界上的万物都是由变易与生化而产生的，如《周易·系辞》曰："生生之谓易。"言阴阳二气之生化作用是变易的根本，有阴阳相易才能有相生，生化与变易是相互关联的。前一"生"字指阴生阳，后一个"生"字言阳生阴，说明阴阳二气相互作用产生变易，从而造化万物。《周易·咸卦·象》曰："天地感而万物化生。"亦强调阴阳二气的化生作用。在此理论基础上，中医学创建了气化理论，如《内经·天元纪大论》曰："物生谓之化，物极谓之变。"又曰："物之生，从于化……"皆言变易与生化（变化）在造化万物中的相互关系和重要作用。只有通过"化"，运动（变易）着的物体才能变成新的物体，这种变化在宇宙中永无停息。"化"是孕育新个体或新生命的过程，一旦这个由量变到质变的过程成熟，一个新个体或新生命即诞生。所以说，我们这个世界永远是新奇的、美丽的、神秘的、变化无穷的，我们的思想必须与时俱进才能跟上时代的步伐，要朝气蓬勃地迎接和对待新的一天。

（五）运动的轨迹是圆道

圆本身就是运动的体现，因为它没有固定的使其稳定的支撑点，不管这个圆有多么大都是如此，加点力或不加力它都要动。所以，圆形是阻力最小、稳定性最差或没有稳定性，而容量最大的形态，宇宙万物运动明显的物体，绝大多数是近似圆形的，如太阳、月亮、地球、红细胞、电子、粒子等。从运行轨迹来看，也是遵循周而复始的圆道，如各个行星的运行、各种生物的传宗接代、人体内的多种代谢，以及血液的循环等。

《周易》强调的是"圆道"，目前有学者强调《周易》圆道观与中医思维密切相关。刘长林提出，《周易》蕴藏着圆道规律。所谓圆道，是指宇宙存在着圆的形态和运动规律，《周易》六十四卦是一个像蜘蛛网一样的大圆，每一卦六爻是一个小圆，一切都充满着圆的形态和循环，正如《周易·泰卦》所言："无平不陂，无往不复。"《周易·系辞》中"往来不穷，谓之道""日往则月来，月往则日来，日月相推而相生焉，寒往则暑来，暑往则寒来，寒暑相推而岁成焉"等都反映了圆道的现象。太极图可以说是圆道的缩影，蕴含着圆的形态的循环。《周易》圆道是一种动态循环，一切都存在着周期性的往复，这一规律对中医理论有着重要的影响。首先，圆道观奠定了整体观的基础。整体，是圆的整体，整体观实际上是一种圆的体现，而阴阳五行学说更是渗透了圆道的观点，如阴阳的相互作用、五行的生克制约等无不是圆的现象，中医的时间医学也是《周易》循环论圆节律的具体反映。

总之，圆道是宇宙间的普遍规律，连运动、静止中间的相对平衡也是通过圆道来实现的。

（六）恒动观念的临床指导意义

1. 生命在于运动

人体的健康是一个动态概念，只有机体处于运动变化之中，才能保持和促进健康。所以，"适量运动"是保证健康的基础之一。

2. 在运动中实现生理功能

饮食的消化吸收、津液代谢、气血的循行贯注、物质和能量的相互转化等，都是在机体内部及机体与外界环境的阴阳运动之中实现的。

3. 在运动中出现病理现象

六淫所伤、七情为害，都会使人体气机升降出入的气化运动发生障碍，导致一系列的人体病理变化，如气血瘀阻、痰饮停滞、脏气不通、大便秘结、恶心呕吐等，都是机体脏腑气化运动失常的结果。

4. 为中医学辨证论治打下思想基础

运动是物质的基本属性。中医学亦认为，一切物质，包括整个自然界（宇宙万物），整个人体的生理过程、病理过程等，都在永恒地运动着、变化着。所以，机体的疾病也会随时间不同而出现不同证候，证变治法必变，法变处方必改，这就是"辨证论治"。在治疗疾病时，通过辨证论治，病情减轻了，原有的症状减少了，此时要根据现有的病情重新辨证论治，调整原来所用的方药。这亦称为"效必更方"。"效不更方"的论点是与此说相悖的。

养生亦是如此，应因人、因地、因时的不同而辨证施养。

三、中医的平衡观

（一）平衡产生的原因

1. 对立统一

对立统一是产生平衡的根本原因，恩格斯说："平衡是和运动分不开的。"即是说有动必有静，静是相对的静止，也就是相对的平衡。早在三千年前《周易》的易和不易就是对立的统一体，易是绝对的、永恒的、无条件的，不易是相对的、暂时的、有条件的。事物之所以能够维持一定的平衡状态，就是由于易和不易的统一，就是运动和相对静止之间的统一。

2. 相对制约，相互依存

易和不易（动与静）二者统一的条件是相互制约、相互依存。如泰卦所示，天地卦必须相互交感，自然界才能稳定祥和；济卦，水火必须互济，坎离必须交通才能保持平衡。再如《周易·杂卦》曰："有过物者必济，故受之以既济。"《周易·泰卦》曰："天地交泰，万物通也。"《周易·既济卦》曰："初吉，柔得中也。"都说明了阴阳动静，只有在运动中相互制约、相互依存，才能保持平衡、和谐，宇宙万物才得以生存、生长。

《周易》阴阳交感相济理论在中医治疗学中一直被广泛应用。如张景岳在《景岳全书·新方八阵》中说："此又阴阳相济之妙用也，故善补阳者必于阴中求阳，则阳得阴助而生化无穷，善补阴者必于阳中求阴，则阴得阳升而泉源不竭。"临床常用的金匮肾气丸就是典型的补肾阳之方，而它是在补肾阴方——六味地黄丸的基础上加入附子、肉桂二味补阳药而成的；当归补血汤是补阴血的处方，但方中补气药——黄芪的用量为当归用量的 5 倍。在此理论的指导下，抢救危重病人，有时能获立竿见影之效，如遇失血性休克病人，一时血源不足，用高丽参 30g，麦冬 15g，五味子 12g，水煎服，服后血压渐渐升高，往往能够起死回生。

中医学在医疗实践中，发展了《周易》的阴阳交感理论。肾居下焦属水，心居上焦属火，常因肾水不足，不能制火而致心烦失眠，此时用六味地黄汤合交泰丸（黄连、肉桂）疗效倍增。这是根据心肾为水火之脏，只有肾水上滋于心，心火才不过亢，心火交于下，肾水才不过寒，这就是水火既济、阴阳相引、上下互通、相互资生之理。这亦是中医学的重要治疗原则之一。只有这样，才能帮助身体恢复自稳自衡的健康状态。

对于宇宙间所有具体事物来讲，平衡指的是总体的平衡，局部并不一定都平衡，总体的平衡是通过无数个局部的不平衡发展而来的。

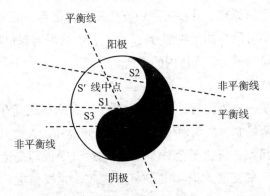

图 1　太极平衡示意图（摘于杨力著《周易与中医学》）

如太极图是用"S"曲线表示阴阳消长关系的。"S"线只有中点的平衡，其余的点均是不平衡的。太极图只有通过中心点的线是平衡的，其余线均不平衡。也就是说，太极图的总体是平衡的，但各个局部的阴阳运动都是在不断地消长着的、变化着的。

图 1 说明太极图还寓含着阴阳平衡的更深奥的哲理，即在稳定系统时是平衡的（如在 S 线中点时）。而在非稳定系统时又是不平衡的（如在 S 线中点以外的任何一点如 S2、S3 点）。说明《周易》平衡观是由不平衡—平衡—不平衡的不断运动发展着的平衡观。上述说明阴阳的平衡观是建立在阴阳消长的基础上的，阴阳的消长正是为了维持平衡。阴阳在不断地消长着，因此新的平衡也在不断地被打破，故所谓平衡就是指既平衡又不平衡，这是《周易》平衡理论的精髓。如健康人整体是平衡的，但它是活的平衡，是运动的、相对的总体平衡。这个总体平衡是通过五脏六腑各个子系统从局部的平衡来实现的。

平衡的现象是随处可见的，如我们走路时用两脚随时平衡自身，才能保持直立行走，一岁左右的小孩，因平衡能力差经常摔倒。最典型的是走绳索的人，他时刻平衡他自己，有时他用手中的杆子靠向左边，然后他会稳在一个点，如果他再向左边靠一点，他就会掉下来，因而他会立即改变他的平衡而向右边靠，然后又会发现一个稳定的片刻，如果他再向右靠，他亦会掉下来，所以他会再靠向左边。他就是这样周而复始地靠向左边、靠向右边，借此把自己稳定在中间，并且维持着优美的身姿前进着。整个易学的平衡理论是通过易（运动）与不易（相对静止）两大方面实现的。

（二）中医平衡观的主要内容

《周易》平衡观是中医学平衡观的立论基础，在中医学的理、法、方、药等方面都贯穿着平衡原理，并在实践中有所发展和充实、提高。平衡论思想是中医整体动衡观不可缺少的组成部分。《内经》中的平衡观包括自然界的平衡、自然界和人体之间的平衡、人体内的平衡。

1. 自然界的平衡

自然界的气候——风、寒、暑、湿、燥、火，六气之间存在着通过自稳调节实现的相对平衡机制，从而使风调雨顺、气候温和，人类只有在这种适宜的环境中才能繁衍昌盛，进化至今。《内经》的运气学说即是论述自然界的平衡原理。如《素问·气交变大论》曰："五运之政，犹权衡也，高者抑之，下者举之，化者应之，变者复之。"即是说太过者抑之、不足者举之的意思，强调自然界存在着惊人的"权衡"——自稳能力。运气学说的平衡理论主要包含胜、复、郁、发规律，还有互相制约、相互依存的机制。如《素问·六微旨大论》曰："亢则害，承乃制，制则生化……"《素问·五运行大论》曰："气有余，则制己所胜而侮所不胜；其不及，则己所不胜，侮而乘之，己所胜，轻而侮之……"总之，中医学汲取了《周易》的平衡理论，极为重视自然界的自稳调节机制及其对人体的影响。具体体现在《内经》运气七篇强调气候—物候—病候三者的关系。在气候方面，通过岁运与司天、在泉三者之间的生克制约关系调节气候的平衡，即太过—不及—平气。又通过胜、复、郁、发之间的关系维持气候的自稳平衡。如《素问·五运行大论》曰："东方生风，风生木，木生酸，酸生肝，肝生筋，筋生心……南方生热，热生火，火生苦，苦生心，心生血，血生脾……中央生湿，湿生土，土生甘，甘生脾，脾生肉，肉生肺……西方生燥，燥生金，金生辛，辛生肺，肺生皮毛，皮毛生肾……北方生寒，寒生水，水生咸，咸生肾，肾生骨髓，髓生肝。"体现了"天人相应"整体生态的不可分割的关系链。上述皆表明了《周易》及《内经》中蕴含的古代思维模式寓含着丰富的生态链及生态平衡思想。令人震撼的是，中医学的平衡观居然与近几十年刚刚兴起的一门崭新的、有无限发展前景的生态学的理论核心——生态平衡理论如出一辙，难道生物学的创始人读了《周易》《内经》等经典著作，大彻大悟才创建了生态学？只是生态学是用现代的语言论述而已，在基本理论上没有很大突破。这也说明我国传统文化的伟大之处，所以说"中医学是伟大的宝库"。

（1）生物共生共荣是维持生态平衡的天道

在自然界的生物圈里，生物个体或群体之间的矛盾斗争优胜劣汰是永久的，共生共荣是暂时的、有条件的，正因为这样，自然界才呈现出一派生机勃勃的景象。它逐渐引起了人们的兴趣，人们开始重视和研究这些现象，产生了生态学。生态系统是生态学中的基本内容，是生物和非生物之间维持整体平衡的矛盾统一体。由于生物与周围环境有着不可分割的关系，这是一个矛盾而又统一的系统，是生态学的中心课题。生态学既是一门研究生物自身之间及其与环境因素之间相互关系的学科，也是医学及环境保护的重要内容和急需研究的课题。

生态系统实际上是整体大系统的一个小系统，是研究生物圈及其与周围环境的学科。生物圈就是地球上存在着的生命范围，在这个范围内存在着动物200万种，植物3000万种，微生物3.7万种，它们和周围环境交换着能量和物质，生态学就研究生物与环境交换能量和物质的规律。生态系统的理论核心是生态平衡，所谓生态平衡是指生态系统是一种有机的整体，存在着相互制约、相互联系的因果关系。这个整体在物质与能量的输入和输出方面接近相等，以及功能和结构在一定时间内能维持相对稳定（平衡）。即是说这个系统具有自稳功能，这种自稳功能，是它具有反馈控制能力的具体体现。这种反馈控制能力一方面是自身本能，一方面来自与其他群体或个体的共生共荣。一旦自然环境有了巨大改变，共生共荣的条件消失或改变，超越了反馈控制能力，这个个体或群体就会削弱、消亡或解体，在新的环境条件下会产生新的个体和群体，这个"新陈代谢"规律，在宇宙自然界永远存在。如火山爆发，周围被火山灰覆盖，动植物荡然无存，若干年后新的动植物复生，新的生态平衡又开始了。

共生共荣，是大自然生态平衡的一个重要环节，自然界不仅存在着达尔文提出的严峻的自然选择和种系竞争，而且存在着"共生共荣"现象。共生是1879年德国植物学家安东·戴巴里首先提出的，希腊词"symbios"。共生是"共栖"的升华，所谓"共栖"是指两种以上的生物在一起"和平共处"，互不干扰，而"共生"则指几种动植物在互惠的前提下共同生活。"共生"和达尔文的自由选择并不矛盾，"共生"比"独生"更能适应生存。因此，"共生"是一种积极的自然选择，对生物的进化有着重要的推动作用。如果再加上"共荣"，更说明共生的同时还可使生物更加繁衍昌盛，具有更大的现实意义。在海洋、草原、森林里，老的共生群落比比皆是，它们代代相传，形成共生势力，新的更有力的共生群落也正不断建立并突破老的共生势力。这是一种联合选择，比独立选择更能战胜竞争者。大自然中的共生共荣现象是进化过程中生物之间形成的自然现象，他们之间的共生共荣是天道。如植物和菌类：根瘤菌与豆类的根共生是共生现象里最常见的。动物和植物：植物光合作用时吸收二氧化碳，放出氧气，而动物恰恰相反，动物呼吸时吸收氧气，放出二氧化碳，他们交换着气体，形成了地球上的物质大循环；许多植物的繁殖——授粉，要靠昆虫如蜜蜂、蝇类、甲虫等来传播，它们互相受益；土壤里的微生物更是植物的重要共生朋友，难以计数的微生物对植物可起到保护、催化及提供其生长所需物质的作用；海洋里的藻类和珊瑚虫共生共荣。动物和动物：肉食动物和草食动物，显然是水火不相容的，但它们仍然需要共生共荣关系，羊虽然有会被狼吃掉的危险，但羊还必须要有少数狼的威胁才会进化得更快。再如微生物和人类：人类肠胃中的微生物多达250种，密集到每公斤粪便，细菌高达300亿～400亿。这些细菌世世代代和人类共生共荣，它们合成人所必需的维生素、氨基酸和酶。还可以帮助人类抑制其他有害的菌群，防止疾病的发生。现代的人类稍微有点肚子痛或大便稀就服抗生素（西医的对抗疗法），症状清除了，但给身体造成了很多伤害，因为少量的致病菌被杀死了，而大量益生菌也被消灭了，随之出现了消化不良等症状。所以，一定要警惕抗生素的毒副作用。我们医院的一位护士长，20年前因服用氯霉素而死亡，这是血的教训。人类每天产生的大量垃圾，如果没有微生物帮助处理，那么恐怕人类要被垃圾埋掉了，庞大的微生物群体推动着物质循环的进程。生物的共生共荣证实了大自然的本性是和谐的、友好的，选择竞争是不得已的事情，而且主要是为了战胜灾害，求得生存，繁衍种族。

《周易》早已蕴含了共生思想，提出了大自然是通融和谐的观点。如《周易·系辞》曰："天地定位，山泽通气，雷风相薄，水火不相射。"即标志着乾天坤地、艮山兑泽、震雷巽风、坎水离火八个卦之间的和谐关系，反映了整个大自然是和谐共处的。太极图的阴阳鱼合抱更象征着宇宙正反两面物质的和谐，而《河图》《洛书》则体现着宇宙万物皆融合于一个统一体中。共生提出了生物之间的互补共荣理论，启示了生物进化除了要靠种系及个体本身的调整外，还要充分利用其他种系或其他生物的互补互惠，这是生态平衡的重要基础，也是仿生学的主要内容。植物之间、动物之间惊人的互惠互助所组成的生物圈，既维持着生态平衡，也推动着生物的进化，大自然的这些共生现象在亿万年的进化过程中通过基因信息贮存下来，一代代相传下去。所以说，这是天道，天道也是可以改变的，在漫长的进化长河中，这种种系之间的"吸引"与"排斥"，随着环境条件的改变仍然可以发生变化和转化。自然选择充分发展了生物之间的排斥关系，在残酷的生存条件下促进共生共荣则调动了生物群落之间的吸引联系，组成了生死与共的生命联盟，共生共荣车轮可以使生物群落度过恶劣的环境而生存下去，因此，揭示"共生共荣"之中的奥秘，发掘共生体之间的相互制约、相互作用的原理，并将其应用于人类养生保健、防治疾病中去，是具有极大价值的。如利用共生共荣体之间的相互制约关系控制肿瘤或某些疾病是可能的；或利用肠道有益共生共荣菌在体外进行培植，对中药进行发酵，这样既提高了中药的疗效，又避免了某些毒副作用；或从共生共荣体身上提取某种相互促进的物质，可以刺激宿体的生长。了解了生物群落之间的共生机制，对免疫学的发展将有重大启示。

总之，大自然存在着的平衡和谐实在令人惊叹！无论植物之间、动物之间或是植物与动物之间的互补互惠，都是自然界大系统的杰作。尤其低等生物对高等生物有着重要的牺牲精神，甚至可以说如果没有成千上万的低等生物的牺牲和默默奉献，高等生物绝不可能存活至今，人类也不会产生。

另外，共生也不是对所有的个体都有利，有的被共生体毁灭了自己，却保存了整个种系的发展，如被榕树共生的树木虽然受到了影响，但榕树的扩展却为森林的开辟创造了条件。弱小的生物能相依为命、互相保护、共渡难关，何况人类乎？人类是高等动物，是依靠其他生物进化而来的，本身虽然具有亲善和凶残两面性，但应对同类和其他生物应该发扬亲善、友好的本性，和谐相处。竞争虽然是避免不了的，但没有必要互相敌视甚至残杀。友好和睦、互助互爱是生物的普遍特性，人类更不应例外。这就是生物共生给人类社会的重要启示。

（2）人类影响着自然界的平衡

生物界的共生共荣现象提示整个自然界是一个和谐的大系统，各种自然现象都反映了这个系统的亲和性。生物的自然本性是和谐友善的，大自然共生共荣现象证实了这一真理。自然选择和竞争，也是严酷的环境导致的，强者生存、弱者淘汰并非生物本性。

共生共荣提示了在生物的进化和种系的保存中，"共生"比"独存"更有独特的优势，生物的平衡存在着自然规律，并不需要生物之间的残杀，破坏生态平衡的往往是高级生物，尤其是人类。近百年来，人类有了进步，科技有了长足的发展，但为了一时之利就尽其所能自毁美丽的家园，过度抽地球的血（石油）、过度挖地球的肉（煤）、扒地球的皮（植被）、脱地球的衣（滥伐森林）、过度吸地球的元气（天然气）等，把完好的地球糟蹋得千疮百孔、遍体鳞伤，严重破坏了生态反馈控制系统，导致生态失衡，发生生态危机。

生态危机包括生态因子的失衡，如光、温度、营养、盐、火、水、氧气等受到威胁，具体为能源的丧失、资源的缺损、食物链的变化、环境污染、各种公害、森林的滥伐、动物的减灭、水土的流失、植被的破坏、天然草场的沙漠化、工业"三废"的污染、城市人口的膨胀等。每项过失都能造成生态失衡，如乱伐森林的恶果导致地球阴阳平衡严重破坏，现在正以每分钟10公顷土地变成沙漠的速度向沙漠演化。地球上的淡水本来就很有限，只占20%，由于绿色植物不断被破坏，造成水土流失、河池干枯，使地球阴阳平衡遭到极为严重的破坏。地球呈现着高温效应，森林火灾此起彼伏，形成恶性循环。近年来，发现气候向两极分化，而致有的地方冬暖如春，有的地方却六月下雪。此处干旱连年风沙满天，彼处暴雨成灾田园毁坏，整个地球水火不济，燥湿不调，已经失去了风调雨顺的年月。近几年来，台风频袭、地震频作、火山爆发、海啸长鸣、雾霾弥漫等越来越凶险。南极臭氧层已经有了漏洞，许多河流灌注了有毒的废液，三废垃圾充满了地球，地球面临着致癌的潜在危机。凡此种种，地球已伤痕累累、满目疮痍，人类已经生活在充满危机的环境之中。如果不进行生态保护，恢复地球本来的阴阳平衡，那么，漫不经心的人类将会自毁家园，自己渐渐地毁灭自己。人类是生态平衡的主要干扰者，但也是促使生态平衡趋向恢复的主要力量。保护环境、恢复生态平衡已迫在眉睫，世界各国也颇为重视。希望不久的将来，能够抑制生态恶化，使人类生存生活的家园越来越和谐美好。

2. 自然界和人体之间的平衡

人类是自然界的一部分，生、长、壮、老、已与自然界息息相关，时刻进行着物质和能量的交换。《周易》所倡导的"三才"理论，就是论述人与自然界的密切关系。所谓"三才"理论，广指宇宙、生物、社会，狭指天地、社会、人。"三才"理论提示宇宙万事万物之间不是孤立存在的，而是相互联系、相互制约的，即宇宙万物是一个相互作用的有机统一体。如《周易·说卦》所言："立天之道，曰阴与阳；立地之道，曰柔与刚；立人之道，曰仁与义。"这种关系正像国外一位生态学家所言：如果把一个婴儿从摇篮里抛出去，就会引起宇宙的震慑，这句话把天、地、人之间的关系形容得淋漓尽致，自然界这种有机的联系构成了人与自然界生态平衡的基础。

人与自然界的生态平衡是通过气化理论来阐述的。《周易》运动、变化产生万物的观点是中医气化学说的基础。如《周易·系辞》曰"刚柔相推，而生变化"，"穷则变，变则通，通则久"，"在天成象，在地成形，变化见矣"，"生生之谓易"，"一阴一阳之谓道"等。泰卦的结构是乾下坤上，象征天气下降，地气上升，是气机升降理论的摇篮。《内经》在《周易》理论的影响下建立了以气机升降为核心，以气的生化、变化为基础的中医气化学说，在中医学理、法、方、药等方面一直有效地贯穿于实践，这是《周易》对中医理论的重要贡献。气化，气的化生、变化，有气方有化。《素问·天元纪大论》曰"物生谓之化"，"物极谓之变"，"阴阳不测谓之神"。《易经》乾、坤卦认为乾元是气化之源始。如"乾、元、亨、利、贞"：乾为阳刚，元为万物之始，故万物赖资乾元而生化不息。坤为纯阴，为乾元化生的物质基础，故《周易·坤卦·象》曰："至哉坤元，万物资生，乃顺承天，坤厚载物，德合无疆，含弘光大，品物咸亨。"故《周易·系辞》曰："乾坤其易之门……乾，阳物也；坤，阴物也。阴阳合德而刚柔有体。"又如《易传·系辞》曰："乾坤成列,而易立乎其中矣。"皆指出阴阳气化出于乾坤、出于日月,如《易传·系辞》曰："变化者,进退之象也。"上述理论奠定了《内经》的气化学说,气化源于宇宙日月的运动,故《素问·天元纪大论》亦曰："太虚寥廓,肇基化元,万物资始,五运终天,布气真灵,总统坤元,九星悬朗,七曜周旋,曰阴曰阳,曰柔曰刚,幽显既位,寒暑弛张,生生化化,品物咸章。"说明《内经》气化学说是与《周易》一脉相承的。

《内经》气化学说对《周易》气化理论进行了重要的发展,把宇宙气化贯穿于人体,并在《周易》天地气交理论的基础上创立了人体气机升降学说,如《素问·六微旨大论》曰:"何谓气交?……上下之位,气交之中,人之居也。""升降出入,无器不有","故无不出入,无不升降"。《素问·刺禁论》:"肝生于左,肺藏于右,心部于表,肾治于里,脾为之使,胃为之市。"即肝气行于左,肺气行于右,心气行于表,肾气行于里,脾胃行气于中,是中医脏气升降的缩影。

升降出入运动是维持人体内外环境动态平衡的保证,升降与出入配合,共同完成升清降浊的作用。有升必有降,无出亦无入,升降是体内里气之间的联系,出入则是里气与外气的交换;出入才能保证体内外环境的统一,从而维持着人体的生命活动。故《素问·六微旨大论》说:"非出入则无以生长壮老已,非升降则无以生长化收藏。"如升降运动停止则生命终结,故"出入废则神机化灭,升降息则气立孤危"。可见,升降出入运动是人体脏腑气机的运动形式,也是人体脏腑功能的体现,对人体生命的存亡有着重要意义。在日常生活中常常看到因大小便不通而住院的人,我的一位同事,80多岁了,大便不通10余天,医院诊断为肠扭转,立即做了手术,术后3天即发高烧,速发肺炎,接着昏迷,抢救了11天而去世。这是因为年老体弱,吃得少,活动少,脾胃气化失职,升降止而导致的出入废——大便不通,汤水不进。做手术又大破了元气,"邪之所凑,其气必虚",肺与大肠相表里,邪入于肺,正气极虚,邪气又盛,尽管用现代手段极力抢救还是阴阳离决而亡。还有一个例子,是发生在70年前的事,我村一个5岁多的女孩,小便不通10余天,因在偏僻的农村,家里贫穷,连饭都吃不上,哪里有钱到医院看病,只有在家活活被尿憋死。现在看来,可能是膀胱结石,做个手术就好了。从上述2个例子可以看出,如果平时遇到二便不通的病人,尤其是大便秘结的,千万要注意及时检查和治疗,不然的话,后果不堪设想;因其他病而住院的病人,也要经常保持大便通畅,若两天未大便，要立即采取通便措施。我的一位朋友，70 岁因心肌梗死而住院，数日大便不通，在卫生间大便时突然心跳停止而死亡。可见，中医学的升降出入理论对指导临床有多么重要的现实意义。

《易传·系辞》曰："一阖一辟谓之变。"即言宇宙之门一闭一开，万物一入一出就是变化，以及"利用出入，民咸用之谓之神"，其"阖辟""出入"都是升降出入运动理论之始祖。简言之，自然界和人体之间的平衡，就是物质和信息量出入的平衡。这是维持身心健康的条件。当然，人在成年之前机体是保持入多出少的正平衡，以便保障机体发育成长；当人进入老年阶段，机体又进入出多入少的衰退时期。上述正负平衡都属正常平衡，这种平衡一旦被打破，身体的健康即受到威胁，轻则患病，重则死亡。其中，包括物质的量和质过多或过少均能造成失衡，人的机体内所含各种物质的质和量的定数，是人类进化过程中形成的，若吃进胆固醇过多或吃得过饱，久之则造成高脂血症；摄入胆固醇过少或顿顿饭都吃不饱，久之造成低胆固醇血症或营养不良。

3. 人体自身的平衡

当代美国生理学家坎农在《躯体的智慧》里提出了内稳态的观念，认为人体内各种指标都能在一个稳定的范围内进行自主调节，并且认为内环境的稳态是细胞乃至生命生存的必备条件。

平衡是适应的手段、是生存的条件。人类的平衡能力，是生物在亿万年进化过程中，不断演化而保存下来的特性。这也是自然选择的功绩。人在生理上存在着平衡，如心率自稳在每分钟 60 ~ 100 次之间，靠心脏的收缩和舒张及动、静脉循环来维持人的生命，只有心率保持在 60 ~ 100 次之间，人体才能保持健康状态，低于 60 或高于 100 次就会感到不舒服，出现心悸、气短等症状，中医称之为"阴阳失衡"，人就得了心悸。如果心率慢至接近 60 次或快至 100 次，此时机体则处于有病和无病之间，现代谓之心脏亚健康。如果心率每分钟慢至 20 ~ 30 次或快至 200 次，患者出现胸闷、憋气、心悸欲死等症状，心率的平衡被破坏，则是心病急症，需立即抢救，如果出现心室颤动或心搏骤停，则是阴阳离决，人步入死亡。而且，人在心理方面也具备惊人的平衡能力。人类的心理平衡能力胜过其他一切生灵，这也是人在复杂的社会环境中"历练"出来的。从某种意义上讲，社会生存条件比自然生存条件更难平衡。试想人如果没有其他生物所不能匹比的心理平衡能力，那么又怎能战胜人类社会遭遇的种种厄运，继而生存下去呢？1973 年，单位派我护送退休的梁老大夫返乡安度晚年，在半路上出了车祸，死了一个人，车也陷到水沟里。我俩九死一生，到前面的饭店后我仍心有余悸，难以入睡，此时梁老大夫对我讲："你大难不死，必有后福。"说后他就睡着了，听了他的话，我深感欣慰，不知不觉也心平气和地进入梦乡。近几年，我读了《易经》之后，才知道梁老大夫熟读《易经》，学识渊博，是从《易经》中汲取智慧、增进德行的人，他懂得"祸福相依"的处世之道，所以能临危不惧，从容面对。

中医学是最早把平衡理论用于医疗的典范，中医汲取了《周易》平衡思想，并应用于医学，经过卓越的再创造过程，建立了严密而科学的中医平衡医学，并贯穿于理、法、方、药中，指导着中医的理论和实践。如在生理上强调自身自稳生态平衡，在病理方面突出失衡态的研究，在诊断上注意失衡征兆，在治疗方面则着手于纠正生态失衡，目的都在于恢复人的自稳态。这些平衡观点在《内经》中论述得十分精辟，主要通过脏腑相关理论，藏象理论，气机升降出入，脏气之间的生、克、乘、侮关系，以及经络之间气血多少的调节来实现的，如以脏腑而言，其间的平衡协调、制约便是通过十二脏之相使实现的。《素问·灵兰秘典论》曰："十二脏之相使……心者，君主之官，神明出焉；肺者，相傅之官，治节出焉；肝者，将军之官，谋虑出焉；胆者，中正之官，决断出焉……凡此十二官者，不得相失也。故主明则下安……主不明则十二官危。"说明脏腑之间具有相互协调、相互制约的自稳能力。以经络而论，经络之间的制约关系及气血的调节也是天赋的。《素问·血气形志》曰："夫人之常数，太阳常多血少气，少阳常少血多气，阳明常多气多血，少阴常少血多气，厥阴常多血少气，太阴常多气少血，此天之常数。"体现了经络之间的气血是表里均衡分配自我协调的，表经多气少血，则里经多血少气；里经多气少血，则表经多血少气。经络之间诸经又主统于太阳。《素问·热论》说："巨阳者，诸阳之属也……故为诸阳主气也。"说明太阳为六经的统领，掌握着六经的协调与平衡。《内经》称之为"天之常数"，说明阴阳平衡是一种长期进化而来的自然现象。中医学的原理是以阴阳之间的相互关系来阐述的，阴阳的调节可理解为维系生命的动力体系，是生命自稳态的调节，自身阴阳调节的最终目标是阴阳平衡——稳态，稳乃健。

平衡观的核心是中和观，中和的目的是为了趋于平衡。儒家作《易传》，注入了"中庸"之道，为哲学方面的"中和"打下了理论基础。如《周易·系辞》的"阴阳合德，刚柔有体"，以及《周易·说卦》的"水火不相逮，雷风不相悖，山泽通气"、《周易·乾卦·彖》的"保合太和，乃利贞"，凡此种种皆强调调和即"中和""和谐"，包括量及质方面的协和、统一。《内经》

受《周易》"中和"观的影响和渗透，在基础理论和临床诊疗等方面都蕴含了"和"的思想。如在基础理论方面强调阴阳和调，故《素问·生气通天论》说："凡阴阳之要，阳密乃固，两者不和，若春无秋，若冬无夏，因而和之，是谓圣度，故阳强不能密，阴气乃绝，阴平阳秘，精神乃治。"即言阴阳和则治，阴阳不和则乱。对人体来讲，阴阳不和则病，故在病理方面，提出"阴阳离决，精气乃绝"。《内经》认为，疾病的发生与脏腑阴阳的协调被破坏密切相关，在养生防病方面应顺应阴阳的消长平衡。如《素问·四气调神大论》云："夫四时阴阳者，万物之根本也，所以圣人春夏养阳，秋冬养阴，以从其根，故与万物沉浮于生长之门。"在诊断方面应以审查阴阳的变化为主要诊查原则，如《素问·阴阳应象大论》提出"审其阴阳，以别柔刚"。在治疗方面又以恢复阴阳的平衡为宗旨，故《素问·至真要大论》所说"谨察阴阳所在而调之，以平为期"，目的在于纠正阴阳的偏盛偏衰而达到"平"，即恢复阴阳平衡协调的目的。中医学的治疗八法中的和法是一个运用极其广泛的大法，如和解表里、调和营卫、和解肝脾、调和阴阳、和其气血等，均是调和的治疗方法。其目的都是调和阴阳。

由于人体强大的适应能力，往往导致人体的异常平衡。所谓异常平衡，包括负性"平衡"及超正性"平衡"，皆属于病态平衡，其危害甚大。从社会心理方面来看，负性"平衡"使人呈现一种甘居落后、苟且偷安的麻醉心态，从表面看来似乎过得很安稳，实际上是一种负性心态"平衡"。如有不少人生了气却忍着闷在心里，久之患上抑郁症，表现为沉闷少言、淡漠无情，待跳楼自杀之后，人们才发现他们有心理重病，这在大学生中屡见不鲜。而所谓超正性"平衡"，则又是使人在心理上呈现一种自命不凡、清高自负的精神寄托，这些人常常夸夸其谈，自命不凡，一旦遇到不平事，或受到打击，容易气郁化火，火扰心神，狂躁不安，攻击他人，甚者杀人放火，成为罪人，或患狂躁型精神病。

在病理上也常常呈现异常平衡，即负性平衡及超正性平衡，皆属于病态平衡，其危害在于掩盖了内在疾病的进展。所谓负性平衡是指人体处于低阈的平衡，往往由于阴阳偏亏所致。其本质属虚，由于人体的反馈抑制功能的作用耐受性极强，这种负性平衡可以维持相当长的时间，客观上为许多潜在疾病的发生创造了条件，待发觉时，已失去了最佳治疗时期。如肾虚体质导致的肾负性平衡，因肾阴阳均不足，不出现明显症状，只在劳累后腰酸腿软，不易缓解，工作力不从心，性欲减弱，精神不振等，现代称之为亚健康状态。该状态可持续多年，人体处于这种状态而未能察觉，待检查出某种疾病时，为时已晚，此时再进行治疗，对人体会造成很大伤害，给人的生存和生活质量带来极大影响。所以，在此时进行治疗，提升平衡阈值，对预防疾病、促进健康有重大意义。超正性平衡则为人体处于高阈的平衡，多由阴阳偏亢所致，本质多实。虽然超正性平衡的维持时间没有负性平衡长，但同样掩盖了潜病的进展，待发觉时，疾病已进入晚期。例如某些内分泌疾病，如甲状腺功能亢进、肾上腺皮质功能亢进、脑垂体功能亢进，最初呈现的阳亢兴奋状态，即被人反馈抑制的适应装置掩盖了，并以超正性平衡维持着，一旦爆发或检查出来时，身体已经受到了很大的破坏。我的一个朋友是练武的，肌肉发达、体壮如牛、力大无穷，很少遇到对手，但面色晦暗、口唇青紫，我劝他到医院检查下，看是否有心血管病变，他说他才40岁，能吃能睡能喝酒，力气用不完，能有何病？可没过两年，在酒后与别人比试武功时，用力过大过猛，突发心肌梗死而暴毙。再如20世纪末期，美国世界级排球名将海曼也是阴阳俱盛，力大无穷，在国际女排比赛时心脏骤停，暴死在日本。此等案例举不胜举。

以上说明人体无论是心理的平衡，还是生理的平衡，正常的或是异常的，负性的还是超正性的平衡，都体现了平衡是生命活动的需要，也是生命的必备条件，一旦平衡被彻底打破——阴阳离决，生命随即停止。生命活动是一个永恒的运动过程，但也离不开必要的静止，即离不开相对的平衡。平衡总是由不平衡发展为新的平衡，新的平衡又将不断被打破，于是便获得了新的生命，事物也就取得了新的发展。

（三）平衡观的临床意义

综上所述，阴阳运动的对立统一、平衡协调是整体观念的核心。因为生命的产生是阴阳运动变化致平衡的结果，没有阴阳运动的相对平衡，就没有生命及有机体阴阳运动的相对平衡与协调，生命就难以维持，如《增演易筋洗髓·内功图说》云："人身，阴阳也，阴阳，动静也，动静合一，气血和畅，百病不生，乃得近其天年。"因此，阴阳运动的相对平衡观念贯穿于中医学的理、法、方、药多个领域之中，引导着我们去正确认识生命与健康、养生保健，以及对疾病的诊治。

1. 对健康的认识

中医学认为，健康的人必须保持内部的阴阳平衡，以及机体与内外环境的阴阳平衡，正如《素问·生气通天论》所说"内外调和，邪不能害""阴平阳秘，精神乃治"；同时，气血运行有序和谐，脏腑功能正常，形肉气血丰满健运、协调统一，正如《素问·调经论》所说："阴阳匀平，以充其形，九候若一。"《灵枢·终始》亦说："形肉气血必相称也，是谓平人。"还要有仁慈之心，积德行善，如孔子所说"仁者寿"。以上所说是指一个健康的人所具备的条件，与现代所说的健康定义基本一致。

2.对疾病的认识

阴阳运动相对平衡被破坏，就发生疾病，无论是整体还是局部，只要机体气机升降出入运动失常，而影响脏腑、经络、气血、阴阳运动的平衡协调，引起五脏六腑、表里内外、四肢九窍等发生各种病理改变。如中风腑证，因肝阳上亢，风火相煽而致脑络瘀阻或破裂，继而出现腑气不通二便闭塞、浊气上逆蒙蔽清窍、痰瘀热邪阻滞经络等，乃致诸症丛生，危在旦夕，都是阴阳乖戾所致。

3.指导中医学的治疗原则和目的

中医学不论是养生，还是祛邪治病，其目的都是帮助机体恢复或加强机体的自调自稳状态，而维持动态的健康水平和状态。其治则如下：

（1）对健康的人：不治已病治未病。"治未病"的治则，强调防重于治、防患于未然的思想。这为养生保健奠定了理论基础。

（2）对既病之后的人：既要扶正祛邪来调整阴阳的失衡状态，又要防止疾病的继续传变和复发。如"见肝之病，当先实脾"就是防止传变的治则；再如，中风后遗症期的辨证施护和施养，就是防止此病复发的措施。

4.指导处方和用药

处方用药时，在阴阳对立统一、平衡协调思想的指导下，通过君、臣、佐、使的配伍，呈现出祛邪能够对准病所而不过于猛烈、扶正能够纠偏而不过于壅滞，起到扶正而不留邪、祛邪而不伤正，调节人体阴阳偏颇而使之处于"自稳态"，即达"内外调和""阴阳匀平""阴平阳秘""动静互涵"的健康状态。

四、整体动衡观的临床指导意义

中医学的整体动衡观，不仅认为宇宙万物都是统一的整体，都有共同的物质根源——气一元论，而且认为一切事物都是在阴、阳不停地运动、变化至相对平衡过程中产生的，一切事物一旦产生后，自身仍在不停地运动着、变化着，各个事物之间不是孤立的，而是相互联系、相互制约、对立统一的，进而把生命与健康乃至疾病看作普遍联系和永恒运动着、变化着、平衡着的事物。运动是绝对的、永恒的，平衡是相对的、暂时的。生命的生长壮老已，健康和疾病的变化都是机体自身所固有的阴阳运动相对平衡发展、变化的结果。中医学用整体的、运动的、平衡的、阴阳对立统一的观点看待生命，看待健康和疾病的发生发展与变化，并以之作为辨证论治、辨证施养的指导思想。

中医学整体观在强调天地人三位一体的同时，又注重人的地位，所谓"天覆地载，万物悉备，莫贵于人"，把人作为处理三者关系的核心，即不仅强调人与自然界的关系，还注重人与社会的关系，人与自然、社会共处在一个统一体中，人的生理、病理与自然界、社会密切相关。人体自身也是形神合一的整体，各脏腑、组织通过相互联系来实现生理上的"自稳态"。

运动是宇宙万物的基本属性。中医学认为，整个人体和自然界一样都在永恒地运动着、变化着，其运动形式是升、降、出、入。在运动、变化的同时产生相对的平衡而成就各种事物。所以，人体生命过程——生、长、壮、老、已，就是一个动态平衡的过程。

上述是中医学辨证论治、辨证施养思想的三个主要观点，即整体观、运动观、动态平衡观，其中动态平衡观是核心，一切都是为了达到和维持动态平衡。只有阴阳运动达到动态平衡，才能不得疾病，保持健康，获得长寿。

1. 生理方面

强调人体以五脏为核心，以心主神明为主宰，体内外环境相统一；脏腑之间相互依存、相互制约、协调和谐；形神合一、互济互助等。

2. 病理方面

强调内外相因为患的病理学观点；内因为主，"正气存内，邪不可干"的发病学观点；脏腑互通，病邪相传，重视整体相互联系不断变化的动态病理学观点。

3. 诊断方面

强调疾病是机体阴阳平衡失调，"自稳态"遭受破坏的结果，即脏腑之间及机体与外界环境之间，阴阳动态平衡过程受到破坏。所以，在诊断疾病时要明天道地理、识社会人事，由外及内，四诊结合，做全面系统的考察，来认识疾病的本质，最后做出正确的诊断，这样才不至于误诊。正如《医学源流论》所说："不知天地人者，不可以为医。"

4.防治方面

从运动变化的观点出发，以调整机体动态失衡为目的，强调未病先防，既病防变；用对立统一的整体平衡的思想指导治疗。中医防治强调"人与天地相应，与社会相应"的统一性，以及人体自身的整体性。防治疾病必须遵循人体与内外环境相适应、相统一的客观规律，故必须适应当地气候和昼夜阴阳消长的变化，遵循"春夏养阳，秋冬养阴"的原则来预防疾病，进行保健。治病时要遵古训，如《素问·五常政大论》所说："必知天地阴阳，四时经纪……必先岁气，勿伐天和。"否则会如《素问·阴阳应象大论》所说："治不法天之纪，不用地之理，则灾害至矣。"

《医门法律》强调治病必须考虑自然和人体的具体变化规律，认为："凡治病不明岁气盛衰、人气虚实，而释邪攻正，实实虚虚，医之罪也。凡治病而逆四时生长化收藏之气，所谓违天者不祥，医之罪也。"如1978年在西藏为藏族同胞诊治疾病时，对胸痹心痛（冠心病）进行辨证，病人胸中闷痛、面颊青紫、脉细涩等属瘀血阻于心络，当用活血化瘀通络止痛之法。但治疗数个病人后，发现疗效均不理想。后来考虑到西藏高原缺氧，心肺气虚应为其主要病机，改用益气活血法，方中重用人参、黄芪，结果疗效明显提高。可见，自然环境对人体的影响作用有多么巨大和直接，亦能直接决定对某些疾病的治疗方法和用药。人体自身是一个有机整体，局部和整体之间保持着互涵互助、协调和谐、互制互利的密切关系，因此，治疗疾病，必须顾全整体，避免"头痛治头，足痛治足"。正如《素问·阴阳应象大论》所说："从阴引阳，从阳引阴。""以左治右，以右治左。"《灵枢·经始》亦说："病在上者取之下，病在下者取之上。"以上都是整体动衡观的体现。

总之，中医防治学强调天、地、人三位一体，治病要因时、因地、因人制宜，实施辨证论治。

验案举例

在行医过程中，若没有整体动衡观的指导，很容易走上歧途。所以，对整体动衡观要认真学习、深刻领会，通过学习，培养医德，提高诊治水平，增强保健养生治未病的智慧，在整体动衡观的指引下养成习惯思维，来指导我们的处世为人及医疗、教学和科研工作。

3年前，盛夏的某一天，天气闷热，又下着雨，突然一个姓王的同学叫我到医院急诊室去看一个脑血栓并发脑出血昏迷不醒的病人。王同学学过1年中医，对中医有所了解，这个病人是他的亲戚，已经抢救了 5 天，仍高烧昏迷，让我看一看中医有没有办法。我一看病人，深度昏迷，颈项强直，左上下肢瘫痪，面色发紫，两目红肿，喉间痰声辘辘，已 7 天未大小便，膀胱如球状，按之坚硬。舌质紫红，舌苔黄中带黑、厚腻而带芒刺，口气有恶臭味，脉象弦洪而数。此乃机体内外湿热交蒸，阻于中焦，久之激动肝风，风火相煽，上犯脑络，扰动心神，终致络破血瘀，加之湿热痰瘀壅阻中焦，清气不能上升，浊邪不能下降，正如《内经》所说："出入废则神机化灭，升降息则气立孤危。"诸证丛生，中医诊断应是中风中脏腑证。治应通腑泻浊、醒脑开窍。方药：熟大黄（后入）24g，炒枳实 15g，川厚朴 15g，芒硝（化入）12g，郁金 18g，节菖蒲 12g，全瓜蒌 30g，清半夏 10g，胆南星 12g，藿香 12g，佩兰 12g，赤小豆 30g，川黄连 12g，莲子心 6g，淡竹叶 12g。水煎 600mL，每次鼻饲 200mL，直至大便泻下 2～3 次再改方。同时，鼻饲安宫牛黄丸，每服 1 丸，日两次，开水化开后鼻饲。

开出方后，王同学看了吃惊地问，这不是大承气汤的加味吗，怎么能治这么危重的脑血管病呢？我说，老同学，别忘了中医是辨证论治的。

不出所料，下午和晚 10 点把药分 3 次鼻饲下去，第二天凌晨开始泻下，连泻 3 次，小便 2 次，约上午 9 点，病人烧退清醒，说："我口渴……"病人虽醒，但湿热仍充斥三焦，且有伤阴症状，如口渴欲饮。喉中痰鸣明显减轻，舌质红、舌苔薄黄、脉弦细数。此乃高烧已退，气机已通，但仍余邪未净，痰瘀内阻。方药：上方去芒硝、清半夏、节菖蒲，熟大黄改为 8g，炒枳实改为 6g，川厚朴改为 10g，加生地 15g，赤芍 12g，三七粉（冲）3g，已拔胃管，水煎服，日 1 剂。第 4 天，又服药 3 剂，诸症均减，语言流利，二便正常，只是左上下肢瘫痪，微有咳嗽。舌质红苔薄黄，脉细弱。方药：生地 20g，山药 12g，丹皮 12g，泽泻 12g，山萸肉 10g，云苓 12g，太子参 12g，当归 12g，赤白芍各 12g，三七粉（冲）3g，葛根 30g，鸡血藤 24g，水煎服，日 1 剂。病人住院 10 天出院，随后 7 天调方一次，经过数次更方换药，3 个月后能依杖而行。

通过以上病例可以看出，从诊断到处方用药都是在天地、人、社会三维模式整体观念的指导下进行的，不仅考虑到病人是在暑季湿热交蒸的气候条件下患的病，更要考虑病人在社会或家庭中遇到的烦心事，而致怒气上冲，肝阳上亢（血压骤升），冲破脑络，因此，可以认为该病是因湿热痰浊阻滞中焦，气机上下格拒，使全身气机失畅，"出入废，升降止"导致的中风中脏腑证。正因为指导思想正确，所以获得了较好的疗效。

中医学的理、法、方、药更是在运动观念的指导下进行的。中医学最突出的治法是辨证论治，从空间上讲是同一个病，如中风只要证候不同就要用不同的治法，若出现偏身瘫痪、口舌㖞斜、语言謇涩、口角流涎、患肢发软、神志淡漠、大便不畅、纳呆食减、舌体偏斜、质淡红、苔薄白、脉缓无力等症，就属气虚血瘀，痰瘀阻络所致中风中脏腑证，治宜益气活血、化痰通络。与上述病例同为中风，治法却大有不同。这就是中医学的同病异治。再从时间上观察，上述中风是危重病人，只服了1剂药就烧退神清，再用药时就应根据证候的改变而另改他方。可见，在临床上病情变化之迅速、立法用药之灵活是西医学望尘莫及的。这是中医学的运动观念在临床应用方面的具体体现。

中医学的组方原则亦是在平衡理论的指导下制定的，如君、臣、佐、使的组方配伍本身就是一个巧妙的平衡结构：君、臣二药是治主要病症的药物，为了防止它们的药性过偏或者毒性过大或势单力薄，而用反佐药来监制、克服，弥补它们的上述不足，使药效发挥到极致而无毒副作用，这样还恐不够协调、和谐，在一般情况下最后还要加上一味和事佬——炙甘草来调和诸药，或加一味引经药，引诸药直达病所。这是多么神奇而充满哲理的组方配伍原则！所以，中医只要辨证准确、用药精当、组方合理，都能取得满意疗效。

由上可知，要想成为一名优秀的中医医生，必须上知天文、下知地理、中知人事，好好学习经典著作，结合现代科研成果，加强学习整体动衡观，并在行医的过程中真正用来指导自己的行动，只有这样，在防病治病、养生保健时方可得心应手。

中医学的理论基础是阴阳五行理论

阴阳学说是在"气"的基础上构建起来的，与一元论紧密地结合在一起，是中国古代朴素的对立统一理论。正如老子所言："道生一。"一指的就是"元气"。《周易·系辞》说："一阴一阳之谓道。"言阴阳二气相互作用，而化生万物，这是宇宙阴阳对立统一的总规律。

"气"在中医学的学术思想中占有特别重要的地位，是中医学的哲学思想和理论的基石。气是构成宇宙万物（包括天地万物）的最基本的物质元素，具有运动、变化的属性，气的内部相互作用的运动、变化是宇宙万物产生、发展、变化的源泉。如《庄子·知北游》说："人之生，气聚也，聚则为生，散则为死，故曰通天下一气耳。"说明气和形及二者的相互转化是宇宙万物生成、存在和运动、变化的基本形式。

中医学汲取汉代以前的哲学成果，尤其是《周易》《老子》《庄子》等，直接引用"气""阴阳""五行""形神""天人合一"等重要的哲学概念和思想，去阐明中医学的问题，把中医学理论与哲学理论熔铸成一个不可分割的有机整体。

自从《内经》接受了《周易》和当时的阴阳学说，把阴阳和人体医学有机地结合起来，由原来的哲学概念升华为医学理论，创立了中医阴阳学说，为中医理论历数千年而不衰奠定了基础。后世医家亦有所发挥。阴阳学说是中医理论的总纲，长期以来一直有效地指导着中医学理、法、方、药的实践。如《素问·阴阳应象大论》所说："阴阳者，天地之道也，万物之纲纪，变化之父母，生杀之本始，神明之府也。治病必求于本。"便足以说明阴阳在中医学中的地位。中医通过阴阳学说说明人体的组织结构，阐述人体的生理功能、病理变化。比如著名的"阴胜则阳病，阳胜则阴病，阳胜则热，阴胜则寒""重寒则热，重热则寒，重阴必阳，重阳必阴"（《素问·阴阳应象大论》），皆足以概括在病理方面阴阳的相互关系及转化。在诊断学上提出"善诊者，察色按脉，先别阴阳"（《素问·阴阳应象大论》），在治疗学上"阴病治阳，阳病治阴""谨察阴阳所在而调之，以平为期""壮水之主以制阳光，益火之源以消阴翳""寒者热之，热者寒之"等精辟论断，对中医临床实践一直有着重要的指导意义。

由此可见，阴阳理论是中医学的理论基础，中医学的其他基础理论如脉象理论、气化理论、运气理论等都衍生于阴阳理论。因此，阴阳理论绝不仅是中医学的说理工具，而是中医学的理论核心。所以，要想发展中医学，就必须对中医阴阳理论重新认识，进一步深入研究和提高。

五行学说实际上也是以阴阳理论为核心的。其中，木、火、土、金、水五行之中，以火、金、木为阳性，水、土为阴性。五行直接的生克制约关系实质上亦是阴阳的互根互制和对立统一关系，五行学说实质上就是阴阳理论的体现和具体应用，所以说，阴阳五行理论是中医学的理论基础。

一、阴阳理论

（一）哲理与医理的统一

《内经》认为人与天地共生共存，创立了中医学的理论体系和医疗模式，奠定了中医学的发展基础，使中医学成为以人为本、洋溢着仁爱的医学，是充满哲理和智慧的医学。《周易》比《内经》成书早，其丰富的哲理必然渗透于《内经》，故《周易》是中医学的渊薮。明代医家张景岳在《医易义》中写道："宾常闻之孙真人曰：不知《易》，不足以言太医……以谓《易》之为书，在开物成务，知来藏往；而医之为道，则调元赞化，起死回生……乃知天地之道，以阴阳二气造化万物；人生之理，以阴阳二气常养为骸。《易》者，易也。具阴阳动静之妙；医者，意也，合阴阳消长之机。虽阴阳已备于《内经》，而变化莫大于《周易》。故曰：天人一理者，一此阴阳也；医易同源者，因此变化也。"意思是说，不精通《周易》就称不上德高艺精的医生。要知道天地间的规律，是以阴阳二气来变化生成万物的；人体的生理功能，是以阴阳二气来生长调养身体的。《周易》是不易、交易、变易、简易之理的，具有阴阳变化之妙；医生是用思想智慧去体察思索，切合阴阳消长之枢要的。虽然阴阳消长之理在《内经》中阐述得很透彻，而阴阳变化莫测之处远不及《周易》。所以说，所谓"天人一理"者，一阴一阳是也；所谓医易同源，就是指阴阳二气的变化是一样的。

在3000多年前，伏羲、文王作《易》书，是为了用它来顺应宇宙万物的本性和宇宙万物的法则，使人类在自然界生产和生活得更美好、更健康。所以，将"天人一理"的法则定为阴阳的对立统一。正如《周易·说卦传》所说："昔者，圣人之作《易》也，将以顺性命之理，是以立天之道，曰阴与阳。"所以，《易》书是以天地阴阳为准则，它能概括天地万物的变化规律。伏羲、文王作《易》之时，仰观日月星辰的运行，俯察水土草木的枯荣，因此，便认识到阴阳变化的道理。正如《周易·系辞》所说：《易》与天地准，故能弥纶天地之道。""仰以观于天文，俯以察于地理，是故知幽明之故。"一阴一阳，阴阳的对立统一，往来无穷，这就成为"道"，继承这个对立统一规律而产生的事物，都是善良美好的，当事物生成之后，人与万物便都具有其自身的属性，即由同而异。因由同而异，人们对"道"的认识也各有所不同。"道"生物不息，天天推陈出新，因此说它德行隆盛。这种生生不息，阳极生阴，阴极生阳，一消一息，转易相生，也就是阴阳对立面的相互转化。这种阴阳变化莫测的道理就是《易》理的神奇奥妙之处。正如《周易·系辞》所云："一阴一阳之谓道，继之者善也，成之者性也。""富有之谓大业，日新之为德盛。""生生之谓易。""阴阳不测谓之神。"直至今日，科学研究成果表明，宇宙间目前可见可测的物质仅占所有物质的30%，其余70%是看不见、测不着的物质（暗物质）。

《素问·天元纪大论》曰："阴阳不测谓之神，神用无方谓之圣。"即言阴阳变化极其复杂，其必然性部分是可测的，非必然性部分则高深莫测，然其规律终究是可掌握的，只要掌握了阴阳变易之规律便可通晓宇宙万事万物的变化。故《素问·阴阳应象大论》云："阴阳者，天地之道也，万物之纲纪，变化之父母，生杀之本始，神明之府也，治病必求与本。"

阴阳是宇宙间的普遍规律，这是哲理，是一切事物变化的纲领和起源，亦是医理，是生死存亡的根本，是自然万物运动变化的动力和显露于外的形象，治疗疾病必须推求阴阳这个根本。

总之，阴阳学说贯穿于中医理论体系中，如脉象、经络、病因、病机、诊断、治则、药理、养生等各个方面，对于中医学理论体系的构建，具有极为重要的指导作用，铸就了中医学的理论基础。

（二）阴阳理论可以说明天地间自然界的多种现象

在中医学中，天地间自然界的多种事物和现象，都可以用阴阳理论来阐述。《素问·阴阳应象大论》云："故积阳为天，积阴为地。阴静阳躁，阳生阴长，阳杀阴藏。阳化气，阴成形。寒极生热，热极生寒。寒气生浊，热气生清……故清阳为天，浊阴为地，地气上为云，天气下为雨，雨出地气，云出天气。"即是说，阳气积聚而形成天，阴气积聚而成为地。阴代表静止，阳代表躁动，阳之和者为发生，阴之和者为成实；阳之亢者为焦枯，阴之凝者为闭藏。阳主万物的气化，阴主万物的成形。寒到了极点就会转化为热，热到了极点就会转化为寒。寒气凝滞生浊阴，热气升散生清阳……故清阳形成天，浊阴形成地。地面上的水，由于天上热力的蒸发，化气上升为云；但水气上升为云后，遇到冷气又变为下降的雨；地气所以能上升为云，是由于依赖天空热力的蒸发，而推究雨的来源，还是因为地面上升的水气。在一日当中阴阳亦是不断消长变化的，正如《素问·金匮真言论》所云："阴中有阴，阳中有阳。平旦至日中，天之阳，阳中之阳也；日中至黄昏，天之阳，阳中之阴也；合夜至鸡鸣，天之阴，阴中之阴也；鸡鸣至平旦，天之阴，阴中之阳也。"即是说，平旦至日中为6点到12点，天之阳，阳中之阳；日中至黄昏，为12点至18点，天之阳，阳中之阴；合夜至鸡鸣，为18点至24点，天之阴，阴中之阴；鸡鸣至平旦，为24点至次日6点，天之阴，阴中之阳也。

天地，是万物生长的空间；阴阳，是血气的属性；左右，是阴阳升降运行的通路；水火，是阴阳的具体象征；阴阳变化是万物生成的开始。正如《素问·阴阳应象大论》所云："天地者，万物之上下也；阴阳者，血气之男女也；左右者，阴阳之道路也；水火者，阴阳之征兆也；阴阳者，万物之能使也……水为阴，火为阳。"

（三）一元化的一分为二之对立统一观

《周易》中还提出了"乾元""坤元"的唯物观点。《说文解字》："元，始也。"到了春秋战国时期，《易传》直接提出了"乾元"是万物之使，是物质运动变化的始动力的观点，如《易传·乾卦·彖传》云："大哉乾元，万物资始。"《易·坤卦·彖传》云："至哉坤元，万物资生。"并认为乾坤为天地、刚柔、阴阳二气，由阴阳二者相感而生万物。《周易》八卦代表了天、地、风、雷、水、火、山、泽，卦画的两个基本符号"– –"和"—"，代表了阴阳，阴阳二气是事物运动的根源。正如《周易·系辞》曰："是故易有太极，是生两仪，两仪生四象，四象生八卦。"故《周易》八卦哲学寓含了万物的本源及关于世界运动的基本规律。这就是《周易》的宇宙观。

《易传》还在《易经》的基础上，对八卦做了说明。如《说卦》曰："雷以动之，风以散之，雨以润之，日以烜之，艮以止之，兑以说之，乾以君之，坤以藏之。"并论述了它们的对立性和依存性，以及在万物生长中的作用。这就是说，《周易》认为，宇宙天体运动产生阴阳二气，阴阳交感化生万物。《内经》汲取了《周易》"乾元"构成世界的唯物论思想，认为气是构成万物之初。《素问·天元纪大论》引《太史天元册》曰："太虚寥廓，肇基化元，万物资始，五运中天，布气真灵，总统坤元……生生化化，品物咸章。"《内经》又在《周易》乾刚健元的影响下重视阳气在人体中的作用，在乾君、离火的启导下，创造了命门相火学说，并重视火、气在人体中的作用。《内经》对其的发展在于把《周易》宇宙唯物观应用于医学，以之解释人体的生理及病理。如《周易》以乾元为天，《内经》则重视人体元气和阳气，认为："阳气者，若天与日，失其所则折寿而不彰。"明代医家孙一奎进一步发展了这一理论，他在《医易论》中认识到"人以气化而成形"。他在论命门时这样说："夫二五之精，妙合而凝，男女未判，而先生二肾，如豆子果实，出土时两瓣分开，而中间所生之根蒂，内含一点真气，以为生生不息之机。命曰动气，又曰原气。禀于有生之初，从无而有。此原气者，即太极之本体也。"他率先提出了人身的太极是两肾间的命门原气，即动气。这是孙一奎运用《周易》原理对医学的一大贡献。他进一步阐述道：原气为太极之体，动气为太极之用，两肾又是"太极之体所以立"的基础，其实质是指原气由元精所化。由于原气属阳，阳动则生；两肾属阴，阴静则化，人身的其他脏腑就在这生化中形成。

关于命门的属性，虽然历来有命门属相火的观点，而孙一奎则认为，《难经》仅言"藏精系胞，舍精神，系原气"，并未有命门属火之论；而命门有如"坎"卦，一阳陷入二阴之中，是"坎中之阳"，是生命的本始。

他还提出，命门动气为生生不息之根，"有是动则生，无是动则呼吸绝而物化矣"；强调呼吸根于肾间动气，即先天之气，认为"呼吸者，即先天太极之动静，人之一身之原气也"。

中医学讲的是传承《周易》的中庸之道，是"公平""公正""和合""和谐"，绝不偏倡一端之说，故除强调上述阳气之外，还强调阴精之说。《周易》突出"坤载万物"，《内经》则提出"精者，生之本""故生之来谓之精""人始生，先成精"。《内经》在《周易》乾元、坤元学说的影响下创立了阳气、阴精学说，成为了中医理论的根基。

（四）阴阳理论可以定位、分析人体的组织结构

这种定位、分析方式不仅可以根据表象按人体结构的阴阳属性进行分类，

而且还可以明确定位它们之间对立统一的某种内在联系，使人在辨证论治时容易得到要领，抓住主要矛盾。如男、上、表、外、背、六腑等属阳；女、下、里、腹、五脏等属阴。正如《素问·金匮真言论》所说："夫言人之阴阳，则外为阳，内为阴。言人身之阴阳，则背为阳，腹为阴。言人身之脏腑中阴阳，则脏者为阴，腑者为阳。肝、心、脾、肺、肾，五脏皆为阴，胆、胃、大肠、小肠、膀胱、三焦，六腑皆为阳。所以欲知阴中之阴，阳中之阳者，何也？为冬病在阴，夏病在阳，春病在阴，秋病在阳，皆视其所在，为施针石也。故背为阳，阳中之阳，心也；背为阳，阳中之阴，肺也；腹为阴，阴中之阴，肾也；腹为阴，阴中之阳，肝也；腹为阴，阴中之至阴，脾也。此皆阴阳表里内外雌雄相输应也。故以应天之阴阳也。"

（五）阴阳理论可以说明人体的各种生理功能

人体的生理状态其实就是阴阳双方的对立统一、相互依存、消长转化，以此来维持着动态平衡，发挥其自稳自调作用。用现代的话说，在新陈代谢过程中，物质和能量在不断进行着消长转化，如结构和机能、兴奋和抑制、局部和整体等，都在不停地进行着消长转化的动态平衡，正如《素问·阴阳应象大论》所说："阴在内，阳之守也；阳在外，阴之使也。"即是说，阴在内，由阳守卫在外；阳在外，由阴为之役使。又云："清阳出上窍，浊阴出下窍；清阳发腠理，浊阴走五脏；清阳实四肢，浊阴归六腑。"即是说，清阳之气出于上窍（耳、目、口、鼻），浊阴之气出于下窍（二阴）；清阳之气外发于腠理，浊阴之气回归于六腑。又说："阴静阳躁，阳生阴长。阳化气，阴成形。寒极生热，热极生寒。寒气生浊，热气生清……壮火之气衰，少火之气壮。壮火食气，气食少火。壮火散气，少火生气。"《素问·生气通天论》说："阴者，藏精而起亟也；阳者，卫外而为固也……阴平阳秘，精神乃治。"即是说，阴气和平，阳气闭密，则精神之用，日益得昌。《医原》曰："天地之道，阴阳而已矣；阴阳之理，升降而已矣。"升降出入是维持人体内外平衡的重要机制，亦是生命存在的必备条件。出入是里气和外气的交换，以此来保持人体内外环境的和谐统一；升降是人体内脏腑之气的互济互制，以此来保障体内气机平衡、和谐统一。正如《素问·六微旨大论》说："非出入则无以生长壮老已，非升降则无以生长化收藏。"若升降出入运动停止则生命告终，故又说："出入废则神机化灭，升降息则气立孤危。"

《易传·系辞》曰："乾坤成列，而易立乎其中矣。""一开一阖谓之变"，即言宇宙间，阴阳二物，一入一出谓之变，其"开阖""出入"都是为升降出入理论开了先河。《内经》在《周易》天地气交理论的基础上创建了气机升降学说，如《素问·六微旨大论》说："何谓之变？……上下之位，气交之中，人之居也。升降出入，无器不有。"如图2所示。

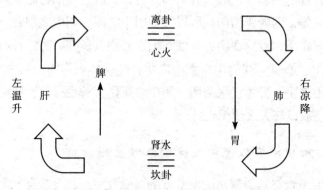

图2 脏腑气机升降图（杨力《周易与中医学》）

肾水属坎水（肾阴），内蕴坎阳（肾阳），在肾间动气（命火）的发动下，坎中一阳温升。在诊治疾病时，如遇病人肾阳不足，可加肉桂助命火，使肾水不寒。其中，肾阳暖土煦木，肾阴滋养肝木之升发。在中土枢纽的转动下，肝脾温升，肺胃凉降。心火属离火（内含心阴），心阴下荫，离中一阴凉降，如遇病人心火过旺，可加黄连降心火，使心火不热。戊土得润，胃土和降。心阳下煦，肺金不凉，始能顺降。如此，在肾阳命火的发动下，中土枢纽转动，肝脾温升而心肺凉降，共同完成脏腑的升降功能，从而完成人体气血的升降运动，维持机体阴阳平衡、阴平阳秘之健康状态。

（六）阴阳理论可以说明人体的病理变化

若阴阳的动态平衡遭到破坏，就会出现偏盛、偏衰的病理表现，人就会生病。一般而论，阳邪能使阳盛而伤阴，便出现热证；阴邪能使阴盛而伤阳，便会出现寒证；还有虚实相并、寒热错杂等病证，都可用阴阳二气的运动、消长变化来说明。例如，《素问·阴阳应象大论》云："……阴胜则阳病，阳胜则阴病。阳胜则热，阴胜则寒。重寒则热，重热则寒。"即是说，阴气偏胜则导致阳气必衰而生病，阳气偏胜则导致阴气必衰而生病。阳气偏胜表现为热象，阴气偏胜表现为寒象。寒极反生热象，热极反生寒象。清代邵同珍的《医易一理》亦说："太极之初，只是一气混沌，阴阳未分，水火不变。既分之后，清气上升为阳，浊气下降为阴。阴阳二者，为易道之变化，实为医道之纲领，不可不深思细察也。盖证有证之阴阳。以证而言，则表为阳，里为阴；气为阳，血为阴；热为阳，寒为阴；实为阳，虚为阴；上为阳，下为阴；背为阳，腹为阴；动为阳，静为阴；多言者为阳，无声者为阴；喜明者为阳，欲暗者为阴。阳病者不能俯，阴病者不能仰。"

（七）阴阳理论可以用于阐述病机、明确诊断和治疗

所有病症都可以按照阴阳的属性分为阴病、阳病两大类。将事物一分为二，执简驭繁，抓住了病症的本质，简化了认识病症的过程。把复杂问题简单化，这是最高的智慧。

此外，还可以用阴阳学说对病症进行治疗，这种治疗是通过调节阴阳平衡达到阴平阳秘之目的，而且还起到反馈控制的调节作用，使机体的自稳态功能恢复或增强。

在诊断方面，《内经》强调："善诊者，察色按脉，先别阴阳。"正如《素问·阴阳应象大论》所说："阴胜则阳病，阳胜则阴病。阳胜则热，阴胜则寒。重寒则热，重热则寒。""阳胜则身热……阴胜则身寒汗出……"《素问·生气通天论》说："阳强不能密，阴气乃绝。""阴阳离决，精气乃绝。"《素问·金匮真言论》说："冬病在阴，夏病在阳，春病在阴，秋病在阳。"汉代张仲景在《伤寒论》中说："发热恶寒发于阳，无热恶寒发于阴。"华佗在《中藏经》中说："阳病则旦静，阴病则夜宁；阳虚则暮乱，阴虚则朝争。盖阳虚喜阳助，所以朝轻而暮重；阴虚喜阴助，所以朝重而暮轻。此言阴阳之虚也。若实邪之候，则与此相反。凡阳邪盛者，必朝重暮轻；阴邪盛者，必朝轻暮重。此阳逢阳旺，阴得阴强也。"

脉诊亦可用阴阳之理阐述。正如《素问·阴阳别论》所说："脉有阴阳，知阳者知阴，知阴者知阳。凡阳有五，五五二十五阳。所谓阴者，真脏也，见则为败，败必死也；所谓阳者，胃脘之阳也。"即是说，有胃气的脉称为阳脉，五脉皆禀气于胃，故五脉之脉都有胃气。一年之中，春、夏、长夏、秋、冬四季有五脉正常脉象，故曰五五二十五脉。脏阴之气暴露而不见胃脘之阳（胃气），无胃气则死。清代邵同珍《医易一理》中指出："脉有脉之阴阳，以脉而言，则浮、大、滑、数皆阳也，沉、微、细、涩皆阴也。"

说起对病症的治疗，中医学在世界上独具特色，早在两千多年前，就提出了"治未病"的理念。《素问·四时调神大论》说："从阴阳则生，逆之则死，

从之则治，逆之则乱……是故圣人不治已病治未病，不治已乱治未乱……"然而，直至1996年，WHO（世界卫生组织）才认识到这个问题的重要性，不应继续以疾病为主要研究对象，而应以人类健康作为医学研究的主要方向。这正是中医学治病以人为本的具体描述。

中医学治病的目的是以平为期，讲究的是以"平和""和谐"为目标。首先是与自然环境的变化步调一致，和谐共处，正如《素问·四气调神大论》所云："夫四时阴阳者，万物之根本也。所以圣人春夏养阳、秋冬养阴，以从其根，故与万物沉浮于生长之门。逆其根，则伐其本，坏其真矣。故阴阳四时者，万物之终始也，死生之本也。逆之则灾害生，从之则苛疾不起，是谓得道。道者，圣人行之，愚者佩之。"即是说，因四时阴阳的变化是万物生长收藏的根本，所以，善守养生之道的人，在春夏二季保养阳气，秋冬二季保养阴气，以顺从养生的根本，故而能够同自然界万物一样，顺应正常生长发育的规律。如果违反了这个规律，那就破坏了生命的根本，败坏了真元。因此，天地阴阳四时之气变化，是万物终而复始的由来，也是万物生死的根本。违背了这个根本的规律则生灾害，顺从了这个规律则就不会发生重病，这样就可说是真正掌握了养生的真谛。善守养生之道的圣人奉行这个道理，而愚昧的人却违背它。

如果得了病，也应首先追究其阴阳偏盛偏衰的根源，从根本上纠偏扶正，加强自身抗病能力和自稳能力，达到自身和谐，阴平阳秘，精神乃治，天人合一，与万物沉浮于生长之门。正如《素问·阴阳应象大论》所说："……治病必求于本……审其阴阳，以别柔刚，阳病治阴，阴病治阳，定其血气，各守其乡，血实宜决之，气虚宜掣引之。"《素问·至真要大论》强调："谨察阴阳所在而调之，以平为期……""皆随胜气，安其屈伏，无问其数，以平为期……"之所以反复强调"以平为期"，盖因"平"即是"正平"，对内即是"稳态"，对外即是"和平""和谐"，内外达到"稳态""平衡""和谐"，人必然身心健康，寿享天年。这亦是整体动衡观在诊治病症方面的具体体现。

（八）阴阳理论可以说明中药的气味和作用

中药的气味也有阴阳之分，如"阳为气，阴为味"，即是说中药的气属阳，味属阴。气味又有厚薄浓淡之分，它们的阴阳属性又有不同。正如《素问·阴阳应象大论》所说："阳为气，阴为味……味厚者为阴，薄为阴之阳；气厚者为阳，薄为阳之阴。"即是说五味之中厚腻的属阴，淡薄的属阴中之阳；气中浓郁的属阳，淡薄的属阳中之阴。因气味和阴阳属性及其再分属性的不同，它们的运动趋向及作用亦不同。又云："阴味出下窍，阳气出上窍……味厚则泻，薄则通。气薄则发泄，厚则发热……气味，辛甘发散为阳，酸苦涌泄为阴。"即是说味厚之阴味有下行泻下的作用，如承气汤；味薄之阳气有上行发散的作用，升中有降，疏通气机，如小柴胡汤之类。辛散、甘缓，故为阳；酸收、苦泄，故为阴。清代邵同珍在《医易一理》中亦云："升散者为阳，敛降者为阴；辛热者为阳，苦寒者为阴；行气分者为阳，行血分者为阴；性动而走者为阳，性静而守者为阴。"金代李杲在《东垣十书·汤液本草·以易说药录》中，把天地之性与药物之性用阴阳之理联系起来阐述，说得甚是清楚，现录原文如下：

天有阴阳，风寒暑湿燥火。三阴三阳，上奉之。温凉寒热，四气是也，皆象于天。温，热者，天之阳也；凉，寒者，天之阴也。此乃天之阴阳也。

地有阴阳，金木水火土。生长化收藏，下应之。辛甘淡酸苦咸，五味是也，皆象于地。辛甘淡者，地之阳也；酸苦咸者，地之阴也。此乃地之阴阳也。

味之薄者，为阴中之阳，味薄则通，酸苦咸平是也。（风升生味之薄者，例如"性温""气平""气微温""气微苦""味苦辛平"的药物，如防风、升麻、柴胡、羌活等。）

味之厚者，为阴中之阴，味厚则泄，酸苦咸寒是也。（寒沉藏味之厚者，例如"气寒""味苦""味之大苦""味咸平"的药物，如黄柏、黄芩、黄连等。）

气之厚者，为阳中之阳，气厚则发热，辛甘温热是也。（热浮长气之厚者，例如"气热""气热温""味辛""味大辛"的药物，如熟附子、乌头、肉桂、干姜等。）

气之薄者，为阳中之阴，气薄则发泄，辛甘淡平凉寒是也。（燥降收气之薄者，例如"气平""气寒""气微寒""味甘""味苦平""味酸""味苦"的药物，如茯苓、泽泻、猪苓、车前子等。）

轻者成象，本乎天者亲上。重浊成形，本乎地者亲下。气味辛甘发散为阳，酸苦涌泄为阴。

清阳发腠理，清之清者也；浊阴实四肢，清之浊者也；浊阴归六腑，浊之浊者也；浊阴走五脏，浊之清者也。

二、五行理论

（一）什么是五行理论

五行就是木、火、土、金、水五种物质的运动变化。五行的基本概念是从五材演变、发展而来的，《尚书·大传》云："水火者，百姓之所饮食也；金木者，百姓之所兴作也；土者，万物之所资生也。"《左传》亦云："天生五材，民并用之，废一不可。"《国语·郑语》亦云："故先王以土与金、木、水、火以成百物。"

《周易》《尚书》《左传》《国语》等逐渐把百姓常见常用而又生于自然界的五种物质与阴阳学说结合起来，用以阐述事物的结构和运动形式，并以此来表达整体动衡观。《内经》传承并发展了这种观点，形成了中医学的阴阳五行理论。中医学认为，宇宙的所有事物尤其是人类，都是由阴阳五行的演变而化生的，这些事物之间、机体内部器官之间存在着相互助长和相互制约的关系，从而维持着动态的平衡，并产生着圆（周期性）的变化。中医以阴阳五行理论作为理论基础。用现代的目光看，五行理论蕴含着系统论的原理。中医学利用五行理论，以系统的整体观来观察事物尤其是人体，认为任何一个（类）事物的内部都包含着具有木、火、土、金、水五种功能属性的成分或因素，并且这五个方面按照一定规律相互联系，形成这一事物的整体结构。五行结构系统，通过与反馈系统相似的生克乘侮关系，保持系统的稳定性和动态平衡性，从而论证了人体局部与局部、局部与整体之间的有机联系和相互作用，以及时人与环境（自然和社会）的统一，即把一个阴阳对立统一的、运动的、变化的、保持动态平衡的活生生的整体展现在人们的眼前。

（二）五行理论的形成

根据甲骨文记载，五行观念起源于殷商，《周易》中已有五行的主要元素——水、火等的萌芽。五行的完整记载出现于《尚书·洪范》，其曰："一曰水，二曰火，三曰木，四曰金，五曰土。水曰润下，火曰炎上，木曰曲直，金曰从革，土爰稼穑。润下作咸，炎上作苦，曲直作酸，从革作辛，稼穑作甘。"

五行与《河图》生成数密切相关，《类经图翼》做了精湛的论述。其曰："五行之理原出自然，天地生成，莫不有数，圣人察《河图》而推定之。其序曰：因天一生水，地六成之；二与七为朋居南方，因地二生火，天七成之……天五生土，地十成之。胎卵未生，莫不先由于水，而后成形，是水为万物之先，故水数一。化生已兆，必分阴阳，既有天一之阳水，必有地二之阴火，故火次之，其数则二。阴阳既合，必有发生，水气生木，故木次之，其数则三。既有发生，必有收杀，燥气生金，故金次之，其数则四。至若天五生土，地十成之。"（《类经图翼·五行生成数解》）《河图》五居中央，内圆之一、二、三、四为生数，分别加五则成六、七、八、九、十成数，构成外列。

《河图》的五行生成数，其数字既象征着阴阳的次序，又包含着气数的盛衰。如张景岳所言："水王于子，子者阳生之初，一者阳起之数，故水曰一。火王于午，午者阴生之初，二者阴起之数，故火曰二。木王东方，东者阳也，三者奇数亦阳也，故木曰三。金王西方，西者阴也，四者偶数亦阴也，故金曰四。土王中宫而统乎四维，五为数中，故土曰五。"《河图》五行生成数，寓含了阴阳消息的哲理，因此，中医的五行并不是五个孤立的物质，五行也蕴含着阴阳消息的规律，故"五行即阴阳之质，阴阳即五行之气，气非质不立，质非气不行，行也者，所以行阴阳之气也"（《类经图翼·五行生成数解》）。

《河图》数字是现代系统论的模式，对五行学说的系统论有着深刻的影响，中医五行学说的精粹即在于它的物质性及系统性，为中医学整体动衡观的重要组成部分。

《河图》《洛书》对生态结构也有着重要启示。如果说太极图提示了圆的衔接，那么《河图》《洛书》则蕴含了方的配合。《河图》《洛书》尤其明显地体现了时空关系，既提供了事物之间的时间信息，又明确指出了事物联系的空间方位。尤其《洛书》的"三、九、七、一、五"五个数字，代表了温、热、凉、寒、湿和东、南、西、北、中，以及春、夏、秋、冬、长夏几个关系，象征着方位的迁移和时间的变更，从时、空两个角度体现了事物之间的有机联系，实在可以说是古生态结构的模式图。

《河图》《洛书》蕴含了生态平衡的五行相克奥义，生物的平衡除了阴阳寒凉的原则之外，还有燥湿刚柔之搭配，《河图》《洛书》深刻地体现了这一原理，如其寒热、温凉、燥湿、刚柔的分布，北寒阴极（水）、东温（木、柔）、西凉燥（金、刚）、中央湿（土）、南热阳极（火）。尤其值得注意的是，《河图》《洛书》中，金和木刚柔相克，水与火寒热相悖，但它们之间却又都以土湿相衔接，起到了缓冲调和的作用，这在维持生态平衡上是一个极重要的启示。按照《河图》《洛书》的五行生态原则，根据物质之间的生态规律，利用其相生关系，避开相克，对维持生态平衡将有深远意义。

在《周易》《左传》《洪范》的影响下，《内经》把五行学说这一哲学观念引进中医学领域，在宇宙唯物观的基础上借助五行的归类，揭示脏腑、经络、生理、病理之间的联系，并应用五行生克理论维持人体内外环境的平衡。此后，五行学说被广泛地应用于中医学，成为中医理论的说理工具。由于五行学说有认识论中唯物观的先进性，又具方法论中的系统论思想，中医又独特地把五行学说和阴阳学说相结合，用以阐述其理论，终使五行学说在中医学中跃居重要地位。所以说，中医学中的五行概念比原始的五行概念已经有了本质的区别。

（三）中医学用阴阳五行理论作为理论基础（说理工具）

五行学说是以木、火、土、金、水五种物质的基本特质，用"取类比象"的方法，作为分类宇宙空间各种形形色色事物的根据，并用五行之间的相生相克规律来认识事物，揭示、探索其自然规律的一种宇宙观和方法论。中医学则把阴阳五行学说作为理论基础，认为宇宙间所有事物都是由阴阳五行的演变化生的，这些事物之间存在着生、克、乘、侮关系，从而维持着自稳自衡状态，即动态平衡，并发生着周期性变化。因此，中医用阴阳五行理论来阐述人体与外界之间的相互关系，人体脏腑及其他部分的关系，生理病理复杂关系，人体与药物性味、色泽的关系等。用五行之间的生、克、乘、侮规律来阐述人体内外环境如何维持平衡，并产生周期性变化，以及在生理、病理、治疗方面的问题。五行的生、克、乘、侮规律，即是事物之间的关系，反馈控制运动变化的一些规律。所谓相生，即滋生、涵养、助长之义；所谓相克，即制约、克制、抑制之义。只有生中有克，克中有生，相反相成，环环相连，才能生生不息，运动不止。所谓"相乘"和"相侮"，是属于事物发展变化中出现的异常现象，从医学的角度讲，就是病理现象。相乘，即相克太过；相侮，是相克的反向。两者都属于阴阳失去正常关系的现象。

在五行的关系中，任何一行都具有"生我"和"我生"的双重性能，生我者为母，我生者为子，又称"母子"两方面的关系。我克者为所胜，克我者为所不胜。总之，只有木、火、土、金、水五行之间环环相扣，运动变化不止，才能维持生生不息、阴阳平衡。

1. 五行与天地方位、气候及五脏、五气的关系

自然界有木、火、土、金、水五种物质，它们分别支配着东、南、西、

北、中五个方位，因而产生了寒、暑、燥、湿、风五种气候变化。人体有五脏，化生五气，因而产生了喜、怒、思、忧、恐的情志变动。《素问·六节藏象论》中说："五行之气相互衔接，有条不紊，四时之气有机配合，一年为一周期，周而复始。"五运之气与三阴三阳之气之间是如何配合的呢？五运阴阳，是自然界的客观规律，是一切事物的纲领，是万物变化的根本，是自然界万物运动变化的动力和显露于外的形象之场所，不能不知。所以把万物的生长叫作"化"，事物发展到极点就产生"变"，阴阳对立，难以预测的变叫作"神"，能够掌握阴阳神速的变化，并能不拘泥于常规的叫作"圣"。

自然界的这种阴阳变化所表现出来的作用，在天为玄妙无穷，成为主宰万物的力量；在人为客观规律，运用它来适应自然的变化；在地为万物的生化，由于生化的作用而产生五味。人们明白了这些规律就能产生无穷的智慧，玄妙无穷的力量会产生神奇的变化。这种神奇的力量，在天表现为风，在地为木；在天为热，在地为火；在天为湿，在地为土；在天为燥，在地为金；在天为寒，在地为水。总的来说，阴阳的变化，在天为无形的六气，在地为有形的五种物质，这无形的六气与有形的五种物质互相感化而生成万物。天地，是万物生化运动的上下空间；左右，是阴阳升降的道路；水火，是阴阳的具体象征；金木，是万物生长收藏过程的始与终。在天无形的六气有多有少，在地有形的五种物质有盛有衰，它们上下相互感召，使有余与不足化为"一致"，懂得了这个"一致"的道理，就可以比较准确地判断生死了。

正如《素问·天元纪大论》所载："黄帝问曰：天有五行御五位，以生寒暑燥湿风，人有五脏化五气，以生喜怒思忧恐。论言五运相袭而皆治之，终期之日，周而复始，余已知之矣，愿闻其与三阴三阳之候奈何合之？鬼臾区稽首再拜对曰：昭乎哉问也！夫五运阴阳者，天地之道也，万物之纲纪，变化之父母，生杀之本始，神明之府也，可不通乎！故物生谓之化，物极谓之变，阴阳不测谓之神，神用无方谓之圣。夫变化之为用也，在天为玄，在人为道，在地为化。化生五味，道生智，玄生神。神在天为风，在地为木；在天为热，在地为火；在天为湿，在地为土；在天为燥，在地为金；在天为寒，在地为水。故在天为气，在地成形，形气相感而化生万物矣。然天地者，万物之上下也；左右者，阴阳之道路也；水火者，阴阳之征兆也；金木者，生成之终始也。气有多少，形有盛衰，上下相召，而损益彰矣。"

总之，用五行理论阐明了天、地、人等互为一体的密切关系。

2.根据五行分类，五脉与身体各组织、部位的相应关系

《素问·五脏生成》说："心之合脉也，其荣色也，其主肾也。肺之合皮也，其荣毛也，其主心也。肝之合筋也，其荣爪也，其主肺也。脾之合肉也，其荣唇也，其主肝也。肾之合骨也，其荣发也，其主脾也。"也就是说，心的外合是脉，它的外荣是颜面的色泽，因水克火，故它的制约者是肾。肺的外合是皮，它的外荣是毛，因火克金，它的制约者是心。肝的外合是筋，它的外荣是爪，因金克木，故它的制约者是肺。脾的外合是肉，它的外荣是唇，因木克土，故它的制约者是肝。肾的外合是骨，它的外荣是发，因土克水，故它的制约者是脾。

《素问·阴阳应象大论》又进一步阐述了五脏与方位气候等的相互关系："东方生风，风生木，木生酸，酸生肝，肝生筋，筋生心，肝主目……南方生热，热生火，火生苦，苦生心，心生血，血生脾，心主舌……中央生湿，湿生土，土生甘，甘生脾，脾生肉，肉生肺，脾主口……西方生燥，燥生金，金生辛，辛生肺，肺生皮毛，皮毛生肾，肺主鼻……北方生寒，寒生水，水生咸，咸生肾，肾生骨髓，髓生肝，肾主耳……"

3.五风（五志）、五味、气候等以五行生克而平衡

自然界有四时五行的变化，而产生寒暑燥湿风的气候，促成了生物生长化收藏的过程。人体有五脏化生五气，而产生了喜、怒、悲（忧）、思、恐五种情志。自然界的阴阳变化，在地表现为万物的生化作用而产生了五味（酸、咸、苦、辛、甘）。正如《素问·阴阳应象大论》所说："天有四时五行，以生长化收藏，以生寒暑燥湿风。人有五脏化五气，以生喜怒悲忧恐……在地为化，化生五味。"根据五行相克的道理，木得金则被伐，火得水则灭，土得木则通达，金得火则破缺，水得土则被制，万事万物各具五行之理，无不各有克胜，不胜枚举。正如《素问·宝命全形论》所说："木得金而伐，火得水而灭，土得木而达，金得火而缺，水得土而绝，万物尽然，不可胜竭。"

总之，皆为通过五行的相胜关系来维持平衡的。现举例如下：

（1）在情志方面

怒可以伤肝，但悲（思）可以抑制怒；喜可以伤心，但恐惧可以抑制喜；思虑可以伤脾，怒可以抑制思；忧可以伤肺，喜可以抑制忧；恐可以伤肾，思可以抑制恐。正如《素问·阴阳应象大论》所说："怒伤肝，悲胜怒……喜伤心，恐胜喜……思伤脾，怒胜思……忧伤肺，喜胜忧……恐伤肾，思胜恐。"

（2）在气候方面

风可以伤筋，燥可以抑制风；热可以伤气，寒可以抑制热；湿可以伤肉，风气可以抑制湿气；燥气可以伤及皮毛，热气可以抑制燥气；寒可以伤血，燥可以抑制寒。正如《素问·阴阳应象大论》所说："风伤筋，燥胜风……热伤气，寒胜热……湿伤肉，风胜湿……热伤皮毛，寒胜热……寒伤血，燥胜寒。"

（3）在五味方面

酸味可以伤筋，辛味又可以抑制酸味；苦味可以伤气，咸味又可以抑制苦味；甘味可以伤肉，酸味又可以抑制甘味；辛味可以伤及皮毛，苦味又可以抑制辛味；咸味可以伤血，甘味又可以抑制咸味。正如《素问·阴阳应象大论》所说："酸伤筋，辛胜酸……苦伤气，咸胜苦……甘伤肉，酸胜甘……辛伤皮毛，苦胜辛……咸伤血，甘胜咸。"

总之，以上是古人对自然界四时万物，以及人体生理、病理多种过程相互联系和制约的认识，是五行学说在中医学上的具体应用。

有关《素问·阴阳应象大论》和《素问·金匮真言论》的自然界事物五行归类，详情列表如下（表1）：

表1　自然界事物的五行归类

		木	火	土	金	水
天	方位	东	南	中	西	北
	季节	春	夏	长夏	秋	冬
	气候	风	热	湿	燥	寒
	星宿	岁星	荧惑星	镇星	太白星	辰星
	生成数	八	七	五	九	六
地	品类	草木	火	土	金	水
	畜	鸡	羊	牛	马	彘
	谷	麦	黍	稷	稻	豆
	音	角	徵	宫	商	羽
	色	苍	赤	黄	白	黑
	味	酸	苦	甘	辛	咸
	嗅	臊	焦	香	辛	腐

		木	火	土	金	水
人	脏	肝	心	脾	肺	肾
	窍*	目	耳	口	鼻	二阴
		目	舌	口	鼻	耳
	体	筋	脉	肉	皮毛	骨
	声	呼	笑	歌	哭	呻
	志	怒	喜	思	忧	恐
	变动	握	忧	哕	咳	栗
	病位	劲项	胸胁	脊	肩背	腰股

*五脏配窍，《素问》中《金匮真言论》与《阴阳应象大论》不同，表中"窍"栏内，上行为《金匮真言论》的配法，下行为《阴阳应象大论》的配法。（摘自山东中医学院、河北医学院《黄帝内经素问校释》）

4.根据五行生克理论，饮食不当能够伤及五脏及其所属组织

《素问·五脏生成》说："是故多食咸，则脉凝泣而变色；多食苦，则皮槁而毛拔；多食辛，则筋急而爪枯；多食酸，则肉胝皱而唇揭；多食甘，则骨痛而发落。此五味之所伤也。故心欲苦，肺欲辛，肝欲酸，脾欲甘，肾欲咸，此五味之所合也。"即是说，因水克火，心主血脉，其华在面，所以过食咸味，则使血脉凝涩不畅，而颜面色泽发生变化；因火克金，肺主皮毛，所以过食苦味，则使皮肤枯槁而毫毛脱落；因金克火，肝主筋和爪甲，所以过食辛味，则使筋脉劲急而爪甲枯干；因木克土，脾主肌肉口唇，所以过食酸味，则使肌肤粗厚皱缩而口唇掀揭；因土克水，肾主骨和毛发，所以过食甘味，则使骨骼疼痛而头发脱落。这是偏食五味所造成的损害。所以心欲得苦味，肺欲得辛味，肝欲得酸味，脾欲得甘味，肾欲得咸味，这是五味分别与五脏之气相合的对应关系。

《素问·生气通天论》进一步说："阴之所生，本在五味。阴之五宫，伤在五味。是故味过于酸，肝气以津，脾气乃绝；味过于咸，大骨气劳，短肌，心气抑；味过于甘，心气喘满色黑，肾气不衡；味过于苦，脾气不濡，胃气乃厚；味过于辛，筋脉沮弛，精神乃央。是故谨和五味，骨正筋柔，气血以流，腠理以密，如是则骨气以精。谨道如法，长有天命。"即是说，阴精的产生，

来源于饮食五味，贮藏阴精的五脏也会因五味而受伤。因肝属木，脾属土，木气旺而克土，过食酸味会使肝气淫逸而亢胜，从而导致脾气衰竭；因肾属水主骨，心属火，主神明，过食咸，则水过旺伤肾，水克火，上凌心神，故过食咸味，会使骨骼损伤、肌肉缩短、心气抑郁；因土克水，土胜则水病，故过食甜味，则滞缓上焦，会使心气满闷、气逆作喘、颜面发黑，肾气失于平衡；苦味属火，过之则燥，过食苦味会使脾气过燥而不濡润，从而使胃气壅滞；因肺属金，辛入肺，金旺克木，肝主筋，故过食辛味会使筋脉败坏，发生弛纵，辛散气，则精神受损。因此，谨慎地调和五味，会使骨骼强健、筋脉柔和、气血通畅、腠理致密，这样，骨气就精强有力。怎样才能保证五味既不过盛，又不缺乏呢？即必须每餐吃五谷杂粮和蔬菜的品种要尽量多样化，粗细搭配着吃，每种的量要少一些。一般情况下，每餐只吃八成饱，这样既能使胃肠健康，消化、吸收、转化功能正常，又能避免摄入食物过量引起的副作用。所以，重视养生之道，并且依照正确的方法加以实行，就会长期保有天赋的生命力，可活到天赐寿命——100～175岁。

5. 病邪的传变是按五行生克的规律进行的

中医学认为，人得病之后其发展演变的过程是有规律的，这规律就是五行生克理论。正如《素问·玉机真脏论》所说："五脏受气于其所生，传之于其所胜，气舍于其所生，死于其所不胜。病之且死，必先传行，至其所不胜，病乃死。此言气之逆行也，故死。肝受气于心，传之于脾，气舍于肾，至肺而死。心受气于脾，传之于肺，气舍于肝，至肾而死。脾受气于肺，传之于肾，气舍于心，至肝而死。肺受气于肾，传之于肝，气舍于脾，至心而死。肾受气于肝，传之于心，气舍于肺，至脾而死。此皆逆死也。"即是说，五脏间病邪之气的传变，是受病气于其所生之脏，传于所克之脏，病气留于生我之脏，死于所不胜之脏。但病到快死的时候，必先传行于克我之脏，病者才死，这是病气的逆传，故主死亡。如肝气受病气于心，而又传行于脾，其病气留止于肾，传至肺而死。心受病气于脾，而传行于肺，其病气留至于肝，传到肾而死。脾受病气于肺，而传行于肾，其病气留止于心，传到肝而死。肾气受病气于肝，而传行于心，其病气留止于肺，传到脾而死。以上都是病气的逆传，故主死。

又说："黄帝曰：五脏相通，移皆有次。五脏有病，则各传其所胜，不治。法三月，若六月，若三日，若六日。传五脏而当死，是顺传其所胜之次。故曰：别于阳者，知病从来；别于阴者，知死生之期。言知至其所困而死。是故风者，百病之长也。今风寒客于人，使人毫毛毕直，皮肤闭而为热。当是之时，可汗而发也。或痹不仁肿痛，当是之时，可汤熨及火灸刺而去之。弗治，病入舍于肺，名曰肺痹，发咳上气。弗治，肺即传而行之肝，病名曰肝痹，一名曰厥，胁痛出食。当是之时，可按若刺耳。弗治，肝传之脾，病名曰脾风，发瘅，腹中热，烦心，出黄。当此之时，可按、可药、可浴。弗治，脾传之肾，病名曰疝瘕，少腹冤热而痛，出白，一名曰蛊。当此之时，可按、可药。弗治，肾传之心，病筋脉相引而急，病名曰瘛。当此之时，可灸、可药。弗治，满十日，法当死。肾因传之心，心即复反传而行之肺，发寒热，法当三岁死，此病之次也。然其卒发者，不必治于传，或其传化有不以次，不以次入者，忧恐悲喜怒，令不得以其次，故令人有大病矣。因而喜，大虚则肾气乘矣，怒则肝气乘矣，悲则肺气乘矣，恐则脾气乘矣，忧则心气乘矣，此其道也。故病有五，五五二十五变及其传化。传乘之名也。”即是说，五脏之间，其气相通，病气的传变也有一定的规律。如五脏发生病变，则各向其所胜之脏传变。若得不到正确的治疗，经过三个月或六个月，或者经过三天或六天，传遍五脏就当死亡。以上指的是顺传的规律。所以说，能够辨别病在于表之阳证的，就可以测知病邪之所从来，能够辨别病在于里之阴证的，就可以测知生死的日期。这就是说，要知道病气传至其被克胜之时乃死。风为百病之长。风寒之邪开始侵入人体的时候，使人毫毛竖直，毛孔闭塞不通，阳气郁而发热，在这个时候，可用发汗的方法治疗；或风寒之邪阻闭经络，出现麻痹、麻木不仁、肿痛等症者，在这个时候，可用热汤熏洗或热敷，或用艾灸、针刺等方法治疗，以驱除外邪。如治疗不及时，病邪就向内传入肺脏，使肺气不利，这叫作肺痹，可出现咳嗽、上气等症。此时不能得到正确的治疗，肺病就会传之于其所胜之肝脏，使肝气不利，病名曰肝痹，又叫作厥，可出现胁痛、呕吐等症，在这个时候，可用按摩或者针刺等方法治疗。如果不及时治疗，肝病就会传之于其所胜的脾脏，叫作脾风病，可出现黄疸、腹中热、心烦、小便黄，在这个时候，可用按摩、药物、汤浴等方法治疗。如不及时治疗，脾病就会传之于其所胜的肾脏，病叫作疝瘕，可出现少腹烦热疼痛、小便白浊等症，也叫蛊病，在这个时候，可用按摩、药物治疗。如不及时治疗，肾病就会传之于其所胜的心脏，而发生筋脉拘急掣引，病名叫作瘛，在这个时候，可用灸法或药物治疗。如再不及时治疗，到了十日之后，五脏已经传遍，生机已尽，就要死亡了。这是外感之邪，传行至其所胜而死的一般规律。如果是肾病传其气于心，心不受邪，复传病气于其所克胜之肺脏，可出现寒热的症状，将于三年死。这是内伤病的传化情况。然而突然爆发的急病，就不一定按照上述五脏移传的顺序传变，因此，就不必按照移传的次序来治。有的虽然移传，却不按照一定的次序；有些并不按照五脏次序传变，如忧、恐、悲、喜、怒五志之病，就不依照次序相传，所以使人患大病。因之过喜伤心，心气大虚，则肾气乘心；或因大怒，则肝气乘脾；或因悲伤，则肺气乘肝；或因惊恐，肾气内虚，则脾气乘肾；或因忧愁，肺气内虚，则心气乘肺。这是五志变动所发生的传变，不依五脏次序传变的一般道理。所以，脏有五脏，病有五种，及其传变的时候，就有五五二十五种变化。传，是相乘的意思。

总之，以上两节，主要讨论了按五行生克规律进行病传的问题。所谓病传，乃是指病气由本脏而及于他脏的传行和演变。因每脏有病，皆可及于其余四脏，所以文中指出："故病有五，五五二十五变及其传化。"根据原文精神，病气的传行可以胜相传，如肝传脾、脾传肾、肾传心、心传肺、肺传肝者为顺；也可以不胜相传，如肝传肺、肺传心、心传肾、肾传脾、脾传肝者为逆，多死，故又谓之"逆死"。这仅是作为一般的病传而言，并不应看作病变的固定程式。有病并不是都按此相传，正如文中所指："然者卒发者，不必治于传，或其传化有不以次……"就是这个意思。同时，文中又指出病之所受及其所传的原因，有"风寒客于人"的外因，也有"忧、恐、悲、喜、怒"的内因等，均可导致病气的传变。但根本的问题仍在于正气不足，则病气乃有机可乘，如文中所谓"传，乘之名也"，即有此意。正气不足的原因，根据原文所指，有两种情况：一为"大虚"，一为"弗治"，为病传造成了可乘之机。所谓"正气存内，邪不可干"，因此，必须备加注意扶持和保护正气，以防止病气的传变。

6. 以五行的乘侮规律说明脏腑的病理传变

《素问·五运行大论》说："气有余，则制己所胜而侮所不胜；其不足，则己所不胜侮而乘之，己所胜轻而侮之。"即是说，如果脏气有余，则制约自己所克制的脏器，反侮克制自己的脏器。反之，如果脏气不足，则克制自己的脏器克制太过，叫作相乘；自己所克制的脏器则轻而易举地反侮自己。这就可以说明五行乘侮传变的两种情况：一是脏气太过，一是脏气不足。比如肝气强时，则乘脾土，侮肺金。一般来说，一些肝炎患者初期邪气盛，既有抑郁、烦躁、失眠、胁痛等肝旺症状，又有纳呆、恶心、乏力、黄疸等脾经湿热症状，这就叫木旺乘土。而通常情况下，慢性支气管炎患者，既有急躁易怒等肝旺症状，又有咳嗽、咯血等肺的症状，这就是木旺侮金，或木火刑金。如果肝气不足呢，就会出现土壅侮木或木虚土乘。比如，临床常见的肝炎患者，后期正气虚，多由于饮食不节，内生湿热，肝血又亏，最初会出现纳呆、恶心、腹胀、黄疸等脾胃湿热症状，继之出现左胁隐痛、头晕、目眩等肝经症状，这就是土壅侮木。

由上述诸多论述可知，五行理论实质上是阴阳理论的体现和具体作用。机体通过"阴平阳秘"和"亢则害，承乃制，制则生化"的规律来说明人体阴阳维持相对的动态平衡。五行相制，是正常生理活动的基本条件，五行生克制化则提示了五脏之间的相反相成、制约互用的整体关系。这种整体观、恒动观、动态平衡观，与现代系统论有不少相似之处，对发展中医生理学有重要意义。

所以说，阴阳五行理论是中医学的理论基础。要想继承、发展中医学必须掌握这个看家本领，同时还要与时俱进汲取先进思想和成果，来丰富、壮大、发展阴阳五行理论，使中医学永葆青春活力，矗立世界医学之林。

综上所述，把人的疾病诊治和养生放在自然界这个大系统中去认识，是中医学最根本的宇宙观，也是中华民族最基本的宇宙哲学，是中医学理论体系的指导思想和理论基础。认为自然界是物质的，在不断地运动变化着，只有运动才能产生变化，只有变化才能产生万物。如《素问·五运行大论》所说："地为人之下，太虚之中者也……大气举之也。"认识到地球悬浮在太空之中，是受到大气的举托。《素问·六微旨大论》说："天气下降，气流于地，地气上升，气腾于天。故高下相召，升降相因，而变作也。"说明其变化在于天气地气之一升一降，从而万物得以滋生。即指出人也是在天地之气的不断变化之中而生存的。把人的疾病诊治和养生与自然界统一起来是中医学的一贯主张，如《灵枢·本神》说："故智者之养生也，必顺四时而适寒暑，和喜怒而安居处，节阴阳而调刚柔。"才能保持健康，才能"提携天地，把握阴阳"，"处天地之和"而不危。这些观念恰恰与当代系统论的观念相吻合，也与辩证唯物主义的世界观相一致。

按照系统论的观点，系统是包括相互依存、相互作用的若干要素，按一定方式组成的具有特定功能的整体。任何事物都可以作为一个独立的系统存在，同时又是组成其他某一个大系统的要素，如宇宙是一个大系统，太阳系就是它的一个要素，而太阳系本身也是一个相对独立的系统，地球就是它的一个要素，而地球本身又是一个相对独立的系统，人又是地球这个系统的组成要素。任何系统都处于动态的相对平衡之中，系统中各要素之间、系统和要素之间，以及系统和系统之间都处于相互作用的动态平衡中；它们不断进行着物质、能量和信息的交换，处于相互作用、相互联系的动态平衡中。如人是地球（自然界）系统的组成要素，人与自然界不断地进行着物质、能量和信息的交换，人体本身又是一个具有特定功能的系统——整体，把人放在这个大整体系统中去研究，目的是使人体这个小系统来适应自然界大系统的动态变化，达到人和自然和谐共处、延年益寿的目的。

系统论把事物看作联系的系统、运动的系统、发展的系统，是现代科学方法论的重要成果。中医的疾病诊治和养生理论，与上述观点不谋而合。整体观念是中医特色，把人体理解为宇宙分化出来的产物，有机地统一于环境之中，强调"天人相应"，如《素问·宝命全形论》所说"人以天地之气生，四时之法成"，"人能应四时者，天地为之父母"，"从其气则和，逆其气则病"，意思是说人类的生成、生存和生活有赖于天（大自然）、气（气候）和地的水谷精气，并随四季交替和生长化收藏的自然规律而不断生长，能顺应这些自然规律者则健康长寿，违反者则生疾病。

现代的人们，不顾人类赖以生存的陆地、山川和河流的自然格局，盲目地开发煤炭、石油，因燃烧向太空排出的废气、毒气过多，臭氧层遭到破坏，加之对森林的乱砍乱伐、对草原的乱挖乱刨，致使土地沙化，地球失去绿色的保护衣，最后导致地球逐年变暖，现在是每 10 年全球气温增加 0.2℃，这是个可怕的速度，因为若地球气温再增加 2℃，北极的爱尔兰冰山就会消融，海水平面要上升 2～7m，世界上的若干岛国、海边的城市就会淹没在大海里或部分淹没在大海里。还有火山喷发、飓风肆虐、海啸、地震频发等，都疯狂地袭击着人类。因此，要想做到个人养生，首先要保护大自然、爱护大自然，大自然才能给我们一个长存的好环境。我们善待自然界，就是善待自己。我们必须从点点滴滴的小事做起，如不在旅游区乱丢塑料垃圾袋、使用节能灯、少烧几升油、少用几块煤等，这都是爱护大自然的表现，都是直接关系到人类健康的举动。上述是人类的作为使大自然、气候变暖的例子，而大自然的变化对生物的影响更是显而易见的，早在人类出现之前，众多物种就因大自然气候或其他的突然改变而遭灭顶之灾，恐龙的灭绝就是一个典型的例证。大自然的一个微小变化，对生物尤其是对人类都有明显的影响，如天气变冷或阴雨天的来临，有风湿性关节炎的患者就会感到关节疼痛加重，脚气患者就会感到奇痒难忍。

由上述可知，地球上一切生物尤其是人类，与大自然是息息相关的，是一个不可分割和难以分割的整体。我们现在和将来要探究的几大问题：一是自然界运动变化的规律；二是人体随时间推移的变化规律；三是二者在运动变化中相互作用和相互影响的规律；四是怎样防治疾病、颐养天年的规律。从而达到"天人合一"、健康长寿的目的。这就是中医学之道，是中国历代先哲们几千年来上下求索之"医道"。

论"命门"

命门是中医的理论基础，首创于《难经》，发展于金元时期，成熟于明代，对中医理论及临床实践都有很大的指导意义。《难经》之三十六难及三十九难开创了命门学说的先河。《难经》尊崇命门为"精神之所舍，元气之所系，男子以藏精，女子以系胞"（《难经·三十六难》）。即奉命门为生命之根蒂，被医家所重视。明代为中医命门学说形成和发展的重要时期，以孙一奎、赵献可、张景岳为代表的医家，把《周易》太极阴阳理论引入中医命门学说，创造了太极命门理论，遵从易理太极宇宙观将人体视为小宇宙，把命门视为小太阳，从而为命门学说的发展做出了重要贡献。记载于《素问·阴阳离合论》及《灵枢·根结》里的"命门"被当作经络穴位及"目"看待，与后世命门学说中的命门概念不同。

命门是人类生命之根源，为推动人体生命活动的原始动力，是人体正常生命功能活动的起点，也是人体病理发展过程的终点。它与肾和三焦的关系甚为密切。命门学说越来越广泛地用于临床实践，同时，亦在临床实践中不断地被充实提高，尤其是对于老年病的防治，具有实际指导意义，命门的物质基础也逐渐被现代科学所揭示。现就这些问题谈谈个人的粗浅看法。

一、命门是正常功能的起点

真阴与真阳来源于先天之精气，故称"先天之本"。在胎儿出生之前，命门元气是滋养胚胎发育的物质基础，也是促进胚胎生长的能量源泉，正如赵养葵在《医贯》中所说："人生男女交媾之时，先有火会而后精聚，故曰火在水之先。人生先生命门……"又云："有命门然后生心，心生血；有心然后生肺，肺生皮毛；有肺然后生肾，肾生骨髓；有肾则与命门和。"这说明命门是五脏六腑生长发育的起点。《景岳全书》亦说："所谓先天之元气也，欲得先天当思根蒂，命门为受生之窍，为水木之家，此即先天之北阙也。"说明命门为生命之根，人之有生先生命门，命门既生，内含水火，阳生阴长，促使胚胎逐渐发育成胎儿，故称"立命之门"。

人生之后，命门在维持生命活动上仍然起着重要作用。秦伯未先生说："命门是生命之根，包含真阴和真阳，产生动气，通达脏腑经络，达脑，通骨髓，走四末，温皮肤腠理等，在维持人体正常生命活动中起着主要作用。"《难经·八难》说："诸十二经脉者，皆系于生命之源，所谓生气之源者，谓十二经之根本也，谓肾间动气也，此五脏六腑之本，十二经脉之根。"这充分阐明了命门功能的重要性。在物质基础方面，命门是五脏六腑、十二经脉的根柢；在生理功能上，命门是元气的发源处，元气通过三焦到达脏腑经络，使各脏腑发挥正常的生理功能。正如明代张景岳精通易理，根据太阳阴阳合抱哲理，即无极生太极、太极生两仪之说，喻命门为"太极"、元阴元阳为"两仪"，提出"命门者为水火之府，为阴阳之宅"的观点，曰："肾两者，坎外之偶也；命门一者，坎中之奇也。一以统两，两以包一，是命门总主乎两肾，而两肾皆属于命门，故命门者，为水火之府，为阴阳之宅。"完备了命门元阴元阳理论，并以坎卦解命门。言命门如坎卦之奇爻，喻两肾如坎卦之二偶，所谓一阳陷于二阴之中。《景岳全书》还说到："命门有火候，即元阳之谓也，即生物之火也。"并喻命门之火为"坎中之阳""先天真气"。张氏又以《周易》乾坤二卦喻命门生气，如曰："命门有生气，即乾元不息之几也，无生则息矣，盖阳主动、阴主静，阳主升、阴主降……故乾元之气，始于下而胜于上……乾元之气始于上而胜于下。"（《景岳全书·传忠录下·命门余义》）总之，张景岳首先提出命门本身包含水火，如他所说："命门之火，谓之元气；命门之水，谓之元精。五液充则形体赖以强壮，五气治则营卫赖以和调，此命门之水火，即十二脏之化源也。"清·陈世铎在《石室秘录》中说得更具体："心得命门而神明有主，始可以应物，肝得命门而谋虑，胆得命门而决断，胃得命门而能受纳，脾得命门而能传输，肺得命门而治节，大肠得命门而传道，小肠得命门而布化，肾得命门而作强，三焦得命门而决渎，膀胱得命门而收藏，无不借命门之火而温养之也。"明·赵献可在《医贯》中也强调命门对脏腑功能的主导作用，他说："命门为十二经之主，肾无此，则无以作强，而技巧不出焉；膀胱无此，则三焦之气不化，而水道不行矣；脾胃无此，则不能蒸腐水谷，则五味不出矣；肝胆无此，则将军无决断，而谋虑不出矣；大小肠无此，则变化不行，而二便闭矣；心无此，则神明昏而万事不能应矣，正所谓主不明则十二官危也。"进一步说明五脏六腑皆不能离开命门而独自发挥其生理功能。《难经·三十六难》说："命门者，诸精神之所舍，元气之所系也。"由此可知，命门火即真火，统管一身阳气，命门水即真水，调节着五脏之阴，命门水火通过肾的阴阳调节着全身阴阳的平衡，一旦命门水火偏盛偏衰，则必然导致全身脏腑阴阳的失调。另外，命门真阴真阳之间存在着互根关系，即真阳寓于真阴之中，真阴含于真阳之内，由于二者的消长转化而影响着脏腑阴阳的调节。同样，脏腑阴阳的平衡也关系着命门水火的盛衰，二者互为生理病理因果关系。正如《医权初编》所说："务使阴阳和平，水升火降，归于中庸之道而已。"总之，命门含真阴寓元阳为人体生理机能的发源地；命门之火为阳气之根，是人体生命的根本活力及人体热能和动力的源泉；命门之水为阴精之本，是产生人体脏腑经络的原始物质。所以，古人将命门比喻为"走马灯""灶底火""小宇宙中的小太阳"形象而深刻地道出了命门为"生命之根"。

脏腑的正常生理功能又是命门正常生理功能的基础，命门含元阴、寓元阳，元阴为物质基础，元阳为功能表现，元阴靠五脏六腑之阴精来奉养，元阳靠五脏六腑之阳气来温壮，元阴和元阳二者既相互对立、相互制约，又是火寓水中、水火既济、阴阳互根、对立统一、化生不已的整体。

总之，命门含水与火，水谓之元阴，即真阴，火谓之元阳，即真阳，真阴真阳互根互用，为人身生化之源、生命之根。故命门不论在未生之前，还是在已生之后，都是人体生命活动的起点。

二、命门是病理过程的终点

古人对各脏腑生理过程的认识，有的是通过对病理过程的分析得到的。虽然现在对生理过程的探讨有各种方法，但从病理反应来推断生理功能依然有其现实意义。古人观察到某一脏腑的病变，对命门的影响不明显，如阳明腑实证用大承气汤之类下其实，为了迅速祛邪，在用药上可以不考虑命门。但若命门功能衰微，则五脏六腑皆摇，如老年人、久病或重病人常有眼花缭乱的现象，这是因为精血亏耗，五脏六腑之精不能上注于目，目精失养，视物不清，故《灵枢·根结》说："……命门者，目也。"可见，目并非命门，只不过是命门正常生理功能的一个显著标志而已，因五脏六腑之精皆上注于目，亦滋养命门。命门的功能，只有在重病、久病或年老体衰时，才开始减弱，表现为阴虚、阳虚或阴阳俱虚。命门之元气有一线未亡，生命就有一息不止，正如《景岳全书·传忠录》所说："命门有生气，即乾元不息之机也，无生则息矣。"清·徐大椿在《医学源流论》中说："阴阳合辟存乎此，无火能令身体皆温，无水能令身体皆润，此中一线未绝，则生气一线未亡。"说明在慢性病过程中，命门元气减弱则病进，命门元气衰微则病重，命门元气衰竭则死亡。所以说，命门是病理过程的终点。

三、命门与肾的关系

（一）命门与肾是二物

命门与肾是二物，并非就解剖而言，主要是指二者不同的生理功能和病理过程。在生理上，命门是人体所有正常生理功能的发源地，而肾仅是五脏之一，其生理功能受命门所支配，肾虽号称"先天之本"，但它左右不了人体的一切生理活动，故命门和肾不能混为一谈。《景岳全书》在论及命门与肾的关系时说："肾两者，坎外之偶也；命门一者，坎中之奇也。以一统两，两以包一，是命门总主乎两肾，而两肾皆属命门……"生生子在《医旨绪余》中亦言："夫二五之精，妙和而凝，男女未判，而先生两肾，如豆子果实，出土时两瓣分开，而中间所生之根蒂，内含一点真气，以为生生不息之机。命曰动气，又曰元气……此元气者，即太极之本体也。"明·孙一奎在《医旨绪余·命门图说》中曰："命门乃两肾中间之动气，非水非火，乃造化之枢纽，阴阳之根蒂，即先天之太极，五行由此而生，脏腑以继而成。"《医贯》说："独藏于两肾之中，固尤重于肾……越人谓左为肾，右为命门，非也。"在病理上，肾病较命门病变局限而轻浅，因命门病变多由脏腑病变转化而来，所以病理改变较深重而广泛。同时，命门有病时，对脏腑亦有较大的影响，正如《医贯》所说："相火禀命与命门，真水又随相火自寅至申……日夜周流于五脏六腑之间，滞则病，息则死矣。"但是，也有认为命门和肾是一个整体的，如《难经·三十六难》所说："肾两者，非皆肾也，其左者为肾，右者为命门。"明·虞抟在《医学正传》中也说："夫两肾固为真元之根本，性命之所关，虽为水脏，而实为相火寓于其中，寓意当以两肾总号命门。"这就将肾与命门无论在实质上，还是在功能上都混为一谈了，既不能给人一个明确的概念，也不能更好地指导临床实践。所以，还是把肾和命门明确地分开研究为妥。

（二）命门与肾关系密切

1. 在部位上

肾居腰部，在下焦，近乎人体重心部位，而命门是立命之门，古人也将它设想在下焦。张景岳、赵献可等人认为命门在两肾中间,《难经》所谓"肾间动气"亦是指命门而言,李时珍云:"其体非脂非肉,白膜裹之,在七节之旁,两肾之间,而系著脊,下通二肾,上通心肺,贯属于脑,为生命之源,相火之主,精气之府。人物皆有之,生人生物皆有此出。"(《本草纲目》卷十三)《内经》谓:"膈肓之上中有父母,七节之旁,中有小心。""小心"亦是指命门。李东垣认为命门即是丹田,秦伯未先生说:"……丹田和气海等,一般都是指人的命门……"这种就功能而言的认识,颇顺古意,也有道理。争论命门的形态、部位意义不大,要紧的是通过探讨命门的生理功能和病理过程来指导临床实践。

2. 在功能上

命门与肾关系极为密切,命门之气与肾相通,命门通过肾对生殖、生长、发育等机能起着重要作用。《难经·三十九难》说:"命门者,精神之所舍也,男子以藏精,女子以系胞,其气与肾通。"肾受命门之气以后,才能发挥它藏精、主骨、生髓等基本功能,正如前面所说"肾得命门而作强"。

从以上两点可以看出,肾与命门是二物,并非一物,但二者的关系极为密切,在临床上,每见到命门衰微的病症必然包括肾病的症状,也往往由肾气匮乏发展到命门衰微,这些现象的出现,是由二者生理功能的密切关系决定的。命门与肾是整体和局部的关系,命门是所有生理活动的发源地,而肾仅是某些基本生理功能的起点。肾为先天之本,而命门是先天和后天之都会。命门从"人始生,先成精"开始,就以壮旺的功能滋养和统辖着五脏六腑,使十二官一刻不停地运动,使胚胎及人体表现出各种生命活动。

四、命门和三焦的关系

命门和三焦的关系是极为密切的,命门为人身元气的发源地,五脏六腑、十二经脉无不借命门之火以温养。命门元气之所以能通达五脏六腑、四肢百骸、毫毛腠理,发挥其生理作用,全赖三焦为道路。正如《中藏经》所说:"三焦者,人之三元之气也,总领五脏六腑、营卫经络、内外左右上下元气。三焦通,则内外左右上下皆通,其余周身灌体,和内调外,营左营右,宣上导下,莫过于此。"三焦不仅是命门元气通行的道路,也是命门元气发挥生理作用的场所,明·李时珍在《奇经八脉考》中说:"三焦即命门之用,分布命门元气……"金·张洁古《医学起源·三焦部》云:"三焦为相火之用,分布命门元气,主升降出入……总领五脏六腑、营卫经络、内外上下左右之气,号中清之腑，上主纳，中主化，下主出。"吴天锡亦说："三焦者，秉元气以资始，合胃气以资生，上达胸中而为用，往来贯通，宣布五窍，造化出纳，作水谷之道路，为气之所终始也。"总之，命门和三焦有着不可分割的密切关系，古人所论述的三焦功能，通调水道、运行水液、主持诸气，又可出气、充身、熏肤、泽毛、蒸津液、化精微、化血以营全身、化气以温肌肉，为"元气之别使"等，均是命门元气气化功能在各脏腑的具体体现，并非三焦独具这些功能，三焦仅是命门元气的通道和作用场所。三焦如果离开命门元气，这些功能表现就无从发起，命门如果离开三焦，气化功能就无法施展。所以二者关系甚为密切，不可分割。

五、命门学说在临床实践中的意义

（一）命门病的证候、治则和代表方剂

根据中医对命门的认识，命门功能越壮旺，十二官的活动就越协调，人就越发健康。若先天不足或后天失养，或脏腑久病，皆能导致命门衰弱。在临床上常常看到头晕目眩、腰膝酸软、绵绵发热、虚烦不眠、羸瘦憔悴、精神倦怠、脉虚无力等阳性证候；也可以看到神色淡漠、目昏视弱、避冷就温、少气乏力、不思饮食、大便不实、小便频数余沥不尽、脉象沉迟而弱等阴性证候。这种阳性证候不是真阳有余，而是真阴不足才相对地表现出阳证来。正如《景岳全书·命门余义》所说："命门有阴虚，以邪火之偏胜，缘真水之不足也。"阴性证候的出现不是真阴有余，而是真阳不足才相对地表现出阴证来。阴证或阳证的出现，不是标志着真阴和真阳的亢盛，而是标志着真阴和真阳俱不足，且在双方俱不足的基础上，出现了阴阳相对的偏胜或偏衰现象（图3）。

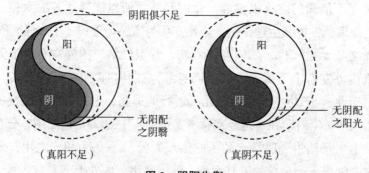

（真阳不足）　　　　　　　　（真阴不足）

图3　阴阳失衡

　　因为这一派症状不会在新病中出现，病久体衰阴阳均有所伤。从而可知，命门之病只能调补，不能攻泻，只能在平补阴阳的基础上加入育阴或扶阳之品。《内经》早已提出"从阳引阴，从阴引阳"和"阳病治阴，阴病治阳"的治疗原则。汉·张仲景将此原则运用到临床实践中去，提出"见于阴者，以阳法救之，见于阳者，以阴法救之"的原则。唐·王冰也提出："益火之源，以消阴翳；壮水之主，以制阳光。"这都是治疗虚弱病的原则，也都寓有治疗命门衰弱之意。张景岳更进一步提出了调补命门的具体原则："善补阳者，必于阴中求阳，则阳得阴助而生化无穷；善补阴者，必于阳中求阴，则阴得阳升而泉源不竭。""左归丸"和"右归丸"等就是根据这一原则制定的方剂。从方药组成上分析，可谓滋补命门的代表方剂（图4）。

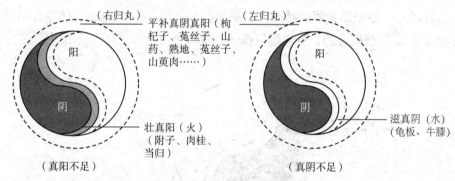

图4　右归丸和左归丸的药理作用

　　用枸杞子、菟丝子、山药、地黄、鹿胶、山萸肉平补命门真阴真阳，补其共同不足。在此基础上，若加入附子、肉桂、当归、杜仲等温补壮阳之品，便组成了滋补命门真阳衰弱的右归丸；若加入龟板胶、怀牛膝等滋阴之品，便组成了滋补命门真阴亏虚的左归丸。由此可见，古人对命门的认识达到了相当深刻的地步。治疗原则是恰当的，方剂的药物组成是严谨的，用药是确切的。命门无实证，故没有一味泻药。张景岳在《景岳全书》"左归丸"项下说："治真阴肾水不足……以培左肾之元阴。"在"右归丸"项下说："治元阳不足或先天禀衰或劳伤过度，以制命门火衰，不能生土而为脾胃虚寒，饮食少进……宜益火之源，以培右肾之元阳。"从这里可以看出，张景岳将命门的真阴真阳的病变与肾阴肾阳的病变一起用左归丸、右归丸治疗，依然没有将命门与肾明确分开。但是，这也有他的道理，命门衰微是慢性疾病的最后发展阶段，尤其是与肾有密切关系。命门的真阴或真阳衰微，肾阴或肾阳必然衰微；但是肾阴或肾阳不足，命门真阴或真阳就不一定衰微。可见，命门的真阴真阳包含着肾阴肾阳，而肾阴肾阳仅是命门真阴真阳的一部分。

所以，治疗命门病的"左归丸"和"右归丸"，必然兼治肾。反过来，用治疗肾的方剂来治疗命门那就不恰当了。再看平补肾脏的代表方剂六味地黄丸，它的方药组成与左归丸、右归丸显然不同，它补的是肾阴不足，相对的表现肾阳偏亢，其共同基础并不弱，如图5所示：用地黄、山萸肉以补先亏之阴；用泽泻、丹皮以泻浊清邪火。因为有多少阴亏，便有多少阳气失配，阳气有余便是火。邪火不能温养脾土反而贼害中州，使脾土受损，故用山药、茯苓来益肾健脾渗湿以开发生化之源。这与左归丸、右归丸纯补无泻的方药组成显然不同，更不用说桂附地黄丸的壮肾阳，知柏地黄丸的滋肾水、泻肾火了。正如王旭高说："左归是育阴以涵阳，不是壮水以治火；右归是扶阳以配阴，不是益火以消水。"根据方药，我们可以推知，肾和命门的病理过程是不同的。

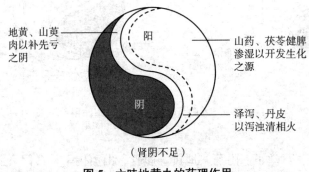

图5 六味地黄丸的药理作用

再从临床症状上比较。肾阴虚比命门真阴亏虚的虚火上炎症状更加明显，如骨热酸痛、手足心热、心烦易怒、盗汗、舌燥、咽干、舌质红绛等，皆为虚火上炎的症状；而肾阳虚比命门火衰的阴翳充下症状更为突出，如畏寒怕冷（腰以下明显）、面色㿠白、面浮肢肿、四肢不温、小便频数或失禁、脉沉迟等皆为阴翳充盛的症状。相比之下，前者正虚之中有邪在，后者邪去正纯虚，故前者用药补中有泻，后者用药纯补无泻。

当然，我们也清楚地看出，左归丸和右归丸是在六味地黄丸的基础上化裁而来的，滋补药都是熟地、山药和山萸肉，则一方面反映出古人对命门的认识是逐渐深刻的，另一方面也说明了命门和肾在功能上的关系是密切的。

（二）命门学说对老年病学的指导意义

在人的一生中，要经过童年、青年、壮年和老年几个阶段，这是自然归律，这一规律与命门真阴真阳的盛衰有密切关系，正如《医学正传·命门主寿夭》所说："夫人有生之初，先生二肾，号曰命门，元气之所司，性命之所系焉。是故肾元盛则寿延，肾元衰则寿夭，此一定之理也。"人在童年时期，命门真阳催动着发育成长；在青壮年时期，命门真阴真阳最旺盛，故表现为机体隆盛、精力充沛；在老年时期，命门真阴真阳逐渐衰退，故表现为机体消瘦或臃肿、精神萎靡，直至死亡。

1. 老年人的生理病理特点

一般来说，人到50岁左右就逐渐进入衰老期，65岁之后就视为老年人了。《素问·上古天真论》云："女子……六七，三阳脉衰于上，面皆焦，发始白；七七，任脉虚，太冲脉衰少，天癸竭，地道不通，故形坏而无子也。丈夫……五八，肾气衰，发堕齿槁；六八，阳气衰竭于上，面焦，发鬓斑白；七八，肝气衰……八八，则齿发去。"这说明人从40岁以后逐渐出现一系列的衰老现象，如头发花白稀疏、面容憔悴苍老、牙齿枯槁脱落、身体臃肿、行动不灵、丧失生殖能力等。这些衰老现象的生理病理基础是脏腑、骨骼、肌肉等各器官的功能衰退。例如，心脏主要是心气衰弱，鼓血功能不足，血液运行迟滞，出现气虚血瘀。正如宋·陈直所说："衰晚之年，心力倦怠，精神耗短。"元·邱处机也说："人年六十，心气衰弱。"肝脏主要是肝气虚，藏血和疏泄功能减弱，如《灵枢·天年》说："五十岁，肝气始衰，肝叶始薄，胆汁始减，目始不明。"脾脏主要是运化和统血功能不足，如《灵枢·天年》说："七十岁脾气虚，皮肤枯。"宋·陈直也说："肠胃虚薄，不能消纳。"临床多见食少纳呆。若脾运不健，湿滞肌肤，则虚胖；若脾脏运化不足，气血虚亏，肌肤失养，则肌肉瘦削。肺脏主要是肺气不足，呼吸和治节失常，吐故纳新机能减弱。肾脏主要是阴阳俱衰，正如《素问·上古天真论》所说："肾气衰，发堕齿槁……天癸竭，精少，肾脏衰，形体皆极。"出现一系列的衰老征象，如腰酸乏力、头昏耳鸣、小便频数、须发变白、伛偻等。明·龚廷贤说："年高之人，阴虚筋骨柔弱无力……足膝无力。"明·李梴也说："胆荣在须，肾华在发，精气上升则须润而黑，六八以后精华不能上升，秋气令行，以致须发枯槁如灰白色。"又说："年老精血俱耗，平居七窍反常，鼻不嚏而出涕，耳无声而蝉鸣，吃则口干，寐则涎溢，溲不利而自遗，便不通而或泻，昼时对人瞌睡，夜则独卧惺惺，此老人之病也。"

以上这些衰老现象，似病态而又不以病论，其生理基础是什么呢？要说人在童年为稚阴稚阳之体，就可以说人到老年为弱阴弱阳之体，或称少阴少阳之体，总之是阴阳俱弱。比起青壮年时期的正常人，五脏六腑的功能开始减弱，命门所得到的后天奉养逐渐减少，真阴真阳均减弱，在二者都少的基础上，维持着低水平的阴阳平衡而不出现阴阳失衡的疾病，这就是老年人的生理特点（图6）。

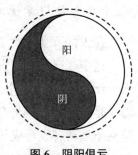

图6 阴阳俱亏

2. 老年病的预防

要想体健少病、延年益寿，关键在于保持命门真阴真阳的充沛，使之不衰。古人养生有的重视养阴，如朱丹溪主张以养阴为主，提出"阳常有余，阴常不足"的论点，他在《格致余论·阳有余阴不足》中说："主闭藏者肾也，司疏泄者肝也，二者皆有相火，而其系上属于心。心君火也，为物所感则易动，心动则相火亦动，动则精自走。"有的则重视温阳，如赵献可在《医贯》里论及命门功能时说："比之元霄之鳌山走马灯，拜者、舞者、飞者、走者，无一不具，其中间唯是一火而。火旺则动速，火微则动缓，火熄则寂然不动……"他形象地强调了命门火在人体生命活动中的重要性，故他主张养生治病必须温养此火，他说："世医之养身者，不知保养节欲，而日夜戕贼此火即病矣……"张景岳宗易理乾坤宇宙观提出"认识小乾坤，得阳则生，失阳则死"的理论，其著《类经图翼》强调"天之大宝，只此一丸红日；人之大宝，只此一息真阳"，提出"阳常不足，阴本无余"，倡举温阳，尤重肾、命门，成为温补派的主流。总之，二派各持一端，在临证时应火衰者益火，阴虚者养阴，平时应清心节欲，不要房劳过度，以保持命门真阴充足，命火旺盛。

现代提倡顺应自然，以素食为主，吃八成饱；进行以步行为主的有氧运动，动静结合，持之以恒，适可而止地锻炼；戒烟少酒；多做善事，奉献社会，热爱社会，笑口常开，勿怒勿气，等等。坚持生理养生、心理养生和哲理养生，逐渐达到自身与自然界、与人类社会的和谐统一，促进命门真阴真阳的增长，保障命门的功能不衰，激发脏腑功能，防止过早衰老，使人尽天年而终（自然衰老，约100～175岁）。

3. 老年病的特点

人到老年，毕竟抗病能力减弱，较易招致外邪侵袭而导致阴阳失衡，发生疾病。老年疾患的病机特点，是在命门阴阳俱不足的基础上发生阴阳偏盛或偏衰而产生疾病，且变化多端，较易传变。其脉证特点是，症状表现不突出，脉象反应不明显；如患外感病，多是发热不扬、头痛不重、咳嗽不剧、流涕不多、脉趋于表而不甚浮等，这是命门衰弱，正气不足，抗邪力衰的表现。

4.老年病的治则

当扶正固本，兼以达邪，即在平补命门真阴真阳的基础上加入纠偏祛邪的药物。元·邹铉说得更为具体："上寿之人，血气已衰，精神减耗……大体老人药饵，只是扶持之法，只可用温平、顺气、进食、补虚、中和之药治之。"这就更具体地说明了老年病的调制只能补元扶弱。在一般情况下，不论是扶正，还是达邪，药味不宜过于浓厚，药性不宜过于猛烈，药量不宜过重。

5.防治老年病的代表方剂——防老保健丹(《自拟方》)

组成：桂枝 10g，丹参 21g，柴胡 12g，茵陈 8g，人参 9g，大黄 3g，生黄芪 30g，苏梗 8g，制首乌 21g，金樱子 18g，生山楂 15g，炒枣仁 26g。

共为细末，泛水为丸，如桐子大，每服 9g，日 3 次。亦可按以上剂量水煎服。

方解：心喜动主明，内率脏腑，鼓血运行，外应万物，用桂枝助心阳通血脉，丹参增心血助心用；肝气升发，性喜条达，用柴胡升发肝气，顺其条达之性，茵陈清其郁久之热；脾气主升，喜燥恶湿，用人参(党参)大补元气，合柴胡以助脾升，合大黄斡旋阴阳，以助脾胃；肺主气，性肃降，布散气津，司呼吸，用生黄芪补气达表，以助肺功，苏梗理气宽胸，助肺保持清肃通畅；肾主潜相火藏阴精，用制首乌补肾填精，金樱子固肾涩精以助封藏。更用生山楂消食化积以助后天，用酸枣仁安神定志以助心君之名。诸药共奏益五脏、平阴阳、活气血、调营卫、补脑髓、安神志、除虚羸、防命门早衰、延年益寿之功。

从现代医学角度分析，此方有促进大脑皮层兴奋和抑制的双重作用，既能兴奋中枢，减轻疲倦，又能镇静催眠。可增强心肌收缩力，畅通血液循环，抗休克，扩张冠状动脉，减少心肌耗氧量，并能降低血脂，促进纤维蛋白原裂解，从而减轻动脉粥样硬化。有促进血浆白蛋白的增加，促进血细胞发育和新生，改善贫血的作用；有降酶保肝利胆作用；有促进胃液、肠液和胆汁的分泌，健胃助消化的作用；有扩张肾动脉，利尿消肿的作用；有增强网状内皮系统的吞噬功能，提高机体抗病能力，增强机体非特异性免疫力的作用；有抗多种类型细菌，消炎、解热、镇痛作用。

临床应用：此方对老年人来说，无病可以保健防病，有病可以治病，亦可用于青壮年因禀赋不足或病后而致命门衰弱者。若命门火衰，形寒肢冷明显者，加熟附子、肉桂少许以壮命门之火；若命门真阴亏虚、腰酸膝弱明显者，加熟地、龟板胶以滋命门之水；神衰精神萎靡不振者，加石菖蒲、远志、肉桂；气血不足明显者，加当归、炒白术、生麦芽。要说明的是，此方是治本之剂，如病情较急或属初病，当本着"急则治其标"的原则进行辨证施治。如对老年人常见病胸痹、真心痛、眩晕、中风、肺胀等，病情缓和时，当常服防老保健丹，若病情加剧或急性发作，仍应辨证求因、审因论治，或以防老保健丹加减或另立对症良方进行施治。

验案举例

王某，女，84岁，家庭妇女。1979年5月8日初诊。

精神萎靡，近3天加剧。素有慢性支气管炎、肺气肿、冠心病，近日因着凉出现胸闷、心悸、息微、微咳，吐少量白痰，倦怠乏力不能自持，胸中隐痛无有定处，精神萎靡，表情淡漠，微汗自出，口微渴，纳呆食少，午后微有发热恶寒，大便3日未行，小便自可，舌质淡、苔薄白，脉微细而数。体温37.5℃，血压95/65mmHg，心律整，心率108次/分钟，无明显杂音，双肺呼吸音低弱，未闻及干、湿性啰音，腹壁软，肝脾未触及。

辨证：此属命门虚衰，复感外邪，心肺气虚，心气虚则帅血无力，神明失养，肺气虚则息微，卫外不固，外邪入里化热则耗伤气津，乃致诸证丛生。治当补元扶正，兼以达邪。

方药：防老保健丹加减。人参、桂枝、炙甘草各6g，丹参、生黄芪、茵陈、炒枣仁、制首乌各15g，柴胡、苏梗、苏叶、前胡、五味子各9g，生山楂、生麦芽各6g。水煎分多次服，日1剂。

5月11日二诊：服药3剂，症情微减，舌同上，脉稍缓有力。体温37.1℃，血压110/80mmHg。上方去人参加党参15g，继服。

5月14日三诊：又服药3剂，精神好转，饮食增多，已不发热，出汗，咳嗽，胸痛，二便正常。舌质淡红，苔薄白，脉象缓和。体温36.5℃，血压130/85mmHg。此时外邪已除，正气未复。上方去苏叶、前胡，继服。

5月20日四诊：又服药6剂，诸症基本消失，患者已能下床走动，但稍一活动则胸闷、心悸，心中隐痛明显，舌脉同上。体温36.4℃，血压135/80mmHg。继服上方6剂，隔日1剂，以巩固疗效。

按语：因去患者家看病，故未做胸透、化验、心电图等项检查，只进行中医辨证施治。病初兼有表邪，故加苏叶、前胡宣散表邪，加炙甘草配桂枝益气通阳，加五味子敛肺止汗，去大黄、金樱子，使全方功效契合病机。但过了1个多月，其女来告："我母亲到医院检查了一下身体，说是心肌梗死，可是现在她和以前一样，有时还能干点家务活。"经看她最近的病历，发现果然是陈旧性心肌梗死。此例从西医角度看是"误诊"，从中医方面讲是辨证正确，疗效显著。

六、"命门"是人体中的太阳

古人称"命门"是人体中的"灶心火""走马灯"，以"天人相应"这个观点来分析"命门"是人体中的太阳更为合乎医理。因为地球是太阳系里的一颗行星，已有42亿年的寿命，人类出现、生存、生活在地球上。所以人类的一切生命活动都与太阳光的照射密切相关。

（一）阳光是生命诞生的原动力

人类由元气化生而成，这是中医学元气一元论的观点，是唯物论观点。《淮南子·天文训》曰："宇宙生元气。"元气，即生命本原之气。怎么生出的？因太阳光的照射，大气（空气）中混着水蒸气，看上去混沌一团，这种混沌现象，古人取类比象，从意象上取名为太极，太极再分阴阳二气，阴阳二气再化生宇宙万物。正如《河洛原理》所说："太极一气产生阴阳，阴阳化合生五行，五行既萌随含万物。"《素问·宝命全形论》曰："人以天地之气生。"《素问·六节藏象论》曰："气和而生，津液相成，神乃自生。"说明气是人体生命活动的本原。这与现代人所说的阳光、空气、水是生命的源泉是一个道理，足见《易经》《内经》所言富有哲理。如《易经·乾卦·象》曰："大哉乾元，万物资始，乃统天。"《易经·离卦·象》曰："大人以继明照于四方。"即言太阳高悬天空，普照大地，万物萌生，太阳的光和热，对万物的生命有启动作用。

（二）阳光是供给人体生命能量的源泉

地球上的生物产生之后，阳光仍然普照着天地四宇，在阳光的照射下，植物进行着光合作用，夜间吸入动物排出的废气二氧化碳，白天呼出动物尤其是人类赖以生存的氧气，供动物维持生命。人类缺氧数分钟就会死亡，可见氧气对人类的生命有多么重要。

上面所说的氧气，仅仅是宇宙之"气"的一种，"气"的含义更广泛。《周易·系辞》说："精气为物，游魂为变。""变动不居，周流六虚。"即指"气"既是一种物质，亦是一种周留于空间的物质流。北宋张载亦说："太虚不能无气，气不能不聚而为万物。"阳化气，阴成形，故气属阳性物质，具有阳性动力；与形相对而言，气称阳气，形为阴形。其中，先天之气又称"炁"，"先天炁，后天气，得之者，常似醉"。虚实而论，虚者为"炁"，实者为"气"，二者皆具有生命动力作用。

中医的气化作用和气机升降作用是气的运动形式。并以藏于肾的先天之气为人体气的先天之气，乃生命活动之根基。《难经》曰："命门者，诸神精之所含，元气之所系也。"即言元气乃先天之气，根于命门，出于肾，为人身诸气之根，正如徐大椿在《命门元气论》中所说："命门为元气之根，真火之宅。一阳居二阴之间，熏育之主，五脏非此不能发。"真气为元气、宗气及中气（脾胃之气）之总和，包括先天和后天之气，亦称人身之正气，行于人体周身，正如《灵枢·刺节真邪论》所说："真气者，所受于天，与谷气并而充身者也。"此乃脏腑气化功能活动的基本要素，是维持人体生命活动的保证。正如《内经》所说："正气存内，邪不可干。"还有宗气，宗气为营卫之气及胸中清气所组成，为后天之气，积于胸中，藏之于上气海——膻中。功能为鼓血运、司呼吸、运言语，为心肺之气的体现。如《灵枢·邪客》所说："宗气积于胸中，出于喉咙，以贯心脉，而行呼吸焉。"《灵枢·刺节真邪》亦说："宗气留于海，其下者，注于气街，其上者，走于气道。"说明宗气与人体血行、呼吸和言语密切相关。由此可见，宗气是人体之气与宇宙所生之气——自然界之气相结合的产物，是"天人合一"的体现，是阳光养育人体的表现之一。宗气积于胸中，通气化之用，才能被人体吸收利用，成为维持生命活动不可缺少的物质和能量。所谓气化，是指气的运化、生化活动过程，在此过程中支持着人体的生命活动。中医气化理论是自然界气化及人体脏腑的气化活动相互感应的过程，亦是人的生理、病理及治疗过程。

自然界气化指自然界阴阳之气（天地之气）的运动变化，有了正常的气候，才有正常的生化。如《素问·天元纪大论》所说："太虚寥廓，肇基化元，万物资始，五运终天。"《周易·系辞》说："乾知大始，坤化成物。"《素问·五运行大论》又说："燥以干之，暑以蒸之，风以动之，湿以润之，寒以坚之，火以温之，故风寒在下，燥热在上，湿气在中，火游行其间，寒暑六气，故冷虚而生化。"同时，大气层还为保护人类不受流行侵袭，不让紫外线太强。说明六气的运化是物化的保证，没有正常六气的气化作用，就不可能产生万物，生命也不可能产生。有了自然界宇宙的正常气化活动，人体脏腑的气化方能进行，人体的生命活动才能维持。这些气化、物化，乃至生命的产生，都是在阳光热能的作用促发下进行的。自然界和人体的气化活动具体体现在升降出入运动上，所谓气机升降出入运动是指气的交感作用。在自然界表现为天地之气的升降交感作用，如《素问·天元纪大论》所说："在天为气，在地成形，形气相感而化生万物。"又如《素问·六微旨大论》所说："气之升降，天地之更用也……升已而降，降者谓天，降已而升，升者谓地，天气下降，气流于地；地气上升，气腾于天，故高下相召，升降相因，而变作矣。"《素问·六微旨大论》又说："何谓气交……上下之位，气交之中，人之居也。"说明天地存在着气交运动。于人体而言，脏腑之气在不停地升降出入运动着。升降是体内脏气之间的衔接，出入则是人体内气与大自然外气之间的联系交换。因此，升降出入运动是人体内外环境维持统一的枢纽，升降出入运动是生命活动得以维持的保证。正如《素问·六微旨大论》所说："非出入则无以生长壮老已，非升降则无以生长化收藏……出入废则神机化灭，升降息则气立孤危。"

由上述可以看出，气化活动由自然界转化到人体之内的升降出入运动，都与阳光的热运动有直接关系，自然界是直接的，转化到人体脏腑是间接的。总之，脱离了阳光的热动力作用，一切都"神机化灭"。

（三）阳光和大地（自然界）温养着人类

在阳光的照射下，自然界给人类提供所需营养。地球在阳光的照射下已经存在了 46 亿年，地球上自从有了阳光、空气、水，才逐渐产生了生物。所以说阳光、空气、水和土地是一切生命的源泉，对人类更是如此。

先谈一下地球上生物起源简史，这有助于理解人与自然界的关系。据生物学家研究，地球至今已 46 亿年，将 46 亿年缩短为 24 小时，生物的简单进化如下所述（据 ^{14}C 衰变程序推算出）：

5 点 45 分：地球上出现类蛋白体——原始藻。

21 点 02 分：进化出脊椎动物——两栖爬行动物。

22 点 45 分：进化出哺乳动物。

23 点 37 分：进化出灵长类哺乳动物。

23 点 59 分 53.5 秒：进化出智能人。

23点59分59秒： 进化到人类文明史开始。

猿到地面生活，直立行走，前后肢分工才进化成人，距今已有400万年的历史。人由制造工具发展到用火，才开始走进了文明生活，距今才1万余年。由此可见，人类是大自然逐渐陶冶进化来的，和大自然的关系是一体的，不可分开的。人脱离空气（缺氧）5分钟左右就会死亡，不喝水5天左右亦会死亡，离开阳光很快会丧命。所以说，人不能离开自然环境而独立存在。组成人类机体的物质成分与地球的物质成分也基本一致，如水占整个地球的70%以上，水在人的机体中也占70%左右，人体中的维生素、微量元素（矿物质）等也与地球基本一致，绝大多数是从地球上的动物中吸取来的。从微观分析，关系更是微妙，人体共有细胞约10^{13}个，而人体承载着10^{14}个微生物（包括细菌和病毒）。其中，有对人体有益的益生菌和对人体有害的致病菌，二者常因生存环境改变而变化，甚至角色互换。没有这些益生菌的保护和帮助，人类亦无法生存。生活在太阳系里，一切以太阳为中心，太阳左右着系内各个星球，尤其是人类赖以生存的地球和月球。地球围绕着太阳转一周为一年而分春、夏、秋、冬四季（在中国中原地带），月亮围绕着地球转一周（亦围太阳转）为一个月而分圆缺（盈朔），地球自转一周为一日而分昼夜。总之，是因太阳光照射的变化，才产生了年、月、日，从而大地出产粮食、蔬菜、水果供给人类各种营养。各种植物不仅产生氧气，还为大地降温，保证人类健康。与此同时，宇宙万物无私无畏——"天行健"的运行规律，也感化着人类，为人类行善积德、奋斗不息做出了示范，给人类提供了取之不竭的精神食粮。

由于天体运动存在着周期性（日、月、地关系），因此，自然界也就存在着"生物钟"现象。这是生物个体在数亿年进化过程中形成的，尤其是以定居生活为主的人类更具有明显的"生物钟"现象。

所谓生物钟，是指生物对外界节律性影响的一种节律性反应，包括"日钟""月钟"和"年钟"。生物钟是生物的一种适应现象，是时间医学的物质基础。是"天人相应"（生物与天相应）的具体体现。自然界的所有生物都在自然而然地按"生物钟"的节律生活着。

《内经》以生物钟现象为依据，用阴阳理论来重点阐述人体对自然界周期变化的应答反应，突出人体节律，这是对《周易》阴阳节律的发展。《内经》"生物钟"为中医时间医学的创立和发展奠定了基础。

《内经》生物钟主要包括日钟、月钟和年钟。

日钟： 是生物对日节律的一种适应性反应。《内经》记载甚多，如《灵枢·营卫生会》："夜半为阴陇，夜半后而为阴衰，平旦阴尽而阳受气矣，日中为阳陇，日西而阳衰，日入阳尽而阴受气矣。"人体日节律在生理方面的反映如《素问·生气通天论》所说："故阳气者，一日而主外，平旦人气生，日中而阳气隆，日西而阳气已虚，气门乃闭。"健康的人都有这样的体会，早晨精神特别好，俗话说："一日之计在于晨。"在病理方面的反映，如《灵枢·顺气一日分为四时》曰："夫百病者，多以旦慧、昼安、夕加、夜甚……朝则人气始生，病气衰，故旦慧；日中人气长，长能胜邪，故安；夕则人气始衰，邪气始生，故加；夜半人气入脏，邪气独居于身，故甚也。"《素问·脏气法时论》也说："心病者，日中慧，夜半甚，平旦静。"以上说明日钟对人体生理、病理的影响。上述情况是对一般正气不足的病人而言，若病人属肝火旺，或肝阳上亢，那就是早晨和上午病情加重，尤其是肝阳上亢的高血压病人，一般早上和上午血压较高，头晕、头痛等症状亦较明显。

月钟： 早在两千余年前，古人就认识到人体气血对月盈缺引起潮汐涨落的反应。月引潮力的变化，对人体气血必然发生影响，对此，《素问·八正神明论》有很清楚的记载，如"月廓满，则血气实，肌肉坚；月廓空，则肌肉减，经络虚"。故治疗也应随之，如说到"月生无泻，月满无补，月廓空无治"。目前有人提出妇女月经潮汐与月圆缺有关，这都是人体天癸、冲任对月亮引力变化的反应。月亮盈亏对人体生理病理的影响，如《素问·八正神明论》所说："月始生，则血气始精，卫气始行；月廓满，则血气实，肌肉坚；月廓空，则肌肉减，经络虚，卫气去，形独居，是以固天时而调血气也。"

现代医学研究证实，月球引潮力与地磁场力对人体的干扰较大，会影响体内的激素、电解质平衡，导致生理、心理方面的各种变化，会引发多种疾病或加重病情。就连美国的精神病理学家也认识到了这一点："人体有80%是液体，月球的吸引力也像产生潮汐那样对人体发生作用，引起生理潮。所以，涨潮时，人易激动。"此乃体内外阳气相互感召致使心火内盛，肝阳上亢，整个位列满月的世界里都显阳亢之象，人的血压、体温会升高，心情易烦躁，动物易动情等都是"望日"月圆涨潮在人体的表现，如躁狂型精神病、高血压等会加重或复发，或发生脑出血、胃出血等。到了"朔日"，月缺无光，在整个见不到月光的世界里都会向相反的方向转化，阳气虚衰，机体抵抗力下降，人的血压、体温下降，心情易抑郁不乐等，如抑郁症、冠心病、风心病等容易加剧或复发，甚至发生心肌梗死、脑梗死等。

年钟：对四季分明、寒暑温差较大的地带影响较明显，如中国黄河、长江流域。因为年生理钟，是人体对天体运动周期导致四季寒暑变化的一种节律性反应，其主要依据在于四季阴阳呈周期性的消长，如"冬至一阳生，夏至一阴长"主要和太阳周年运动有关，故《内经》是黄河流域的古人撰写的，对一年四季变化的观察较细致，体会、认识很深刻，所以极为重视人体年生理钟的节奏。许多篇章都有记载，如《素问·气交变大论》曰："阴阳往复，寒暑迎随。"人体生理也随四季寒暑而发生变化，故《素问·厥论》说："春夏则阳气多而阴气少，秋冬则阴气盛而阳气衰。"《素问·六节藏象论》说："心者……通于夏气……肺者……通于秋气……肾者……通于冬气……脾胃大小肠三焦膀胱者……通于土气。"表明五脏对四时寒暑的反应。在人体病理方面，《素问·金匮真言论》说："春不病颈项，仲夏不病胸胁，长夏不病洞泄寒中，秋不病风疟，冬不病痹厥，飧泄而汗出也。夫精者，身之本也，故藏于精者，春不病温。"这些规律在地球赤道和两极的变化就不太明显。所以，学习经典也要唯物辩证地学习，才能在养生治病时有所帮助。

由上述可知，昼夜、月份、四季的变化，对人类生理、病理的影响是非常明显和直接的。所以，人类的生活规律和养生原则必须依赖太阳，跟着阳光走，适时调节饮食、心理和身体活动，以顺应自然规律。

总之，自然界沐浴在阳光之中，人类是自然界不可分割的一部分，自然而然地在阳光下生存和生活，所以说，我们的生命就在阳光里。古人有了知识和智慧之后，把阳光照射到地球上的时间长短及其随着地球公转和自转的演变，加上方位的变移，再与空气、水、土相互结合，经过长期概括、分析、综合、探索，发现了自然规律，创建了科学性、实用性的哲理，来指导我们人类的生存、生活、思想和行为，这就是《易经》《内经》产生和存在的真实意义。进一步讲，二者都以阴阳为纲、五行为纬，以天为阳、地为阴，天生五气（风、寒、湿、燥、火）、地生五味（辛、咸、甘、酸、苦），天地和德而生万物。

这就进一步说明，人类和自然界是一个整体，是自然界的一个组成部分，其既有鲜明的独立性，又与自然界不可分割。为了生存，既要顺应自然，也要改造自然，并且不停地努力着，不然的话，就会遭到灭顶之灾。

"人与天地相应"，地球离不开阳光的普照，人体离不开"命火"的温煦。即"天之大宝，只此一丸红日；人之大宝，只此一息真阳"，"化生之极，皆由阳气"。

（四）"命门"是人体中太阳的学说在临床实践中的指导意义

1. 在危重病治疗中的指导意义

阴阳离决，病人则亡，留住一分阳气（命火），就延续一丝生命，故在救治危重病人时，温运"命火"，即回阳救逆是挽救生命的重要措施，因为此时已接近生命的终点。

常见症状：①主症：精神萎靡，四肢厥冷，呼吸微弱，倦怠乏力，心悸怔忡，脉象细弱或结代；②兼症：喘促不安，不能平卧，胸胁肿痛，下肢浮肿，纳呆食少，脘腹胀满，唇舌青紫，畏寒自汗。

诊断：具有主症 2 项以上及兼症 2 项，即可确诊为"命门衰危证"。

在临床上，风湿性心脏病、肺心病、心肌病、心肌梗死等发展至严重心衰，或肾病肾衰时，常出现上述证候。

治则：点燃命火，回阳救逆。

方药：救命饮。

附子 15g	干姜 12g	熟地黄 10g	肉桂（先煎）5g
黄精 12g	山萸肉 8g	葶苈子 10g	茯苓 20g
泽泻 15g	砂仁 8g	炒枳实 10g	炙甘草 3g

水煎服，日 1 剂。

方解：肉桂、附子、干姜共为君药，有补火助阳、温经散寒、活血通脉、起死回生之功；熟地黄、黄精、山萸肉共为臣药，有补阴精、摄纳阳气之功，与君药为伍，有阳生阴长，阳中求阴，阴中求阳，共同焕发生机之意；阳气虚衰，不能化气行水，必致饮邪泛滥，故用葶苈子、茯苓、泽泻为佐药，与君药为伍化气而行上、中、下三焦蕴积之饮，又防臣药滋敛太过；用砂仁、炒枳实、炙甘草为使药，砂仁、炒枳实健脾行气而斡旋阴阳，加上炙甘草调和诸药，使全方平衡协调具有生长之机。

加减：喘促不安、不能平卧、胸胁胀痛明显者，加炒杏仁 10g，川厚朴 12g，桃仁 12g；纳呆食少、脘腹胀满明显者，加炒白术 15g，炒莱菔子 12g，鸡内金 6g，焦三仙各 12g；下肢浮肿、倦怠乏力明显者，加人参 12g，生黄芪 30g，益母草 30g，车前子 30g；唇舌青紫、脉微欲绝者，加高丽参 20g，丹参 30g，红花 12g，桂枝 20g；畏寒自汗、周身湿冷明显者，加桂枝 30g，炒白芍

30g，高丽参 20g，五味子 12g。

验案举例

李某，男，48 岁。2012 年 5 月 21 日初诊。

患者素有扩张型心肌病，近 2 个月劳累过度而出现胸闷憋气、喘促不安、心悸怔忡、全身乏力，只能在平路上行走，不能上楼，伴有纳呆食少、少寐多梦、四肢发凉、下肢微肿。经住院接受西医治疗，病情略有好转。舌体胖，边有齿印，舌质泛红，舌苔白厚腻，脉象细弱。

诊断：胸痹（扩张型心肌病，心衰）。

方药：

炮附子 15g	肉桂 5g	干姜 12g	熟地黄 6g
黄精 12g	山萸肉 10g	茯苓 20g	炒白术 12g
葶苈子 10g	泽泻 15g	砂仁 10g	生黄芪 30g
益母草 24g	焦三仙各 12g	川厚朴 12g	炙甘草 3g

水煎服，日 1 剂。

服药 60 剂，诸症基本消失，已能正常工作。用上方 7 剂，加高丽参 60g，丹参 90g，共为细末，水丸，每服 12g，日 3 次，以巩固疗效。

2. 在一般疾病治疗中的指导意义

在临床上，只要见到命门火衰的症状，如脉沉迟微弱、四肢厥冷、周身倦怠而畏寒、腹冷久泻等，均可在辨证论治时重用或加入肉桂、炮附子、干姜。肉桂能够补命门火而助阳，引火归原；炮附子能够回阳救逆、逐风寒湿而力挽狂澜；干姜能够温中回阳，正如古人所云"附子无干姜不热"，且能通脉散寒。三药联用，共奏补火助阳、温经通脉、化瘀止痛、逐风寒湿邪之功，只是在用量上须随病情轻重而加减。

最近治疗一位 86 岁的老人，左下肢冷痛如锥刺 2 个月，得温则减，遇冷加重，入夜冷痛更甚，局部用热水袋敷上才能入睡。西医诊断为脉管炎，经治疗无效而求中医诊治。老人在青岛，其子在济南口述上述病情而求方。方药：生黄芪 90g，金银花 45g，炮附子（久煎）15g，肉桂 5g，干姜 12g，当归 15g，川芎 15g，炙甘草 15g，怀牛膝 20g。水煎服，日 1 剂。药渣多放水，烧开后，泡洗患肢。服药 14 剂，冷痛基本消失，夜晚能够入睡。遂以原方隔日 1 剂，以巩固疗效。

七、肾、命门与现代医学研究

结合现代医学有关研究资料分析，中医的"肾"与现代医学中的丘脑、垂体、肾脏和其他一些内分泌器官有关。肾阴、肾阳的改变是有其物质基础的，某些疾病，例如功能性子宫出血、支气管哮喘、红斑性狼疮、冠状动脉粥样硬化、神经衰弱等，当发展到肾虚（肾阴虚，或肾阳虚，或阴阳俱虚）阶段时，采取补肾的治法可以提高疗效。肾阳虚的病人，具有"下丘脑—垂体—肾上腺皮质系统"和"丘脑—垂体—性腺系统"兴奋性低下的改变。上海第一医学院研究结果表明，肾阳虚病人的神经体液系统均处于反应过低状态，对于有"下丘脑—垂体—肾上腺系统"兴奋低下的患者，虽然没有肾阳虚的证候，但通过温补肾阳的方法治疗，亦可使之恢复正常，从而获得疗效。据近两年研究，肾阴虚出现与肾阳虚基本相对应的证候。肾虚的人服用补肾的药物，不仅有调整肾上腺皮质代谢的作用，也有调整能量代谢的作用。可见，肾阴、肾阳是有其物质基础的。从而可以断定，命门也有其物质基础。因为命门衰微多是从肾虚发展而来的，命门衰微的证候亦包括肾虚的证候，不过更加危重而已，又何况补命门的药兼能补肾，如附子、肉桂、熟地等。据现代药理研究，补命门的附子对"下丘脑—垂体—肾上腺皮质系统"有兴奋作用，可显著降低大白鼠肾上腺内纤维素丙的含量，增加尿中 17- 酮类的排泄，减少末梢血液中嗜酸性粒细胞的数目。对某些肾上腺皮质功能不全的患者，具有肾上腺皮质激素样作用。所以说，肾阴、肾阳的物质基础可能是"下丘脑—垂体—肾上腺皮质"及"下丘脑—垂体—性腺"和神经体液系统等，至于哪一个系统和组织占主导地位，有待进一步研究。

而命门的物质基础又是什么呢？近几年生物学上的一个重大成就，就是认识到了许多神经介质、激素及一些生命活性物质对靶细胞发挥生理效能时，是通过细胞内的介质——环核苷酸（又分 CAMP 和 CGMP，二者的功能互相拮抗、互相制约，又互相协调，达到相对统一）而发挥生理作用的。CAMP 能促进脂肪分解、糖原分解、心肌收缩、溶酶体酶增多、组胺增多。上海内分泌研究所研究证实，阳虚病人 CAMP 减少。笔者认为，命门的物质基础就是环核苷酸。其理由如下：

（1）环核苷酸分为功能对立而又统一的两种物质 CAMP 和 CGMP，这与命门包含真阴、真阳的学说相吻合。

（2）恩格斯说过："相对平衡是生命的根本条件。"命门——环核甘酸是调节机体相对平衡的重要物质基础。

（3）从它的重大生理作用看，其功能如果衰减，维持生命的重要物质再多也不能发挥正常的生理效应；它的功能如果衰竭，机体的一切生理效应即会终止，生命就会结束。在中医理论体系中，人体只有命门的作用如此重要和广泛。

（4）环核苷酸的改变，是受多种神经、内分泌、代谢改变影响的总和，而命门的改变受五脏六腑发生重大病理变化的影响。

（5）环核苷酸分布在全身器官的细胞内，这与命门元气通过三焦达脏腑经络、走四末、温肌肤腠理等分布亦很相似。

从以上五个方面可以推断，把作为"双向控制论"物质基础的环核苷酸作为命门的物质基础来探讨，是有现实意义的。

结　语

本文阐述了命门生理功能的重要性及其病理过程的特点，命门和肾各有其物质基础，不能混为一谈，命门和三焦关系极为密切。同时，也阐述了命门学说在治疗老年病、危重病及普通病方面的指导意义，以及把环核苷酸作为命门的物质基础来探讨的理由。

谈"三焦"

"三焦"是六腑之一，在中医理论中占有重要地位。但对它的形态、部位及其生理功能，历代医家众说纷纭，莫衷一是。笔者认为，"三焦"是命门元气通行的道路，亦是元气发挥气化作用的场所，人体具有气化作用的部位就是"三焦"分布的地方，这就是"三焦"的全部含义。自古至今，不少医家从不同侧面和角度来阐述这一完整概念。

一、"三焦"的形态

关于"三焦"的形态争论已久。笔者认为，说其有形，大则脏腑之间、组织之间；小则肌腠纹理之间，凡有空隙之处，凡能进行气化之所，皆为"三焦"。说其无形，则是可言其功能而不可尽见其实质。所以，古人主张有形者，有的把"三焦"作为六腑之一，有的从皮肤毫毛的情况来判断"三焦"厚薄缓急的变化，如《内经》等；有的明确提出上、中、下"三焦"的部位，如《灵枢·营卫生会》等；有的认为"三焦"是腹腔之油膜，如唐容川、张锡纯等；有的认为是空腔，如薛生白、张景岳、汪𬀩庵等；有的认为是淋巴系统，如章太炎、祝味菊、陆渊雷等。主张无形者，都是源于《难经·三十八难》："……所以腑有六者，谓三焦也，有元气之别使焉，主持诸气，有名而无形。"《难经·二十五难》亦云："心主与三焦为表里，俱有名而无形。"自《难经》之后，从其说者代不乏人，如杨玄操、孙思邈、滑伯仁、李梴、张山雷等，但都承认三焦的功能是人体不可缺少的，所谓"无形而有用"。可见，古人尚未完全理解三焦的生理实质，故硬把这一高度概括的脏腑概念加上一个具体组织的名称。我们应当本着中医理论体系的统一性、前后一致性和完整性来进一步探讨"三焦"的形态及实质。

二、"三焦"的功能

"三焦"既是元气通行的道路，又是进行气化的场所，所以，它的功能表现是多方面的。

（一）把五脏六腑的功能联系起来

气化作用是命门元气作用的主要表现形式，贯穿生命始终，是机体推陈纳新的过程，这一过程主要是通过五脏六腑来完成的。古人用"三焦"这一概念，把五脏六腑这一气化功能统一起来，正如《难经·八难》所说："谓肾间动气也，此五脏六腑之本，十二经脉之根，呼吸之门，三焦之原。"《中藏经》说："三焦者，人之三元之气也。号曰中清之腑，总领五脏、六腑、荣卫、经络、内外左右上下之气也。三焦通，则内外左右上下皆通也。其余周身灌体，和内调外，荣左养右，导上宣下，莫大于此也。"这说明通过三焦把五脏六腑、荣卫、经络、周身上下内外连贯成有机整体。

（二）把整个消化排泄过程联系起来

人的消化、吸收、排泄过程也是靠气化作用来完成的。《难经·三十一难》说："三焦者，水谷之道路，气之所终始也。上焦者……主纳而不出……中焦者……主腐熟水谷……下焦者……主分别浊清，主出而不纳，以传道也……"清·喻嘉言《医门法律·论三焦》也说："三焦取火能腐物之义，火之性自下而上，三焦皆始于元气，游于中脘，散于膻中，皆相火之自下而上也。其曰上焦主纳而不出，下焦主出而不纳，其纳其出，皆系于中焦之腐熟，焦之为义可见矣。"这就把整个摄入饮食，进行消化、吸收和排泄的过程有机地联系起来。所谓三焦消化腐熟水谷之热力，是来源于命门之火，乃先天真一之气，藏于坎中，此气自下而上与后天胃气相接而化，此生之本也。

（三）气血在"三焦"化生

气血的化生亦是靠气化作用在三焦完成的。《灵枢·营卫生会》云："营出于中焦，卫出于上焦。"又云："人受气于谷，谷入于胃，以传与肺，五脏六腑，皆以受气，其清者为营，浊者为卫。"又说："中焦……此所受气者，泌糟粕，蒸精液，化其精微，上注于肺脉，乃化为血……"《灵枢·痈疽》

云:"中焦出气如露,上注溪谷,而渗孙脉,津液和调,变化而赤为血。"营与血、卫与气同类而异名,说明营卫气血是在中焦脾胃和上焦心肺通过气化作用而生成的。

(四)水液通过"三焦"代谢

水液的代谢,不论是肺之宣降、脾之转运、肾之蒸化,还是膀胱之贮藏排泄,都是以"三焦"为通道,以气化为动力。如《素问·灵兰秘典论》云:"三焦者,决渎之官,水道出焉……"这是从水液的代谢方面再次说明"三焦"是元气的通道和气化的场所。

三、"三焦"的病理变化

"三焦"是元气通行的道路,又是气化场所。元气为诸气之根,如果"三焦"有病,元气通行受阻,气化功能障碍,则五脏六腑之气、阴阳营卫之气均不能发挥正常作用,必然导致诸证丛生。归纳起来有下面几个方面:

(一)出现五脏六腑功能失常

《金匮要略·五脏风寒积聚病脉证并治》云:"师曰:热在上焦者,因咳为肺痿;热在中焦者,则为坚;热在下焦者,则尿血,亦令淋秘不通。"说明"三焦"有病则出现脏腑证候。清代医家便把"三焦"病变作为辨证的纲领,如吴鞠通在《温病条辨》中说:"凡温病者,始于上焦,在手太阴肺经。"又说:"温病由口鼻而入,鼻气通于肺,口气通于胃,肺病逆传则为心包。上焦病不治,则传中焦胃与脾也;中焦病不治,则传下焦肝与肾也。始上焦,终下焦。"可见,就温热病来说,上焦是指心肺,是病的初期阶段;中焦是指脾胃,病情较重;下焦指肝肾,病情到了最后阴竭阳耗的衰微阶段。这是"三焦"有病表现为脏腑病变的典型例证。

(二)出现水液代谢失常

三焦不通,气化不行,水不化气,水液宣通受阻而发生肿胀,《灵枢·邪气脏腑并行》云:"三焦病者,腹胀气满,小腹尤坚,不得小便,窘急,溢则为水,留即为胀。"张景岳说:"上焦不治,则水泛高原,中焦不治,则水留胃脘,下焦不治,则水乱二便。"因水行必赖气化,肾主水,膀胱为州都之官,二者虽均主水液，然而必赖气化，而气化行水必历"三焦"，水在上焦必赖肺气宣降以运行，故称肺为水之上源；水在中焦必赖脾气输布，故曰脾主运化水湿；水在下焦必赖肾气之气化，故谓肾为水之下源。此乃人身三元之气，三者合一，上下贯通，一气周转，激发生机，滋养性命。若上焦闭塞，则肺气不降，肾气不化，脾气不运，水液停留，不归水腑而泛滥于三焦致肿胀。正如《圣济总录》所说："若三焦气塞，脉道壅闭，则水饮停积……"

（三）出现气胀证候

"三焦"不通，元气通行受阻，气机壅闭，而出现气胀的证候，正如《灵枢·胀论》云："三焦胀者，气满于皮肤中，轻轻然而不坚。"

四、"三焦"病的治疗原则

在治疗原则上，"三焦"病和其他腑病一样，都是以通为主。这是由"三焦"的生理特性和病理特点所决定的。因为"三焦"病变常常通过脏腑、气、水等病理证候体现出来，故在治疗时不能单独治疗"三焦"。一般是上焦病治心肺、中焦病治脾胃、下焦病治肝肾。历代医家多同意这个原则。总之，是调理脏腑气机，疏通"三焦"之道，为元气通行开拓道路，为进行气化肃清场所。

五、"三焦"对人体的重要意义

"三焦"为六腑之一，故具腑主"传化物而不藏"的生理特性。这一特性是从它通行命门元气和进行气化之生理功能概括出来的。古人把它说成"元气之别史""决渎之官"，以及"蒸津液""化精微""开发""泄气""出气""出于""走于"等描述皆有"通""行"之义。正如《千金要方·三焦脉论》所说："夫三焦者，一名三关也……合二为一，有名无形，主五脏六腑往返神道，周身贯体，可闻不可见，和利精气，绝通水道，息气肠胃之间，不可不知也。"吴天锡亦说："三焦者，禀元气以资始，合胃气以资生，上达胸中而为用，往来贯通，宣布无穷，造化出纳，作水谷之道路，为气之所终始也。"由此可见，历代医家从各个角度对三焦进行了广泛的探讨，认识越来越深刻，使中医学理论逐步系统化、科学化。"三焦"的存在，体现了人体的完整性、统一性，为中医学的整体观念奠定了物质基础。说明脏与脏之间、脏与腑之间、腑与腑之间、脏腑与体表组织器官之间及与九窍之间的联系，都是以"三焦"为通道。若没有"三焦"，元气无以通行，气化无有场所，一切组织器官就会失去生理功能。所以说，人的生命不能脱离"三焦"而存在。

中西医结合临床研究思路

中医药的研究，目前基本上是走"以西验中""中药西化"的道路，尽管投入了大量的人力物力，成果很多，但突破性成果甚少。其原因不得不令人反思，是科研思路的问题呢，还是科研方法的问题？笔者从事中医科研多年，亦有不少困惑。现就有关中西结合临床研究的思路谈谈个人看法。

一、中西医学的深刻差异

（一）什么是中医，什么是西医

起源和形成于中国的医学体系，称为"中医"；起源和形成于西方的医学体系，称为"西医"。

近年来，有些人把中医改为"中国的传统医学"，把西医改为"中国的现代医学"。这样命名，从医学起源、发展、内涵、外延上都易产生混乱，在理论上、逻辑上也是不通的。如果连"中医""西医"两个概念都搞不清楚，其他问题就更容易混乱不清。

（二）思维方式不同

中医和西医都是研究人的健康和疾病的医学，而思维方式却有很大差异，这种差异是造成中医与西医学术差异的内在原因。所谓医学的思维方式，是指医学在医疗、教学和科研活动中关于如何观察、理解、解释、研究、解决医学问题的立场、观点、方法的思想重点，决定着突出什么、忽略什么，决定着研究的视野和认识领域。所以，研究和认识中医、西医思维方式对开展今后的中医药研究有很大意义。

中医和西医的思维方式都是经过了数千年的演变和发展逐步形成的。在现阶段，中医的思维方式是朴素系统论，西医的思维方式是还原论。

中医学的思维方式是以元气论为基础的，把事物和人理解为由元气运化而

104

发生的。遵循人的整体（不可分解）性、功能（非机械）性、运动性和平衡性，对人进行整体性、功能性、运动性和平衡性研究，对问题做出有机性解释。正如刘长林在《中国系统思维》中所说："整个中国传统文化贯穿着统一的与中医学相一致的系统思维。"

西医的还原论思维方式是以原子论、元素论为理论基础，把事物和人理解为由原子或元素组合成的整体，遵循人的可分解性、可还原性原则，对人进行分解、还原研究，对问题做出还原性解释。正如侯灿在《以科学方法论看中西医结合》一文中所说："这种把较高（较复杂）层次分解为较低（较简单）层次的研究方法，在西方哲学家和科学家中被称为还原论的方法。"在近代400年的历史上，分析—还原在科学中成为占统治地位的思维方式，被称为"分析时代"，这种思维方式也深深地贯穿于医学的研究中，并取得了巨大成功。虽然其局限性已经开始暴露，且妨碍着医学的发展，但目前它在自然科学和医学中仍占主导性地位。

（三）两种不同的整体观

整体观念是中医的特色，但西医也有自己的整体观。问题就在于"整体"是否具有不可分解性。中医、西医对人的整体性的理解是截然不同的。

中医把人理解为分化系统，并提出自己的看法，如"气分阴阳"，"阴阳者，一分为二也"。把人理解为宇宙分化出来的产物，有机地统一于环境之中，强调"天人相应"，如"人以天地之气生，四时之法成"，"人能应四时者，天地为之父母"，"从其气则和，违其气则病"。中医还把人理解为"原整体"，即人的整体性具有本原性，是部分的基础和前提，具有不可分解性。认为"人始生先成精"，是在作为原始整体的元精、元气、元神的基础上逐渐形成人。人的原整体性是不可分的，中医学研究始终坚持整体观，不存在把整体进行分解、还原的思路和方法。

西医把人理解为组合系统，是"合整体观"，肯定世界和事物的整体性，把整体理解为由分散的各部分或要素组合而成的，称之为"合整体"。像机器一样，可以自由地组合和拆卸。

中医的原整体和西医的合整体在发生的本原、发生机制、整体性、可分解性、局整关系等方面都存在根本差异。我们要清醒地认识到原整体与合整体都是客观存在的。但就分化过程、分化系统而言，原整体是基本的、主导的，尤其是人体，由它产生出组合过程、组合系统、合整体。

（四）对病因病机（病理）的认识不同

在对病因病机（病理）的认识上，中医和西医在立场、观点和方法上存在着明显差别。中医对病因的认识注重六淫、疫疠、七情过度、饮食失节、劳逸失度、外来伤害等，病机是正邪交争、阴阳失调、气机失常等。西医对病因的认识则侧重于具有特异性致病作用的实体性因子，如病毒、细菌、寄生虫、物理化学因素等，而病理则注重器官、组织、细胞、分子、基因等发生的结构的、功能的、代谢的改变，特别注重解剖、生理、生化的内容。

由上述可知，阴阳失调是中医的三大病机之一，属经典理论。阴阳是人身之"元气"的两个方面，即"气分阴阳"。据现代研究，"元气"是人的生命物质运动，具有场的连续性、弥漫性，有人认为为具有量子场的特征。"元气"以恒动的方式存在，出入升降，有变有化，是以物质能量信息的形式运动和转化着的一种过程流，这种过程流有质无形，无法归结为某种物质实体，更不可还原提纯为"气粒子""气素"。

从系统论的角度看，元气是人体的一种系统质，是人的生命运动所特有的一种属性、功能、行为。"气分阴阳"通过阴与阳的"互根""互生""互用"等相互作用形式推动人的生命的气化运动。人的机体是气化运动的所在地。阴阳既不是人体的解剖结构，也不是组成人体的那些可以提纯的物质成分，而是以人的生命属性（分阴和阳）、功能（阳化气）、行为（阴藏精而起亟，阳卫外而为固，阴阳互生、互化、互用）存在着、表现着、作用着。"阴藏精"，是机体"藏精"的过程流，是物质、能量、信息的自组织过程，"阴平"是其最佳状态；"阳化气"，是机体"气化"过程流，是物质、能量、信息的耗散过程，"阳秘"是其最佳状态。"阴平阳秘"是这两方面的最佳状态的协调统一，其本质是有序稳定，不在于什么物质成分及其量上的变化，而在于有序，在于信息（负熵）增加和在一定值上的稳定。如果阴阳之间的有序和协调遭到破坏，即"阴阳失调"，失去的是"调""和"，表现为"阳盛则阴病，阴盛则阳病"及"阳盛则热，阴盛则寒，阳虚则寒，阴虚则热"。从治疗角度看，"调整阴阳"是调整阴或阳过程流的运化机制及阴和阳之间的作用机制，使二者由"失调"变为"调"。根本不是把阴虚或阳虚理解为"阴物质"或"阳物质"的不足而补之。对此历代医家早有论述，如"气虚者宜参，服参则人之气易生，而人参非即气也；阴虚者宜地，服地则人之阴易生，而熟地非即阴也。善调理着，不过用药得宜，能助人生之气"。

西医对病因病理的认识是以实体中心论为指导思想，尤其是近 400 年以来，一直走实体中心论的道路，其突出特点是：

1. 以解剖学为基础，把注意力放在人的实体性结构上

西医确已认识了一大批实体性疾病，但忽视和抹杀了非实体性疾病的客观存在。疾病并不都是实体性的，疾病的复杂性远远超出实体中心论的视野，越来越多的"失调"性疾病，如以"紊乱"命名的疾病和综合征，这些失调性疾病都难以确诊是什么实体性疾病。

2. 把疾病定位在体内各层次的实体上

西医沿着解剖学开辟的道路，建立起器官病理学、组织病理学、细胞病理学、分子病理学等，侧重于形态、组织结构的改变，强调局部定位性。

3. 从更微小的物质实体来解释病因

西医对于病因病机的认识，如上所述，把注意的重心放在具有特异性致病作用的物质上，病因学认识了寄生虫、细菌、病毒、有害化学物质等实体性致病因素。其根源，一方面受原子论关于没有内在矛盾、没有内部原因的观点和牛顿力学的外力作用原理的影响，轻视病变的内因；另一方面，对外因的认识受实体中心论的影响，强调重视实体性因素，忽视了非实体性因素和机制。目前在临床疾病谱中，发病率、病死率、致残率排前 3 位的癌症、心脑血管疾病等，其病位、实体、病理都表现出特定的实体性特征，且有明确诊断，但防治效果往往不理想，问题在于其病因病理没有被真正搞清楚，西医总是力图找到具有特异性致病作用的物质实体（特定理化因子等）。但越来越多的事实说明，这些疾病的主要病因并不具有实体性和特异性，而与机体内多种关系网的失调、心理精神的失调、微生物系统紊乱和生活方式的失调等因素相关。

4. 从物质实体寻找治疗作用

西医认为，疾病是由致病性实体引起的机体的实体要素的病理改变，因此，治疗途径是寻找某种实体要素，去特异性地对抗（杀伤）致病的实体要素，如 1909 年艾利希发明"606"，1922 年弗莱明发明溶菌酶，1928 年他又发现青霉素等。实体性病因和病变在临床实践中是客观存在的，西医在此研究领域中做出了巨大贡献，并继续发挥着作用。但忽视或否认非实体性病因病机的实体中心论却是片面的、有害的，将妨碍医学的发展，尤其是作为因果解释的基本原理更是错误的。正如贝塔朗菲在《一般系统论》中指出："机械论世界观把物质粒子活动当作最高实在，它在崇尚物质技术的文明中表现出来，终于给我们的时代带来巨大的灾难。"因此，以治疗性物质实体对抗致病性物质实

体的原理，在临床上遇到很大困难。目前正在使用的一部分西药，因其特异性而带来作用单一、副作用大、导致药源性疾病等弊端。耐药性的发展，新菌种、新病种的出现，使抗生素、化学疗法乃至整个特异性治疗原理面临着尴尬局面。对于以"紊乱"命名的疾病和"综合征"，更难找到特异性的什么"素"来治疗。

（五）医学模式不同

中医学的医学模式是"生命—心神—环境医学"模式。是一种朴素的"人医学"模式。主要表现出如下特点：

（1）注重的是整体的人，没有把人简化为生物学客体。"人者，本也；证者，标也"，"以人为先，因证次之"。

（2）注重的是人的现实生命运动。人的生命现象和规律远远超出现有生物学已有的知识视野。

（3）注重人的心理和意识的统一。心理是高级动物共有的，意识是人特有的，意识是人的高级精神活动，特别是理性思维，即抽象、概念、判断、推理、想象等，高于一般心理过程，更深刻地影响着人的生理、病理。中医学建立了心理与意识统一的"心神"概念；提出了形神相关理论，把心理、意识活动总结为七情；提出了七情与五脏的关系，提示了情志变化与病理变化的关系，即怒伤肝等；提出了通过心神调理来治疗疾病的方法，如情志相胜、移易精神等。

（4）注重的是包括自然、社会在内的大环境，不只是社会。提出了天人相应理论，把人放在"天、地、人"三方系统中对待，强调人以天地之气生、四时之法成；提出了五运六气理论；在病因病机学说中提出了外感六淫理论，强调"人能应四时者，天地为之父母"。

西医的医疗模式有18世纪的"机器医学"模式和19世纪以来的"生物医学"模式。20世纪70年代以来，以美国医学家恩格尔为代表，提出了发展"生物－心理－社会医学"模式的设想。这种模式是在"生物"模式的基础上补充了"心理""社会"两个方面，但仍无视"意识"和"自然"这两个重要方面。

（六）疾病观不同

中医在临床上以辨证为主，西医是以辨病为主。二者虽有一定关系，但本质的不同是主要的。

中医学在整体恒动观念和阴阳五行理论指导下，认为人的整体是不可分割的，把注意力放在整体水平，着重研究了阴阳、藏象、经络、气血津液等整体性生理、病理内容，以"证"为核心认识了人的整体病变，建立了辨证论治体系。没有把整体打开，没有注意和研究上述生理、病理内容在机体各个微观层次的具体表现。

西医学是在合整体观和还原论思维方式的指导下，认为人的整体是可以分解的，上层次的疾病可以分解还原为下层次的疾病来处理。着重研究了整体以下各层次的病变机制和规律，认识了以局部定位的各病变。如莫干尼的器官病理学、比沙的组织病理学、威尔肖的细胞病理学、现代的分子病理学等研究了各层次的病理。它没有强调整体水平的东西具有不可还原性，没有注意上下层次之间是否具有不可还原性。

人的疾病发生在多种层次上。中医着重掌握了整体层次的病变；西医着重掌握了整体以下各层次的病变，强调疾病的本质在微观、各层次病变，归根到底是细胞的、分子的病变，认为只要弄清楚了分子的、基因的、DNA 的病变，一切疾病的本质都能够揭示清楚。有人试图把"证"也分解还原为下一个最低层次，把辨证"微观化"，把阴阳还原到细胞、分子层次寻其本质等，但是都没成功。因为，上下层次之间的不可通性，也就是事物的不可还原性，其本质是上下层次的关系不仅是量的，而且是质的，即"整体不等于部分之和"，如分子的属性、功能不等于分子内原子的属性、功能之和，火车的整体属性、功能不等于各节车厢的属性、功能之和，人的整体更是如此。

（七）治疗原理不同

现代科学证明，人是最典型的自组织系统，对于外来的营养的、致病的、治疗的等各种作用，机体都自主性地做出反应。西医的特异病因学说和特异治疗原理轻视人的这一特性和规律，中医学则十分注重和强调这一点，驾驭了人的自组织机制和自主性规律，形成了一套自主调理的理论和方法。

中医学以整体恒动观念为指导思想，以阴阳五行学说为理论基础，把疾病理解为"正"的异常，把"正"放在发病和治疗的自主性主体地位上，以"扶正""治本"作为各种治疗的中心环节，其治则、治法都要分清标本，重在治本，一推其本，诸证悉除。这种模式的突出特点是依靠调动、发挥机体本身固有的自正、自调的机制和能力，达到祛病愈病的目的。总之，病因病机以"正气"为核心，"正气存内，邪不可干；邪之所凑，其气必虚"。治疗原则以"扶正"为纲要；治疗方法以"自和"为枢机；治疗手段以"自主"为中介，通过治疗推动其自主地进行自我调节，使阴阳、气血的失常态转化为正常状态。

西医在 16 世纪以后把物理学的作用原理移植到治疗学中，首先形成了"修理模式"，即把人体的疾病当作机器的故障来修理。19 世纪以来，随着化学、生物学的发展及其在医学中的应用，治疗模式从修理模式上升发展为特异模式，把疾病理解为由特异性原因引起的特异性病理改变，损伤与抗损伤是疾病和治疗的基本矛盾，特异性地消除病因、纠正病理是治疗的宗旨。因而，西医学的治疗原理是针对病变的特异性的病因、病理，运用药物（及非药物）的化学（及物理等）的作用性质和作用方式，形成特异性地消除病因，纠正病理的治疗机制。

（八）药理学原理不同

中药是指在中医理论指导下防治疾病的药物。它的作用原理有如下特点：一是生态调理。中药有不少是从人类所处的食物链中筛选出来的，"药食同源"。二是偏性作用。以药物的偏性来纠正疾病的阴阳偏盛偏衰。三是综合效应。从现有的研究资料看，中药的药理和方剂的方理最为重要的 3 条基本原理如下：

一是整体取性原理："药有个性之特长，方有合群之妙用"。所谓整体取性，是指无论是中药还是方剂，其性能都是由其整体水平决定的，其实质是在治疗中运用药的系统质（即四气、五味、升降浮沉、归经等）。"整体不等于部分之和"是系统质和系统规律的首要内容。方剂是典型的组合系统，因证立方，以"君、臣、佐、使"关系为基础，通过"七情（有单行、相须、相使、相畏、相恶、相反、相杀者）合和"相互作用，形成一个有机整体，产生"整体大于部分之和"的功效。

二是因证论效原理："愈疾之功，非疾不能以知之"。药证对应和方证对应，"药因证选，方因证立"是在临床实践中逐渐发现并证明的，是客观规律。因证论效是中药方剂的药效原理，药证对应是中药的药效原理，方证对应是方剂的方效原则，它们反映着深刻的药效规律。

三是中介调理原理："施治于外，神应于中"。"神"就是机体的各种转化机制，特别是机体的自我调节机制。中药进入体内，也进行转运、吸收、分布、排泄等过程，还有更复杂的过程和机制，最重要的是中介调理（转化）。一是其转化环节不只是代谢酶和肝脏，还有其他多层次、多类型的环节，转化的目的和作用不只是利于肾脏排泄，还在于以转化的二次甚至三次产物发挥药理作用；二是转化的性质不仅是一般意义上的化学的或生物学的，更重要的是通过机体自我调节机制的良性调节，产生祛病向愈的调理效应；三是同一方药所通过的转化环节往往不是单一的，有的同时或先后通过几种不同的转化过程发挥总的综合作用；四是各种中介转化的总结果呈现为方药对证的疗愈效应，药与证之间的这种效应对应关系不是直接的而是间接的，不是特异性的而是非特异性的，不是线性的而是非线性的。

西药是在西医理论指导下防治疾病的药物，竺心影等在《药理学》中云："药物是指用于治疗、预防或诊断疾病的化学物质。"现行西药的理论和药物体系主要是 19 世纪以来新建的。其理论基础是西医的生理学、病理学、病因学、治疗学和药物化学，临床治疗的主要对象是能够用物理学、化学、生物学知识解释的病因、病理，能够对这种对象产生治疗作用的化学物质就称为药物。运用具有特定的化学结构与功能的化学物质来防治疾病，成为西医的主要原理。其作用原理主要有如下几点：

一是受体理论：受体学说是西医的重要理论。它的药理学解释是，多数药物通过药物小分子与机体大分子即"受体"相结合才能发生作用。结合后发挥特定的作用。一种是激动剂，有较高的内在活性，可引起生物效应；另一种是拮抗剂，内在活性很低或很高，不引起生物效应，有阻断激动剂的作用，亦称阻断剂。

二是构效关系：西药除少数是由其物理性能发挥作用外，多数是通过化学反应引起的药理效应。这种专一的化学反应决定了药物的特异性，化学反应的专一性取决于药物的化学结构，这就是"构效关系"，这是药物特异性的物质基础。

三是特异作用：多数西药的作用机制是特异性的。其特异性主要包括：对受体的作用和拮抗，影响递质的释放或激素的分泌，影响体内活性物质，对酶活性的影响，影响离子通道等。

受体理论、构效关系与特异作用相统一，集中地反映了西药药理的主要原理。

综上所述，中医是系统论思维，西医是还原论思维；中医是元整体观，西医是合整体观；中医是生命—心神—环境医学模式，西医是生物—心理—社会医学模式；中医研究健康，西医研究疾病；中医辨证，西医辨病；中医研究实现有序稳态，西医研究祛除病因、纠正病理。以上所述反映了两种不同的认识观和方法论，决定了中西医学不同的研究方向和理论体系。

二、中西医结合科研的现状与困惑

自从毛泽东主席倡导和开创了中西医结合事业以来，已经历了 40 余年的艰苦奋斗，古为今用，洋为中用，取长补短，开拓创新，运用现代科技，尤其是哲学、自然科学的新理论，解决研究中的难题，逐步消除中西医之间的学术差异，把中西医结合起来，创造新医药学派，是中西医结合的基本道路。经过近半个世纪的实践，遇到了很多困惑，由于中医学和西医学的上述重大差异，所以这条路该怎么走呢？是走研究中医之路，还是走中医研究之路，还是走中医现代化之路？大量的事实说明，近几十年来走的是研究中医之路。

所谓"研究中医"，是把中医作为研究对象，用现代科学（主要是西医学）方法研究中医，力图把中医学"提高到"西医学的水平，把中医纳入现代西方科学体系，走出国门，融入世界。正如 1956 年 8 月 24 日，毛泽东主席在与中国音乐家协会负责同志谈话时指出："就医学来说，要以西方的近代科学来研究中国的传统医学的规律，发展中国的新医学。"在这种思想的指导下，每年各级立项研究的课题数以百计。据统计，1978～1995 年间，全国获得部以上奖励的成果 724 项，其中方药研究 383 项，占 52.9%；临床病症研究 191 项，占 26.3%；基础理论研究只有 60 项，占 8.3%。获国家级奖励的 104 项中，方药研究 78 项，占 75%；临床病症研究 9 项，占 8.6%；基础理论研究只有 5 项，占 4.8%。这些获奖的项目中，绝大多数是中西医结合项目。从总的情况看，研究的中心在方药领域，作为学术核心的基础理论研究很薄弱。成果大多是低水平的重复，重大成果不多，更没有突破性成果。为什么出现这样的结果呢？国家投入数亿经费为什么不能令人满意呢？从以下研究情况可以得出答案。

（一）方药研究

1. 从中药中分离提取有效成分

这个研究，对于初步认识中药的组成、各成分的性质和作用，开发新药，指导临床用药等，都有一定意义。已从中药中分离提取了有效成分 500 余种，如黄连素、青蒿素、雷公藤碱等。把中药当作原料，从中提取有效成分，用西药药理来认定和解释这些成分的药理作用，如抗菌、消炎等，而成为西药。这种研究忽视了中药的整体性能，即四气五味、升降浮沉、归经等，否定了中医所论的药性、药理和功能。有的研究虽然注意到了中药的药性、药理，但仍沿用了西医的还原论观点和方法，试图把四气五味等归属为一种或几种有效成分的理化性质。将这种提纯了的"中药"用于临床，其疗效远不如原药高，其作用亦不如原药多、用途广，更难纳入辨证论治体系，故已面目全非，只能成为"西药"。就目前进行的所谓的中药新药研究，仍然遵循上述指导原则，哪个研究把有效成分提得越纯，解释得越清楚，越得到西方的认可，花得钱越多，哪个研究的档次就越高。如果按还原论的指导思想把有效成分的分子结构搞清楚，并能进行人工还原合成，再推向市场，进入临床，即使是短命的，也是锦上添花。以中医学的观点看，这不过是离经叛道的小杂耍。正如周金黄先生在《展望新世纪中药学前景》中指出："如果我们按此思路研究中药，其结果就会抛弃中药学了，这正是西方医学家不承认中医药学的伟大，而把中药当植物药的原料来看。"

2. 对方剂进行拆方研究

按还原论的思路把方剂拆成单味药，又把单味药提纯为有效成分，再用线性的相加关系，以各有效成分相加的药理作用来解释方剂的整体功效。这样做就破坏了方剂配伍君、臣、佐、使结构体系和"七情和合"的相互作用形成的整体功效。方剂的"大于部分之和"的非线性关系，是系统论思维的具体体现。这样拆方研究显然是行不通的。

3. 药效学研究

用西医学的受体理论、构效关系与特异作用等西药药理的主要原理来研究中药，提取其有效成分，研究有效成分的特异功效，再看其消除病因、纠正病理的作用，依此来确定中药疗效的高低。这种用西药原理来研究并解释中药和方剂的做法是中药研究难以取得重大成果的主要原因。因为它丢弃了中药的药理和方剂的方理中最重要的原理，即整体取效原理、因证论效原理和中介调节原理。这样研究中药和方剂，不仅得不到应有的卓越疗效，而且使中药药理面目全非，导致中医医生在临床应用时无所适从。

（二）临床病症研究

有关临床病症诊治的中西医结合研究，以"辨证和辨病相结合""宏观辨证与微观辨证相结合"，本着"继承、发扬、结合、创新"的精神，取得了一流的丰硕成果，有的具有重大临床意义。

在骨折的治疗中，采用"动静结合、筋骨并重、内外兼治、医患配合"的原则，改变了西医对于骨折治疗必须用石膏"广泛固定、完全休息"的原则，克服了痛苦大、愈合慢、肌萎缩、骨节强硬、肌腱粘连等缺点，并从力学原理上对其疗愈机制做出了科学的阐明。在急腹症的治疗中，采纳中医"六腑以通为用"的理论，开辟了非手术疗法的新途径，取得了可靠疗效；改变了宫外孕必须紧急手术的定论，应用理气活血通腑方药使80%的病人免受手术之苦；急性重症胆管炎等许多外科急症亦可由急性手术转成择期手术，且大大提高了疗效。针刺镇痛辅助麻醉在手术中得到了广泛应用，近年来在肾移植手术上获得成功，针刺镇痛与神经化学物质释放的关系得到初步阐明。以"菌毒并治"理念指导治疗严重感染性疾病包括多脏器衰竭，也提高了疗效。在慢性萎缩性胃炎、重症肝炎、红斑狼疮、硬皮病等难治病的防治上开创了新途径。在功能障碍性疾病、老年期功能衰退性病变、消化系统疾病、心脑血管疾病、消化系统疾病、泌尿系统疾病及妇科、儿科、外科等多种疾病的防治上，也取得了比单用中医或西医治疗更为理想的疗效。

中西医结合临床研究已广泛开展，正在形成一门新型的临床诊疗学，对国内外医疗界产生着越来越深的影响。1991年出版的《实用中西医结合诊断治疗学》对中西医结合临床进行了系统总结，其研究成果不少居国内领先地位，有的属国际领先，"我国在世界领先的5个医学项目中，骨折、急腹症、针麻等三项属于中西医结合范畴（另外两项是西医的烧伤、断手再植）"。中西医结合已成为受广大人民群众欢迎的诊疗方法，逐渐走向世界，为世界人民服务，将为实现世界卫生组织确定的"人人享有卫生保健"的伟大目标做出重大贡献。

中西医结合的临床病症研究，任重而道远，虽然取得了一些成果，甚至是世人瞩目的成果，也仅是技法方面的成果，重大突破性成果尚未出现。主要是因为研究观念、立场、方法上存在着问题，在这样的背景下，能有上述成果已实属不易。

（三）基础理论研究

目前中西医结合对基础理论的研究难度很大，成果亦少，尤其对中医基础理论的研究难度更大，有些项目陷入困境。如对五脏本质的研究，不少西学中专家进行了数十年的研究，试图以西医解剖学"五脏"的结构、功能为基础来阐明中医学的"五脏"，实验的结果大都是南辕北辙、小同大异。如中医学的"心主神明"，虽然在西医学的心脏结构和功能中能找到一点内容和影子，但远远不能提示和阐明"心主神明"的深刻和宽广的内涵；对肾脏的研究结果发现，其虚实变化与下丘脑—垂体—靶腺（肾上腺、甲状腺、性腺）功能轴的功能变化密切相关；脾脏的变化与消化系统的主要功能有关，并涉及自主神经、内分泌、血液、代谢、肌肉等多方面的功能。最后不得不得出结论，"中医藏象学说的各个脏腑，实际上都是以综合功能为基础，辅以某些解剖结构而组合成的系统层次"。

关于阴阳本质的研究。近30年来，国内外专家展开了对阴阳本质的探讨，1973年美国生物学家提出环磷酸腺苷、环磷酸鸟苷是阴阳的物质基础，我国学者经临床和实验研究，有的认为与环核苷酸有关，有的认为与阴阳离子有关，有的认为与内分泌有关，有的认为与神经系统有关，众说纷纭，莫衷一是，谁也没有找到阴阳的物质基础，更提不出代表阴阳的特异成分。阴阳在人体健康和患病时都有实在的体现，"有诸内者形诸外"，为什么找不到内在的物质呢？这是因为用西医之"矢"，不可能射中中医之"的"。

关于经络本质的研究，近几十年来在国内外曾屡屡掀起高潮，投入了大量的人力物力，各国都先后研究出成果。虽然国内外研究者都已证明经络是客观存在的，但仍然用西医学的观点和方法来研究经络的实质，想把经络纳入西医学。研究者曾经提出了20余种假说，如"躯体内脏植物性联系系统""大脑皮层—内脏—经络相关""二重反射""神经体液综合调节机制""第三平衡系统""经络电通路""经络波导"等，研究结果均是零。正如季钟朴在《现代中医生理学基础》中所说："长期以来，一些学者一直寄希望于在神经血管之外，能找到经络独特的形态学基础，结果是一无所获。"

关于"辨证"与"辨病"相结合的研究。在研究中已经发现"证"与"病"之间有若干交叉点，治疗时可以采用辨证治疗和辨病治疗相结合的办法。但在理论探讨研究时，用西医的理论来解释中医的"证"，把"证"解释为病因、病性和病位，把中医治疗原理也按消除病因、纠正病理来解释，据此观点进行中药的药理筛选，并制定相应的筛选指标。这样就扰乱了中医研究的目标，使中医理论体系离散。

以上几方面基础理论的研究都未能取得令人满意的成果，甚至结果是零，最根本的原因是沿着"以西解中"的科研思路进行，这样做，即使有收获也是只鳞片爪，绝不会取得丰硕成果。

总之，用西医还原分析的方法来研究中医，确已取得了不少成果，给医疗事业增添了不少光彩，对中医现代化有很大促进和帮助，在某种意义上促进了医学事业的发展。但由于没有用现代科学的观点、立场和方法对中西医结合进行研究，只用西医学的观点、立场和方法对中医学进行研究，名之曰中西医结合，实质上是"研究中医"，将中医放到被研究的地位，谈不上什么中医研究或中西医结合研究，使中医丧失了独立发展的机会，丢掉了自己的灵魂和优势，故在研究进程中遇到不少困惑，研究成果当然亦不会令人满意。

三、中西医结合科研思路

进行真正的中西医结合研究，目前有不少困难和阻力，其根源有主观的也有客观的，有思想的也有技术的。主观思想方面，有一部分人仍然有民族虚无主义思想，轻视中医，说中医不科学，看不见中医的优势及其科学内涵，故处理中西医结合问题时把中医放到从属地位，如中医医院的病历明文要求中西医双重诊断，说明认为中医不能单独诊断和防治疾病；在西医医院就没有要求中西医双重诊断，说明相信西医能够单独诊断和防治疾病。这些人完全忘记了历史，西医传入中国是在 1840 年鸦片战争之后，在中国真正形成体系是 1906 年之后陆续建立起北京协和、成都华西、沈阳南满、长沙湘雅、上海复旦、山东齐鲁等医学院。1935 年磺胺药应用于临床，1938 年青霉素应用于临床，其历史不过 100 多年。在西医传入中国之前，中华民族的繁衍昌盛也全靠中医。

客观技术方面，中医和西医的多数人由于"仁者见仁""智者见智"，仅仅知道自身的优势，缺乏采他之长补己之缺的精神，更缺乏用现代发展起来的新兴科学来改造自己、充实自己的行动。中西医都需要借鉴现代系统科学、量子力学、混沌学、分子生物学、人体科学等学科，这些是揭示人体结构及功能复杂性机制和规律的有力的理论武器，亦是通向中西医结合的桥梁。为了促进中西医结合的健康发展，中西医都应认真地学习上述现代科学，以拓宽知识领域，完善思维模式，寻求新的方法，改进医疗技术，为创造新医药学派打好理论基础，准备技术条件，以便适应和满足人类医疗保健的需要。

进行中西医结合研究亦有不少有利条件，有主观的亦有客观的，有思想的亦有技术的。一是主观思想方面，卫生部于 1980 年 3 月召开的中西医结合会议明确指出："中医、西医和中西医结合三支力量都需大力发展，长期并存。"这就给中西医结合事业指明了方向和道路，并对其予以肯定和支持。二是技术条件方面，上述中西医结合研究成果虽然存在着"以西解中"的局限，但它毕竟使中医学从整体时代跨入分析时代，这是打开"黑箱"的开始，也是中西医结合事业的组成部分，给中西医结合事业的发展打下了基础、创造了条件。三是从客观上分析，中医、西医二者的研究对象都是人体的健康与疾病，研究同一个对象，研究对象的一元性决定着医学理论的同一性，中医和西医对于人的健康与疾病的统一规律的不同认识，一定要统一到一元化的真理中，这是中西医结合的先决条件和客观基础。四是19世纪以来，现代哲学以辩证唯物主义思想为代表，并把它转化为医学的学术思想，来提高、支持和改造中医和西医的学术思想。20世纪发展起来的现代科学技术，为中西医结合提供了许多重要的理论、方法和技术。现代科学成就有相对论、量子力学、粒子物理学、现代天文学、宇宙学、以系统论和耗散结构理论为代表的系统科学、混沌学（非线性科学）、模糊数学和突变论、分子生物学、人体科学等；现代技术成就有信息技术、生物技术、空间技术、新能源技术、海洋开发技术等。因为具备了上述有利条件，所以我们的科研前景很广阔、前途很光明。

现就有关中西医结合防治冠心病等问题，谈一谈具体科研思路。

（一）顺应时务，开拓创新

"识时务者为俊杰"，只有识时务，才能顺应时务，什么是中西医结合科研的时务呢？大概有如下几方面：一是国家食品药品监督管理总局及国家科学技术委员会有关医药科研下达的若干文件指示精神；二是广大人民群众对卫生保健的需要；三是国家和本单位经济文化现状，以及仪器设备条件；四是中西医结合的科研现状。了解和认识了上述情况，才能在此前提下因势利导加以创新，这样搞科研风险小，成功概率高。开拓加创新，就是在识时务的基础上考虑自己课题的创新点，没有创新，课题就会失去生命力，低水平的重复犹如老骡拉磨，只会转圈，永远走不远。

1.组方创新

这是中西医结合课题中最常见、最拿手、最自豪、最容易做到，也是最难做好的一点。最容易做到是指医生拟一个不与他人处方重复的方很容易，一经检索，结论是未见相同处方报道；最难的是超越其他类似处方的临床疗效和巧妙配伍。疗效是处方的灵魂，没有临床上多年的反复验证、反复修改、千锤百炼，疗效好的处方是很难出现的。有了疗效好的处方，再做临床验证和动物实验那就很容易成功。如笔者申报的第一个课题"调脂通脉片治疗高脂血症的临床与实验研究"，于1987年列为厅级课题，给了5000元的科研经费，历经12年，1999年拿到新药证书，靠着处方有特点、疗效好，才取得成功，并获省级科技进步三等奖。再一个例子是治疗冠心病心绞痛的一张方子，厂家拿去9个月，然后我写申请新药的资料，经厂方临床和动物实验，疗效超过速效救心丸，故厂家投资近百万元决心开发成新药。医生的科研优势就是靠近临床，临床是成功之母，只要有正确的思路、先进理论的指导，组方精妙、疗效卓越的药方经过长时间的锤炼一定会出现在我们手中，有了好方子，有经济实力的厂家就会找上门，就会获得理想的社会和经济效益。"实践是检验真理的唯一标准"，我们临床医生应时刻抓住临床实践这个阵地，下几年、几十年的工夫，拿出几张疗效好的方子，为社会做出应有的贡献。

这两个例子仅仅是从个人的角度举出的例证，目前临床使用的好多有确切疗效的治疗冠心病的中成药都是这样研制成功的，如速效救心丸、复方丹参滴丸、麝香保心丸等。上述药物的研制成功，说明和提示了如下中西医结合的内涵和思路：

（1）把西医辨病与中医辨证结合起来。在研究过程中不论是选择病人还是动物造模，首先都必须确诊为冠心病。在确诊冠心病的前提下，再辨别这个方对的是冠心病里的什么"证"。这样把西医的"病"作为中医辨证的对象虽有局限性，但比西医不进行整体辨证，只用局部补充、修复、对抗疗法要先进一步。对中医来讲，在明确目标的前提下进行辨证，对证治疗，总比泛泛进行辨证论治要规律明晰，为药物研究走向现代化开了好头。

（2）开始打开中药疗效的黑箱。按中医辨证论治，以证拟方、以方对证是用药原则，诸证通过用药消失的程度可体现和说明疗效，即因证论效。药物进入机体后生理病理发生了哪些变化，药理作用如何，治疗原理、取效原理等均是未知数，通过进一步的实验研究可明确以下问题：①初步提示使用该方后动物模型的生理病理改变；②初步提示该方的药理作用，这是在没有破坏中药方剂配伍原则、方证对应原则、整体功效原则下取得的成果。

以上两点说明中医方剂治疗原理这个黑箱已开始打开，这是一个成果。但也存在一些局限，如有些方子动物实验药理作用不明显或者很少，或者病人的辅助检查如心脏彩色超声、心功能、心电图等改变不明显。然而病人的自觉症状如精神、精力、体力等生活、生存能力都明显改善，这就给我们中医药研究者提了个醒：在现代药理药效研究的方法外，还有好多思路、方法和手段没被发现和使用，如中药方剂的中介调理（转化）问题、中药对机体自主调理机制的调节作用等，都有待我们去探讨、去研究。我们决不能看到眼前这点研究成果而沾沾自喜，中药研究的未知数很多，人体的未知数更多，研究前景非常广阔。

（3）说明中西医结合进行中药研究是可行的。这样的研究把中医学由整体观带进分析观，分析观虽然有它的局限性，但要打开中医整体观的黑箱，向现代系统观（论）迈进，必须经过"分析"这一关。当然，在现代系统论先进理论的指导下结合中医原有的朴素系统论进行分析研究，定能事半功倍。

2. 剂型创新

中药要想速效、高效，给药途径的选择非常重要。笔者受西药口腔喷药治哮喘的启发，又根据中医"舌为心之苗"的理论，还有舌下是静脉聚集的解剖依据，设计了"开心气雾剂舌下喷药治疗冠心病心绞痛"的研究课题，经临床实验证实快速疗效很理想，正在开发试验。同样根据"鼻窍通脑"之理，以及鼻腔黏膜表面积达 $150cm^2$ 等特殊解剖情况，又设计了"通脑灵滴鼻液治疗缺血性中风的临床与实验研究"课题，经博士生初步实验验证，结果很理想，被广州一厂家看中，转让给他们去开发新药。

在西医辨病与中医辨证相结合的基础上，只做到药证对应还不能满足治疗冠心病心绞痛急性发作的需要，还要对中药方进行剂型改革，按照现代制备工艺制成气雾剂，选择舌下给药途径，这样不仅吸收快，而且迅速发挥强大的药理效应，缩短中药进入机体后的中介调理时限。这在临床上已得到证实。笔者观察了 30 例心绞痛患者，舌下喷药后 2～4 分钟心绞痛、胸闷、气短等症状缓解，50% 的患者心电图有所改善。至于为什么中药进入机体后中介调理进行得如此神速，疗效又如此理想，还需要进一步研究。

3. 方法新颖

笔者经多年临床实践，总结出一个治疗中风半身不遂疗效很好的处方，想进一步做动物实验，看对大脑皮层细胞有没有作用，于是申报了省基金课题"通脑灵颗粒剂对原代培养皮层神经细胞缺血性损伤的保护作用及其机理探讨"。课题批准后做实验时遇到困难，中药无论经过怎样的处理，加到培养基中后，对缺血性损伤的皮层神经细胞不但没有保护作用，有时还出现相反的结果。之后改用中药复方血清药理学这一中药体外实验的新方法，用中药每日 2 次给大鼠灌胃，1 小时后取大鼠血清，用此血清培养缺血损伤的皮层神经细胞，经与对照组、空白组对比，通过各项指标测试，有显著的药理作用，与临床疗效相符。实验结果表明，通脑灵颗粒剂可提高原代培养皮层细胞的存活率及细胞活性，减少凋亡细胞数量，降低乳酸脱氢酶（LDH）释放量，并能降低丙二醛（MDA）的生成量，提高超氧化物歧化酶（SOD）的活力，有效地减

轻了 O^- 和 H_2O_2 对神经细胞的损伤作用。此中药复方的实验为什么能够做出与临床疗效完全一致的结果，并能从药理作用上表述清楚呢？因为这个实验不但能反映中药复方的有效成分及其可能的代谢产物的药理作用，还能反映有可能由药物诱导机体内源性成分所产生的作用。用现代科学理论分析，这种内外相结合的试验方法，保存了中药整体取性原理即"药有个性之特长，方有合群之妙用"。用的是方剂的整体功效，即方剂的系统质，有着"整体不等于部分之和"的系统特性和系统规律，体现的是整体功效，比提取有效成分来研究中药要科学得多，基本能够体现中医特色，即没有破坏方剂的结构原则（组方配伍的君、臣、佐、使体系）及合和原则（方内各药通过"七情合和"）的相互作用形成方剂的整体功效——"整体大于部分之和"。再者，体现出中药方剂的中介调理原则，即"施治于外，神应于中"。中药方剂的中介调理原则不同于西医的药动学，中药在体内也有类似的运转、吸收、分布、排泄等过程，但是还有更复杂的过程和机制，最突出的是中介调理原理。所以说，这个实验是比较合理的中西医结合研究，得出的结果较为真实和理想。若能把实验动物由大鼠换成猴子或大猩猩，结果会更为理想。

4. 借题发挥

心肌缺血预适应（IPC）是近年提出的有关心肌保护的新概念，系指心肌经历短暂缺血后，产生快适应反应，对后继长时间缺血损伤能起到明显的保护作用，减少最终梗死面积。寻找具备诱发或改善 IPC 作用的中医方药对心血管病的防治具有重大意义。在此思想指导下，设计了"加味生脉饮对心肌缺血预适应的影响"研究课题。本研究通过动物实验观察加味生脉饮对心肌缺血与适应能力的影响，及其诱导心肌缺血预适应的作用，并进一步从现代科技水平上探讨作用机制，从而进一步了解该药治疗心肌缺血的机制。这样的中西医结合研究有三方面的意义：一是使中医方药研究由宏观向微观跨越，由整体向分析跨越；二是促进中医理论现代化；三是在实验研究过程中发现新问题，使心肌缺血预适应和中医理论更好地结合起来，争取在冠心病防治方面取得突破性成果。

5. 锦上添花

经皮冠状动脉腔内成形术（PTCA）治疗冠心病，是近 20 年来在我国开展的新方法，对缓解冠心病的恶化起到了很大作用。但由于球囊损伤后内膜撕裂，夹层分离血小板粘附、聚集，致使血栓形成，以及血管痉挛或弹性回缩等因素，导致半年后再狭窄发生率在 30% ～ 50%。降低再狭窄发生率是治疗的关键，于是就设计了"心脉通防治经皮冠状动脉腔内成形术（PTCA）后再狭窄的临床与机理研究"。本研究通过临床对 35 例经皮冠状动脉腔内成形术后患者 6 个月的防治和随访观察，心脉通组再狭窄发生率 5.88%，心电图复查异常率 5.88%，主要症状复发率 11.76%；华法林对照组再狭窄发生率 16.68%，心电复查异常率 44.44%，主要症状复发率 44.48%。两组比较均有显著性差异（$P<0.05$）。在临床研究中发现，气阴两虚证以冠脉多支狭窄为主，痰阻血瘀者冠脉狭窄程度严重。提出气阴两虚、痰阻血瘀是再狭窄形成的主要病因病机。同时，以血生化、免疫组化、组织原位杂交 3 个层次 6 个实验对心脉通防治再狭窄的作用机制进行了探讨。实验表明：心脉通可能是通过调节血脂代谢，防止脂质过氧化损伤和脂质被氧化修饰，抑制高脂血症状态下内皮素的合成，保护内皮功能，保护和促进损伤内皮生长，维持 PGI_2-TXA_2 之间的平衡，稳定血管内环境，抑制血小板聚集，防止血栓形成；抑制动脉内皮损伤后 ET 大量分泌和 c-myc 基因高表达，间接抑制生长因子分泌，激活抑癌基因 P53 于动脉内皮损伤后高表达，从而诱导细胞凋亡，达到抑制平滑肌细胞增殖和细胞外基质堆积，减少了再狭窄的发生。上述说明心脉通防治再狭窄不是单一因子的作用，而是综合性的调节作用，对再狭窄的复杂病理生理特点具备了良好的针对性、适应性及科学性，有继续研究的价值。

就国内而言，西医这方面研究工作存在的突出问题是临床应用研究滞后，通过临床实验研究进行机制探讨做得尚不深入广泛，高水平的临床研究报告较少，缺乏多层次、多途径、多因素深入实验研究基础上的综合分析和理论升华。

更严重的问题是西医的思维仍沿用着还原论思维，医疗模式仍是"机器医学"模式，治疗方法仍是修理的方法，采取的技术如机械挤压、搭桥、放支架都是如此，都是局部治疗，暂时缓解一下病情，解决不了根本问题。在此基础上加用中医辨证论治的疗法，对防止局部复发和再发，从上述研究看，有肯定疗效。该研究证实，中药复方制剂可发挥集降脂、抗过氧化损伤、保护内皮细胞、抑制血小板聚集、防止血栓形成、抑制平滑肌细胞增殖、防止细胞外基质堆积、调节血管活性多肽和细胞生长因子分泌、调控癌基因表达为一体的综合性治疗作用。这一综合治疗作用，可较全面地针对经皮冠状动脉腔内成形术后再狭窄的主要发病机制及其病理生理特点，这可能是西药无法比拟的。

这个课题的突出成果是找到了再狭窄的病机是气阴两虚、痰阻血瘀，针对病机的立法是益气养阴、化痰祛瘀，处方是人参、制首乌、瓜蒌、三七、丹参、水蛭、甘草。初步试验证明，此方有很好的药理作用和临床疗效。若进一步进行研究，可能在理论和治疗方面取得突破性成果。

这个课题总的思路是中医的系统论与西医的还原论相结合；中医的"生命－心神－环境医学"模式与西医的"机器医学"模式相结合；中医的辨证论治、方证对应与西医的机械疗法相结合等。其治疗结果既好于中医，也优于西医，这就是中西医结合的优势互补。

（二）开创新路，志在革命

目前，要开创中西医结合研究的新路困难重重。首先从基础理论、思维模式上创新是困难的，客观上必遭否定或反对，主观上因现代科学理论武器掌握不足，出现心有余而力不足的局面，招架不住别人的攻击，回答不了别人提出的问题。其次是设计的课题较难获批，资金来源不足，难以进行实验研究。

怎样才能克服困难，进行开创医学新局面的科学研究？我们的想法和思路如下：

第一，在临床上反复实践、反复思考。当前中医和西医的思维模式、基础理论、医学模式、防治方法等是否能够满足当前人类健康保健的需要，给人类的贡献是哪些方面，在哪些方面又犯了错误，如医源性疾病、药源性疾病，等等。只有明白了这些，才有可能在临床实践中想出好办法来，所谓"实践出真知"。

我（邵念方）工作后得了三次大病，体会很深。第一次是在1971年，患白细胞减少症，做了骨髓穿刺，诊断为原发性白细胞减少症（骨髓再生不良），用了多种西药没有疗效。1977年，为了支援西藏，在日喀则地区医院工作两年。当时检查白细胞只有 $2 \times 10^9/L$，且多数有中毒颗粒，当地医生对我说："你的白细胞这么低，肺功能不全，西藏高原缺氧，易感冒，你不马上回内地，恐怕凶多吉少。"奇怪的是，全队100余人，我院同去工作的有7人，他们在两年中经常患感冒，我们一起吃饭，一屋睡觉，我居然一次感冒未患过。回内地后，服中药调治，逐渐好了起来。自此以后，我对西医理论和治疗动摇了信心。第二次是1986年春，发烧38.5℃左右，伴有咳嗽、纳呆，胸部X线片显示左肺上叶有边缘清楚如核桃大的阴影，经会诊，初步认为一是肺癌，二是结核，最后专家诊断为肺结核。我将信将疑，判断肯定不是肺结核。如果是肺癌，只能听天由命了，抗癌西药绝对不用，放疗、手术等办法绝对不接受。于是我上午咬紧牙关上班，下午喝自己开的中药。为什么要忍着巨大的痛苦上班呢？一是在班上与病魔做斗争比在病床上痛苦少一点；二是给家人减少一些思想负担；三是科室刚建不久，的确不能离开。20多天后体温降至37.5℃左右，咳嗽减轻大半，阴影边缘模糊，精神体力均有好转。30多天后，诸症消失，逐渐恢复了健康。说来真有些后怕，我若不是医生，一听说是癌症，接受了化疗、放疗，本来就有白细胞低的基础，一用抗癌药骨髓定遭抑制或破坏，反而弄假成真，命归黄泉。第三次患病是在1997年，因工作劳累患频发性室性早搏，24小时不间断二联律、三联律，甚至有时出现室性心动过速，离心室颤动只有一步之遥，有心悸、胸闷、憋气、乏力等症状。保健科催我住院，我没住，找省内西医心血管专家开了心律平等西药，自己开了中药，仍然坚持全天工作。服药6天，早搏消失，但生活质量、生存质量下降，整天有气无力、精神不振、纳呆、性功能丧失，难以坚持工作。服至第8天，早搏开始出现，我感到这是不良之兆，断然停服西药，只服中药。可喜的是，又过了2个来月，诸症逐渐消失，体力精力恢复正常，室性早搏亦逐渐减少，只在劳累时才出现。经过1年多的中药调治，一切恢复正常。以上3例是笔者的亲身体验，现已79岁，行医50余年，给别人治疗体会更多。总之，当前医药界存在很大弊端，不少方面必须进行改革，提高水平，更好地为人类健康服务。

第二，好好学习医学之外的现代科学理论，如系统科学和混沌学等，研究和发展中医药学原理之外之上的作用机制和原理。这种新的研究既要冲破中医药原理知其然不知其所以然等局限，也要冲破西医药学还原论、线性思维、合整体观、加和观、实体中心论、结构主义等原理的局限，更要冲破主要依靠西医西药原理进行科学研究的局限。

第三，踏踏实实从事临床实践，实事求是地观察、体验、分析、总结中西医的差异在哪里？二者对人类的贡献是什么？对人类的现有危害是什么？二者相结合的融合点在哪里？制高点又在哪里？

在弄清了以上三方面问题的前提下，才可以思考现代化的医学改革性质的科研课题。

现将申报过的课题举例如下：

1. 循环系统腐败综合征整体防治研究

腐败综合征是指由于遗传、内外诸病因，致使痰浊瘀热诸毒内生，腐蚀内脏、败坏筋脉，导致诸症丛生，使患者痛苦不堪，甚至丧失生命。它的发病率、患病率、致残率、病死率为诸病之首，给人类带来巨大灾难，且有逐年上升的趋势。该题是用现代的科学知识和方法，特别是运用研究复杂现象的最新理论系统科学和混沌学等，来研究人体腐败综合征的定义、病因病机，以及治疗药物作用的非加和现象、相互作用机制、整体协同机制、突发性调节机制等。以此来超越中西医现行的理、法、方、药，为世界医学革命打响第一枪，逐步实现医学革命的伟大目标，对人类做出应有贡献。

研究目标：研究并提出"循环系统腐败综合征"的病因病机、病理基础、病理特点、临床表现，提出整体防治的战略和具体方法，促进和实现从"分而治之"向"整体防治"的转变。

研究内容：提出"循环系统腐败综合征"概念和学说。以大样本社会群体普查和临床诊治、实验为基础，阐明"循环系统腐败综合征"的本质在于"腐败"，提出循环系统疾病的"腐败学说"。研究并阐明循环系统"腐败"的内外病因、作用机制、控制和抗旨的渠道，提出循环系统病变"防腐败"和"治腐败"的学说。研究并阐明"循环系统腐败综合征"的整体性、功能性、网络性，提出"整体防治"的战略和方法。研究并提出"循环系统腐败综合征"整体防治的整体性原则、功能性原则、综合性原则、治未病原则、预适应原则等基本原则。研究并提出"循环系统腐败综合征"的防治方剂、药物及其他有效方法。在国内选择 6000 人的大样本，把群体调查、追踪调查、临床防治、实验研究结合起来，用 6～8 年的时间取得基本成果。

拟解决的关键问题：认清循环系统疾病"分而治之"的局限和弊端，从战略上转变到"整体防治"上来。提示"循环系统腐败综合征"的本质是"腐败"，阐明"腐败"的病因、病机、病理。提出以"防腐败""治腐败"为核心的整体防治战略和基本原则、具体方法。

本项目的创新之处：

（1）选题创新：人类发展到 21 世纪以来，在享受丰富物质生活的同时，仍不得不接受新病种的折磨。"循环系统腐败综合征"对人类生命和健康危害极大，目前国内外尚未有人对本病进行系统性全面的防治研究。

（2）研究思路创新：以现代最新的系统科学和混沌学为指导思想，结合中医整体观念、内脏学说及治未病等观点，再以先进的现代医学观点、病理学方法进行验证，对复杂人体发生复杂病症的防治进行系统研究。

（3）研究内容创新：通过研究揭示人体生理病理及药物作用的有序化机制、自主调节机制、非加和现象、触发性突变性机制、相互作用机制等。

2. 对机体血脂自主调节机制降压的研究

该课题通过优化机体血脂自主调节机制的失调，达到调节血脂的目的，使过高的血脂降至正常水平。这既体现中医的"治本"思想，又有现代科学系统自组织理论的科学依据。给目前一见血脂高就"降脂"的被动防治的局面开拓了新出路。

研究目标：从分子水平研究高脂血症机体血脂自主调节机制失调的基本环节和机制、病理特点、临床表现，提出优化调节的可操作途径、方法、调节点（靶点）、作用机制、作用效应，研制出具体方药，从而纠正治"标"不治"本"的倾向。

研究内容：提出机体存在血脂自主调节机制（及其中枢）的学说，从器官、组织、细胞、分子、基因水平去研究探索血脂自主调节的中心基本环节和机制；从而研究血脂自我调节失常的原因、机制、临床表现和危害；研究对血脂自主调节失常的优化调节（治疗）的途径、方法，优化的靶点，作用机制，作用效应；最后研制出高效、稳效、长效而无毒副作用的中药新制剂，或中西药结合新制剂。

本项目创新之处：

（1）选题创新：目前国内外尚无对本病从机体血脂自主调节失常的角度进行防治的研究。

（2）研究思路创新：以现代最新科学系统自组织理论为指导思想，结合中医治"本"观念，再以现在医学生理学、病理学、分子生物学方法进行研究。

（3）研究内容创新：通过研究揭示机体血脂自主调节机制失常对血脂影响的基本环节及其机制；揭示优化血脂自主调节机制失常的作用靶点、作用性质和作用效应；揭示中医"治本"理念的现代科学系统自组织理论内涵。

总之，本部分讲述了三方面的内容：一是中、西医学体系不同点的简要回顾。只有首先搞清楚二者的不同点、优势与劣势，才能扬长补短，找出切入点，看见制高点。二是中西医结合科研的现状与困惑。只有明确了现状及存在的问题，才能给下一步搞好研究打下基础、吸取教训、总结经验，找到融合点，站到高起点。三是中西医结合科研思路。这又分两部分来谈，一部分先谈"识时务者为俊杰"，沿着目前的一般科研思路，因势利导是最易成功的；另一部分谈"明知山有虎，偏向虎山行"的研究行为，困难很大，成功几率较小，但是一旦成功则为突破性进展，贡献很大。

现代中医急症诊治的中西医结合问题

现代社会对临床急救工作提出了很高的要求。我国改革开放以来，思想解放，科技进步，中医急诊工作有了较快的发展。我们认为，现代中医急诊医生应该继承中医急诊医疗的宝贵经验，同时不断学习和掌握现代医学知识，具备中西医两套诊疗手段，才能把急诊工作做好。

一、现代中医运用中西医结合方法治疗急症的原则

中医学有独特的理论体系和诊疗方法，在数千年的发展中积累了丰富的急救医疗经验。发展中医急诊医学，既要发挥中医的治疗特点，也要不断汲取现代医学科技方法来丰富和加强中医体系。这其中就存在着如何突出中医诊疗急症的特色，并同时解决好中西医学相互取长补短和融会贯通的问题。我们总结出以下几项基本原则，以此突出中医特色，并做好中西医结合急症诊疗工作。

（一）先中后西

先中后西是指急症患者来诊，首先考虑用中医各种治疗方法来治疗急症，如中医处理无效或疗效不理想，就及时加用西医方法治疗。我们观察到，在内科范围内，除心脏骤停、昏迷、急性心力衰竭（心衰）有严重失血等情况外，许多急症如感染性高热、急性胃肠炎、急性腹痛、急性脑血管病、急性心肌梗死和休克等，均可用中医方法救治，并可取得好的疗效。例如治疗休克，无论感染性、心源性、低血容量性的轻、中度休克，在治疗原发病和补充血容量的基础上，我们一般首先静注（或静滴）参附注射液。该药为中医治疗厥脱证的传统名方经现代科技方法制成的静脉注射制剂，其中人参大补后天之脾气，附子大壮先天肾阳，二药合用有大补元气、固脱回阳的功效，临床治疗 30 例休克患者，总有效率为 96.6%。如 1995 年 12 月收治 1 例肺源性心脏病（肺心病）急性发作并发休克患者（男性，70 岁），在家延误治疗，就诊时昏迷、呼吸浅促、

血压 45/30 mmHg，立即静注参附注射液 20mL，继以 60mL 加入液体中静滴，半小时后血压升至 90/45 mmHg，意识渐恢复，呼之有反应，令其伸舌亦可配合，1 小时后血压为 110/82 mmHg，3 小时后血压保持稳定，休克得以纠正。由此可见，中医治疗急症有其独特而显著的疗效。但在先用中医疗法救治过程中，若发现效果不显则要及时应用有效西药，以争取迅速控制病情，改善症状。

（二）能中不西

是指在急症治疗中，能够应用中医疗法的则不乱用西药。例如常见的冠心病心绞痛、无合并症的急性心肌梗死、缺血性或出血量不大的中风、外感高热、慢性支气管炎并感染等疾病。治疗心绞痛用中药速效救心丸、活心丸等缓解疼痛效果都较显著，配合静滴丹参注射液、脉络宁注射液等疗效更佳，不必用西药硝酸甘油、硝酸异山梨醇酯、硝苯吡啶等。再如，急性脑血管病多伴有不同程度的脑水肿，采用中医活血利水通腑法治疗，可达到活血通脉利水、消除脑水肿的目的，对少数严重病例，如颅内压明显增高和脑疝前期，则及时应用西药脱水剂。"能中不西"的原则是在急救中首先要立足于中医，尽量发挥中医的治疗特点和优势，但并不轻视西医西药的作用，这样才能在保证提高疗效的前提下，不断地发展中医急诊、中西医结合急诊医学。

（三）中西医结合

单纯用中医或西医方法治疗效果不显著的疾病，通过医生全面思考，巧妙组织方药，取中西药各自的药效优势，使其共同发挥最大的治疗作用，消除或降低毒副作用，以争取最佳疗效。如治疗病毒性心肌炎，用中医益气养阴、清心安神的方药有良好的疗效，但对该病并发的严重的心律失常，为控制症状必须用西医抗心律失常药和肾上腺糖皮质激素等。中西药的协同配合，取长补短，提高了对病毒性心肌炎的疗效。但不能认为在患者身上既用了西药又用了中药就是中西医结合，如常见一个病例先请西医会诊，制定一套治疗方案，再请中医会诊又制定中医方案，二者各行其是，这样做往往不能有效地提高疗效，有时反而降低疗效，并增加患者经济负担。

二、突出中医特色，重视整体观念

中医学理论的特色主要有二：整体观念和辨证论治。中医诊治的指导思想就是建立在整体观念基础上的。整体观认为人与天地相应，人体本身亦是一个有机的整体，全身的各脏腑、器官、组织有各自独立的功能，在生理上又相互联系，病理上相互影响。这种整体观在指导疾病的诊治上有重要意义，不仅看到局部的病变，还看到与全身的联系，采取的治疗措施为综合治疗、标本兼顾。例如，辨证分析急性心肌梗死（真心痛），不是单纯地看作冠状动脉分支的闭塞，而是一种病位在心，而与全身脏腑、阴阳、气血失调相关的大虚大实的危重症。中医在诊断上的着眼点既看到瘀血闭阻心脉的邪实证候，又重视气血阴阳的虚衰证候。采用的中医治疗原则是攻补兼施、综合治疗，运用活血化瘀法畅通心脉、益气养阴温阳法扶正固本，以维护心脏功能。常用药物，如静滴参麦注射液、参附注射液，以及其他中成药等。病程中出现合并症及剧烈胸痛，有时单独用中药效果不明显，则及时用针对性的西药缓解症状。这种中西医在诊断治疗上的结合，发展了中医急诊医学，促进了中西医结合在急症临床工作中的应用，也提高了本病的疗效。我们治疗观察了 50 例急性心肌梗死患者，使住院病死率降至 7.7% 的低水平。再如，治疗一些疑难重症时，通过整体分析病情，指导治疗，常常收到特别的疗效。1996 年 3 月，曾接诊一例患者（女性，60 岁），长期发热 3 个月（体温 38.5℃～39.5℃），在外院经 X 线胸片确诊为右肺脓肿。住院治疗 3 个月，经用多种抗生素，包括先锋霉素 V、培福新、菌必治等，病情无明显好转，现每晚体温仍达 39.5℃，患者面容憔悴、骨瘦如柴、喘促气短、进食很少、舌质红、苔黄、脉细弱。从整体分析，中医辨证属肺脾两虚，痰热壅阻。在祛病邪方面已用了大量抗生素，仍不能控制病情和体温，原因在于正气虚衰，无力抗邪，病变在肺而与脾相关。中医学认为，脾为后天之本、气血生化之源，主运化水湿。久病失治，脾气大虚，生化无源，正气失充，无力抗邪，痰浊内停，邪热留滞不去。因此，拟益气健脾、滋阴清热化痰的方药。患者服药 2 剂，体温降至 38.5℃，饮食增加，服药 4 剂体温降至 37.5℃，服药 10 剂后体温降至正常，其他症状也随之好转。治疗 1 个月后，X 线胸片示右肺病灶较服中药治疗前缩小 2/3。继用中药治疗 1 个月，患者痊愈。可见，突出中医整体辨证论治特色，采用中医独特的诊疗措施救治危重疑难病常可取得意想不到的疗效。

三、辨病和辨证相结合，提高诊疗水平

中、西医属两种不同的医学理论体系，在对人体疾病的认识上有许多差

异，这些差异不应成为二者的鸿沟，而是应该相互借鉴、相互学习，把中医的宏观综合与西医的微观分析相结合。西医学运用现代科技方法，对人体从系统、组织、细胞、亚细胞、分子、电子，甚至量子水平进行微观分析研究，深入细致，有严格的客观指标，这些优势都值得中医学习和借鉴。我们在急症诊断中实行中医、西医双重诊断，把中医的辨证与西医的辨病相结合，参考各种实验室检查，明确诊断，分析病情，判定疗效，提高了诊疗水平。例如，上消化道出血是比较常见的急症，我们通过病史、症状、体征来判断病因、病位；检测血压、心率和血红蛋白，观察病情；在治疗上，符合输血指征的紧急输血，符合手术指征的及时手术；在用药上，我们则根据中医辨证，呕血多是胃火亢盛，迫血妄行所致，黑便是瘀血内留，瘀血不除，胃火易上逆，治疗用生大黄粉、白及粉为主，清热止血、泻下祛瘀，止血快，效果好。再如，治疗急性脑血管病，接诊患者后首先做脑 CT 扫描，确定病位、病性；实验室检查血脂、血糖和血液流变学等指标；在治疗上突出中医药优势，静脉制剂用丹参注射液、脉络宁注射液、清开灵注射液、醒脑静注射液等；此外，我们拟定了系列中药协定处方，并研制了治疗急性中风的口服液，配合采用针灸、点穴等疗法。据 100 例患者的治疗统计，用中药治疗脑血栓形成，基本痊愈显效率为 69%，总有效率达到 95%。运用病证相结合的诊疗方法，对我们提高治疗急性脑血管病的疗效有很大帮助。如我们收治 1 例患者，脑 CT 检查为脑干出血，根据西医病理学的认识，脑干出血危险性很大，我们给予严密的监护，采取了预防病情变化的多种措施，治疗上完全采用中医治法，服用活血利水通脉方药，为防治脑水肿而加大了中药利水剂的用量，患者病情稳定好转，治疗 1 个月后基本痊愈出院。

四、治疗中应中西医优势互补

中、西医各具特色，各有优势。临床上，中、西药物同时用于同一病体，对于二者在发挥各自药理作用时是相互协同还是相互干扰，应该认真地思考和选择。许多西药作用专一，针对性强，在急症治疗中作用显著，如强心剂、呼吸兴奋剂、脱水剂、镇痛剂和抗生素等，在中西医结合治疗急症的用药中，与中医药相互配合，优势互补，提高了疗效。如治疗肺心病急性发作、呼吸衰竭时，能不能及早有效控制感染、改善呼吸功能是治疗的关键，治疗上往往要选用强有力的抗生素、呼吸兴奋剂等；中医治疗就不必再用清热解毒类药物，而宜从益气健脾、培土生金法入手，用"香砂六君子汤"加减方以健脾和胃化痰，可促进消化吸收，增强食欲，维持水、电解质和酸碱平衡，增强体质和自身免疫功能，并可减轻西药对消化道的副作用，使整体疗效明显提高。多年来，我们按照这种思路和方法救治肺心病，效果显著。再如，治疗重症心衰，该症属中医"心悸""喘证""水肿"范围，从中医学"同病异治""异病同治"的原则看，辨证治疗是不困难的，但结合西医学就必须通过各项检查明确引起心衰的原发病及病理变化，深入掌握病情，判断预后。我们诊治的心衰，常为冠心病、高血压性心脏病、风湿性心脏病、心肌病等引起的，不少患者都是用过西药治疗疗效不理想而来看中医。一般来说，西药强心、利尿、血管扩张剂对迅速缓解心衰症状效果是较明显的，但从根本上改善心功能作用不大；中医治疗心衰，扶正和祛邪相结合，治本与治标并举，对改善症状和促进心功能恢复均有明显疗效。如一患者（男性，55岁），患扩张型心肌病，Ⅲ度心力衰竭，在某院住院治疗，用强心、利尿、血管扩张药只能暂时缓解症状。就诊时胸闷、气促明显，心慌、活动受限、夜间不能平卧、乏力、纳少腹胀、下肢水肿，心电图示频发室性早搏呈二联或三联律。中医辨证属心阳虚衰，瘀水互结，用中药保元汤、苓桂术甘汤、丹参饮三方加减。服药6剂后症状明显减轻，3个月后自觉症状基本消失，可参加轻体力活动，开始全日工作。中药由汤剂改配丸剂长期服用以巩固疗效，随访1年余，患者一直正常工作。由此可见，中西医结合诊治疾病能使很多单用中医或西医难以取效的患者改善症状，重返工作岗位。

总之，中医学和西医学都是人们长期与疾病做斗争的经验总结和科学结晶。如把中西医所长有机地结合，必在急症抢救中取得最佳疗效。

中医院急症工作必须加强

一、中医急症工作的现状与展望

（一）现状

国家中医药管理局自成立以来，对中医急症高度重视，采取各种措施以加强中医急症工作，全国各地相继建立了急诊科室和基地，绝大多数地市级医院建立了急诊科，县区级中医院建立了急诊室，并在重庆中医药研究所建立了全国急症培训中心，10 年来举办中医急症培训班 13 期、中药剂型改革班 3 期，培训人员达 1892 人次，为全国各地充实了急诊骨干，全国各科研协作组经过 10 余年的研究，制定了一批急症诊疗常规，使中医急症工作开始走向专业化、规范化和现代化。自 1983 年起，由国家中医药管理局牵头，组成中风、血症、心痛、胃痛、厥脱、高热和剂型改革等全国性攻关协作组，完成了 3 万多个病例的观察，取得了一批急症科研成果，提高了中医治疗急症的疗效，发展了中医急症理论，探索了开展中医急症工作的途径，总结出中医治疗急症的经验，扩大了中医治疗急症的社会影响，使全社会的人们都知道中医能治疗急症，那种"急病找西医，慢病找中医"的现象已有明显改变。同时研制出一批具有中医特色和专效的中药急救新剂型，为更新中医急救手段做出了贡献。1993 年，国家中医药管理局将 15 种中成药列为全国中医院急诊科（室）首批必备中成药，就是从这批科研成果中筛选出来的急救良药，为开展急症工作增添了新的武器。中医急症的临床研究也取得了不少成绩：中医治疗有效病种逐渐扩大；重症病例，由个案报道逐渐转向成批病例的观察，如急性中风、真心痛（急性心肌梗死）等病均有大宗病例的观察报道；由验案效方逐渐向多次重复过渡，辨证和治疗不再是无规律的辨证施治，开始考虑规范化、统一化，以便推广；急救手段和给药途径亦不断地改进和更新，速效、高效的中药急救新剂型已开始问世，且取得了可靠疗效。如参附注射液、参麦注射液等用于抢救厥脱（休克），其疗效立竿见影；参附注射液、脉络宁注射液、双黄连粉针剂等均是剂型改革的丰硕成果。1992 年初，国家中医药管理局在广州主持召开了中医急症工作会议，总结了"七五"经验，研究了"八五"规划，讨论了关于加强中医急症工作的意见，表彰了先进集体与个人，广州会议是继往开来的大会，对中医急症工作产生了深远影响，拓宽了急症诊治的道路。

（二）存在问题

1. 对待中医急症，存在两头热中间冷的现象，国家中医药管理局非常重视急症工作，制定政策、采取措施，甚至亲自组织攻关队伍，临床第一线的医护人员积极性也很高，但个别医院领导对急症工作态度淡漠，不予支持，如有的中医院至今尚未贯彻广州会议精神，使本单位的急症工作难以开展。

2. 理论上缺乏对中医急症辨证论治新体系的创新，技术上缺乏反应中医特色的急救新手段，科研上缺乏创新超前的国家级重大成果，缺乏反映中医特色和优势的现代系列专效新制剂。

3. 中医科研成果的推广、转化循环不良，未能大面积渗透到临床、教学中去，以便相互促进，获得相应的社会效益和经济效益。高层次的急症队伍未能相应壮大。

（三）对策与展望

1. 必须解决各级医院领导的思想认识问题，不解决他们的认识问题将一事无成，"两头热"是不能持久的。解决思想问题需要各级行政领导都着手工作，如山东省中医药管理局利用举办院长学习班的办法，收到良好的效果。国家中医药管理局对各级中医急症科（室）制定管理制度，如急症科（室）应具有多少医护人员、门诊有多少观察床位、病房有多少观察床位、有多少仪器设备等，作为划分医院等级的主要指标（且为一票否决指标之一）。这样才能保障各级急症科（室）的长期存在和发展。

2. 要有新的思路。新的思路来源于超前意识，超前意识表现在：从医疗全局看，应具有战略指导意义；从学术角度看，应具有创新水平；从国内外医疗现状观察，应具备潜在的竞争优势。①在继承的基础上求创新。学科前进的脚步，必须从过去的知识躯体上踏过，一定要做到古为今用，用中创新，否则将是无源之水、无本之木，失去中医特色。中医药是个伟大的宝库，有丰富的急救方法和专方专药，如对人工呼吸法、腹腔穿刺放水法、导尿法、通便导泻法、催吐法等中医治疗急症的独特方法和手段加以发掘和研究，就具有很大的现实意义。②在临床竞争中求发展。我们所处的时代是竞争的时代、开放的时代，在临床实践中必须显示出高效、速效、专效和长效，才能有竞争力，尤其是对危重病人的救治，对技术和药物的要求更是如此。因此，必须有竞争意识，在临床实践中求进步、求发展。③在改革的实践中求开拓。不开拓就不能前进，因此，必须改革急症管理制度，改革药物剂型、改革给药途径、改革急救手段等。

3. 造就新一代中医急症学科带头人。培养新一代学术带头人，关系到中医急症事业的振兴与发展，应全面规划，重点培养，注重实践，选好苗子，进行多层次、多途径培养。充分发挥老专家的传、帮、带作用，委以重任，创造条件，积极扶持，使之在中医急症第一线进行实际磨练，从而成为热爱急症工作、学验俱丰、融汇中西、医教皆能、求实创新的新一代中医急症学科带头人，进一步壮大高层次的中医急症队伍。

4. 探索中医急症辨证论治的新体系。随着中医药研究不断深入和研究领域的不断扩大，中医急症研究成果不断出现，正在孕育、产生中医急症新的辨证论治体系。中医急症和一般病症比较，有其突出的特点，即病及命门，阴阳将离，危在旦夕。故不论是辨证还是论治，都必须强化"顾命"的意识。当今中医急症的分类比较复杂，难以适应急症及时做出诊断的需要，应以病因分类为主，分为外感、内伤、外伤、中毒等类，如此则能删繁就简、纲举目张。对于辨证的研究，在急症领域尚未做到标准化、规范化。主症是"证候"本质的反映，一个"证候"包括若干个主症，但只要出现一个或两个以上主症即可确定这个"证候"，即病变的本质。如中风痰热腑实，风痰上扰，主症：半身不遂，口舌歪斜，舌强言謇或不语，偏身麻木；兼症：腹胀，便秘，眩晕，痰多。以上主、兼症各具两项以上，再参考舌、脉象，即可确诊。但这样做远远不能满足中医诊治急症的需要，随着现代科学技术的发展和检测手段的提高，可以把证候辨证与微观辨证结合起来，从中找出规律性的内在联系，即把现代客观检测的异常指标纳入辨证论治体系，如把心功能、肺功能、肝功能、肾功能、血压、体温等作为辨证的客观指标，或把六大生命指征（神志、瞳孔、体温、呼吸、心率、血压）纳入辨证。当然，全面进行辨证论治新体系的研究是不容易的，但先从一个病入手研究并不难，如从外感高热入手，把体温和白细胞计数纳入辨证，甚至以这两项指标为主进行辨证以指导立法、处方和用药，实践证明是可行的。这样，全国有条件的急症科（室）都在一个病一个病地探索辨证论治体系，逐步使证候诊断标准化、规范化、科学化，最终必然形成独特的中医急症辨证论治新体系。

5. 确定中医急症诊疗常规新系列。全国各科研协作组通过 10 余年的努力，在科研成果的基础上，现已制定出中风、外感高热症、血证、厥脱证、胃痛急症等内科急症的诊疗规范，为中医急症诊疗常规新系列的形成开辟了先河。但是，这远远不能满足中医急症的临床需要，从数量上来说还很局限，从质量上看还有待进一步提高。当前全国多数中医院急症科（室），虽然采取中西医双重诊断，但在急救时，只能在西医常规急救中加用一两种中药，个别单位在某些病例急救中以中药为主进行治疗，但缺乏大宗病例观察，更没有从中找出规律，形成中医急症急救常规。我院急诊科对急性中风、真心痛、外感高热等病的急救已初步按自己制定的急救常规进行治疗，而且收到了较好疗效。如果把全国各地急症科（室）这方面的经验集中起来，加以总结，取长补短，找出内在规律，使之规范化、标准化，逐步形成一套崭新的中医急症内、外、妇、儿、骨等科的诊疗常规，这将大大促进中医急症工作的发展。

6. 加紧研制整体、专效中药急救新剂型系列。在突出中医特色和辨证论治的前提下，要充分利用现代科学技术和先进手段，积极开展有效剂型的研制，创造出源于中医理论、优于传统剂型的高效、速效、专效中医急救新型系列。如开窍、涤痰、固脱、凉血、镇惊、利水、平喘、宁心、通脉、止痛、退热、益气、养阴、增液等系列。目前虽然研制出不少中医急症用药，尤其是国家中医药管理局将脉络宁注射液、清开灵注射液、参麦注射液等 15 种中成药列为全国中医医院急诊科首批必备中成药，这是辉煌的开端。但是，从数量、品种上看远远不能满足中医急症治疗的需要，从药物疗效看还不够理想，有的品种更谈不上高效、速效和专效。特别是静脉制剂品种少，不能满足临床需要。因此，需要广大中医急症工作者在此基础上努力研制超前的新剂型系列，以满足中医急症的临床需要。

7. 创造新疗法、使用新技术。"工欲善其事，必先利其器"。在人类社会发展过程中，工具是生产力发展的主要标志。某个学科工具的创造、使用和革新，显示了这个学科科技进展的水平。必须在中医基础理论指导下，通过急症临床实践来发明创造具有中医特色的新疗法、新器械，使中医急症疗法不断更新换代，逐步提高中医治疗急症的疗效。争取在中医高等院校中建立中医医学工程专业课程，培养研制中医医疗器械的新型人才，开发中医医疗器械，特别是中医急救器械，并及时将这些新疗法、新成果迅速推广，转化为商品，渗透到全国乃至世界各国临床和教学中去，形成良性循环，获得巨大的社会效益和经济效益。要及时借鉴、吸收当代医学先进的急救技术和器械，用现代科技的结晶来充实自己、启发自己、发展自己。如 CT、核磁共振对急性中风的诊断、疗效和预后的判定都有很大意义；心肌酶谱对真心痛（急性心肌梗死）的诊断、预后及疗效的判定亦很有帮助等。中医急症是一门新兴学科，决不能故步自封，更不能有门户之见。对待现代科技诊疗成果应采取"拿来主义"，引进后进行消化吸收，使之变成自身的一部分。其实，各个学科都是相互渗透、共同发展的，如果故步自封，不吸取临界学科先进成果来营养自身，必定逐步枯萎，自取消亡。

8. 在突出中医特色的原则下，搞好中西医结合。目前，对于不少危重病症的处理中医药尚难以取代，在这种形势下，坚持"先中后西，能中不西"，保持中医特色，搞好中西医结合是非常重要的。中西医结合决不是在一个病人身上既用西药，又用中药。如先请西医会诊制定一套治疗方案，再请中医会诊，又制定一个治疗方案，两套会诊班子互不见面，据观察这不但不能增加其疗效，反而降低疗效、增大副作用。因此，首先医生必须是既精于中医又懂西医，对急症能在辨证论治原则指导下汇通中西医理论，权衡利弊，本着取长补短、相互抵消或减低副作用、最大限度地发挥疗效的原则，制定出中西药有机结合的治疗方案，用于病人。临床实践证实，这样能够提高疗效，减少副作用。如对慢性支气管炎、肺气肿、肺心病因上感而急性发作的病人，其症状为发热恶寒、咳嗽咳痰、胸闷气短、喘促不安、颜面及下肢浮肿、食少纳呆、心悸怔忡、舌质暗红、苔黄厚腻、脉弦滑数。若单用中医治疗，用麻杏石甘汤加黄芩、金银花、连翘、鱼腥草、大青叶、厚朴、赤小豆等为对症良方；若加用了西药青、链霉素，或红霉素、庆大霉素及利尿强心药后，就不宜用上方了，中医的治则应是"培土生金"，法当健脾和胃，以绝痰源，用香砂六君子汤加减。因为西药抗生素相当于中药的清热解毒药，有苦寒败胃的副作用，西药利尿强心药，有丢钾且使患者乏力等副作用，口服钾盐对胃又有不良刺激，若中药再用清热解毒、苦寒败胃之品，必使患者胃脘不适，甚至恶心呕吐、不能进食，从而加重电解质紊乱，进一步降低患者的免疫力；若中药治以健脾和胃，则能克服上述诸药的副作用，患者能进食，消化吸收好，电解质平衡，免疫力逐渐增强，整体疗效必将大大提高。要想突出中医特色，必须"西药中用"，搞清每种西药的性味、归经，纳入中医辨证论治体系，把这个工作完成了，突出中医特色的中西医结合工作也就取得了重大进展。古人能把诸多中药的性味归经搞清，我们在科学发达的今天，也能把每种西药的性味归经搞清，这虽然是个大工程，但只要中医、中西医结合的同道努力去做，就会成功。

二、中医医院的急症工作必须加强

近 10 年来，国家中医药管理局高度重视中医急症工作，并采取了一系列切实可行的措施。如建立全国急症培训中心，连续举办了多期全国急诊科主任学习班；由国家中医药管理局医政司牵头，组成中风、高热（南、北两组）、心痛、血证、厥脱、胃痛、剂型改革八大急症协作组和急症攻关科研组，制定了急症诊疗常规，取得了较多的科研成果；筛选出 37 种中医急症科（室）必备药品，创办了中医急症杂志；并于 1987 年、1992 年先后 2 次召开了全国中医急症大会，促进了全国中医急症工作的深入发展。中医急症工作至关重要，中央重视、支持，人民需要、渴望，我们认为必须加强中医急症工作。

（一）领导重视是搞好中医院急症工作的关键

目前的中医急症工作存在着两头热中间冷的现象，这阻碍了中医急症工作的发展。全国各地中医院相继建立了急症科（室）和基地，绝大多数地市级中医院建立了急诊科，县区级中医院建立了急诊室。但这仅是急症工作的起步，若无本单位领导的重视和支持，急症科（室）仍可流于形式，根本谈不上研究和发展中医急症。就我省来看，有些基层中医院领导至今对急症工作态度淡漠，不予支持，使本单位的中医急症工作难以开展。因此，当前必须尽快解决各级中医院领导同志对开展中医急症、发展中医急症的思想认识问题，给予中医急症足够的重视，深刻理解急诊与普通门诊、留观与普通病房在人员分配和管理上的区别，保证急诊质量和水平；合理设置急症科（室）及配备必不可少的抢救仪器，对急症科（室）的医、教、研诸多工作给予优惠政策，使其凝聚力增加，人人都愿意从事和研究中医急症。

（二）急症队伍的稳定是中医急症医、教、研工作的保证

目前，许多中医院由于人员管理体制不合理，急症科（室）医护人员是流动的（或称轮转），因此，他们没有长期搞急症工作的思想，对于中医急症专业知识的学习和钻研也不扎实，有些人将自己一知半解的西医急救方法用于中医急症，久而久之，败坏了中医急症的名声。因此我们认为，中医急症队伍必

须相对固定，各单位应在相对自愿的前提下，选择热爱中医急症事业、能够吃苦耐劳、潜心研究、认真工作的高、中级医师固定在急症科（室）工作，并热情帮助他们解决工作和生活中存在的困难，使他们安心于中医急症工作。

（三）提高急症科（室）医护人员素质是做好中医急症工作的关键之一

造就新一代中医急症学科带头人，是关系到中医急症事业振兴与发展的大问题。具体到一个中医院来讲，应该全面规划、重点培养、注意实践、选好苗子，进行多层次、多途径培养；要充分发挥老专家传、帮、带的作用，委以重任，积极扶植，使之在急症第一线得到实际磨练，逐渐成为热爱急症工作，具有献身精神、融汇中西、医教皆能、求实创新的新一代中医急症学科带头人。

要想把中医院急症工作搞好，除了要有好的学术带头人外，还要有一班中医急症学术思想牢固、业务水平高、政治素质好的医护人员密切配合工作。急症科（室）医师既要有深厚扎实的中医基础理论和丰富的临床经验，又要较好地掌握一定的现代科学知识和技能，特别是相关的现代医学的急救知识和基本操作，以及常见急症的基础知识和诊治手段，以求能迅速明确中西医双重诊断，及时采取果断的抢救措施。急诊科护士则要有较强的时间观念和过硬的急救技术，同时也要有扎实的中西医理论功底，掌握多学科、多病种常见急症的临床表现，以及抢救、治疗和辨证的方法等。医护人员团结协作，成为一个同甘共苦的大集体，才能不断提高急诊抢救的成功率，使急诊工作更上一层楼。

（四）高效、速效、专效的中药急症药品是急症抢救成功的保证

如果没有得心应手的抢救药物，中医急症水平就不能很快提高。因此，研制无毒、高效、速效、专效、多途径应用的中成药已成为中医急症工作的重点攻关项目。经过近 10 年的努力，已研制出不少中医急症用药。国家中医药管理局于 1993 年、1995 年曾两次组织全国有关中医急症临床专家、药学专家进行了认真审查，共遴选出清开灵等 37 个品种、39 个批号的药品，作为全国中医医院急症科（室）必备中成药，为中医急症的抢救提供了药品保证。但由于对中医急症工作的认识和重视程度不同，或受一定经济因素的限制，目前许多中医院的急症必备药品不能到位，严重影响了中医急症工作的开展和提高。

（五）急救医疗设备的加强是提高中医急症抢救成功率的重要保证

"工欲善其事，必先利其器"。但从我省各级中医院的急症科（室）来看，绝大多数仅有个门诊应付，较好的也仅有几张留观病床，没有必要的抢救仪器如心脏监护仪、心脏起搏器、呼吸机、生命监测仪、洗胃机、心电图机等。必要的化验及特殊检查也不配套，严重影响了对急症病人的救治。我们认为，要想提高中医院急危重症的抢救成功率，必须加强急救医疗设备的建设。

（六）中医法的尽快制定、完善和实施是中医急症工作顺利进行的法律保障

长期以来，急危重症找西医，慢性疾病看中医已成为社会共识。但随着中医急症的广泛开展，中医院的医疗纠纷不断增加，故依法行医、依法处理的问题已提上了议程。我们认为，中医法的尽快制定、完善和实施，对于中医急症的深入发展至关重要。既保障了急危重症病人应用中医中药治病的权利，又保障了中医医护人员正确大胆使用中医药抢救病人的义务，这是发展中医事业和中医急症工作必不可少的法律保障，应该尽快出台。保证急症队伍的相对稳定，不断培养和造就一批新一代中医急症学科带头人，采取各种措施提高中医急症医护人员的政治素质和业务水平，同时要配备先进的医疗急救设备和有高效、速效、专效及多途径应用的中药急救药品。此外，还要有中医法的法律保障。

试论传染性非典型肺炎的中医防治

一、中医对传染性非典型肺炎的认识

传染性非典型肺炎，世界卫生组织称为 SARS，即严重急性呼吸综合征。根据本病传染性强、高热、病死率高等特点，属中医学温疫类疾病范畴。

温疫是指由疠气引起的一类急性外感热病，主要包括湿热疫和暑燥疫。这类温病因其致病因素是疠气，致病暴戾，病发沿门阖户，故多发病急剧，病情险恶，复杂多变，具有强烈的传染性、很高的死亡率，甚至可迅速传播和流行。

明末医家吴又可，亲身经历了崇贞辛巳年间（1641）疫病的流行，将临床治疗体会写成《温疫论》，这是我国第一部论述温疫的专著，吴氏认为湿热疫是"感天地之疠气……邪从口鼻而入，则其所客，内不在脏腑，外不在经络，舍于夹脊之内，去表不远，附近于胃，乃表里之分界，是为半表半里，即《针经》所谓横连膜原是也"。可见湿热疫疠之邪来势凶猛，从口鼻入，初起病机既非在表，亦非在里，而在半表半里之膜原。吴氏指出："初得之二三日，其脉不浮不沉而数，昼夜发热，日晡益甚，头痛身痛……此邪不在经，汗之徒伤表气，热亦不减。又不可下，此邪不在里，下之徒伤胃气，其渴愈甚。宜达原饮。"清乾隆甲子（1744）五六月间，京都大暑，疫作，余师愚根据当时的温疫特点进行相应的辨证论治，使疫情得到控制，他在前人理论基础上，结合自己的实践经验，著成《疫疹一得》。其中疫疹一病，即指感受暑热疠气所引起的以肌表发有斑疹为特点的温疫。余氏认为，温疫乃感四时不正疠气为病。力主火毒致病说，故在治疗上强调清热解毒、凉血滋阴为主，拟清瘟败毒饮为主方，融清热、解毒、护阴为一炉，为暑燥疫的治疗开拓了新的境地。杨栗山、王孟英、丁甘仁等亦有重要发挥，进一步完善了温疫学说。

根据现行传染性非典型肺炎的发病及证候特征，南方多湿热疫，北方多暑燥疫。

（一）温疫的病因

不管是湿热疫，还是暑燥疫，其致病原因均是疠气。疠气又称戾气，是自然界特有的一类最严重的致病因素，它是六淫之外的特有的致病因素。疠气的致病特点如下：

（1）致病力强：无分老幼，众人触之即病。

（2）传染性强：疠气具有强烈的传染性，易引起蔓延流行。

（3）多从口鼻而入：其传染途径既有"天受"（空气传播），也有"传染"（接触感染）。

（4）有特异的病变定位：不同的疠气对脏腑经络的侵袭在病位上有特异性。

（二）温疫的发病

1. 发病因素和机理

（1）体质因素：疠气是否侵入人体而发病，首先取决于人体正气的强弱和邪正力量的对比。正如《内经》所说"正气存内，邪不可干"，"邪之所凑，其气必虚"。充分说明了体质因素对于外邪能否侵犯人体而发病有决定性作用。

（2）疠气因素：疠气本身毒力的强弱也是人体发病的重要因素之一，如毒力很强，接触数量又多，不论男女老少、体质强弱均能发病。

（3）自然因素：气候变化（如气候当寒反温，"冬不藏精，春必病温"）、环境因素、地域因素对温疫的发生均有直接影响。

（4）社会因素：社会因素包括经济条件、营养调配、体育锻炼、卫生习惯、防疫制度等。

2. 感邪途径

（1）从口鼻而入："口鼻之气，通于天气"，叶天士云："温邪上受，首先犯肺。"指出了邪气从上受的感受途径及其首先侵犯的病变部位。口气通于胃，故邪从口入，多系饮食不洁所致，其病变部位多以中焦脾胃为主。

（2）从皮毛而入：《内经》说："虚邪之中也，始于皮肤。皮肤缓则腠理开，开则邪从毛发入。"说明一旦卫外功能下降，皮毛失固，外邪乘虚而入。

（三）温疫的病机证候

温疫由感受疠气引起，以发热为主症，因其热象偏重，故易化燥伤阴，初起为卫气同病，出现发热微恶寒、干咳少痰、头项强痛、肢体酸痛等。入里可闭结上焦，阻滞气机，影响血行，熏蒸阳明，出现呼吸急促、咳嗽少痰、痰中带血丝、腹泻等症状，甚则热毒充斥表里上下，出现壮热头痛、两目昏瞀、狂躁谵语、骨节烦痛、呼吸困难急迫，甚则惊厥、吐衄发斑、舌绛苔焦；若疫毒遏伏而无出路，夹秽浊蒸郁波及营血，则三焦俱急，甚则邪入心脑，出现昏愦不语等症；若阴津耗竭则有亡阴之变，筋脉失于濡养，出现肢体拘急，均为险恶之证。若邪来凶猛，病变迅速，则无明显阶段过程，而诸症并见，病甚危笃。若病情不能控制，进而阴损及阳，阴竭阳脱，又有性命之虞。若诊治恰当，客邪早逐，未行伤阴而转入恢复期，则病渐向愈。

总之，本病发病急骤，传变迅速，虽有卫气营血阶段可分，但往往邪气迅速充斥上下内外，气血热毒炽盛明显，当属急危重症。

二、试论"非典"的中医防治

山东有近1亿人口，在整个华北地区"非典"疫情严重的形势下，山东省始终保持着稳定的局面，工农业生产正常运行，人民健康得到保障。这是在中央和省委省政府的正确领导下，全省人民齐心协力，携手与"非典"做斗争的成果。其中，我省中医药学界也发挥了重要作用。山东省中医药管理局在"非典"疫情发生之初，及时组织中医药不同学科的专家，根据中医学历代防治温病疫毒的经验，参考外省市中医、中西医结合防治"非典"的实践经验，结合山东省的地理气候条件和人群体质实际情况，研究制定了我省"非典"中医药防治技术方案，在全省防治工作中发挥了重要作用。以下根据我们治疗温热病的临床经验和体会，谈一下山东省"非典"的中医防治思路。

（一）中医对"非典"的认识

中医学对温疫的认识有悠久的历史，早在《内经》中就有记载，如《素问·六元正纪大论》指出："温厉大行，远近咸若……厉大至，民善暴死。"《素问·刺法论》载："五疫之至，皆相染易，无问大小，症状相似。"隋代《诸病源候论·温病不相染易候》也明确指出："此病皆因岁时不和，温凉失节，人感乖戾之气而生病．则病气转相染易，乃至灭门，延及外人。"

明、清时代是中医学对温疫认识发展成熟的时期。明末医家吴又可亲身经历了崇祯辛巳年（1641）在山东、河北、江苏、浙江等地的温疫流行，将自己大量的临床实践进行总结，写成《温疫论》一书，这是我国第一部关于温疫的专著，书中全面系统论述了温疫的病因、发病条件、传染方式、病变趋势、临床表现、诊断方法、治疗大法和选方用药等。吴氏指出："夫疫者，感天地之戾气也。戾气者，非寒，非暑，非暖，非凉，亦非四时交错之气，乃天地别有一种戾气；疫者感天地之疠气，在岁有多寡，在方隅有厚薄，在四时有盛衰，此气之来，无论老少强弱，触之者即病，邪从口鼻而入。"在治疗上提出"以物制气"的观点，设想治疗温疫应寻求针对病原的特效药。清代温病学家叶天士、薛生白、吴鞠通、余师愚、王孟英等医家确立了温病学卫气营血、三焦辨证论治体系，极大地完善了对温疫的诊断和治疗。

古代中医对温疫的认识已十分接近现代西医传染病学的观点，其主要内容包括：①温疫具有强烈传染性，极易传播流行；②有特定病因（戾气）；③密切接触，通过空气、饮食致使邪从口鼻而入是主要感染途径；④发病症状相似，来势迅猛，病死率很高。

传染性非典型肺炎是 20 世纪在特定时期、特定环境条件下的一种新的温疫，中西医学以往对其一无所知。北京中医药大学王琦教授认为，根据"非典"的病因、发病部位和发病特点，中医病名可称为"肺瘟"，其建议颇有见地。"非典"具备中医温疫的发病特征，同时又有其自身的发生、发展变化规律。我们对此要进行深入观察研究，从而总结出有效的中医防治措施。

（二）"非典"的中医预防观

为预防"非典"，国务院和各级政府、医疗卫生行政部门制定了一系列以严查、隔离、消毒为主的预防控制措施，切断疫情传播渠道，现已取得明显成效。但有关科学家研究发现，引起"非典"的新型冠状病毒有较强的生存能力，有极强的变异能力，可能会与人类长期共存。因此，预防"非典"的发生和传播既是当前工作的重中之重，也是今后较长时期内医疗卫生工作的一个侧重点。中医对温疫的预防学理论和实践内容丰富，对制定"非典"近期和长期预防措施有重要的指导意义，主要有以下几方面。

1. 未病先防

中医学通过长期的医疗实践，充分认识到在未发生温疫时做好预防工作的重要性。《淮南子》云："良医者，常治无病之病，故无病；圣人常治无患之患，故无患。"《素问·四气法时论》中说："圣人不治已病治未病，不治已乱治未乱，此之谓也。夫病已成而后药之，乱已成而后治之，譬犹渴而穿井，斗而铸锥，不亦晚乎。""非典"是一种严重威胁人类健康和生命的急性传染病，一旦发生，其害无穷。必须牢固树立未病先防的观念，做好群体预防和个人自身调护，防患于未然，防止疫情出现。

2. 急则防"标"，缓则图"本"

急则治标、缓则治本是中医学重要的治疗原则，预防"非典"亦然。急则防"标"，是指在当前"非典"疫情流行时期，必须全力以赴，采用各种预防手段杜绝其相互传染，减少和消除新增病例。缓则图"本"，是指要树立长期防病的指导思想，建立健全各项防病措施。

3. 因时、因地、因人制宜

此指预防"非典"各项措施要根据时令、地域，以及人群的具体身体状况而制定。春、夏气候及环境条件不同，导致"非典"的新型冠状病毒传播方式和途径可能发生变化，应加以研究，预防措施要随之调整。不同地区，城市与农村条件有别，应根据实际情况落实预防措施。不能"一刀切"。不同的人群、不同的年龄、不同的体况，其预防方法都应有所区别。

4. 隔离患者，消毒防疫

中医学很早就认识到对传染性疾病要防止人群相互传染，主要措施是"避其毒气"，采取严格隔离措施。如《汉书》中载："元始二年，民疾疫者，舍空邸第，为量医药。"实际上是隔离治疗。《晋书》有载："永和末（356）多疾疫，旧制朝臣家有时疾染易三人以上者，身虽无疾，百日不得入宫。"对与传染病人接触者虽未发病亦应进行隔离。中医学一直重视消毒防病方法，如《诸病源候论》曰："湿毒阴秽之物，于日中曝晒，可令除之。"《外台秘要》谓："洒扫门庭，勤刷勤洗……乃为驱毒避邪。"《本草纲目》载："天行温疫，取出病人衣服，于甑上蒸过，则一家不染。"这些日晒、清扫环境、洗刷、蒸煮等消毒方法，对于杀毒灭菌都是行之有效的。目前对于 SARS 病毒的消毒灭活，我们应该严格执行卫生防疫部门的规定，使之无生存传播环境和条件。

5. 培固正气，强身健体

人体正气增强就可以提高机体防病抗邪的能力。"正气存内，邪不可干"，这是中医预防学的基本观点。针对"非典"，培固正气、养生防病的主要内容有：

（1）锻炼身体，增强体质：生命在于运动，通过各种体育锻炼可以增强体质，培固正气，提高免疫力。

（2）顺应四时：即重视适应季节气候的变化，安排好作息时间，调整衣被，注意起居，因时调配饮食，维护正气，预防病邪乘虚内侵。

（3）注重劳逸结合：过度疲劳能降低人体的抗病力，易受病毒侵袭，此即中医所谓"劳则气耗"，"邪之所凑，其气必虚"。在"非典"病人中，医护人员居高，这与他们的过度疲劳不无关系。无论对于脑力劳动者，还是体力劳动者，都要注意休息，避免过度劳累。此外，过度安逸，不从事一定量的活动，可使气血运行不畅，降低机体抗病能力。

（4）调养精神情志：精神状态与人体免疫功能和健康有密切联系。《素问·上古天真论》说："恬淡虚无，真气从之，精神内守，病安从来？"巴甫洛夫说："一切顽固沉重的忧悒和焦虑，足以给各种疾病大开方便之门。"在"非典"时期，可能给各行各业带来种种困难，我们应该相信党和政府，相信全国人民的力量，树立必定战胜"非典"的信心，保持乐观的情绪，克服眼前的一切困难。

（5）注意环境、个人、饮食卫生：中医学非常重视环境、个人、饮食卫生。如唐代《千金要方》就提出"常习不睡地""勿食生肉"。防治"非典"时期，更要注重卫生防护。特别强调要保持室内卫生，经常开窗通风使室内空气清新；同时注意饮食卫生，不到人群集中的场所活动。

（三）"非典"的药物预防

中医学十分重视应用药物来预防温疫，如《千金要方》中载有辟温杀鬼丸、雄黄丸，具有防治"卒中恶病及时疫"之功；《景岳全书》则用"福建茶饼"进行口腔消毒；李时珍提出常食大蒜可预防疫痢、霍乱等病。对于"非典"的预防，深圳将服用中药抗病毒汤剂作为密切接触病人的医护人员的预防措施之一，近300名抗御"非典"一线人员几无感染。自全国抗"非典"斗争以来，国家中医药管理局和山东省中医药管理局都制定并发布了中医药预防处方，在全国和我省的"非典"防治中发挥了极为重要的作用。今后根据疫情的动态变化，对易感人群应及时给予药物预防。预防用药可参考下列方药：

1.健康人群方

双康饮：金银花3g，野菊花4g，乌梅3g，甘草2g。泡水代茶，日1～2剂。

此方的特点是用了乌梅这味药，其根据是：①乌梅有敛肺止咳、止泻生津之功，归肺、大肠等经；②《神农本草经》云其能"除热烦满，安心，止肢体痛"；③现代药理研究证明，乌梅不仅有较强的抗病原微生物作用，而且能增强人体免疫力。

加减：①长江以南如广东等地，因其湿热浊气较重，故去收敛之乌梅，加藿香2g以芳香化浊，与其他三种清热解毒药配伍亦为适合。②北京地区人群的免疫力较弱，加之浊气较重，这是造成"非典"疫情严重的原因之一，故该方当加人参2g，藿香2g。

2. 易感人群方

生黄芪15g，白术10g，防风5g，白花蛇舌草15g，野菊花10g，桔梗10g，车前草15g，乌梅8g，生甘草5g。水煎服，日1剂。

人体正气的盛衰是患病与否的关键。《内经》提出"正气存内，邪不可干"，"邪之所凑，其气必虚"。故本方以生黄芪、白术、防风（玉屏风散）为主药。为什么用车前草不用备受医家青睐的芦根呢？原因是：①车前草有清热利尿、凉血解毒之功，这正合中医清内毒以拒外邪之理；②笔者30余年来治外感热病的经验显示，用车前草代芦根能提高疗效；③现代药理研究证明，车前草不但有明显抗炎抗病原微生物作用，还有镇咳、平喘、祛痰作用。

加减：①长江以南地区如广东，去乌梅，加苍术12g，藿香10g；②北京地区加人参10g，藿香10g。

3. 密切接触人群方

太子参12g，生黄芪15g，白术10g，防风5g，虎杖10g，玄参12g，乌梅10g，黄芩12g，车前草15g，生甘草5g。水煎服，日1剂。

加减同上。

此外还应注意，若戴一般口罩，鼻孔两侧仍然漏气，应在漏气处塞上小的中药袋，其大小如食指第一节，内装鱼腥草粉1g，香薷粉1g，辛夷粉1g，冰片粉0.05g，此口罩有芳香化浊、清瘟解毒之功。

（四）"非典"的中医药治疗

"非典"的临床特征是起病急，多以发热为首发症状，体温一般>38℃，偶有畏寒；可伴有头痛、关节酸痛、肌肉酸痛、乏力、腹泻；可有咳嗽，多为干咳、少痰；可有胸闷，严重者出现呼吸加速、气促，或明显呼吸窘迫。胸部X线检查可见肺部有不同程度的片状、斑片状浸润性阴影或呈网状改变，部分病人进展迅速，呈大片状阴影，常为多叶或双侧改变。国家中医药管理局专家组确认传染性非典型肺炎属于中医"温病"的范畴。病因为感受疫毒时邪，病位在肺。基本病机特点为热毒痰瘀，壅阻肺络，热盛邪实，耗气伤阴，甚则出现气急喘脱的危象，宜采用分期治疗方法。

1. 早期以清热宣肺为主

方药： 金银花 30g，连翘 15g，桔梗 12g，黄芩 15g，荆芥穗 10g，野葛根 20g，野菊花 15g，炒杏仁 20g，生石膏 15g，竹叶 12g，生甘草 3g。水煎服，日 1 剂。

加减： ①湿热明显者，加苍术 12g，薏苡仁 24g，藿香 12g；②燥热明显者，加玄参 20g，知母 15g，麦冬 30g；③湿热困脾阻肺者，加苏叶 12g，藿香 8g，佩兰 8g，赤小豆 30g。同时均可静脉滴注清开灵注射液。

2. 中期以清热解毒为主

方药： 金银花 60g，贯众 24g，黄芩 20g，板蓝根 20g，玄参 20g，知母 20g，生石膏 30g，赤芍 15g，桃仁 12g，薏苡仁 45g，葶苈子 15g，桑白皮 15g，西洋参 12g，车前草 50g，生甘草 6g。水煎 600mL，分 3～5 次服，日 1 剂。

笔者认为，"治未病"的思想应贯穿到治疗"非典"的全过程中。温毒伤阴亦耗气，所谓"壮火食气"，故加西洋参以补气养阴。疫毒蕴肺，肺朝百脉，势必导致肺中血脉瘀滞，故加赤芍、桃仁活血化瘀，以防瘀血阻滞过甚向极期发展。桃仁有活血化瘀、润肠通便之功，肺与大肠相表里，通其下必缓其上，如《医学入门·本草》云其"兼主上气咳嗽、喘急、胸膈痞满"；桃仁又与薏苡仁、葶苈子、桑白皮、车前草等配伍使用，不失为治疗热瘀壅滞于肺的妙品。现代药理研究表明，桃仁具有明显抗炎、抗凝血作用。

加减： ①湿热蕴毒明显者，去玄参，知母改为 12g，加滑石 15g，青蒿 15g；②热毒炽盛者，加生地黄 30g，牡丹皮 15g，羚羊角粉（冲服）6g。同时静滴醒脑静注射液。

3. 极期以清热解毒、活血凉血、扶正固本为主

方药： 人参 15g，玄参 20g，金银花 60g，丹参 30g，桃仁 15g，薏苡仁 60g，生大黄（后下）12g，葶苈子 15g，牡丹皮 20g，车前草 30g，白茅根 30g，生甘草 8g，羚羊角粉（冲服）6g。水煎 600mL，分 3～5 次服用，日 1 剂。同时静滴醒脑静和参麦注射液。

加减： ①痰湿瘀毒明显者，去玄参，加滑石 30g，茵陈 30g，藿香 12g，以

清热化浊利湿；②邪盛正虚，内闭外脱者，人参改为 30g，加熟附子（先煎）15g，五味子 15g，麦冬 30g，石菖蒲 12g，炒枳实 15g。同时静脉滴注参附注射液合醒脑静注射液。

4. 恢复期以健脾补肺为主

方药： 太子参 24g，山药 15g，薏苡仁 30g，茯苓 18g，桃仁 8g，肉豆蔻 10g，丹参 15g，黄芩 12g，葛根 15g，川厚朴 10g，生麦芽 30g，炙甘草 3g。水煎服，日 1 剂。

加减： ①湿热未尽者，加藿香 8g，佩兰 8g，赤小豆 30g；②气阴两虚明显者，加西洋参 10g，沙参 12g。

我们认为，"非典"既属温疫类，则有特定致病之"疠毒"，现已基本查明为一种新型冠状病毒。病位在肺，肺主气，朝百脉，疫毒犯肺，蕴结不解，耗阴伤气，而致诸症丛生。故其总的治疗原则是在辨证论治的前提下，清热解毒治法应贯穿于早、中、极期以清除病原，但在各期，因病机不同，清热解毒药的选择和配伍则有明显不同。这在国家中医药管理局方案和山东省制定的方案中也都有体现。在病程的中期、极期要根据病情应用凉血活血、滋阴益气之法。凉血活血可解营血之热，又防温毒凝血，肺络痹阻。温热毒邪最易耗阴伤气，尤多见于"非典"极期，要注意时时顾护正气、滋阴增液、益气防脱。中医药的具体运用必须因时、因地、因人制宜。例如广东省的经验，病例多夹湿浊。而用清化湿热治法疗效显著，而北方多气候干燥，湿浊不著，辨证用药时不可盲目照搬。

高热与毒邪探析

目前国内有关高热的辨证治疗，有按六经，有按三焦和卫气营血，有按八纲，有按脏腑，有倡以清热解毒为主，有按三期二十一候等。笔者根据多年治疗高热症的体会，认为毒邪鸱张是引起高热的主导因素，不论外感时邪还是内伤杂病所产生的高热，皆与毒邪在体内肆虐侵扰相关。现就高热与毒邪的关系和证治谈一点粗浅体会。

一、高热的病因病机

总的说来，高热必由毒邪所致。何谓毒邪？凡是进入人体，猛烈侵害机体，耗伤正气，破坏阴阳平衡的物质，均称毒邪。在中医学中，毒与邪往往难以截然分开，毒蕴邪中，邪能生毒，故毒邪并称。可见毒邪是一类特殊的烈性致病物质。

毒邪有外毒和内毒之分。外毒包括疫疠之气、瘴气、秽浊之气、虫兽之毒、药物之毒、饮食之毒等。内毒是指内生之毒，因病邪入侵，脏腑功能失调，不能把病邪或病理产物及时排出体外，蕴积日久化生为毒。如六淫外袭，日久不除，蕴积生毒，《诸病源候论·毒疮论》云："此由风气相搏，变成热毒……"阳明热盛，大便燥结，久成粪毒；肝胆蕴热，蒸炼胆液，日久成石，瘀阻胆管，胆液排出受阻，泛滥周身，高热黄疸而成疸毒；肾气败坏，气化失职，或因结石阻塞尿路，尿液不能排出，蓄积日久而成尿毒；血热妄行，瘀阻络脉而成瘀毒；痰浊蕴久而化火，痰火阻于心窍，出现神昏、谵语而成痰毒；五志郁久化火，上扰心脑，出现燥狂不安而成火毒等。在体内外毒和内毒密不可分，外毒侵入人体，脏腑功能失常，瘀浊内蕴，可产生内毒。内毒生成之后，耗伤正气，正气虚衰，卫外力弱，又易招致外毒。二者往往互生互存，共同毒害机体，致使病情加重，危及生命。

外界毒邪通过口、鼻、耳、目、皮肤、肌肉和血管（如静脉输入）等多种途径和方式侵入机体。内毒在人体某一部位生成后，通过血液布散周身。毒邪滞留体内，肆虐侵扰，正气亢奋，阳气偏盛，正气与毒邪进行激烈抗争，则体温上升，出现高热。其抗争形式有两种：一是解毒过程，即把毒邪变化为无毒物质；二是排毒过程，即把毒邪排出体外，这两个过程均需损伤正气，故谓"壮火食气"。这两个过程进展越迅速，正邪抗争越激烈，发热就越高，病势就越重，正气损伤也越多。这两个过程往往同时并进，只是在某一阶段各有偏重而已。进一步分析，高热的产生取决于多种因素。从正气方面分析，取决于正气的盛衰：正气旺盛，奋起抗毒，易引起高热；正气虚衰，无力抗毒，则不引起高热。从毒邪方面分析，取决于下列因素：①毒邪的属性：毒邪属热或寒毒入里化热，则易引起高热；属寒则不易引起高热，如《诸病源候论·石疽候》云："其寒毒偏多，则气结聚而皮厚，状如痤疖，如石，谓之石疽。"即属寒不热。②毒邪的数量：毒邪量大，足以与正气抗争，易引起高热；量少则不易引起高热。③毒邪的烈性：毒性强烈，易引起高热；毒性缓和，则不易引起高热。④毒邪侵犯的部位：在气、营、血、胆、胃、心、脑等部位，易引起高热；在脾、肾等部位，则不易引起高热。

总之，高热与否关键在于正气盛衰。若正气充盛，即便是大量寒毒突然侵袭，亦能奋起抗争而引起高热；若正气不足，即便有热毒内蕴，亦不致引起高热。所以，高热必由毒邪致，有毒未必生高热。

二、高热论治

治疗高热应以因势利导、祛毒清热为原则。根据毒邪所犯部位，通过排毒解毒法而清热。排毒包括发汗排毒、利尿排毒、泻下排毒、利胆排毒等；解毒包括清营解毒、消瘀解毒、化痰解毒等。现将以排毒、解毒、清热为主的高热论治八法分述如下。

1. 发汗排毒清热法——用于毒邪在表证

主症：高热，恶寒，头痛身痛，脉象浮数。

兼症：口干咽痛，咳嗽，舌红苔薄白，或口不渴，舌苔白腻，脉象濡缓。

常用方药：解表退热汤。

柴胡 24g	葛根 30g	羌活 10g	苏叶 12g
黄芩 15g	生石膏 30g	生姜 10g	生甘草 6g

水煎服，日 1 剂。

2. 利尿排毒清热法——用于毒邪壅于下焦或伴有结石阻滞证

主症：高热，小便频急涩痛，淋漓不畅，舌苔黄腻，脉象滑数。

兼症：腰痛，尿血，小腹坠痛。

常用方药：八正散加减。

萹蓄 24g	瞿麦 24g	益母草 30g	车前草 30g
滑石 15g	生栀子 12g	白茅根 45g	生大黄（后下）8g

水煎服，日 1 剂。

3. 泻下排毒清热法——用于毒邪结于胃肠证

主症：高热，大便秘结，脘腹胀痛，舌质红苔黄燥，脉象沉实而数。

兼症：下痢赤白，里急后重，纳呆，恶心。

常用方药：大承气汤加减。

炒枳实 12g	厚朴 12g	黄柏 12g	生大黄（后下）12g
生石膏 30g	知母 15g		

水煎服，日 1 剂。

4. 利胆排毒清热法——用于毒邪壅于肝胆证

主症：高热，口苦，胁痛，脘痞，腹胀，舌红苔黄厚腻，脉滑数。

兼症：寒战阵作，身黄目黄，小便黄。

常用方药：排毒利胆汤。

柴胡 30g	郁金 15g	茵陈 30g	炒枳实 30g
姜竹茹 10g	生栀子 12g	生甘草 3g	生大黄（后下）10g

水煎服，日 1 剂。

5. 清营解毒清热法——用于毒蕴营分证

主症：高热夜甚，心烦失眠，燥扰不安，舌绛而干，脉象细数。

兼症：口干不欲饮，大便燥结，斑点隐隐，甚者神昏谵语。

常用方药：清营汤加减。

水牛角 30g	生地 30g	玄参 30g	麦冬 30g
赤芍 15g	黄连 6g	竹叶 6g	生大黄（后下）10g

水煎服。

6. 凉血解毒清热法——用于毒蕴血分证

主症：壮热，烦躁，口渴，皮肤发斑，斑色紫暗，舌质紫绛，苔黄燥，脉象细数。

兼症：或吐血，衄血，大便秘结；或神昏谵语，痰壅气粗，舌强短缩；或神昏嗜睡，手足蠕动，目陷睛迷，循衣摸床。

常用方药：化斑汤加味。

知母 15g	玄参 30g	生地 30g	生大黄（后下）12g
水牛角 30g	赤芍 15g	生甘草 6g	生石膏（先煎）60g

水煎服，日1剂。

酌情加用清开灵注射液、安宫牛黄丸。

7.消瘀解毒清热法——用于瘀血内阻所致高热症

主症：高热头痛，颈项强直，身起紫斑，舌质红绛，脉弦数。

兼症：心烦少寐，呕吐阵作，脘腹阵痛。

常用方药：消瘀化斑汤。

丹参 30g	紫草 20g	丹皮 15g	赤芍 12g
生地 30g	玄参 30g	葛根 24g	生甘草 6g

水煎服，日1剂。

或加用丹参注射液。

8.化痰解毒清热法——用于痰浊阻肺而生高热证

主症：壮热口渴，恶热汗出，咳喘气急，咯吐黄痰，舌质红，苔黄厚腻，脉象滑数。

兼症：胸胁满闷、疼痛，咳痰呈铁锈色，腥臭难闻，大便秘结。

常用方药：千金苇茎汤加味。

芦根 30g	生薏苡仁 60g	桃仁 15g	冬瓜仁 15g
瓜蒌 30g	鱼腥草 30g	生大黄 10g	生石膏（先煎）60g
桔梗 12g	生甘草 6g		

水煎服，日1剂。

三、验案举例

周某，男，31岁，工人。1994年1月20日初诊。

发热、咳嗽、咳痰20天，加重7天。20天前因感受风寒而出现恶寒发热、身痛头痛、咳嗽吐痰，经治疗好转。近因受凉诸症加剧，壮热、口干、咳吐黄稠黏痰，舌质红苔黄厚，脉象滑数。体温39.5℃，双肺呼吸音粗，右肺下叶闻及湿啰音。胸透：右肺下叶炎性变，白细胞总数 12.2×10^9/L，中性粒细胞0.82，淋巴细胞0.18。西医诊断：右下叶肺炎。中医辨证属痰热阻肺证。治以化痰解毒清热法。方药：

芦根 30g	生薏苡仁 60g	冬瓜仁 15g	全瓜蒌 30g
鱼腥草 30g	知母 12g	桃仁 12g	生石膏（先煎）60g
地骨皮 15g	桑白皮 15g	炒杏仁 12g	浙贝母 10g
桔梗 12g	生甘草 6g		

水煎服，日 1 剂。

服药 6 剂，高热退，诸症基本消失，仅有微咳、纳呆，舌象正常，脉象细缓。体温 36.6℃，白细胞 5.2×10^9/L。胸透：右肺下叶纹理增粗。原方去生石膏、知母，加半夏 10g，炒麦芽 20g，继服 6 剂而痊愈。

四、临证体会

因毒邪其性暴烈，变化迅猛，极易犯脑攻心而出现昏厥危候，故在治疗高热时必须及时、准确、迅速地祛除病邪，保存正气，毒去热自退，热退病自愈。不能单纯见热治热，耗伤正气，热退而毒不去，高热必有反复，或出现热退身冷，毒邪犹存，元气败脱的危笃证候。在治疗过程中应祛邪不忘扶正，及早补液，鼓励病人多饮糖盐水、果汁饮料。祛毒清热重剂其性寒凉易耗损阳气，发热退后应及时调整药方，以防克伐太过而伤正气。尤其值得注意的是"壮火食气更耗阴"，若高热 3 天不退，组方时不但要注意在主方中加入养阴药，如生地、知母、麦冬、玄参、沙参等，更重要的是要加入大补元气之人参作为反佐药，以固护正气，尤其对反复高烧超过半月以上，中西药退热均无效的患者，往往能收到意想不到的疗效。

论"壮火食气"在热病治疗中的指导意义

《素问·阴阳应象大论》云:"壮火之气衰,少火之气壮,壮火食气,气食少火。"壮火、少火原指药食性味对人体正气的不同影响,后世随着中医学理论的不断发展,对壮火、少火的含义有了进一步发挥。如李中梓说:"火者,阳气也,天非此火,不能发育万物;人非此火,不能生养命根,是以物生必本于阳。但阳和之火则生物,亢烈之火则害物。故火太过则气反衰,火和平则气乃壮。"故"火"者在天指自然界生发万物之阳气;在人指生理之火、命门之火,即少火;在病谓之"壮火",即病理之火。在用药上,"少火"则指法契病机、组方合理的方药所发挥的药理作用。

笔者从临床中体会到"壮火食气"在热病治疗中有重要的指导意义。其一指亢烈的病理之火能够耗散人体的元气,导致人体正气亏损,气阴两伤。其消耗途径有二:一是正(正气)邪(邪火)交争,正气被耗;二是火盛伤阴,阴液亏乏,无以生阳,阳气亦损。可以说有一分阴液被耗,则有一分阳气难以复生。其二指在热病治疗中温热燥劫(阴)之品不得妄用,如乌、附、麻、桂之类,用药不当会助长邪火,热势愈烈。

根据上述分析,欲退高热,尤其是欲退日久(1周以上)之高热,不能一概"热者寒之",还要想到"壮火食气"。要标本兼顾,扶正祛邪,维护正气不仅是要救阴保津,同时要益气固阳。正所谓"阳生阴长,阳固而阴强",如此方能清除热邪,恢复正气,热退身静,不致反复。否则高热难退,或邪热暂退,正气虚衰,毒邪再生或复入,往往身热再起,病情更加恶化。

验案举例

案一 王某,男,37岁,工人。1990年12月9日就诊。

高热半月。15天前突然畏寒、高热,体温40.0℃,伴有纳呆、头痛、全身骨节疼痛。当地诊断为感冒发热,经用感冒通、红霉素、青霉素、螺旋霉素、氢化可的松等治疗,体温仍在38.5℃～40.0℃之间。现在高热、畏寒、头痛、气短乏力、口苦、咽干欲饮、脘闷胁胀、小便黄、大便干，舌质红，苔淡黄少津，脉细弦数。化验：血常规正常，血清转氨酶 75U，大便潜血（++），肝胆 B 超检查正常。

诊断： 外感高热（邪郁少阳，气阴两伤）。

治法： 清解少阳，益气滋阴。

方药： 清热固本汤。

柴胡 30g	黄芩 15g	人参 12g	生大黄（先煎）8g
茵陈 30g	知母 15g	金银花 30g	生石膏（后下）30g
麦冬 30g	沙参 30g	郁金 15g	三七粉（冲服）3g
甘草 6g			

水煎服，日 1 剂。

停用所有西药。服药 6 剂，诸症减轻，体温 36.5℃，稍有乏力、口干，舌质红，苔白少津，脉细弱。化验均正常。

按语： 感受热毒之邪不解，邪热深入，热郁少阳之经，高热延久，壮火食气，气阴耗伤。治以调畅少阳枢机，透邪外出，兼扶正气为法。

案二 陈某，男，33 岁，干部。1990 年 8 月 15 日就诊。

高热 6 天。6 天前因外感而致发热（体温 39.5℃），恶寒、头痛、咽微痛、微咳、鼻塞，经某医院用犀羚解毒片、青霉素、先锋霉素、螺旋霉素等药物治疗 3 天，不但高热不退，还出现咽痛加剧、口舌溃疡、口唇疱疹、皮肤红斑等，诊断为"重症病毒感染""药物过敏"。在输液中加入氢化可的松 200mg，又用 3 天，体温夜间仍在 39.5℃。现症：高热（体温 39.6℃），咽痛，口渴，口唇疱疹溃破、流血水，口不能张，舌不能伸，身有散在红斑，周身酸痛，倦怠乏力，行走困难，小便黄，大便干，脉象细数。查白细胞不高。

诊断： 暑温（邪入营血）。

治法： 解毒清热，凉血益气。

方药： 凉血解毒汤。

生地 45g	玄参 30g	丹皮 15g	生石膏（先煎）45g
知母 15g	西洋参 10g	金银花 45g	生大黄（后下）6g
山豆根 30g	芦根 45g	生甘草 6g	羚羊角粉（冲服）3g

水煎频服，日 1 剂。

停用西药。服药 3 剂，热退身静（体温 36.5℃），食欲大振，口唇疱疹开始愈合，二便自调。服药6剂，诸症消失，疱疹结痂。原方去生石膏、羚羊角粉加天冬、麦冬、陈皮，再服6剂以巩固疗效。

按语：暑为火热之邪，其性酷烈，极易伤人正气，即所谓"壮火食气"。证见热炽阳明，暑伤血络，气阴两伤，三候并见，来势猛烈。治疗上既要果断解毒凉血祛邪，又勿忘扶正固本，方能药投证所，效若桴鼓。

论 "不荣则痛"

近几年，中医界对疼痛产生的机制进行了深入探讨，尤其对"不通则痛"的机理认识比较一致，制定了以"通"治痛的原则和不少"通瘀"方法，但对"不荣则痛"的机理，尚未引起广泛的注意。最近读了赵玉庸同志《略论中医痛的病理》这篇文章，颇受启发，回忆多年的临床实践，属于"不荣则痛"的病证甚为多见。所谓"荣"，是荣养的意思，五脏六腑、十二经脉、四肢百骸、筋骨皮肉，都需要荣养，即阴血的滋养，阳气的温煦，营气的润滑，卫气的固护。六者有一失荣，则产生疼痛，何处失荣则何处发生疼痛。常见"不荣则痛"的类型甚多，归纳起来不外营、卫、气、血、阴、阳六端。

一、营失滑润，艰涩而痛

营气行于脉中，五脏六腑、四肢百骸均需营气的濡润才能转运自如，发挥正常生理功能，若营气失润，转运失常，则发生疼痛。正如《临证指南医案·胃脘痛》云："营虚胃痛，进以辛甘。"又云："劳力气泄阳伤，胸脘发痛，得食自缓，已非滞停蓄，然初病气伤，久泄不止，营络亦伤，古谓络伤则痛。"说明营气亏乏，脏腑不容，络脉失养，则疼痛的特点是痛在脏腑或筋骨，艰涩而痛，活动加重。

验案举例

周某，男，43 岁。1978 年 3 月 5 日初诊。

胃脘疼痛半年，加剧 3 天。患者发烧引起胃脘疼痛半年，时轻时重。近因饮食失节疼痛加剧，纳呆，胃中有灼热感，伴有恶心呕吐、溲赤、大便干，舌质红绛无苔，脉弦细数。

辨证：营阴不足，胃络失养。

治法：养阴止痛，降逆止呕。

方药：

沙参 15g	石斛 18g	麦冬 18g	花粉 21g
炙杷叶 12g	姜半夏 9g	姜竹茹 9g	生白芍 12g
乌梅 3g	炙甘草 6g		

水煎服，日 1 剂。

服药 15 剂，诸症消失，饮食倍增，精神体力均恢复正常。舌红苔薄白，脉细缓。

二、卫失固护，痛如针刺

卫气行于脉外，在内充溢于脏腑组织间，在外布散于皮肤肌腠之间，以温养皮肤肌肉、启闭汗孔，具有抗御外邪、保卫机体的作用。若卫气不固，络脉肌肤失养，则发生疼痛。其特点是痛在肌表，卒然发作，痛如针刺。

验案举例

杨某，女，38 岁。1979 年 3 月 3 日初诊。

头痛 3 天，加剧 1 天。近因冒寒引起头痛如裂，头顶痛，连及后项，伴有鼻塞、流清涕、背恶寒、微咳、纳呆，二便正常，舌质淡红、苔薄白，脉浮紧。

辨证：卫阳不固，寒邪入络。

治法：温经解表，散寒止痛。

方药：

川芎 12g	蔓荆子 9g	防风 9g	葛根 15g
桂枝 9g	白芷 9g	苏叶 12g	甘草 3g

水煎服，日 1 剂。

3 月 8 日复诊：服药 3 剂，感冒诸症消失，唯仍头痛，连及后项，且有拘急感，伴有全身倦怠、嗜睡、纳呆，舌质淡苔薄白，脉缓而弱。此乃外邪已解，卫气更加耗伤，经脉失养，故拘急而痛。宜补气温经，固卫止痛。方药：

生黄芪 30g	白术 12g	防风 6g	川芎 12g
葛根 12g			

水煎服，日 1 剂。

又服药 3 剂，头痛消失，继服玉屏风散 9g，日 3 次，以资巩固。

三、气虚不充，钝痛不休

元气是先天精气所化生，发源于命门，借三焦之道通达全身，以推动五脏六腑的功能活动。若劳累过度，久病失养，而损耗元气，致使正气不足，不能充养全身，气化功能失常，则出现糟粕停积、精华不布、精血下脱等，而产生疼痛。《证治准绳·头痛》云："更有气虚而痛者，遇劳则痛甚，其脉大。"《东垣十书》亦云："头痛耳鸣，九窍不利者，肠胃之所生，乃气虚头痛也……久病气虚血损，及素作劳、羸弱之人心痛者，皆虚痛也。"说明气虚不仅能导致头痛，亦能致心痛等各种疼痛，其特点是疼痛兼胀、钝痛不休，活动则加重，按压则减轻。

四、血虚不荣，隐隐而痛

血液循经脉环流不息，充润营养全身。若出血过多，或生血不足，致使血分不足，脏腑百脉失去营养，则发生疼痛。张景岳云："心主血脉，血虚不能营养筋脉，故腰胁相引而痛。"李东垣在《医学发明·诸脉按之无力所生诸病证》中云："六脉之下得弦细而涩，按之无力，腹中时痛，心胃控睾，阴阳而痛……腰沉沉苦痛，项背胸皆时作痛……时头痛目眩……或面白而不泽者，脱血也。"说明血虚不能营养脏腑筋脉而可引起疼痛，其特点是痛处界限不清，隐隐而痛，或筋脉有拘急感。

验案举例

王某，男，47岁。1980年7月15日初诊。

3个月来忧愁恼怒不解，纳呆，少寐，有时彻夜不眠，肌肉消瘦，腰胯疼痛，行走困难，在当地医院住院治疗1个月，症情不减。现全身疼痛，腰胯连腿酸软，疼痛尤甚，步履艰难，肌肉消瘦，面色憔悴，纳呆食少，食后脘腹作胀，少寐多梦，舌质淡红苔白，脉细数。

辨证：此乃木郁土败，化源不足，血虚气弱，筋脉肌肤失养所致。

治法：养血舒筋，培土解郁。

方药：

当归12g	杭芍15g	柴胡12g	茯苓15g

白术 15g	香附 9g	生麦芽 30g	薄荷（后下）6g
乌梅 6g	甘草 3g		

水煎服，日1剂。

8月3日复诊：服药18剂，食欲好转，食量恢复正常，夜寐安宁，只是左胯连左腿仍酸软疼痛，但行走尚可，蹲下稍感难，舌质淡红苔白，脉弦缓。方药：

生杭芍 30g	当归 12g	熟附子 12g	木瓜 12g
甘草 6g			

水煎服，日1剂。

又服药15剂，诸症消失，一切活动如常。

五、阳虚不化，疼痛畏寒

阳主温化，阳气虚，脏腑经脉得不到温养则发生疼痛。《叶选医衡·痛无补法辨》云："凡治表虚而痛者，阳不足也，非温经不可……下虚而痛者，脱泄之阳也，非速救脾胃，温补命门不可。夫以温补而治痛者，非不多也，奈何医者，专执痛不可补之说，岂良法哉。"《景岳全书·头痛》云："阳虚头痛，即气虚之属也。亦久病者有之。其证必戚戚悠悠，或羞明，或畏寒，或倦怠，或食饮不甘，脉必微细，头必沉沉，遇阴则痛，逢寒亦痛，是皆阳虚阴盛而然。"《丹溪心法·泄泻》云："寒泄，寒气在腹，攻刺作痛，洞下清水，腹内雷鸣，米饮不化者，理中汤……或吞大己寒丸，宜附子桂香丸。畏食者八味汤。"说明阳虚不化，阴邪内生引起各种疼痛，其特点为疼痛剧烈，得温则减，遇冷加剧。

验案举例

案一 金某，男，31岁。1980年6月6日初诊。

腹痛腹泻3天，加剧1天。3天前因贪凉饮冷引起腹痛如绞，泻下如水，得温则缓，按之则减，服合霉素、土霉素2天，症情非但不减，反而加剧。现仍腹泻稀水无度，腹痛阵阵，口干而不欲饮，腹背皆畏寒，舌质淡红、苔白滑，脉沉弦细。大便常规：红细胞（++），白细胞（++），脓细胞（++）。

治法：补肾扶阳，健脾止泻。

方药：

良姜 9g	炒白术 12g	茯苓 12g	熟附子（先煎）15g

| 炙麻黄 9g | 杭芍 15g | 甘草 3g | 川黄连 3g |

水煎服，日 1 剂。

取药 3 剂，服 2 剂，痛、泻均止，诸症基本消失，大便常规正常。

案二 张某，男，40 岁。

胸痛 10 天，加剧 2 天。10 天前因劳累过度引起胸痛，经服止痛药疼痛不止。现胸痛剧烈，坐卧不宁，活动加剧，至夜更甚，伴有心慌、微咳、胸部胀闷、四肢乏力厥冷、纳呆，二便自调，舌质淡、苔白，脉弦缓。胸透：双肺纹理增强。心电图示：窦性心动过缓，心率 50 次 / 分钟。

辨证： 此系胸阳不振，络脉失荣，拘急而痛。

治法： 温阳通脉，和络止痛。

方药：

| 熟附子 12g | 细辛 3g | 桂枝 12g | 补骨脂 12g |
| 当归 15g | 杭芍 12g | 荜茇 12g | 炒延胡索粉（冲服）3g |

水煎服，日 1 剂。

服药 6 剂，胸痛消失，余症亦减，舌质淡红苔白，脉缓和。心电图正常，心率 70 次 / 分钟。继服上药，隔日 1 剂，以巩固疗效。

六、阴虚不滋，内热而痛

脏腑经脉和脑髓等均需阴液的滋养，若阴液亏乏，各组织器官失去滋养，则发生疼痛。《素问·举痛论》云："……阴气竭，阳气未入，故卒然而痛。"《灵枢·五癃津液别》云："髓液皆减而下，下过度则虚，虚故腰背痛而胫酸。"《景岳全书·头痛》云："阴虚头痛，即血虚之属也，凡久病者多有之。其证多因水亏，所以虚火易动，火动，痛必兼心烦内热等证，治宜壮水为主，当用滋阴八味煎、加减一贯煎、玉女煎主之。"说明阴液不足，不能润养筋骨脑髓从而引起各种疼痛。其特点为内热而痛，午后至夜间加重，遇热更甚。

验案举例

李某，女，40 岁。1980 年 5 月 26 日初诊。

头痛、头晕 3 年，加剧 1 周。3 年前因怒而引起头痛头晕，不断服中、西药治疗。血压波动在（180 ～ 200）/（100 ～ 110）mmHg 之间。近几天因用脑过度，头痛头晕加剧，至夜尤甚，伴有五心烦热、口燥咽干、腰膝酸软、少寐多梦，有时恶心，食欲尚好，二便正常，舌质红少苔，脉弦细数。血压190/110mmHg。

辨证：此乃肝肾阴虚，虚热内生，髓海不足，头目失养所致。

治法：滋肾养肝，填精补髓，潜降浮火。

方药：

盐知母 9g	黄柏 9g	熟地 15g	山药 15g
五味子 12g	丹皮 12g	泽泻 12g	茯苓 15g
炙龟板 15g	钩藤（后入）30g		

水煎服，日 1 剂。

服药 15 剂，诸症基本消失。血压 150/90mmHg。继服知柏地黄丸，每次 1 丸，日 3 次，以巩固疗效。

结　语

从营、卫、气、血、阴、阳六个方面来阐述"不荣则痛"这一机理，在理论上是通达的。但从临床实践的角度看，"不荣则痛"的病机则比较复杂，如气血双亏、阴阳俱虚、气阴两虚、营卫不和等均可导致"不荣则痛"。并且"不荣则痛"与"不通则痛"往往互为因果，兼杂并见。有的由"不通"导致"不荣"，有的由"不荣"导致"不通"，有的"不荣"和"不通"并存，这就需要通过疼痛的不同特性和兼见的症状加以鉴别。

总之，"不荣则痛"的病机是复杂的，而且在临床上又是经常见到的，应当引起广大医务工作者的高度重视。笔者认为，如果能将这一理论与"不通则痛"相结合来解释疼痛的病机将更加全面。

"病痰饮者，当以温药和之"小议

所谓"痰饮"是指诸饮而言。饮之所生源于脾、肺、肾气化不行，三焦水道闭塞不通，水蓄而成饮。《金匮要略》虽有四饮之名，但饮证多属阳微阴盛，本虚标实之候。饮为阴邪，其性黏滞，遇寒则凝，得温则化，逢热则炼灼为痰而变生诸证。

所谓"温药"，属少火，能生气、助阳而散寒邪。所以，不仅阳微饮邪不太盛时宜予温化行水而祛饮，在饮邪壅盛，用逐饮、利水、发汗峻剂之时，亦需配以温药，以生发阳气，驱饮速去。当饮邪已消，正气未复之时，更需投以温肾健脾之剂，待肾气壮、脾气旺，方可杜绝生饮之源。

所谓"和"，即平衡协调、温暖和合、通行宣畅之义。脾为水之中流砥柱，又为生痰生饮之源，故治饮必以治脾为要，又需兼以调和肺肾。待脾气壮旺，上能养肺而通调水道，下能助肾气化而行水，水不留着，饮不自生。所以，用温药调补脾、肺、肾三脏，使三脏功能和合，共同化气行水，才是治本之大法。另外，亦有通行宣畅三焦之义，因为三焦为水液通行之道路，脾胃转输之水谷精微必假三焦才能布散于周身。故在组方时，除用温补脾肾药之外，还要配伍温化、温通、温散等药，使三焦调适，水津四布，灌溉周身。体内积饮必随之而消散。

验案举例

李某，男，60 岁。2013 年 10 月 5 日就诊。

素有久咳，每遇秋末更易发作，近来因上感而引起咳嗽吐白痰泡沫，胸闷憋气，喘促不安，难以平卧，全身浮肿，颜面尤甚，纳呆食少，小便短少，大便干，夜卧不安，难以入睡。舌质紫暗，舌苔白厚腻，脉细滑无力。西医诊断：肺心病心衰。经西医治疗好转而出院，出院后仍有上述症状，故找中医诊治。

中医诊断： 痰饮证。

治法：温化痰饮。

方药：茯苓桂枝白术甘草汤加味。

茯苓 30g	桂枝 15g	炒白术 15g	生黄芪 20g
炒杏仁 10g	川厚朴 12g	清半夏 10g	橘红 12g
葶苈子 10g	泽泻 20g	炙甘草 3g	生姜 3 片
大枣 3 枚			

水煎服，日 1 剂。

服药 15 剂，水肿消退，胸闷憋气、咳喘均减轻大半，能够平卧安睡，舌质淡白、苔薄白，脉细弱。上方葶苈子改为 5g，去泽泻，加山药 20g，防风 6g。水煎服，隔日 1 剂以巩固疗效。

由上述可知，"温药和之"乃是治疗饮证之大法。

临床篇

中风论治

一、"中风无风论"理论依据

中风作为中医"风、劳、臌、膈"四大难证之首，从古至今研究者颇多，见仁见智，或主外风，或主内风，论治必言息风。然邵念方教授通过对中风理论的分析研究，积30余年临床经验，结合当今研究进展，提出"中风无风论"，认为中风发病非源于风，中风既成多无风，破前人之成说，翻古来之定案，值得认真关注探讨。

邵念方教授认为应动态地分析研究中风的发病机制。中风之病，大多倏然而动，来势凶猛，症见多端，但未发之前多有预兆，此即中风先兆。中风先兆和中风始发态当以"内风旋动"立论，尤其是中风先兆阶段。中风先兆患者大多年老体弱，积损正衰，素体肝肾不足，气血亏损，存在瘀血痰浊。发病的基本病机为本虚标实，在本为肝肾阴虚、气血衰少，在标为肝阳化风、血虚生风、血瘀生风等"内风旋动"。若正不甚虚，肝肾不足、气血亏损尚未显露，虚风未起，瘀血痰浊不足为患，犹可随血运行，不致阻塞脉络，则机体处于"亚健康"状态。若遇诱因，或因气候之寒暑，或因五志之过极，或因生活之失节，导致气血运行逆乱，"亚健康"之平衡被打破，虚风内生，内风旋动，夹痰夹瘀，横穿经络，瘀阻脑络，扰动清窍，则出现中风先兆，发为眩晕、肢麻、言语謇涩、视歧昏瞀，重者晕厥、瘫痪。若诱因消除，正气得复，风热减弱，归于平静，则诸症可除，否则风夹痰瘀，愈来愈甚，则可直冲犯脑，蒙蔽清窍，瘀阻经脉，愈瘀愈甚，恶性循环，发为中风，出现猝然昏仆、喎僻不遂。病久风势减缓，渐渐而息，空留一片废墟，瘀血痰浊经久难消，此时内风已息，痰瘀独留，呈现痰浊瘀血为患之候。临床所见神志昏蒙、半身不遂、口眼喎斜、肢体困重、舌强语謇、舌质瘀暗等俱为瘀血、痰浊停于脑，元神被困，阻塞经遂，肢体失和之主要特征。

鉴于中风之演变起于内风、止于痰瘀，邵念方教授将中风分为内风旋动期

（中风先兆、中风始发态）、内风平息期（起病 1～3 天）、痰浊瘀血期（起病 3 天后）3 个阶段，明确提出"无风论"。在内风旋动期，尤其是中风先兆阶段，由于"风"是中风发病与否及程度轻重之直接原因，因此治疗当以息风为主，兼以滋补肝肾、益气养血、活血化痰。中风即成，风势渐缓，则当标本兼顾，补肝肾、益气血与活血、化痰、息风并重。内风已息，无风可言，进入痰浊瘀血期，正气亏损，痰浊瘀血成为主要病机，则应围绕痰浊瘀血，立足于活血化痰通络，不可轻言息风。邵念方教授曾以此法治疗中风患者（包括缺血性和出血性中风）124 例。结果显示：内风旋动期有效率 85.2%，内风平息期有效率 83.4%，痰浊瘀血期有效率 95.4%。

治疗中具体步骤亦可按先兆期、急性期、恢复期自然划分，其辨证用药如下。

（一）中风先兆：当以息风活血化痰、祛邪安正为法

邵念方教授认为中风先兆与中风虽属于一脉相承，以年老体虚、肝肾不足、气血两亏、瘀痰内伏为其发病基础，但二者所处病理阶段不同。中风先兆以"动"为特征，内风时时升动，扰动体内瘀血伏痰，走窜脑脉经络，导致眩晕欲仆、手足麻木、阵发性偏身不遂和语言不利等症，时发时止，变化不定。内风旋动为发病的主要病机，瘀血痰浊是重要的致病因素。故中风先兆从整体上认识属本虚标实，发病期则是风、瘀、痰邪扰乱清窍为患。邵念方教授自拟愈风通络汤，组成：天麻 12g，钩藤 20g，胆南星 10g，降香 10g，水蛭 8g，蜈蚣 4.5g，大黄 6g，白芍 15g。方中天麻质地柔润，能养肝血、育肝阴、抑肝阳、平肝木，并通经活络，钩藤平肝息风、清热化痰，二药相须，同为主药。水蛭、降香、蜈蚣活血通络，胆南星开宣化痰，大黄通腑降气，何首乌、白芍滋阴敛阳共为佐使。全方共奏息风活血、化痰通络之效。临证运用：若肝火亢盛，头痛头胀、烦躁易怒者加夏枯草、黄芩清泄肝火；痰浊内阻而见唇舌紫暗、肢麻较甚，或为复中先兆者加川芎、丹参以增活血化瘀之效；兼有气虚，表现为神疲乏力、形体虚弱者加黄芪、党参。将此方灵活应用于临床，疗效显著，可较快缓解中风先兆诸症，避免发生中风。

验案举例

男，56 岁。1996 年 7 月 19 日初诊。

阵发性左侧肢体麻木、左面部肌肉痉挛 1 个月，日发作 10 余次，每次持

续 5～10 分钟，伴头晕耳鸣、头胀痛、失眠多梦，舌质暗红、苔黄腻，脉弦细。血压 142/104mmHg。血液流变学检查示血黏度、红细胞压积、纤维蛋白原均增高。诊断为中风先兆，证属风痰内盛，瘀血阻络。给予愈风通络汤加黄芩 15g，川芎 12g。服 12 剂后肢麻、面肌痉挛消失，余症减轻。继用 18 剂后诸症全消，血压 135/90 mmHg，复查血液流变学恢复正常。随访至今未复发。

（二）急性中风：当以活血利水、通腑降气为法

邵念方教授认为，急性中风症状、体征已外显时，内风则已逐渐平息，瘀水互结是其病机核心。瘀是指血脉瘀阻，出血性中风为血溢脉外而成瘀，缺血性中风为血阻脉络而瘀塞。风、火、痰、虚等诸多致病因素导致中风发生，无不与瘀血形成相关。水，包括痰浊、水饮，由津液运行障碍所产生，其形成与血脉瘀阻有紧密联系。脑脉血瘀既成，气机阻滞，则水津不行，水聚而成饮，饮敛化为痰，痰饮积聚髓窍，并进而加重气血阻滞。前贤对血病与水病的相互联系多有论述。如《血证论》指出"血病而不离乎水""水病而不离乎血"。《医碥》云："气、水、血三者，病常相因……有先病水肿而血随败者，有先病血结而水随蓄者。"对于急性中风，只要瘀血阻塞在进展，水饮滞留也必然进展，脑脉瘀血愈重，水饮、痰浊聚积就愈甚。瘀血与水饮、痰浊搏结于脑，导致窍隧瘀闭，神机失用。临床表现除有半身不遂、口舌㖞斜、语言不利等中风主症外，还出现头痛头胀、嗜睡、神志不清、恶心呕吐、项强肢痉等症状。瘀水互结除作用于脑的局部外，并常与其他病邪相互影响、相互作用，引起和加重全身气血津液运行失调，产生许多中风并发症状。如导致肺气上逆，痰浊内生，出现喘促痰鸣；引起脾胃升降失常，痰热互结脏腑，而见呃逆、腹胀、便秘等。故邵念方教授认为治疗的关键在于活血利水，辅以通腑降气，拟活血利水通脉饮，组成：泽兰 15g，泽泻 30g，茵陈 30g，水蛭 6g，三七粉（冲服）3g，葛根 30g，石菖蒲 12g，大黄 6～10g，白术 24g，枳实 10g。方中泽兰活血通经、行水利湿；泽泻、茵陈利水而兼清热；水蛭、三七粉、葛根活血化瘀、通利水道；石菖蒲化痰醒神开窍；大黄通腑降气、逐瘀泄浊；白术健脾运中而行水湿；枳实调气通腑、行瘀除痰。经治疗急性中风患者 60 例，痊愈显效率 68.3%，总有效率 95.0%。结合现代医学研究，急性中风多伴有不同程度的脑水肿。动物实验表明，活血利水通脉饮可降低脑缺血模型大鼠脑内毛细血管通透性，减轻脑水肿，并能改善大鼠软脑膜微循环血流灌注，提高脑组织的耐缺氧能力。

验案举例

女，58 岁。1996 年 12 月 25 日初诊。

突发眩晕呕吐、四肢无力、语言謇涩 4 小时入院，伴嗜睡、头痛，舌质红、苔薄黄，脉弦细。血压 170/100mmHg，四肢肌力 Ⅳ 级，脑 CT 检查示脑干出血。诊断：出血性中风，证属瘀水互结，痹阻脉络。治以活血利水、通腑降气法。给予活血利水通脉饮加天麻 12g，钩藤 24g，水煎服，日 1 剂，并静滴双黄连粉针剂以清热化痰。用药后病情好转，治疗 1 个月，诸症消失，语言流利，四肢肌力恢复正常，血压 150/90 mmHg，脑 CT 示血肿已全部吸收。

（三）中风恢复期：当以益气养阴、活血通络为法

元气亏损、肝肾阴虚是中风发病的本源。在中风恢复期，机体气阴亏虚之象明显，而瘀血痼结脑络，致半身不遂、肢体麻木、语言謇涩等症状恢复缓慢，并伴有神疲乏力、少气懒言、头晕耳鸣、舌质紫暗等症，成为辨证论治的要点。邵念方教授认为，治疗宜益气养阴以扶本、活血通络而消顽瘀。拟中风康复饮，组成：黄芪 30 ～ 90g，制何首乌 30g，川芎 12g，桃仁 10g，鸡血藤 30g，葛根 30g，水蛭 8g，土鳖虫 8g，山楂 24g。本方特点为重用黄芪、制何首乌益元气滋真阴、培本扶正，从而鼓舞血行，敛收浮阳；川芎、桃仁、鸡血藤、葛根活血化瘀、通经达络；加用虫类药水蛭、土鳖虫攻窜善走，祛脑络内久滞瘀血；山楂消食化瘀。若兼阴虚阳亢，见头晕头痛、脉弦者加天麻、钩藤、白芍、桑寄生；兼痰浊偏盛，见胸脘痞闷、神倦多寐、舌苔厚腻者加石菖蒲、半夏。临床应用本方配合功能锻炼，患者肢体、语言障碍都可较快恢复。

验案举例

男，48 岁。1995 年 6 月 12 日初诊。

高血压病病史 10 年，3 个月前因疲劳突发右侧肢体偏瘫、失语，CT 检查为左基底节区脑梗死。在某医院住院第 30 天时，又突发左侧肢体活动失灵、麻木，CT 检查为右额叶脑梗死。治疗 60 天后病情好转出院，遗有四肢活动无力、肢麻。诊见双上肢抬举不能平肩、步履艰难、四肢麻木、头晕耳鸣、舌质暗红、脉弦。四肢肌力 Ⅲ ～ Ⅳ 级，证属气阴两虚，肝阳上扰，瘀血阻络。方用中风康复饮加天麻 12g，钩藤 30g，白芍 15g，水煎服，日 1 剂。12 剂后，肢

体活动有力，头晕耳鸣减轻。此方随证加减，共服 90 余剂，配合功能锻炼，现四肢活动自如，余症好转，生活自理，肌力基本达到 V 级。

大量的临床报道和证型调查结果，亦进一步佐证了"无风论"的客观性、科学性。在中风的诸多证候中，有以风、火、痰、瘀、虚等证出现者，有以多证组合出现者，但随着病情的发展，血瘀证、痰浊证越来越占重要的地位。大量的临床实践表明，中风的证候是动态变化的，而这种变化的内在机制就在于病因病机。中风初期，"内风旋动"当为其主要病机，随着疾病的发展变化，风势由盛至衰，终归于息，此时病机当以痰浊瘀血为主，无风可言。

总之，强调"中风无风论"，并不试图否认风邪在中风发病中的重要作用。中风发病源于内风，内风之生因于肝肾不足、气血亏虚，内风所夹乃为痰浊瘀血。只不过风邪作为重要的病理产物和致病因素，仅存在于中风疾病演变的起始阶段，决非贯穿始终，中风既成，当属无风。明于此，方可用"中风无风论"正确地指导临床实践，达到提高临床疗效的目的。

二、论"内风"与"中风"

风者，气之变也。中医病因学说之"风"有内外之分。外风多因自然界大气变化而成；内风由体内之气变动而生。历代医家对外风的含义、属性、证候等论述较多，而对内风论述较少，对内风与中风的关系论述尤为不足，而临床又每多涉及。探讨内风的含义、属性、归属、成因、证候特点等，明确内风与外风的关系，弄清二者异同之处，均具有重要的临床指导意义，故在此提出个人粗浅的看法。

（一）内风的含义

内风是指体内不正常之气，如《医碥》所言："内风者，即人身中之气也。"又说："气病往往称风，如肝风……之类，皆气之往来鼓动若风耳，非必外来之风也一。"叶天士在《临证指南医案·肝风》中云："内风，乃身中阳气之变动。"说明内风是体内阳气循行逆乱、冲动不羁的表现。内风为病，成因颇多，可为人身之气，因郁、因火、因痰、因虚、因瘀等病理因素转化演变而来，或为外感邪热，内陷厥阴引动肝风而成。总之，内风是体内之气循行逆乱、搏击冲动的表现，在临床上出现多种症状，其特点是一个"动"字。

（二）内风的属性

内风属阳，内风为病与外风相似，具有发无定处、所致证候变化莫测、症状繁多之特点，即《素问·风论》所云："风者，善行而数变也。"其善行者，载气、载血、载火、载痰等游行上下，燔灼内外，在经在络，在脏在腑，无处不到。不仅可见本经本脏之证，而且可侮其所不胜，上脑、冲心、犯脾、扰肺、及肾，故常因侵袭人体的不同部位、伤及不同的脏腑组织，而表现不同的证候。数变者，其证候变化神速、莫测，如由眩晕突然发生昏仆失语，由肢体麻木突然出现肢体瘫痪，亦可出现语言謇涩、肢体麻木、神志淡漠或昏蒙，忽作忽止、日发数次的情况等。

（三）内风的归属

内风属肝，主要与肝脏功能异常有关。肝风与肝气、肝火、肝阳同出一源，皆属肝用太过之病。肝为风木之脏，主升发，职司疏泄，体阴而用阳，体柔而性刚。肝的疏泄功能正常，气机调顺通达，刚柔相济，气血冲和，脏腑功能协调，自无风起。若肝气郁结或疏泄太过，木失冲和条达之象，气机逆乱，必致阴阳失调，肝阳鸱张，化生肝风。正如《素问·至真要大论》所言："诸暴强直，皆属于风……诸风掉眩，皆属于肝。"

（四）内风的成因

内风的形成，不离乎肝，亦不全在乎肝。因肝为风木之脏，体阴而用阳，正如叶天士在《临证指南医案·肝风》中云："精血衰耗，水不涵木，木少滋荣，故肝阳偏亢，内风时起。"指出了内风的根本病机。不仅肾与肝风的形成有如此密切的关系，还有心血亏耗、心火内炽、肺失清肃、肝木失制、中土虚衰、痰热内蕴等，皆可使肝失濡养或肝木失约而肝阳上亢、肝风内动。具体言之，主要有以下几点。

1.肝郁生风

肝性升散，不受郁遏，中医有"气有余便是火"的说法，若长期精神紧张，或突然遇事不遂，气郁不畅，日久化火，火性炎上而动风。

2.火旺生风

《素问·至真要大论》提出"诸逆冲上，皆属于火""诸热瞀瘛，皆属于火""诸禁鼓栗，如丧神守，皆属于火""诸躁狂越，皆属于火""诸转反戾，水液浑浊，皆属于热"。充分说明火热所致疾病可表现出内风之征象。火常自内生，有"少火"与"壮火"之分。少火秘藏于脏腑之内，具有温煦生化之作用；壮火，属亢烈之火，即生风之火，有心火、肝火和肾火之分，心肝之火多由"五志过极"而来。刘河间力主风由"心火暴甚"引起，故云："风本生于热，以热为本，以风为标，凡言风者，热也。"肾火是因肾水虚衰，虚火内生，火性上炎，热气攻冲，血随气行，所谓"气血并走于上"而引起中风。

3. 阴虚风动

肝属风木之脏，体阴而用阳，必赖寒水以濡润滋养，才能顺其条达舒畅之性。但肝为刚脏，内寄相火，故肝阴常不足。而肝肾同源，若肾阴不足，水不涵木，木失所养，阳无所敛，而致阴虚阳亢，虚风内动。肝主筋，肾主骨，阴血不能濡养筋骨，则筋骨失养而风动，出现或搐搦，或偏枯，或麻木不仁。

4. 血虚生风

《素问·五脏生成》云："人卧，血归于肝。"肝藏血，以血为体，以气为用，故肝木冲和依赖血液以濡之。若肝血不足，不能载气，有余之气在体内冲逆而生风。再者血属阴，肝之阴血不足，阴不制阳，必致虚阳扰动而引起肝风。再则，肝血不足，筋脉失养，风自内生。心主血，若血虚不能养心，则肝木失制，肝气上逆而生风。

5. 气虚生风

气虚则血行无力，瘀血阻滞气机运行，气逆于上而生内风。此风形成慢，动亦缓。

6. 痰浊生风

浊痰蕴蓄，积久生热，热久生风，风痰结合，则流注经络，闭阻心窍，或突然昏仆、不省人事、肢体瘫痪而发"中风"；或狂躁不安、语无伦次，病为"癫狂"；或突然昏仆、口吐涎沫、四肢抽搐，而成"痫证"。

7. 血瘀生风

瘀血内停，气行受阻，气滞水必停，聚水成饮，痰瘀互结，气机逆乱在脑，脑脉阻滞，出现肢体麻木或偏瘫，口舌歪邪，语言謇涩，发为"中风"。

（五）内风的证候特点

1. 证发突然

风性急爆，起病急骤，多卒然发病，正如《素问·阴阳应象大论》所说："故邪风之至，疾如风雨。"如中风发病初起即表现为卒然昏倒、不省人事、口舌歪斜、半身不遂等。

2. 呈阵发性

风性变化无常，风起则诸症大作，风息则诸症自停。故所见证候常时发时止，时轻时重，变化多端，出没无常。如中风先兆，常表现为阵发性眩晕、昏蒙或短暂性语言謇涩，一过性肢体瘫软无力，或偏身麻木等。

3. 转化迅速

善行而数变，故所致证候转化迅速。如中风初起多为风痰上壅，表现为半身不遂、口舌喝斜、舌强言謇、头晕目眩、舌质暗淡、舌苔薄白、脉弦滑，继而出现痰热腑实证，表现为半身不遂、口舌喝斜、舌强言謇、腹胀便干、舌质红、苔黄腻、脉弦滑等。

4. 兼证多端

内风为患，常兼虚、兼火、兼痰、兼瘀等。

（1）兼虚：若阴虚则常见面色潮红、口燥咽干、盗汗、虚烦不寐、眩晕耳鸣、舌红少苔、脉弦细。兼血虚则常见面色萎黄、爪甲苍白、发稀而枯、舌淡脉细。兼气虚则面色㿠白、神疲纳呆、舌质淡红或舌胖有齿印、脉弱。

（2）兼火：若热盛火旺则表现为风火交煽证候，见头目胀痛、目赤肿痛、烦闷躁扰，甚则高热、舌红起刺、脉洪数等。

（3）兼痰：痰随风动，风痰上壅，则出现风痰扰神表现，见突然昏倒、不省人事、牙关紧闭、喉中痰鸣、口吐白沫、苔白腻、脉弦滑。

（4）兼瘀：瘀血可生风，而风动常兼瘀血，症见肢体活动不利、偏身麻木，舌质暗红或有瘀点、瘀斑等。

（六）内风与中风病机、症状不同

内风的病机主要为肝火内动，其症状主要表现为眩晕、手足掣颤、筋急挛缩、瘛疭惊痫、角弓反张，甚则口吐涎沫或泣或歌、喜怒无常，发作有时，时轻时重，脉弦滑或弦数等证候。主要表现在"动"上。

若肝风内动过甚，上冲脑髓，横犯筋脉，使之失养而出现中风先兆，即《素问·玉机真脏论》所言："春脉如弦，其气来实而强，此谓太过，则令人善怒，忽忽眩晕而巅疾。"其症状主要表现为阵发性拇指及次指麻木不仁，或手足不用，或偏身麻木，或眩晕昏蒙，或一过性语言謇涩、口舌喝斜等。若治不及时，往往发展为中风。主要表现在"动""静"间作上。

引发中风的病机关键为气机升发太过，气血逆乱于脑。因为升降出入是气机运动变化的基本形式，是人体脏腑、经络、阴阳、气血功能活动的基本过程。一般而言，升降的生理过程主要是升清阳、降浊阴，如脾主升清、胃主降浊、心火下降、肾水上腾等；而出入则指吐故纳新、摄取营养、排出废物等，如胃主受纳水谷、肠主排泄糟粕。升降出入正常，则可以维持人体健康状态。若升降出入异常，则可波及五脏六腑、四肢九窍，从而变生种种病症。《灵枢·五乱》云："清气在阴，浊气在阳，营气顺脉，卫气逆行，清浊相干，乱于胸中，是谓大悗。故……乱于头，则为厥逆，头重眩仆。"《素问·调经论》云："血之于气并走于上，则为大厥，厥则暴死，气复返则生，不返则死。"也充分说明了中风病机关键为气血升降逆乱。而其之所以气血上冲，逆乱于脑，则多与内风有关。张锡纯在《医学衷中参西录》中言："风名内中，言风自内生，非风自外来也。盖肝为木脏，木火炽甚，亦自有风，此因肝木失和，风自肝起，又加以肺气不摄，胃气又复上逆，于斯，脏腑之气化皆上升太过，而血之上注于脑者，亦因之太过，至充塞其血管而累积及神经。"因此，可以认为内风为中风的使动因素，诚如《素问·风论》所言："风者，百病之始也。"气之上逆、血之升冲、火之升、痰之壅，皆由肝风煽动，载之以上浮而导致失常，气血逆乱，痰、火、瘀壅滞，腑气不通，骤然出现半身不遂、口舌歪斜、神识昏蒙、舌强言謇或不语、偏身麻木、腹胀便秘、舌苔黄质红、脉弦滑之象。主要表现在"静"字上。

由上述可知，内风为中风的使动因素，中风是内风发展变化的结果。两者病机本质不同：内风是由肝风内动所致；中风是由脏腑阴阳失调，在内风煽动下气血逆乱，痰火上壅，脑络损伤而生。其临床表现更是不同：风者主动，内风多表现为"动"的症状；中风多表现为"静"的症状。内风犹如狂风大作；中风则如狂风之后，墙倒屋塌，一片惨败之象。

（七）内风与中风的治则治法不同

内风宜息。阴虚者，滋肾养肝息风，如用镇肝息风汤；因热者，清热平肝息风，如用羚角钩藤汤；因郁者，解郁活血息风，如用通窍活血汤；因痰者，涤痰开窍息风，如用涤痰汤；因瘀者，活血祛瘀息风，如用血府逐瘀汤等。

中风宜通。中风急性期应以调理气机、活血利水为治疗关键，采用降气清热化痰开窍法、通腑泄下顺气法、活血利水法等。恢复期则以治"静"为主，以"通"法。通者，包括理气以通、活血以通、化痰以通、补气以通等。而后遗症期主要以调理脏腑、平衡阴阳为治，以防内风再起，导致复中。对于中风之后个别患者出现内风症状，如眩晕、肢体强痉等，仍需佐以息风之品。

（八）内风与中风的用药特点

内风必用镇肝息风之品，同时因内风成因不同而兼用滋阴、养血、清热、化痰、健脾、益气、活血之味。息风之品多选用羚羊角、天麻、钩藤、蜈蚣、石决明、珍珠母、生牡蛎等。

中风急性期多选用清热化痰、通腑降逆、活血利水、开窍醒神之品，如瓜蒌、黄芩、胆南星、石菖蒲、炒枳实、厚朴、益母草、泽兰、地龙、水蛭、郁金、牛黄、麝香、冰片等，尤以生大黄为常用，大黄苦寒，归脾、胃、大肠、肝、心经，《大名本草》谓其可"通宣一切气，调血脉，利关节，泄壅滞水气……"故可泄水降气、活血祛瘀、荡涤肠胃、推陈出新。一者可以使上逆之气血得以下行；二者可使痰热湿浊糟粕得以降泄；三者可以引亢盛之气火下行。如此，则脾胃气机升降复常，气血火瘀上升之势得平，诸症自可缓解。中风恢复期则多用黄芪、制首乌、丹参、制水蛭、炒地鳖虫、胆南星、石菖蒲、鸡血藤、豨莶草等益气养阴、活血通络、化痰开窍药治疗。后遗症期则以补益肝肾、益气活血、平肝潜阳、预防复中为法，药用首乌、女贞子、旱莲草、白芍、黄芪、党参、红花、桃仁、丹参、天麻、钩藤、石决明等。

综上所述，内风与中风在病因病机、临床表现、治疗用药各方面，既有联系，又有严格区别。内风为病，变换不已，非止中风之一端，而中风之形成也非单属内风为患，临床辨治自当注意。总之，中风先兆期则"内风"旋动，攻冲不定，风象百出；中风既得则无风可言，由"动"变"静"。所以说"中风则无风"。

三、谈中风先兆

根据中风的发病、证候、治疗等特点应分中风先兆、中风急性期、中风恢复期和后遗症期三个阶段进行治疗，这样便于提高临床治疗和预防效果。这三个阶段各有其病机特点：先兆期肝阳上亢，内风旋动，表现一派动象；急性期脏气虚衰，水血瘀脑，表现一派静象；恢复期和后遗症期脏气渐复，痰瘀阻络，表现动静交争。这就给辨证论治和科研提供了依据。故应按这三个阶段进行辨证论治、科学研究和理论探讨。

（一）中风先兆论治

1. 古代中医文献对"中风先兆"的论述

（1）定义：中风先兆是中风之前所出现的某些症状，以及检测时发现的某些异常指标，亦称小中风。若不及时治疗，短则数小时，长则数年内，必有中风发生。

西医所谓的"短暂性脑缺血发作"常表现出中风先兆，又称"小中风"，可按中风先兆辨证论治。

关于中风先兆的命名：历代文献对中风先兆这一名称有不同记载，有称"微风"者，有称"小中"者，有称"小卒中"者，有称"中风先期"者等。我认为，还是采用"中风先兆"这一名称较为合理。

（2）文献记载：早在《内经》中已有阐述："肌肉蠕动，名曰微风。"《河间六书》云："凡人如觉大拇指及次指麻木不仁，或手足不用，或肌肉蠕动者，三年内必有大风之至。"《证治汇补·中风》："平人手指麻木，不时眩晕，乃中风先兆。"张三锡《医学六要》中指出："中风病，必有先兆，中年人但觉大拇指时作麻木，或不仁，或手足少力，或肌肉微掣，三年内必有暴病。"清代医家王清任在《医林改错》中更详细地记载了中风先兆的种种症状："有云偶而一阵头晕者，有头无故一阵发沉者，有耳内无故一阵风响者，有耳内无故一阵蝉鸣者，有下眼皮常跳动者，有一只眼渐渐小者，有无故一阵眼睛发直者，有眼前常见旋风者，有常向鼻中攒冷气者，有上嘴唇一阵跳动者，有上下嘴唇相凑发紧者，有睡卧口流涎沫者，有平素聪明忽然无记性者，有忽然说话少头无尾语无伦次者，有无故一阵气喘者，有一手常战者，有两手常战者，有手无名指每日有一时屈而不伸者，有手大指无故自动者，有胳膊无故发麻者，有腿无故发麻者，有肌肉无故跳动者，有手指甲缝一阵阵出冷气者，有脚指甲缝一阵阵出冷气者，有两腿膝缝出冷气者，有脚孤拐骨一阵发软向外棱倒者，有腿无故抽筋者，有脚指无故抽筋者，有行走两腿如拌蒜者，有心口一阵气堵者，有心口一阵发空气不接者，有心口一阵发忙者，有头项无故一阵发直者，有睡卧自觉身子沉者，皆是元气渐亏之症。"由此可见，前人对中风的先兆症状进行了详细的描述，王清任把这些症状的病机归之于"元气渐亏"。

2. 中风先兆的病因病机特点

风盛于外、正虚于内为其病机特点。年老体衰、劳倦内伤、七情过极、嗜烟酒厚味等多种病因长期作用于人体，导致脏腑虚衰，阴阳失调，血气逆乱，肝阳上亢，内风煽动，风阳挟痰浊瘀血上攻于脑，正邪交争，胜负难分则出现中风先兆。中风先兆的每个症状都表现出"风性善动"的不确定性，是中风病程中内风旋动攻冲不定的最明显阶段。中风既得之后，由动转静，由"有风"到"无风"骤然转折，故古人称之为"中风"。所以得出"中风无风论"这一断言。

3. 中风先兆的诊断

（1）临床证候

主症：阵发性眩晕，发作性偏身麻木，短暂性语言謇涩，一过性偏身瘫软，晕厥发作，瞬时性视歧昏瞀。

次症：头胀痛，手指麻，健忘，筋惕肉瞤，神情呆滞，倦怠嗜卧，步履不稳。

舌脉：舌质淡紫或紫暗，舌下静脉紫暗迂曲，脉象弦滑。

（2）发病特点：上述症状具有突发性、反复性、一过性和可逆性，好发年龄在50岁以上。

（3）诱发因素：每因恼怒、过劳、酗酒、感寒、少寐而诱发。

（4）实验室检查：血液流变学指标改变。CT检查可见脑萎缩、多发性腔隙性脑梗死或小灶梗死等。

具有2个以上主症，参考次症、舌脉3～4项即可做出中风先兆的诊断。

4. 中风先兆的辨证论治

（1）阴虚阳亢，肝风内动

主症：阵发眩晕，两眼黑朦或失明，指、趾无故抽动，一过性偏身瘫软，口舌歪斜；或口角抽动，语言謇涩或不语。

兼症：头痛耳鸣，口苦咽干，心烦易怒，少寐多梦。

舌脉：舌质红，苔薄黄，脉象弦细。

诊断：具备主症、兼症两项以上，加上舌、脉象即可确诊。多数有血压升高。

治法：滋阴潜阳，平肝息风。

方药：平肝息风饮（自拟方）。

天麻 12g	石决明 30g	白芍 24g	生大黄 6g
生地 30g	夏枯草 15g	丹皮 15g	川牛膝 12g
蚤休 15g	钩藤（后下）30g		

水煎服，日1剂。

加减：偏身麻木明显者，加鸡血藤 30g，豨莶草 30g；口舌歪斜或指、趾抽动者，加僵蚕 12g，全蝎 10g，蜈蚣 3 条；语言謇涩或不语者，加石菖蒲 12g，郁金 10g，制远志 10g；心烦少寐者，加服牛黄清心丸，每次 1 丸，每日 2 ～ 3 次。

（2）气虚血瘀，络脉不通

主症：阵发口舌歪斜，语言謇涩或不语，偏身麻木。

兼症：面色㿠白，气短乏力，口角流涎，自汗，心慌，鼻口攒冷气，指、趾甲出冷气。

舌脉：舌质暗淡，或有瘀斑，舌苔薄白，脉象沉细或细缓而涩。

诊断：具备主症、兼症各两项以上，加上舌、脉象即可确诊。

治法：益气温阳，活血通络。

方药：补阳还五汤加减。

川芎 10g	赤芍 15g	葛根 30g	生黄芪 90 ～ 120g
当归尾 10g	地龙 10g	桃仁 6g	红花 6g
炒枳实 12g			

水煎服，日 1 剂。

加减：口角流涎者，加白术 12g，白蔻仁 10g；自汗者，加白术 12g，防风 6g，去葛根；心悸者，加茯苓 24g，益智仁 15g；指、趾甲缝出冷气者，加淫羊藿 12g，桂枝 10g。

（3）风痰瘀血，上扰神明

主症：阵发语无伦次，所答非所问，且无记性，眼睛发直，舌强语謇，指、趾抽动。

兼症：头晕目眩，咳痰较多。

舌脉：舌质暗淡，舌下静脉迂曲青紫，舌苔白腻，脉象弦滑。

诊断：具备主症、兼症各两项，加上舌、脉象即可确诊。

治法：化痰通络，开窍息风。

方药：半夏白术天麻汤加减。

法半夏 12g	天麻 12g	生白术 12g	胆南星 10g
紫丹参 30g	川芎 15g	天竺黄 10g	制远志 10g
石菖蒲 12g	郁金 12g	全蝎 10g	

水煎服，日 1 剂。

加减：头晕目眩明显者，加生龙牡各 30g，泽泻 24g；吐痰黄稠、大便干燥者，为痰火内结，加全瓜蒌 30g，生大黄（后下）8g，炒枳实 10g。

5.其他疗法

除用上法外，还可配用头针和耳针，往往有立竿见影之效。

（1）用具：多功能圆锟磁针，简称磁针，用锟端找穴，圆端（含 4Gs 磁感应强度）点压。

（2）头部运动区：为运动区上、下两点间的连线。运动区上点在前后正中线和鬓角发迹前缘相交处。运动区上 1/5 是下肢区（肢体麻木或下肢瘫痪点在此区），中间 2/5 是上肢区（上肢麻木或瘫痪点在此区），下 2/5 是面部和语言区（面瘫和语言不清点在此区）。足运感区：为前后正中线中点旁开 1cm 处，与正中线平行向后 3cm 的直线。

（3）治疗选穴与手法

头针：根据上下肢麻木、瘫痪、语言不利的情况，选取运动区（患侧对侧）、足运感区（患侧对侧）。先用针的锟端在上述区段找穴，患者感到酸、麻、胀、痛、木最明显的点，即是所取穴位。再用圆端进行点压，由轻至重，以患者能够忍受为度。点压 1～2 分钟即可。

耳针：作为配穴。在耳部选穴，方法与手法同上。如属肝阳上亢用降压沟、神门、肝、肾、内分泌；如属气虚血瘀用脾、心、肝、交感；如属痰瘀内阻用脾、肝、交感、内分泌。

（二）验案举例

案一 孙某，女，75 岁，工人。1991 年 6 月 2 日初诊。病历号 015645。

昨天遇怒，今晨出现右上肢活动不灵，语言謇涩，口舌歪斜，口角流涎，伴有眩晕、心烦、纳呆，诸症时轻时重。二便正常，有高血压病史 10 余年，血压 217/120mmHg。舌质淡红、苔淡黄，脉象弦数。

诊断：中风先兆（阴虚阳亢，肝风内动）。

治法：镇肝息风，平肝潜阳。

方药：镇肝息风饮加减。

天麻 12g	杜仲 15g	石决明 30g	炒枣仁 30g
寄生 30g	泽泻 30g	制首乌 24g	旱莲草 20g
郁金 10g	制远志 10g	石菖蒲 12g	钩藤（后下）30g

水煎服，日 1 剂。

并服牛黄清心丸，1 丸，日 2 次。

1991 年 6 月 10 日复诊：用磁针（用法见前）点压后，顿觉眩晕消失，余症亦减轻，血压降至 172/105mmHg。服药 10 剂，诸症消失，舌质淡红、苔白，脉象弦细，血压 165/90 mmHg。继服上方，隔日 1 剂，以巩固疗效。

案二　王某，女，62 岁，家庭妇女。1991 年 5 月 24 日初诊。病历号 0156442。

眩晕、下肢乏力 1 天，左下肢尤甚。10 年前开始眩晕，血压高达 203/113 mmHg，近因劳累，眩晕加重，左下肢乏力，活动欠灵活，伴有胸闷、气短、心中有空虚感，睡眠欠佳，饮食二便正常，血压 180/105 mmHg。舌质淡红、苔白腻，脉象弦细。

诊断：眩晕，中风先兆（气虚血瘀，络脉不通）。

治法：益气活血。

方药：补阳还五汤加减。

当归 10g	川芎 12g	赤芍 12g	生黄芪 60g
地龙 10g	桃仁 6g	红花 6g	炒枳实 10g
葛根 30g	寄生 30g	生山楂 24g	

水煎服，日 1 剂。

用磁针（用法见前）点压后，眩晕减轻，左下肢较前有力。服药 3 剂，诸症减轻，血压 135/75 mmHg。服药 10 剂，诸症消失，舌淡红、苔薄白，脉象缓和。

案三　张某，男，71 岁，干部。1991 年 5 月 18 日初诊。

阵发右半身不遂、语言謇涩 5 天。5 天前出现右半身不遂、语言謇涩，历 30 分钟缓解，2 小时后又出现上述症状，经西医用低分子右旋糖酐等治疗未见好转。现右下肢活动不灵，语言謇涩，伴有头痛、精神不振、口角流涎，饮食、睡眠、二便正常。检查：形体肥胖，右上、下肢肌张力稍弱，肌力 Ⅳ 级，血压 161/86mmHg，脑 CT 未见异常。舌体胖质淡红、苔白腻，脉象弦滑。

诊断：中风先兆（风痰瘀阻，上扰神明）。

治法：平肝息风，化痰开窍。

方药：半夏白术天麻汤加减。

郁金 15g	白术 12g	天麻 12g	胆南星 12g
丹参 30g	川芎 15g	香附 12g	制远志 12g

法半夏 10g   石菖蒲 12g   全蝎 6g   蜈蚣 3 条

水煎服，日1剂。

用圆锟磁针（用法见前）点压后，语言较前清晰，余症同前。服药 5 剂，诸症基本消失，只是右上、下肢稍感乏力，舌质淡红、苔薄白，脉象细弱，血压 120/75mmHg。改服补阳还五汤，5 剂后诸症消失。

附：33 例中风先兆的疗效观察

【临床资料】

选取 33 例中风先兆患者。其中，男 18 例，女 15 例；初中 29 例，复中 4 例；年龄：40 ～ 50 岁 14 例，51 ～ 60 岁 17 例，61 ～ 70 岁 1 例，71 ～ 80 岁 1 例。诱因：因恼怒诱发者 11 例，因劳累诱发者 18 例，因感冒诱发者 3 例，因酗酒诱发者 1 例。2 例脑 CT 显示多发性小灶脑梗死。

【治疗方法】

如上所述。

【治疗结果】

经过治疗，服 1 剂药主症消失者 6 例，服 2 剂药主症消失者 6 例，服 3 剂药主症消失者 11 例，服 4 剂药主症消失者 4 例，服 5 剂药主症消失者 3 例。3 例服 18 ～ 30 剂药以后，主症才逐渐消失（其中 2 例为多发性小灶脑梗死）。总之，未发现 1 例演变为中风者。

【对其他方面的疗效】

在 33 例中有 11 例血压偏高，用药后血压均有不同程度的降低；8 例有冠心病，用药后 5 例心电图好转，2 例仅自觉症状减轻，1 例无变化；1 例尿糖（＋＋），服药 6 剂后转为阴性。

按语

1.中风先兆的治疗贵在及时，若延误时机，就有可能发展为中风。磁针是最简便的治疗仪，针灸和磁疗的效应结合，因不刺入皮肤，故不需消毒即可进行点压，并能收到明显疗效。恰能弥补拿药、煎药延误时机之不足。针药结合，取长补短，疗效倍增。

2.在进行中风先兆的诊断时，主要依靠临床表现特点（主症）和发病特点，其他项目均供参考，尤其是对当前实行的"中风预报"的诊断，只能供参考，不能作为诊断依据。

3.中风先兆与 CT：脑 CT 检查对脑血管病的定位、定性诊断有很大帮助，提高了西医对脑血管意外诊断的准确性。对中风先兆的诊断意义不大。脑CT检查不论是正常或是小量出血，还是微小血栓形成，还是小栓塞，只要符合上述中风先兆诊断标准者，就按中风先兆辨证论治。但对判断中风先兆的预后则有指导意义，凡脑CT检查异常者治疗起来较为困难，症状消失需经较长时间。

4. 中风复发亦有先兆。在有中风后遗症的病人中，第2次或第3次发作之前，约有1/3的患者出现先兆症状。笔者统计了80例复诊的病人，有25例出现先兆症状。不过复诊病人的先兆症状来得较缓慢，发作性不像第一次那样明显，症状亦不严重。至发作中风的时间较长，多经3～7天，甚至半月或更长。

5. 中风先兆与短暂性脑缺血发作（小中风）：二者均是导致中风的前驱证候，中医叫"中风先兆"，西医称"短暂性脑缺血发作（小中风）"，二者在症状上难以区别，只是中、西医命名不同而已。

（三）学生之研究

在20世纪90年代中期，我曾指导博士研究生魏江磊、刘玉红对中风先兆进行了临床与实验研究。用莲海颗粒（半边莲、重楼、海藻、水蛭、川芎等）治疗中风先兆患者34例，并与相同例数的阳性对照组做疗效比较。结果：治疗组临床积分、血浆内皮素（ET-1）、血浆一氧化氮（NO）、脑循环及神经免疫调制（NIM）状态改善均明显优于对照组（$P<0.05$）。并进行了中风先兆证候分类与血脂、血压、血液流变学的相关性研究。对84例脑卒中先兆病人按中医证候分组，观察各组病人的血压、血脂、血液流变学变化，并与相同例数的对照组相比较。结果："肝胆火旺，痰瘀闭阻证"组血压明显高于"风痰内盛，瘀血阻络证"组及"气阴两虚，脉络瘀滞证"组（$P<0.05$）；"肝胆火旺，痰瘀闭阻证"组、"风痰内盛，瘀血阻络证"组及"气阴两虚，脉络瘀滞证"组脂质变化均较对照组明显升高（$P<0.05$ 或 $P<0.01$）；"肝胆火旺，痰瘀闭阻证"组、"风痰内盛，瘀血阻络证"组与"气阴两虚，脉络瘀滞证"组比较差异有统计学意义（$P<0.05$）；三证型组血液流变学指标较正常组有统计学意义（$P<0.05$ 或 $P<0.01$）。结论：血压、血脂、血液流变学改变可为脑卒中先兆证候学分类提供客观指标。

四、诊治中风的几点体会

中风自古称"大病"，正如《医门法律》中云："中风一症动关生死安危，病之大日重,莫有过于此者。"从其临床表现看,相当于西医学的急性脑血管病,包括出血性和缺血性脑血管病。该病发生突然,起病急骤,"如矢石中的,若暴风之极速",临床上属重危病症范畴,中医学将此病放在内科四大重病(风、痨、臌、膈)之首。从现代医学看,此病是世界发病率、死亡率、致残率最高的三大病之一。对此病的诊治,古今中外的医家都十分重视。中医辨证论治中风有很好的疗效,现把30余年来诊治中风的几点体会简述于下。

(一)抓住先兆,及时治疗

中风在发病之前多有先兆。所谓中风先兆,是指中风发病之前患者所出现的某些症状及检测时发现的某些异常指标,如一过性偏瘫、舌蹇、语言謇涩、上唇及一侧肢体抽动、黑朦、晕厥、口角流涎、脉弦硬;经常头疼、眩晕、耳鸣、眼花、肢体麻木、健忘、步态不稳、哭笑无常等;血压偏高,血脂偏高,血糖偏高,血流变学表现"浓、黏、凝、聚"改变等。年龄:男性在45岁以上,女性在50岁以上。如果出现2～5项症状,参考年龄和检测指标即可考虑中风先兆。

中风先兆与西医学的"短暂性脑缺血发作"颇为一致。说起来容易,在临床上诊断中风先兆并非易事,我曾见过一位48岁身材魁梧素有高血压病的男性,来急诊室时他说2小时前喝水端杯时,右手失灵,茶杯落地。患者平素劳累,血压波动在155/90mmHg左右,刻下未诉任何不适。此人连中风先兆的诊断理由都不十分充分,但当时CT报告是脑出血。这个例子说明,在有条件的地方对怀疑中风先兆的病人应该一律做CT或核磁共振检查,以免误诊。

临床上对中风先兆的准确诊断意义重大:一是容易治疗,治愈率几乎100%;二是不留任何后遗症,病人可以重返工作岗位;三是避免发生中风。其治疗方法按中风辨证论治。

(二)说明病势,稳定情绪

对于初来诊治的中风病人,对本人及其家属说明中风发展趋势非常重要,尤其是缺血性中风多属缓发渐进性,来诊时症状往往很轻,自己走着或他人搀扶来诊,然而2～3天后患者则出现半身不遂或失语等症状。如果不给病人讲清楚,病人和家属会误认为吃了医生开的药以后导致病情一天比一天加重,甚至有人会拒绝用药,要求转院、出院,更甚者上告领导,扣上医疗事故的帽子。我就遇到过这么一例病人，闹得医护人员很伤心。若给病人讲清楚，用药后尽可能阻止病势发展，阻止不住也能减轻病情，一般6～7天后开始恢复。病人做到对自己的病心中有数，对预后和康复大有裨益。

（三）安定神志，避免脑心病的发生

脑为元神之府，心主神明，二者共主人的精神神志。脑一旦有病，元神失守极易影响心神而诱发心病。此时心神最易受扰。

1. 避免不良刺激。最好独居一室，7日之内除医、护和必备的陪人外，他人不得入内，以便保持患者的清静安宁。

2. 在辨证论治的处方中加入安神药，如夜交藤、炒枣仁、柏子仁、炙百合等。

3. 用语言举止来影响、安慰病人，医护人员和亲友一定不能惊慌失措，要从容不迫，关心体贴病人，使病人树立战胜疾病的信心，抱有早日康复的希望，驱除恐惧心理，及早主动进行锻炼。

（四）抓住治疗关键，及早进行通腑

1. 中风为什么要通腑

中风分为先兆、中络、中经、中腑、中脏五个阶段。这不仅说明了病位的深浅，还说明了病情由轻至重的发展过程。各个阶段都有其病理特性和证候特征。如"六腑以通为用，以降为顺"，中腑证的病理特性是风中于腑，影响了六腑的"传化物而不藏"的生理功能，导致传导失职，疏泄失常，清气不升，浊气不降，糟粕内积，浊气内停，而出现脘腹胀痛、大便秘结、不思饮食、舌苔黄厚腻、脉象弦滑数等腑实证候。若不及时治疗腑证，则易致腑气败脱，出现二便失禁、神志昏迷，病势向中脏的危重阶段发展。所以说，中风必须通腑。正如张子和在其《儒门事亲》中所言"下者是推陈出新也"，"使上下无碍，气血宣通，并无壅滞"则可达到恢复人体气血流通、阴阳调和的目的。

2. 中风腑证的治则、治法和方药

中腑证的治则，强调"通"字。因为其主要病机是枢机不利，斡旋失常（疏泄失司），郁积阻滞，腑气不通，所以治疗要着眼于"通"字。"通"能排污降浊升清，益脑醒神；"通"能调理气机，斡旋阴阳，恢复六腑的生理功能。

治法：通腑泻浊。

方药：通腑汤。

| 酒大黄 12g | 厚朴 9g | 葶苈子 15g | 全瓜蒌 30g |
| 石菖蒲 12g | 郁金 12g | 生山楂 15g | |

水煎服，日 1～2 剂。

加减：有宿食燥屎者，加芒硝（冲）6g，炒莱菔子 15g；偏痰浊上蒙清窍者，加清半夏 12g，茯苓 15g，炙远志 10g；偏瘀血内阻者，加水蛭 8g，土鳖虫 8g，桃仁 12g，丹参 24g；偏郁滞化热者，加黄芩 15g，柴胡 18g；偏寒者，加桂枝 9g，干姜 6g。

3.通腑法的临床应用

通腑法适用于中风的各阶段，不论哪个阶段只要有腑证就加通腑药，若未见腑证亦可加用通腑药，如在中络、中经时在辨证方药中加用通腑药，以防病势向中腑发展。具体运用如下：

初有腑证：在中风发病 24 小时之内出现腑证，在治疗时应以通腑为主，治疗至腑证消失，其他症状好转后再随证更方。

继有腑证：在中风发病 2～7 天时，用酒军、乌药、柴胡、石菖蒲、鸡血藤。

（五）重视气虚，亦防气滞

王清任在《医林改错》中强调"气虚"是导致中风半身不遂的根本原因，故其在《医林改错》中提出中风"亏损元气，是其本源"，创立"气虚血瘀"论。中风的气虚血瘀证，在临床上有时能见到，尤其是在后遗症期多见，治疗时用补阳还五汤加减。临床上在重用生黄芪的同时加用理气、行气药，如炒枳实、延胡索、降香、木香、陈皮等，使补而不滞。气以通为贵，血以活为要，只有这样，所补之气才有帅血通脉之功，才能起到活血通络治疗偏瘫的作用。若只补其气，不但造成气机壅滞，而且出现内火炽盛，即所谓"气有余便是火"，导致诸多变证而加重病情。所以，治疗中风时切记补气，勿忘行气。

（六）病分轻重，防止轻病重治

大家都知道，中风——急性脑血管病，是急危重症，随时可危及生命。故而，一旦诊断为中风，医护人员都特别重视。重视固然是好事，但一定要分轻重缓急，根据病情对症用药。有位干部 50 岁，来急诊室时说他喝水时突然水杯从手中滑脱掉在地上，随之手便恢复正常，其他无任何不适，只是近期工作繁忙，且患高血压病6年，但近来血压稳定，测血压154/95mmHg。行颅脑CT提示急性脑出血（出血量不多）。收住急诊室，用中药汤剂治疗，25天后血块基本吸收而出院。还有一位病人是某县医院某位大夫的舅父，60岁，只是右臂抬举困难，诊断脑血栓形成，一进医院就要外甥打针通血管。他外甥用了溶栓疗法，第一天用后右臂更抬不起来；第二天，右下肢瘫痪，精神萎靡；第三天昏迷，再做CT显示并发脑溢血；第五天死亡。这说明按病情的轻重缓急进行辨证论治、随证治疗是十分必要的。

（七）突出中医特色，严禁中西药杂投

中医学有独特的理论体系和治疗方法，在数千年的发展中积累了丰富的治疗中风的经验。治疗中风必须突出中医特色，中医特色主要有两个方面，就是整体观念和辨证论治。整体观念认为人与天地相应，人体本身亦是一个有机整体，全身各脏腑、组织有各自独立的功能，在生理上相互联系、病理上相互影响。这种整体观念在指导疾病的诊治上更有重要意义，它不仅看到局部的病变，还看到与自身的联系，采取的治疗措施是综合治疗、标本兼顾。例如，在辨证分析中风时，不是把它单纯看作脑血管病变，而是看作病位在脑，扰乱心神，且与全身脏腑、阴阳、气血失调相关，尤其是与脾胃失调相关的疾病。中医在诊断上的优点是既看到痰瘀闭阻脑络或脑络破损血溢脑外的邪实证候，又重视阴阳气血亏虚的证候。中医的治疗原则是标本兼治、综合治疗。

总之，我们治疗中风采取先中后西，能中不西的原则。在颅内压很高，用中药难以控制病情的特殊情况下，适当加入甘露醇以降低颅内压。严禁对一个病人先请西医会诊，制定一套治疗方案，再请中医会诊，又制定一套治疗方案，两个方案各行其是，中医治中医的，西医治西医的，中西药杂投，这样不仅疗效不好，而且增加患者的经济负担。中西医结合是通过既精通中医又懂得西医的高级医生的全面思考，巧妙组合中西药，取中西药各自的疗效优势，使其更好地发挥治疗作用，清除或降低毒副作用，以取得最佳疗效。如治疗急性中风，若用甘露醇降低颅内压，必然会因多尿导致脱水、电解质紊乱等。如果同时加服健脾和胃的中药，则病人饮食正常、大便通畅，气血津液得到生发和运化，避免了甘露醇的副作用。另外，在疗效上有时还会出现协同作用，可以减少西药用量，缩短服用西药的时间。

（八）中风急性期的治疗

1. 宜活血利水

张仲景早就提出"血不利则为水"的病理机制。不管是出血性中风，还是缺血性中风，都属"血不利"的范畴，均造成蓄水停留，中风病位在脑，脑腑既有瘀血亦有停水。在中风急性期的治法是"活血利水"。

方药：

泽兰 24g	地龙 12g	水蛭 6g	泽泻 30g
大黄 10g	赤芍 12g	川芎 12g	葛根 24g

加减：内风明显者，加天麻 15g，石决明 24g，钩藤 30g；热邪偏重者，加黄芩 15g，郁金 12g，牛黄（研冲）1g；痰涎壅盛者，加鲜竹沥 30g，清半夏 12g，胆南星 10g，石菖蒲 12g，远志 10g；神昏者，加服安宫牛黄丸，日 1～2 丸鼻饲。

2. 辨证应用静脉注射液

应用静脉注射液时一定要注意辨证论治。肝阳暴涨，风火上扰证，用清开灵或醒脑静注射液；瘀血痰浊，痹阻脑络证，用丹参注射液、川芎嗪注射液、脉络宁注射液；气阴两虚证，用参麦、生脉注射液，或灯盏细辛注射液。

3. 圆锃磁针点穴疗法

圆锃磁针对中风热邪偏重者的治疗有立竿见影之效，但要注意以下几点。

（1）点穴时间：一般在发病 7 天之后，严重的出血性中风在半月左右开始。

（2）取穴要点：采取综合取穴的原则，将循经取穴、头皮反射区取穴、全息取穴、耳针取穴等取穴法联合应用。取穴的重点在健侧，不在患侧。

（3）点穴手法：由轻到重，点到难以忍受为止。

（4）做好思想工作，消除患者的紧张情绪，点后 3 分钟，让患者抬手、抬腿、说话，能走的多走几步。一看有明显疗效，更易使患者增加恢复的信心。

五、邵念方教授从痰论治中风经验

痰是人体脏腑气血失和、津液运化失常的病理产物，同时又是一种危害甚广的致病因素，在中风的发病学中占有十分重要的地位。"故其为害，上至巅顶，下至涌泉，随气升降，周身内外皆到，五脏六腑俱有。"（《杂病源流犀烛》)因此，痰于中风的病机演变和症状表现复杂多端，治疗上颇为棘手。对此，邵念方教授提出了"分病期、明脏腑、察证候"的治疗原则，认为中风治痰，初期必通腑、疏肝、解毒、开窍；恢复期重在调整五脏气血；后遗症期重在通络，主于缓图。在此基础上，合理使用祛痰药物，初步形成了中风治痰十大法则。这是邵念方教授数十年来临床经验的总结，不仅切合中风临床实际，而且对其他老年病、疑难病的治疗也具有借鉴意义。

（一）通腑治痰法

此为中风急性期常用治法之一，适用于痰热腑实、风痰上扰证。由于五志过极，内火暴盛，炼液成痰，以致肝风夹杂痰火，损脏气、遏腑气、蔽清窍、滞络道，发为中风。证候表现虽以窍闭神昏为主，但病机却以痰热腑实不通为急，按急则治标的原则，宜通腑治痰、荡涤肠胃，使痰热之势骤折，病情缓解，常用通腑治痰汤（生大黄、芒硝、瓜蒌、枳实、胆南星、丹参）加减。邵念方教授对此尚另有发挥，认为此法不仅适用于热痰；亦适用于寒痰，不仅适用于急性期，亦适用于恢复期或后遗症期。辨证标准是除见神志改变和瘫痪等表现外，但见便秘且体质不太差者，皆可以本法本方化裁。并指出痰邪一旦产生，祛之总有径路，从大便而出，是祛痰最重要的出路之一。正因为如此，邵念方教授治中风每每使用大黄等药物，且效果满意，可谓经验之谈。

（二）疏肝治痰法

顾名思义，适用于肝风夹痰者。由于肝风在中风发病中的重要性和痰邪致病的普遍性，故本法甚为常用，甚至可用于中风治疗的三期病程中。由于肝气不调，一方面或升发太过，或郁极化火，造成火升阳亢风动；另一方面，疏泄失司，气不化津，津聚为痰。邵念方教授十分强调肝脏与痰浊之间的关系，认为"肝为运痰之脏"，又为"化痰之官"，痰一旦产生，必须通过（或借助）肝气的调运，才能随气周流，无处不到，又必须通过肝脏，才能"化痰""消痰"。否则，肝气不调，痰随乖戾之气泛滥全身，贻害五脏六腑、经络脑窍，同时失却正常的"化痰""消痰"之职，使痰浊更加肆虐。使用本法的依据是肝气不调的表现和苔腻（白腻或黄腻）之象，后遗症期可不必拘于苔象。治疗当疏肝治痰，常用柴胡疏肝散合温胆汤或二陈汤加减。

（三）解毒化痰法

该法适用于毒盛痰壅之证，此"毒"虽以热毒为多，但从临床所见，热象不显之毒或阳虚寒毒亦不鲜见。无论何种毒，皆由内生而成。盖中风之发生，主要因心、肝、肾三脏阴阳失调而成，多以阴虚为本，阴虚阳亢，复又五志过极而化火，火热之极而成热毒；少以阳虚所致，且多见于非急性期。由于中风是一种慢性病变过程，发病虽急，但病机演变过程颇长，在较长的病理演变过程中，热必损气伤阳而成阳虚，阳气一虚，浊邪不化，日久蕴结成毒，是谓寒毒或阴毒。并且痰浊日久，亦可化毒，故解毒化痰法在中风的治疗中亦颇重要。近年来经临床与实验研究，邵念方教授提出中风先兆和急性期多以热毒和痰热为主，之后多显阴毒和寒痰之象，并据此创清脏化痰汤（半边莲、重楼、生大黄、野菊花、牡丹皮、胆南星、陈皮、川芎）加减治疗热毒痰浊证、脏化汤（淫羊藿、干姜、茯苓、白术、橘红、姜半夏、炙甘草、川芎）加减治疗阴毒痰浊（或老痰）证，效果满意。

（四）开窍治痰法

此法主要适用于痰浊壅盛、蒙蔽脑窍之证，多见于中风急性期。此时病机虽主要责之于痰，但痰一旦蒙蔽神窍，非一般祛痰药所能化，窍闭非一般祛痰药所能开，必须采用开窍治痰法，开窍与祛痰并治，方收救急之功。邵念方教授治中风用开窍治痰法，善用麝香、石菖蒲、苏合香、川芎等药，精制成滴鼻液，通过鼻腔给药，疗效倍增。并认为中风治疗效果的好坏关键在于急性期，而急性期的最主要病机则是窍闭神昏，此时的最佳治疗方法则是开窍治痰法。使用此法时应注意，一旦窍开势缓，病机多发生转变，须随时审时度势，动态观察病情，及时更换治疗方法。

（五）理气治痰法

气的运动称为气机，伴随着气的运动，气行津液，津液正常输布和运行，痰无以由生，否则气病则生痰，亦即气滞则痰聚、气行则痰化，故理气化痰法是治痰的最基本方法。尤其于中风，"气病"和"痰"作为两种基本病理因素，因而显得更为重要。《丹溪心法》对痰病有独到见解，在痰证论治中，反复强调"顺气为先"，制定了"善治痰者，不治痰而治气"的原则，认为"气顺则一身之津液亦随气而顺"。还明确指出，中风"初得之，即当顺气，治风者以理气，气顺则痰消"，"痰涎壅盛者，治之必先理气为急"，以达到"顺气化痰"的效果。邵念方教授则认为，中风初得之责于气逆，恢复期责于气滞，后遗症期杂以气虚，按病情分阶段确立了降气化痰、行气化痰的治疗原则，常用柴胡、降香、苏子、紫苏梗、瓜蒌、前胡、延胡索、茯苓、陈皮、川芎等组方。

（六）活血治痰法

本法实际上是痰瘀同治之法。对此，近年有不少报道，多认为痰瘀同源，病机相关，且互相兼夹，互相阻遏，形成沉疴。此时单一治疗，邪终不祛，必须两相兼顾，两面出击，使邪有出路。痰瘀同治之法，运用于多种疑难顽症，常获显著疗效，尤其治疗中风更具重要意义。流行病学调查表明，中风与高血压、高血脂、高血糖、衰老、肥胖、饮酒、吸烟等有密切关系，而这些致病的危险因素最终总是导致痰浊和瘀血的产生，进而阻滞血脉才可引起中风的发生。从中风全部病变过程来看，虚、火、风、痰、气、血等六端病机因素可出现多种转归，即六端病机因素或由深出浅，表现为风邪平、火邪熄、虚者复、痰浊化、瘀血消、气血得以调和；或由轻渐重，表现为风邪横窜经络，每每夹痰结瘀，火邪遏气燔经，凝津成痰，灼血致瘀，病变虚而难复，不仅痰瘀不化，气血不和，且易又生痰瘀，故痰瘀互阻是中风病机变化中的常见证候。邵念方教授非常强调于此，并认为"血不利则为水，聚水成饮，炼饮成痰"，创造出一系列活血祛痰的方剂，其中"中风Ⅰ号方"（泽兰、泽泻、白术、生大黄、水蛭、炒枳实、石菖蒲、三七、葛根）是最常用的方剂。方中每用大黄，以推陈出新。还认为痰瘀互阻之痰以无形为主，系老痰、顽痰，非一般化痰药所及，善用胆南星、半夏、瓜蒌、海浮石、天竺黄、皂角刺、瓦楞子等；瘀血多因积凝久滞所致，善用破瘀之品，如桃仁、红花、三棱、莪术、土鳖虫、姜黄等。总之，活血祛痰、痰瘀并治，意在清除病理产物，祛邪以治标。痰瘀得除后，又当调治气血阴阳，治本以善后。

（七）调补五脏祛痰法

邵念方教授认为，痰浊生于五脏而损于全身。因为心病不能主脉运血，津血失和，津液不能布散，聚而成痰；肺病失于通调水道之功，影响津液的敷布而生痰；而脾病失于运化，湿聚而成痰，为生痰之源；肝病失于疏理，气不化津，津聚为痰；肾病失于温化，气不化水，水泛为痰。痰一旦产生，或贮于肺，或蒙于心，或因肝亢而横窜，或因肝郁而滞留，或腻滞于脾，或损肾阳，或浊肾阴。痰作为中风之必有病理因素，同样生于五脏而损全身，集中表现于脑窍受损。既是因痰而病，又有因病生痰，旧痰未去，新痰又生，老痰、嫩痰皆有，使病情复杂而顽固。此痰虽然突出表现于脑窍受损，但生于五脏、损于五脏而及全身。治疗时必须调补五脏，兼顾全身，或疏肝健脾，或调肺补心，或温肾强本。用药时既澄其源，又洁其流，兼用斩关先锋之品，实为标本兼顾之法。治疗时邵念方教授善用归真饮（制何首乌、黄芪、茯苓、白术、柴胡、杭白芍、瓜蒌、地龙、石菖蒲、陈皮等），随五脏虚实寒热而加减。

（八）补气治痰法

此法多用于中风恢复期之后。痰为水津代谢失常的产物，气行则水津四布，气虚则水不化、津不通，故究其根本，气虚是生痰之母，尤其对于中风中高龄者，复杂的致病因素和较长的病理演变过程，势必致气虚留滞而生痰，故补气治痰法也是中风治痰常用方法之一。邵念方教授善用六君子汤化裁，并依据气虚与痰之孰轻孰重和痰之寒热进行加减，效果满意。

（九）养血治痰法

此法是邵念方教授近年提出的治痰方法，认为阴血不足与痰有重要关系。一者阴血不足，津亏难布，势必凝结成痰；二者阴血不足，气无以附，气难以发挥运化水液的功能，自而生痰；三者阴血不足，血脉不充，血流缓慢而致瘀，瘀血日久，可化水饮痰浊。总之，血行脉中，如水渠之流，渠满则流荡，瘀血、痰浊难生；渠亏则流迟，瘀血、痰浊随之而生。故滋其阴血，盈之血脉，于祛痰大有裨益。临证时常用四物汤加白术、茯苓、橘红、瓜蒌、石菖蒲等。

（十）通络治痰法

该法又称祛痰通络法。乍一看，该法是祛痰法和通络法相合而成，是两种治疗方法，但在这里，意义又不限于此。根据邵念方教授的经验，中风是一种慢性久病，从隐性起病→先兆→中风发病，到以后各病期阶段，历时较长，病程较久，久病必痰，久痰必淀，久淀必变，表现为络管坚、络道隘，甚者络道堵塞。治疗时必须采用通络治痰法。一者通关夺隘，可助祛痰药之气味畅达；二者通络开道，使痰有出路；三者久淀之痰浊必结瘀，以此痰瘀同治，方可除尽病邪。此通络主要指虫类通络，因虫类通络药性善走窜，上行下达，能搜剔络道，只要络道一通，瘀滞一去，结痰势必独孤，易为祛痰药所除。常用舒络化痰颗粒（水蛭、土鳖虫、地龙、蜈蚣、白花蛇、胆南星、陈皮、川芎等制成颗粒），服用方便，疗效可靠，便于推广。

此外，邵念方教授认为，中风进入恢复期之后，虚象虽可显现，但痰浊之邪仍然存在，且新痰续生，余痰未尽。因此，治痰是一种长期行为。习惯上认为中风急性期宜救急、恢复期宜祛实、后遗症期重于补的原则是不全面的，亦即认为后遗症期就是虚、瘀，而忽视痰的因素是不恰当的，必须继续重视祛痰治疗。此时祛痰已非从前，因痰浊毕竟已折大半，只需少量缓图，方收祛痰之功。因此，缓图治痰法也是中风治痰的一个重要方法。

总之，邵念方教授有关中风治痰的独到见解和辨证论治的丰富经验深得临床要领，为中风的治疗开辟了新路，值得大力推广和深入探讨。

六、论中风中腑证

（一）中腑证的临床意义

古今医家论及中风时，或言左右不遂，或言神志不清，或言面色改变有表证而恶寒等，大都与六腑的生理功能无关，未能直接道出中腑证的实质。如刘河间云："其中腑者，面加五色，有表证，脉浮而恶寒，拘急不仁，或中身之后，或中身之前，或中身之侧，皆曰中腑也……若风中腑者，先以加减续命汤随证发其表……"而李东垣则云："中腑则肢节废，内有便溺之阻隔，宜三化汤或局方麻仁丸通利之。"两家所言不一。李东垣又把刘河间治中脏的三化汤用来治中腑，造成了混乱局面，使后人无所适从。在临床实践中可发现，有不少中风病人在整个病程中会出现痞、满、燥、实等腑证，从我科统计的 200 例病例来看，出现腑证者占 46%，属中腑者占 21%，说明中风入腑者为数不少，应引起临床工作者的重视。

把中风分为中络、中经、中腑、中脏四个阶段，不仅标明了病位的深浅，还通过动态观察说明了该病的转归预后。中风的各个阶段都有其病理特征和证候特点，如中络证的肢麻、舌强、口㖞等，中经证的半身不遂、失语等，中腑证的腹胀、便秘等，中脏证的神昏等。因而，弄清楚中腑证的病理实质，有益于从纵向分析中风的病机转归，指导论治。

（二）中腑证的病理机制

《内经》云："六腑者，传化物而不藏，故实而不能满也。"故六腑的生理特性是泄而不藏，六腑以通为用，以降为顺。清·喻昌《医门法律》指出，若风中于腑，影响了六腑"传化物而不藏"的生理功能，导致胃失和降，传导失职，疏泄失常，清气不升，浊气不降，糟粕内积，疏泄失常，蕴结于中，郁积化热，灼液为痰，痰热糟粕，而出现脘腹胀满、大便秘结、小便短赤、舌苔黄厚腻、脉象弦滑等腑实证候。若热邪壅盛，胃络连心，上扰神明则出现神昏谵语，或腑气败脱，出现二便失禁、神昏不语，为病势向纵深发展，属中脏阶段。亦有直中入脏者，即猝然昏仆、二便失禁等。

（三）中腑证的诊断

既然把中腑证视为中风发展过程中的第三阶段，必然有其特有证候，所以在诊断中腑证时，要主症、兼症同时考虑。

主症：突然跌仆，口舌㖞斜，语言謇涩，半身不遂，偏身麻木。

兼症：脘腹胀满，纳呆口臭，大便秘结，舌苔黄厚腻，脉象滑数。

诊断：具备主症、兼症各 3 项以上者即可成立。

中腑证的临床特点：多由中经证发展而来。中经证经 1 ～ 3 天，有的发展到中腑阶段，而出现脘腹胀满、大便秘结、舌腻等特殊证候。

（四）中腑证的辨证论治

中腑证的主要病机是枢机不利，斡旋失司，痰热郁滞，糟粕蕴结，郁积阻滞，腑气不通，郁积化热，痰热内阻，痰阻则血难行，痰阻必致瘀血内停。故往往糟粕、痰浊、郁热、瘀血四者并存。所以，治疗应着眼于"通"字。"通"能排污泄浊、泄热降火、引血下行，"通"能降浊升清、益脑醒神，"通"能调理气机、斡旋阴阳，恢复六腑的生理功能。正如张从正在其《儒门事亲》中所言："下者是推陈出新也，使上下无碍，气血宣通，并无壅滞。"故通腑泄浊是治疗腑证的根本大法。但风中于腑，腑气不通，痰浊内停，继则妨碍血运，致使瘀血内阻。亦有食、痰、瘀三者内蕴而化的情况，而又有偏于糟粕、偏于痰浊、偏于瘀血及偏寒偏热的不同，因而，临证时应注意随证加减。此外，还应注意：如在中经阶段，方药中要佐入通腑之品，以防病邪向中腑发展。出现腑证，要及时通利，甚则加入醒神之药，以防中脏。反之，治中脏勿忘通腑，治中腑勿忘通经，治中经勿忘活络。总之，要抓住中风的纵向转归和横向联系，随病势进退而用药，达到引邪外出、防邪内入之目的。

治法：通腑泄浊。

方药：通腑汤（自拟方）。

酒大黄 9～12g　厚朴 9g　　　　葶苈子 15～18g　全瓜蒌 30g

石菖蒲 9～12g　生山楂 15～30g　桃仁 12g

水煎服，日 1～2 剂。

加减：偏宿食燥屎者，加芒硝（冲）6g，炒莱菔子 15g；偏痰浊内停者，加半夏 12g，茯苓 12g，炙远志 9g，黄连 12g，或加服牛黄清心丸；偏瘀血内阻者，加水蛭 9g，地鳖虫 9g，地龙 12g，丹参 24g；偏郁滞化热者，加黄芩 9g，柴胡 12g；偏寒者，加桂枝 9g，干姜 6g。

（五）通腑法的临床运用

在中风的发展过程中，各阶段都可能有腑证出现，临证时应分别论治。

初有腑证：在中风发病 24 小时内出现腑证，并符合上述诊断条件者，此谓中风之中腑证，其他症状好转再随证更方。

继有腑证：在中风发生 2～7 天时，因病情发展而出现腑证者，若符合中腑证的诊断条件，当按中腑证论治；但在治疗时应中病即止，或腑证减半即改弦更张，以防耗伤正气。

兼有腑证：在中风 1 周后，或在后遗症期出现腑证，此谓兼有腑证。在治疗时不能专于攻伐，应于辨证施治的处方中加入通腑药物，或兼用通腑汤。如属气虚便秘，用益气通便法，可用补阳还五汤加火麻仁、枳实、柏子仁，此多因久卧伤气所致，与前两种情况不同。阴虚便秘者，用滋阴通便法，增液承气汤合润肠丸加减：当归、玄参、生地、火麻仁、桃仁、炒枳壳；阳虚便秘者，应温阳益气、通便消积，用大黄附子汤加味：大黄、附子、黄芪、桂枝、当归、苁蓉、炒枳实；气滞便秘者，应行气导滞，和胃降逆，用六磨汤加减：炒枳实、木香、槟榔、乌药、大黄、柴胡、菖蒲。

附：30 例中风中腑证疗效观察

30 例中：男 16 例，女 14 例；41～50 岁者 6 例，51～60 岁者 21 例，61～70 岁者 3 例。

症状：语言謇涩者 21 例，口舌㖞斜者 20 例，半身不遂者 30 例，偏身麻木者 15 例，眩晕者 11 例，突然跌仆者 14 例，脘腹胀满者 28 例，大便秘结者 30 例，舌苔厚腻者 10 例，舌苔黄厚腻者 20 例，脉象弦滑者 7 例，脉象弦滑数者 3 列。CT 检查：脑梗死 25 例，脑出血 5 例。

治疗方法：30 例均用上述通腑汤加减治疗。

疗效评定标准：采用 1990 年国家中医药管理局医政司发布的《中医内科诊疗规范第一辑·中风病急症诊疗规范》中的标准。

疗效：痊愈 12 例，显效 15 例，有效 3 例，无效 0 例。

（六）讨论

1. 关于中风的定义

《内经》中无中风名，但论述较详，有神志障碍的称"暴厥""薄厥""头厥""前厥""击仆"等，有肢体偏瘫的称"偏枯""偏风""牢中"等，但均以猝然昏仆、不省人事作为主要指征。它只谈了中风中脏证，且与临床不符。我科统计 260 例中风，中脏者占 13%，中腑者占 81%，中经者占 57%，中络者占 9%。张仲景首先提出中络、中经、中腑、中脏的概念，道出了中风的层次深浅和病情轻重，后世医家多宗其说，但大都忽略了中风在各个层次中的特殊病机，故对中腑证未有明确的诊断标准。中腑证的病机是饮、痰、瘀、火等中于腑，导致腑气不通，破坏了六腑之"传化物而不藏"的生理功能。所以，中腑证的诊断，除有猝然跌仆、肢体偏瘫、口眼㖞斜、语言謇涩外，当有大便秘结、脘腹胀满等症状，且在诊断时须以此为重点，否则难以称为中腑证。可见，在中风病名的定义问题上，也应以猝然昏仆、不省人事、口眼㖞斜、偏身麻木、半身不遂、语言謇涩、脘腹胀满、大便秘结为妥。这样，经络、脏腑症状均有，较为符合临床实际。

2. 通腑法的作用及其在中风治疗中的实用价值

通腑法具有通便泻浊、升清降火、斡旋阴阳、调理气机、通经活络的作用。腑气一通，清者得升，浊者得降，九窍通灵，阴阳调和，气机畅达，经络通活，积滞、郁热、痰浊、瘀血顿除，正气逐渐恢复。因此，不仅中腑证可以用之，中经证、中脏证只要兼有或继发脏证，均可酌情用之。可见，通腑法可定为治疗中风的大法之一。

3. 通腑法对病机转归的影响

中风属本虚标实之患。通腑法虽有开关泻实、恢复脏腑功能之功，亦有耗气伤阴之过。本来属邪实的中风，用通腑法后有些可转为正虚。我们总结的 260 例病例中，有 116 例用过通腑法，其中 42 例转为气虚血瘀，用补阳还五汤而收功。其中大部分是标实去后而显出本虚之真相，有的是过用通腑法耗伤真阴所致。所以，用通腑法只有随其病机转归而随时移方遣药，才能左右逢源，发挥其特殊功效。

真头痛的诊治

真头痛是指头痛之重危症而言，亦称"脑痛"，正如《灵枢·厥病》云："真头痛，头痛甚，脑尽痛，手足寒至节，死不治。"《中藏经》云："病脑痛，其脉缓而大者，死。"在临床上，西医学中的急进性高血压病（包括恶性高血压和高血压脑病）、脑瘤等出现头痛者可按真头痛辨证论治。

一、病因病机

风夹寒邪，寒凝血滞；风热上扰，气血逆乱；阴虚阳亢，风阳上亢；气滞血瘀，脑络不通。

二、诊断要点

发病急暴，头痛剧烈，如破如劈，或兼发热呕吐，或兼头面肿胀，或四肢厥冷。甚则四肢抽搐，角弓反张，神志不清。

三、辨证论治

1. 肝阳上亢

主症：突然剧烈头痛，巅顶胀痛，脉弦数有力。

兼症：眩晕耳鸣，心烦易怒，视物不清，甚至呕吐，神昏抽搐，面红气粗，舌红苔黄。

诊断：具备主症、兼症各2项以上即可确诊。

治法：镇肝潜阳，凉肝息风。

方药：镇肝息风汤加减。

牛膝 30g　　　白芍 20g　　　钩藤（后下）30g　　　生牡蛎（先煎）45g

黄芩 15g　　　茵陈 30g　　　生杜仲 15g　　　　羚羊角粉（冲）3g

菊花 12g　　　代赭石（先煎）45g

水煎服。

加减：若头痛朝轻暮重，或遇劳加剧者，加制首乌 30g，生地 30g，旱莲草 20g；若头痛甚剧、胁痛、口苦、便秘、溲赤、脉弦数者，加夏枯草 20g，龙胆草 12g，郁金 12g；神昏抽搐者，加全蝎 12g，蜈蚣 6 条，同服牛黄清心丸 1 丸。

针刺取人中、合谷、曲泽、太冲、百合、后溪等穴，强刺激，不留针。

吴茱萸末醋调敷脚心；大黄、芒硝、冰片末冷水调敷患处。

牛黄清心丸 1 丸，口服，日 3 次。

2. 肝火上炎

主症：头痛如劈，烦躁不安，遇怒更剧。

兼症：壮热呕吐，神识恍惚，甚则抽搐，角弓反张，舌红苔黄，脉象洪大。

诊断：具备主症即可确诊。

治法：清热泻火，平肝息风。

方药：黄连上清丸加减。

黄芩 12g　　　黄连 12g　　　黄柏 12g　　　栀子 10g

大黄 10g　　　菊花 12g　　　川芎 12g　　　玄参 20g

花粉 15g　　　葛根 15g　　　全蝎 12g　　　羚羊角粉（冲）3g

水煎服。

并服安宫牛黄丸 1 丸，日 2 次。

清开灵注射液 60mL，加入 10% 葡萄糖注射液 500mL 中，静脉滴注。或用安宫牛黄醒脑注射液，用法同上。

3. 寒邪凝滞

主症：突然头痛如裂，四肢厥冷，得温则减，遇冷加剧。

兼症：头痛连及项背，干呕，吐涎沫，舌质淡红，舌苔白滑，脉象弦紧。

诊断：具备主症即可确诊。

治法：温经散寒，通经止痛。

方药：川芎茶调散加减。

川芎 15g　　　白芷 15g　　　细辛 6g　　　桂枝 6g

葛根 30g　　　羌活 6g　　　当归尾 12g　　　吴茱萸 20g

川牛膝 15g

水煎服。

加减： 干呕、吐涎沫者，加姜半夏 12g。

针灸取太阳、风池、百合、太冲等穴，强刺激，不留针。

4. 瘀血阻络

主症： 头痛如刺，痛处不移，舌质紫暗有瘀斑。

兼症： 耳鸣耳聋，健忘心悸，月经不调，脉象沉涩，有头部外伤史。

诊断： 具备主症、兼症各 2 项以上即可确诊。

治法： 活血化瘀，通窍止痛。

方药： 通窍活血汤加减。

川芎 10g	赤芍 12g	桃仁 10g	红花 10g
老葱 3 根	鲜姜 10g	黄酒 60g	麝香（冲）0.1g
柴胡 12g	甘草 3g		

水煎服。

加减： 头痛剧烈者，加乳香 10g，五灵脂 12g，不效，再加地鳖虫 12g，蜈蚣 4 条；耳鸣眩晕者，加制首乌 30g，天麻 12g；健忘心悸者，加麦冬 30g，丹参 24g，石菖蒲 12g，去麝香。

四、其他疗法

真头痛系临床危重证候，必须及时进行诊治，其止痛方法如下：

（1）圆锃磁针点压耳穴：取降压沟上、中、下三点，以及交感、内分泌穴，用圆针点压 3 分钟。可同时点压足涌泉穴和头部阿是穴。多数患者用此法后疼痛减轻或消失。如果毫无效果，可能是脑瘤，应进一步检查。

（2）神效止痛散：人参 2 份，钩藤 3 份，全蝎 2 份，蜈蚣 2 份，细辛 1 份。共为细末，放瓷罐中备用。每服 6g，日 3 次。若疗效欠佳，可加麝香 0.1 份，服法和用量同上。

以上 2 种治法，各种证型皆可用之，待剧烈疼痛缓解后，再进行辨证论治，以巩固疗效，神效止痛散可减半再用 1 周。

低血压的中医治疗

现代医学所谓的低血压是继发于心、脑血管疾病，以及植物神经调节功能紊乱的综合症候群。可归属于中医学虚劳证、脱证、眩晕、心悸等范畴。多因劳累或饥饿，或猛然站立后诱发或加重，测血压下降，常低于本人正常血压20mmHg，做心电图检查均有不同程度的心律失常，尤以心动过缓多见，少数伴有心功能不全。

虽然病情错综复杂，但不离乎五脏所伤，不外乎阴阳气血亏虚所致。临床上尤以气虚、阳虚为常见，属心阳虚、肾阳虚、脾阳虚者最为多见。故辨证分型如下。

一、中气下陷证

治法：补中益气。
常用方药：补中益气汤加减。

黄芪 30g	党参 15g	白术 12g	陈皮 9g
升麻 9g	当归 9g	柴胡 6g	云苓 15g
薏苡仁 24g	山药 15g	甘草 6g	

水煎服，日1剂。

如病人刘某，男，36岁。多年来大便溏泻，日2～3次，纳呆、乏力、面色萎黄，舌淡体胖、苔白，脉沉细。血压波动在100/60mmHg左右，胃肠钡餐示慢性结肠炎。曾多次服土霉素、黄连素，效果不佳。服上方10余剂后，症状明显减轻。后又感腰酸肢冷、小便频，上方加淡附子6g，肉桂4.5g，数剂后症状基本消失。后给予金匮肾气丸和补中益气丸交替服用以巩固疗效，病愈。

二、心肾阳虚证

治法：温补心肾，兼养精血。

常用方药：人参四逆汤合右归丸加减。

人参 15g	制附子 12g	干姜 9g	肉桂 9g
杜仲 12g	菟丝子 12g	鹿角胶 9g	熟地 24g
枸杞 15g	桑螵蛸 9g	莲须 9g	

水煎服，日 1 剂。

如一住院病人刘某，男，60 岁。胸闷、心悸、气短、汗出、腰酸肢冷、面色苍白、小便频，舌质暗红、苔白，脉迟缓。测血压 90/50 mmHg，心率 45 次 / 分钟。做心电图示：下壁心肌梗死。服上方 3 剂后诸症减轻，心率 60 次 / 分钟左右，血压 100 ～ 160 mmHg。之后配合卧床休息、吸氧，月余后诸症消失，心率、血压均正常，做心电图示陈旧性心梗。病愈。

低血压发有缓急，治疗时要"急则治其标，缓则治其本"。在急症发作时，辨证用药剂量适当加大，如病人服药不便或不及时，而病情近于亡阳脉微欲绝时，应立即救治，可予 50% 葡萄糖 40 ～ 60mL，加参附针或参麦针 10 ～ 20mL，静脉推注。同时针刺人中、内关、足三里、合谷等穴。配合耳针，常选肾上腺、升压点、皮质下、心、神门、交感、激素点等穴。必要时配合现代医学手段抢救。病发较缓时，辨证用药要恰到好处，以症状渐减、服药舒适为佳。在温补的基础上防止滋腻，以免影响脾胃功能，可适当配伍理气健脾和胃的药物如砂仁、陈皮等。另外，应嘱病人平素少食寒凉食物，注意体位变化，避免劳累过度。

脑萎缩的辨证论治

凡经 CT 检查，诊断为脑萎缩者，均出现肾精不足、髓海空虚的证候。临床上表现为精神抑郁、反应迟钝、目光呆滞、健忘甚则痴呆；或精神紧张、心烦少寐；或偏身震颤、麻木不仁，甚则瘫痪；或口眼歪斜，或偏盲，或斜视，或视一为二、视二为一；或舌强语塞、失语，或脘腹胀满、大便秘结、小便失利或失禁等。

不管是内因还是外因，只要能使命门衰弱，肾精亏损，精血不能上奉于脑，或外伤于脑，或脑络破损，瘀血内留，或六淫阻络，均可导致脑髓失养而萎缩不全。可见，关键在于"虚"字。均应以补益元气、填精益髓为治疗原则。神昏者，佐以化瘀祛痰、醒神开窍；心火过旺者，佐以清心安神；痰瘀阻络者，佐以化痰祛瘀、活血通络；肝阳上亢者，佐以平肝潜阳；肝风内动者，佐以柔肝息风；命门火衰者，佐以补火壮阳、化气行水；腑气不通者，佐以通腑泻瘀。

为了解除髓海不足，脑髓枯萎之患，邵念方教授自拟了补髓健脑汤。

组成：

| 制首乌 30g | 黄精 24g | 山萸肉 10g | 鹿角胶 10g |
| 茵陈 21g | 泽泻 21g | 葛根 20g | 莲子心 3g |
| 肉桂 3g |

水煎服。或按以上比例配成丸剂常服。

加减： 神昏者，去山萸肉、莲子心，加石菖蒲、郁金、麝香、赤芍、真牛黄，或加服安宫牛黄丸；心烦不寐者，加生地、寸冬、川连、炒枣仁；头晕目眩、烦躁易怒者，加生龙齿、生牡蛎、灵磁石、朱茯神、栀子仁、僵蚕、全蝎；痰瘀阻络者，加清半夏、橘红、云苓、白芥子、天竺黄、丹参、川芎、鸡血藤；痰饮泛滥者，加熟附子、茯苓皮、生白术、北五加皮、炒枳实；腹胀便秘者，去山萸肉，加川朴、大黄、芒硝、炒莱菔子。

脑萎缩患者应注意调养。要点如下：

（1）消除疑虑，稳定情绪：以情胜情，或用说理（医理）开导，或用心理暗示，或用精神转移等法，使病人消除疑虑，安心养病。

（2）积精啬神，爱气养形：让病人节欲忌房，避免劳力劳心过度。

（3）调养后天，以养先天：饮食要丰富全面，不要吃得过饱，保障后天之本的健旺，以养先天、补脑髓。

（4）自身调养，炼气养神：通过练习太极拳、气功等，动静结合，凝神运气，以达到强壮命门、补益脑髓之目的。

验案举例

张某，男，51岁，干部。

右半身麻木1年，加剧半个月。患者因工作劳累而逐渐出现右半身麻木，伴有神志模糊、失语、嗜睡、乏力阵阵发作，每次历5～10分钟，日发5～10次，午后加剧，饮食、二便正常。CT显示左颞叶脑梗死、脑萎缩。舌质红、苔薄白，脉弦细。

方药：补髓健脑汤加减。

制首乌 24g	旱莲草 12g	龟板 24g	黄精 15g
山萸肉 10g	茵陈 20g	泽泻 12g	丹皮 10g
茯苓 15g	石菖蒲 12g	郁金 12g	红花 6g
香附 10g			

水煎服，日1剂。

服54剂后诸症消失，舌脉正常。恢复日常工作，只是稍有劳累则感右半身不适。常服金匮肾气丸，每次1丸，日服3次，以巩固疗效。

论治真心痛（急性心肌梗死）

一、真心痛先兆的诊治

（一）概念

真心痛（急性心肌梗死）病死率很高，一旦发病，来势急骤，病情危重，直接威胁着病人的生命，即所谓"旦发夕死，夕发旦死"。即便是通过抢救与治疗挽回病人的生命，但难以彻底痊愈。若能在先兆期及早发现，给予治疗，杜绝真心痛的发生，则有很大的现实意义。古人早已认识到治未病的重要性，如《素问·四气调神大论》说："圣人不治已病治未病，不治已乱治未乱。"我们统计了120例真心痛病人，有69例有先兆症状，可见有先兆症状的患者占一半以上。69例有先兆症状的病人中有42例因治疗延误导致真心痛。这就提示我们，真心痛先兆不能忽视，必须及时诊断、治疗，以免发生真心痛。

所谓真心痛先兆，是指真心痛之前患者所出现的某些症状，以及检测时发现的某些异常指标。若不及时治疗，少则数小时，多则1个月，可有真心痛发生。

真心痛先兆与西医的急性心肌梗死先兆颇为一致，故在临床上西医诊断为急性心肌梗死先兆者，可按真心痛先兆辨证论治。

（二）诊断标准

主症：左侧胸膺或膻中处突发憋闷、心悸、剧痛，疼痛常可窜及肩背、前臂、胃脘，或沿手少阴、厥阴经循行部位窜至中指或小指。

兼症：神疲乏力，气短懒言，心烦少寐，头晕眼花，大汗淋漓，四肢厥冷。

发病特点：突然发病，或原有心痛又突然严重发作；含服硝酸甘油难以缓解；年龄在40岁以上；有高血压、糖尿病、高脂血症、脑动脉硬化、中风史。

诱发因素：情绪波动、气候变化、饮食不节、劳累过度、烟酒过度等。

心电图改变与前几周比较具有下列情形之一者：①S-T段呈缺血型压低≥2mm，或抬高≥3mm。②T波由直立变倒置（或较原有倒置），或较原有倒置加深3mm，或类似高钾型高尖T波，伴有R波缩小者。③出现频发的室性早搏，或多源性室早、心动过速、房室传导阻滞、完全性右束支传导阻滞等心律失常。

血液流变学检查：红细胞压积、全血黏度、红细胞电泳、纤维蛋白原等超过正常值。

具备主症、兼症各2项以上，参考发病特点、诱发因素、心电图检查、血液流变学检查即可做出真心痛先兆的诊断。

（三）辨证论治

1. 治标

急则治其标。真心痛先兆最突出的症状就是疼痛。面对突如其来的疼痛，我们常用如下方法治疗。

（1）用多功能圆锟磁针点压耳穴心、神门、交感，以及第二掌骨远心端2/5点，由轻至重，点压共1～3分钟，边点压边让患者做深呼吸。点压后一般疼痛减轻或消失。若效果不明显，改用下法。

（2）用左手拇指端掐压患者左侧心俞或胆俞及阿是穴，掐至患者能够忍受为度。亦可用下法。

（3）用双手拇指端掐压患者双侧三阴交（多用于女性），由轻至重掐压1～3分钟。

（4）服中成药：脉数者（心率较快），用地奥心血康首次0.3～0.4g，以后0.1～0.2g，日服3次；脉缓者（心率偏慢），用心灵丸首次2～3丸，以后1～2丸，日3次。一般均可服益心口服液15～30mL，日3次。

（5）其他措施：立即吸氧。近日饮食欠佳或呕吐者，用10%葡萄糖500mL加丹参注射液20mL静脉滴注。

2. 治本

缓则治其本。

（1）气阴两虚

主症：胸痛胸闷，心悸怔忡，短气乏力，心烦少寐，口渴而不喜热饮，善饥而不能多食。舌质红、苔白少津，脉细数而弱或结代。

治法：益气养阴，化瘀安神。

方药：保生汤（自拟方）。生黄芪、太子参、麦冬、石斛、丹参各 30g，生地、赤芍、生山楂各 15g，山萸肉 12g，炒枣仁 30g，葛根 24g。水煎服。

（2）气虚血瘀

主症：胸中闷痛，呼吸气促，精神不振，怔忡不安，倦怠乏力，面白唇紫，动则诸症加剧。舌质暗淡或有瘀斑，舌下静脉迂曲青紫，脉象细涩。

治法：益气活血，养心安神。

方药：补阳还五汤加减。

（3）胸阳痹阻

主症：胸中钝痛，胸闷憋气，面苍唇青，喘促不安，甚至精神萎靡，息促汗出，四肢厥冷。舌质暗淡，舌下静脉粗大迂曲青紫，舌苔白厚腻，脉象沉滑。

治法：宣痹通阳，化痰消瘀。

方药：瓜蒌薤白半夏汤加味。

按照上述诊断标准，选择 31 例真心痛先兆病人，疗效观察如下：

31 例病人中，用益气养阴、化瘀安神法治疗者 8 例；用益气活血、养心安神法治疗者 10 例；用宣痹通阳、化痰消瘀法治疗者 13 例。具体使用方药如上所述。

经上述方法治疗，第一天主症缓解者 1 例，第二天主症缓解者 4 例，第三天主症缓解者 8 例，第四天主症缓解者 10 例，第五天主症缓解者 5 例，治疗六天以上主症缓解者 3 例。总之，未有 1 例发展为真心痛。

经过 15 天的治疗，5 例血压偏高的患者血压均有不同程度的降低；3 例中风患者患肢功能均有所恢复；8 例心律失常患者 6 例恢复正常，2 例好转。

二、中医治疗急性心肌梗死的优势

急性心肌梗死属中医学真心痛、厥心痛、猝心痛等病证范畴，历代医家积累了丰富的诊治经验。中医治疗急性心肌梗死具有突出的优势：一是从整体观念出发，进行辨证论治；二是急救方法多样，实行综合治疗；三是疗效快、副作用少；四是经治疗之后，并发症少；五是死亡率低。下面通过 50 例急性心肌梗死的临床疗效分析来阐明上述论点。

我们近几年根据 1979 年"全国中西医结合防治冠心病、心绞痛及心律失常研究座谈会"修订的有关急性心肌梗死的诊断标准，收治了急性心肌梗死 50 例。其中用中医中药治疗者（称中药组）26 例，用中医中药和西医西药共同治疗者（称中西药组）24 例。

（一）一般资料

中药组 26 人，其中男 20 人、女 6 人。年龄最大者 72 岁，最小者 40 岁，平均 57 岁。梗死范围：广泛心肌梗死 8 人，第二次心肌梗死 2 人，一般心肌梗死 16 人。合并症：糖尿病 3 例，高血压 1 例，慢性肾炎 1 例。并发症：心律失常 1 例，心源性休克 2 例，急性胃炎 1 例。

中西药组 24 人，其中男 21 人、女 3 人。年龄最大者 81 岁，最小者 26 岁，平均 55 岁。梗死范围：广泛心肌梗死 5 人，第二次心肌梗死 3 人，一般心肌梗死 16 人。合并症：糖尿病 1 例，高血压 5 例。并发症：心律失常 2 例，肺部感染 4 例，心力衰竭 4 例，心源性休克 4 例。

（二）治疗方法和用药

中药组病人一入院就用中医辨证施治，在住院期间始终不用西药。若患者开始用中医方法治疗，在治疗过程中不管什么原因导致病情恶化，在抢救时使用了西药，经抢救无效而死亡者，也应列入中药组。中西药组病人既用中医辨证施治，也用西药进行治疗，即同时使用两种医疗方法。

1. 中医急救措施

（1）对心痛（心绞痛）的治疗

①全息圆锟磁针点压：点压掌骨第二节内侧心脏点，以及耳穴心和神门。

②针灸。体针：立即刺膻中透鸠尾、内关，中刺激，不留针。若疼痛不止，加通里、神门。耳针：取心、皮质下、交感、肾上腺等穴点压 1 分钟，压上活心丹或心灵丸等，用胶布固定。

③按摩：掐压内关，或神门，或心俞、厥阴俞，用拇指端内面掐揉，由轻至重，以感酸、麻、胀、痛难以忍受而心痛减轻或消失为度。

④中成药。寒心舒气雾剂：对准舌下，每次喷雾 2 ～ 3 次（温通散寒、理气止痛）。热心舒气雾剂：用法同上（凉血清热、活血止痛）。麝香保心丸：1 ～ 2 粒含服或吞服（芳香温通、益气强心）。速效救心丸：1 ～ 2 丸含服（理气活血）。活心丸：1 ～ 2 丸含服或吞服（养心活血）。地奥心血康：每服 0.2 ～ 0.3g，日 3 次。药粉：延胡索粉、三七粉、全蝎粉各等份，每服 3 ～ 6g，

日 2 次。

⑤注射剂。丹参注射液：20mL 加入 5% 葡萄糖溶液 250～500mL 中静滴，日 1～2 次。川芎注射液：60mL 加入 5% 葡萄糖溶液 500mL 中静滴，日 1～2 次。

（2）对脉结、代（心律失常）的治疗：在治疗心痛的同时，加用如下措施。

①全息圆锟磁针点压内关、耳穴之交感穴。

②针灸。体针：刺内关、心俞、神门。脉数者，加间使；脉迟者，加素髎、通里。多用补法。耳针：刺心、交感、神门。留针 15 分钟。

③中成药。益心口服液：15～30mL，口服，日 3 次。三七冠心片：2～4 片，口服，日 3 次。心脉康片：4～6 片，口服，日 3 次。

④注射液。生脉注射液：2～4mL，肌注，日 1 次；或 10～20mL，加入 10% 葡萄糖溶液 250mL 中，静滴，日 1 次。万年青注射液：2～4mL，肌注，日 1 次。

（3）对喘脱（心力衰竭）的治疗；在进行上述辨证治疗的同时，选加如下措施。

①全息圆锟磁针点压耳穴内分泌、肾上腺、心等穴。

②针灸。体针：刺内关、心俞、神门、三阴交、水分等穴，均用补法。

耳针：刺皮质下、交感、肺、小肠。

③中成药。益心口服液：30～40mL，口服，日 3 次。福寿草片：1 片，口服，日 2 次。

④注射剂。福寿草总苷注射液 0.125～0.25mg，加入 50% 葡萄糖溶液 40mL 中，缓慢静注，日 1～2 次。

（4）对厥脱（休克）的治疗：在进行上述辨证治疗的同时，选用下列措施。

①全息圆锟磁针用力点压人中，耳穴肾上腺、皮质下等穴。

②针灸。体针：刺水沟、素髎、内关、督脉、任脉，强刺激；灸神阙、关元。耳针：刺肾上腺、枕、心、皮质下，强刺激。

③注射剂。参附注射液：6～12mL，加入 5% 葡萄糖溶液 500mL 中，静滴，日 1～2 次。枳实注射液：2～4mL，加入 5% 葡萄糖溶液 500mL 中，静滴，日 1～2 次。四逆注射液：2～4mL，加入 5% 葡萄糖溶液 500mL 中，静滴，日 1～2 次。

2.一般治疗措施

（1）辨证论治

①心阳欲脱证：平素畏寒肢冷，神倦乏力，胸痛阵作。

主症： 突然晕厥，汗出肢冷，面色苍白，醒后胸中闷痛，精神萎靡，舌质淡红边有齿印，舌苔薄白滑，脉象微细或结代。

治法： 回阳救逆，敛阴固脱。

方药： 参附救逆汤（自拟方）。熟附子12g，人参24g，丹参24g，麦冬24g，五味子12g，炙甘草10g，桂枝6g。水煎服，日1～2剂。

加减： 若畏寒肢冷、腰酸耳鸣、夜尿频数明显者，加淫羊藿15g，肉桂6g；若喘促不安、咳吐白痰、夜间憋醒者，加葶苈子15g，北五加皮10g，水菖蒲15g；若面目浮肿、脘腹胀满者，加白术15g，茯苓30g，大腹皮24g，去炙甘草、五味子。

②气虚血瘀证：平素体倦乏力，劳累则胸痛阵作。

主症： 胸中闷痛，呼吸气促，倦怠乏力，动则诸症加剧，舌质暗淡而有瘀斑，脉象细涩。

治法： 益气活血，养心安神。

方药： 补阳还五汤加减。生黄芪60g，桃仁6g，红花6g，当归尾6g，赤白芍各10g，葛根15g。水煎服，日1剂。

加减： 若自汗、乏力明显者，加西洋参10g，山萸肉15g；胸中刺痛、怔忡不安者，加三七粉（冲）3g，琥珀粉（冲）1g；胸闷纳呆者，加丹参20g，檀香10g，砂仁6g。

③气阴两虚证：平素体弱，遇冷、遇热、遇劳累均易发病。

主症： 胸痛胸闷，短气乏力，心烦少寐，口干而喜热饮，舌质红苔白少津，脉象细数而弱或结代。

治法： 益气养阴，活血安神。

方药： 保元汤合生脉散加减。生黄芪30g，丹参30g，麦冬30g，石斛30g，五味子12g，生地20g，炒枣仁24g，赤白芍各12g，生山楂12g。水煎服，日1剂。

加减： 胸痛明显者，加桂枝、桃仁各10g；口渴喜冷饮、舌红苔黄者，加花粉30g，知母10g，黄柏10g；怔忡、自汗、脉象微细者，加西洋参24g。

④阴虚火旺证：素体消瘦，有消渴或眩晕病史。

主症： 突发胸中热痛，心烦易怒，少寐，五心烦热，腰酸颧红，溲赤便秘，舌质红绛少苔，脉象弦细数。

治法：滋阴降火，清肝泄热。

方药：滋水清肝饮加减。生地 30g，山萸肉 12g，丹皮 12g，茯苓 15g，泽泻 24g，麦冬 30g，炒枣仁 30g，栀子 10g，丹参 20g。水煎服，日 1 剂。

加减：低热盗汗者，加知母 12g，黄柏 12g，肉桂 3g；心悸少寐明显者，加莲子心 3g，苦参 6g。

⑤胸阳痹阻证：素患久咳久喘。

主症：胸窒而痛，喘促不安，咳吐白痰，甚者神昏不语，息促汗出，四肢厥冷，舌质胖淡，边有齿印，苔白厚腻，脉象沉滑。

治法：宣痹通阳，化痰醒神。

方药：瓜蒌薤白半夏汤加减。瓜蒌 30g，丹参 30g，薤白 12g，前胡 15g，郁金 12g，石菖蒲 12g，葶苈子 15g，清半夏 12g，桂枝 12g。水煎服，日 1 剂。

加减：若怔忡、浮肿明显者，加茯苓 30g，白术 15g；神昏、肢冷、脉微者，加熟附子 30g，人参 30g，麝香（绢包煎）0.1g。

⑥气滞血瘀证：多因七情过极而诱发。

主症：胸中剧痛，如绞如刺，两胁胀满，胸闷憋气，四肢厥冷，自汗不止，舌质暗红有瘀斑，苔薄黄，脉象弦数。

治法：疏肝理气，活血止痛。

方药：柴胡疏肝散加减。柴胡 15g，郁金 12g，炒枳壳 12g，白芍 15g，丹参 24g，瓜蒌 24g，炒延胡索 12g，川芎 12g，红花 10g，炙甘草 6g。水煎服，日 1 剂。

加减：心烦少寐明显者，加炒枣仁 30g，栀子 10g；腹胀便秘者，加酒大黄 10g，炒莱菔子 20g；脘闷纳呆者，加厚朴 12g，生山楂 24g。

⑦胃腑瘀积证：素有脘痞纳呆。

主症：胸脘刺痛，脘痞腹胀，恶心纳呆，心中动悸，大便秘结，舌体胖边有齿印，苔淡黄厚腻，脉象弦滑数。

治法：通腑和胃，化瘀通络。

方药：小陷胸汤合丹参饮加减。瓜蒌 30g，丹参 30g，清半夏 12g，生大黄 10g，檀香 10g，砂仁 10g。水煎服，日 1 剂。

加减：腹胀便秘明显者，加厚朴 10g，芒硝 10g；脘闷纳呆明显者，加鸡内金 10g，生山楂 15g；胸脘剧痛者，加三棱 12g，莪术 12g，三七粉（冲）3g。

（2）治疗概况：如表2所示。

表 2　治疗概况

所用方药	中西药组	中药组
参附救逆汤	1 例	1 例
补阳还五汤	11 例	9 例
保元汤和生脉散	9 例	10 例
滋水清肝饮	0 例	1 例
瓜蒌薤白半夏汤	3 例	2 例
柴胡疏肝散	0 例	2 例
小陷胸汤合丹参饮	0 例	1 例
极化液	24 例	0 例
低分子右旋醣酐	13 例	0 例
消心痛	20 例	0 例
硝酸甘油	24 例	0 例
心得安	11 例	0 例
罂粟碱	2 例	0 例
杜冷丁	3 例	0 例
A.T.P	3 例	0 例
辅酶 A	3 例	0 例
CAMP	1 例	0 例
安 定	15 例	0 例
其 他	6 例	0 例

表 2 说明了气虚血瘀证和气阴两虚证在临床上较为多见。

（三）疗效观察

笔者以病人自觉症状的消失天数（平均数）、心电图改善情况（心电图由急性心肌梗死演变为亚急性心肌梗死或陈旧性心肌梗死）、三大并发症的出现率、死亡率及住院天数等，来评估两组疗效，从中总结经验，以便指导临床。疗效如表 3 所示。

表 3　疗效观察

	中药组	中西药组
自觉症状消失天数（平均数）	32	49
心电图改善天数（平均数）	32	36
三大并发症出现率	7.7%	29%
死亡率	7.7%	20%
住院天数（平均数）	55.5	56

从表 3 可以看出，中药组的疗效优于中西药组，尤其在自觉症状的消失、三大并发症的出现率、死亡率等方面表现更为突出。

（四）死亡原因

从死亡的直接原因看，中药组死亡 2 例，1 例因吃不洁之物引起急性胃炎诱发心力衰竭；1 例并发肺部感染诱发心力衰竭，终致心源性休克而死亡。中西药组死亡 5 例，1 例死于急性心力衰竭；3 例死于并发肺部感染诱发心力衰竭，终致心源性休克；1 例并发心律失常（Ⅲ度房室传导阻滞），在安装人工起搏器时心脏骤停。

两组共死亡 7 例，总死亡率为 14%。

（五）验案举例

案一　满某，男，43 岁，干部。

胸痛阵作 3 天，于 1989 年 2 月 14 日入院治疗。症见胸中剧痛如刺，痛彻肩背，大汗淋漓，心悸气短，口干欲饮，诸症呈阵发性加剧。舌质红有瘀斑、苔淡黄腻，脉象细弱。血压 128/90mmHg，心电图示急性广泛前壁心肌梗死。

辨证：心肺气虚，气不帅血，血阻心络。

治法：益气养阴，活血通络。

方药：保元汤合生脉散加减。

人参 12g	生黄芪 15g	麦冬 15g	丹参 30g
桑寄生 30g	炒枣仁 30g	葛根 18g	生山楂 15g
川芎 6g	黄柏 4.5g	五味子 3g	

水煎服，日1剂。服13剂后去人参。

服药后病情稳定，5天后翻身自如，14天后能坐起，23天后下床活动，25天后心电图由急性演变为亚急性广泛前壁心肌梗死，住院55天后出院。

案二　张某，男，48岁，职员。

胸痛半小时，于1985年10月30日入院治疗。因劳累而引起胸中剧痛、胸闷憋气、大汗淋漓，含硝酸甘油后剧痛缓解数分钟后再发作。舌质淡、苔薄白，脉象细数而弱。血压 150 / 98mmHg，心电图示急性前间壁心肌梗死。

辨证：气阴两虚，瘀阻心络。

治法：益气养阴，通络止痛。

方药：保元汤合生脉散加减。

生黄芪 15g	人参 10g	麦冬 30g	五味子 3g
当归尾 10g	郁金 12g	橘络 10g	路路通 10g
沉香 3g	三七粉（冲）1.5g		

水煎服，日1剂。

西医诊断为急性前间壁心肌梗死，药用消心痛、心得安、心痛定各10mg，安定 2.5mg，日3次；5%葡萄糖 500mL，10%氯化钾 10mL，胰岛素 8U，CAMP40mg，辅酶 A100U，利多卡因 500mg，静脉滴注，日1次；10%葡萄糖 500mL，10%氯化钾 10mL，罂粟碱 60mg，辅酶 A100U，静脉滴注，日1次；低分子右旋糖酐 500mL，丹参注射液 10mL，静脉滴注，日1次。此外，还用了冠心苏合丸、心灵丸、氨茶碱、地塞米松等药。

用上述中西药兼施，治至第10天，心电图由急性前间壁心肌梗死发展到急性广泛前壁心肌梗死。治至第56天，心电图演变为亚急性广泛前壁心肌梗死。33天后病人始能坐起，48天后下床活动，住院128天后出院。

（六）讨论

1. 中药组的疗效为什么高于中西药组

由上述疗效总结可以看出，中药组在自觉症状的消失、三大并发症的出现率、死亡率等方面的疗效，均优于中西药组。为什么会出现这样的结果？笔者认为，中药组是从中医学整体观念出发进行辨证论治的。运用中医学的综合疗法来平衡阴阳、调理气机、补益气血，以达到祛除病邪（消痰化瘀）、恢复健康之目的。若同时再用西医理论指导加用一系列的西药，两个体系、两种理论、两组药物同时进入同一病体，二者在发挥各自药理作用时是相互协同，还是相互干扰，还是部分协同部分干扰，其功效是相加还是相减，现在没人做这方面的实验，很难得出正确结论。但上述总结说明是后者，而不是前者。所以，中药组的疗效高于中西药组的疗效。

2. 为什么中药组的三大并发症较中西药组少

从两组的病情对比看，中药组中广泛心肌梗死和第二次心肌梗死者为数不少，病情较中西药组病人重，而并发症反而较少，其主要原因：一是中药及其他疗法无毒副作用，故不会出现药源性的并发症；二是中医综合疗法不仅止痛和消除其他症状迅速，而且能使阴阳平衡、气血调和、正气旺盛，不易招致外邪侵袭；三是未用西药，没受其干扰，能够正常地发挥中药的治疗作用。所以，心脏功能恢复快，症状消失快，三大并发症少，死亡率低。

3. 能否否定中西医结合的疗效

中西医结合应是二者有机地结合，在理论上互相渗透、在治法上互相补充、在用药上合理配合，通过互相结合而取长补短、相辅相成，更好地发挥各自的药效。中西医结合绝非机械地中西药并用，更不是对一个危重病人，中医用中医的治法，西医用西医的治法。如果某个医生既是高明的中医又是高明的西医，用中西两个理论体系深入分析病机，在用药时权衡利弊合理配伍，相互抵消副作用，以便促进药效的正常发挥。其疗效不是1加1等于2，而是等于3，甚至等于4。可见，若能正确地中西医结合，疗效肯定能提高。但当今不少医院是中西药并用，难以达到中西医结合的水平，故往往事与愿违。

4. 从死亡原因得到的启示

从死亡原因看，多数患者死于抵抗力骤减，加之护理不周、饮食不当而引起肺炎、胃炎，导致心力衰竭，出现心源性休克。因而，对急性心肌梗死病人，要尽量避免中西药乱用。在中医院最好是用中医进行辨证论治，采取综合治疗措施，有条件的医院可试用中西医结合的方法。对病人安神志、调饮食、适寒暖、通大便亦是非常重要的。

三、诊治真心痛的几点体会

真心痛相当于西医学的急性心肌梗死等心脏急症，属重危病症范畴，正如《内经》所云："旦发夕死，夕发旦死。"古今中外的医家都十分重视对此病的诊治。中医辨证论治真心痛有很好的疗效，现把邵念方教授30余年来诊治真心痛的几点体会简述于下。

（一）安定神志，避免精神紧张

心主神明，"主明则下安，主不明则十二官危"在临床实践中有十分重要的指导意义。精神神志对身心健康的影响是很大的，对真心痛病人的安危影响更大，因此，真心痛病人要安定神志。主要采取如下措施：①保持室内清静，避免噪音和不良刺激。最好独居一室，除医、护人员和必要的陪伴外，他人不得入内。②在辨证论治的处方中加入安神药，如柏子仁、酸枣仁、夜交藤、炙百合、琥珀粉等。③用语言安慰病人，使病人树立战胜疾病的信心，抱有早日康复的希望，驱除恐惧心理。

（二）调理脾胃，以防子盗母气

真心痛发作之后最易引起脾胃失调、运化失常，而出现腹胀、便秘、舌苔厚腻等，此乃"母病及子"。脾是后天之本、气血生化之源、气机升降之枢纽，脾胃一旦失常，直接影响真心痛的恢复，即所谓"子盗母气"。因而，在治疗真心痛时，必须牢记调理脾胃。调理脾胃涉及很多内容，但临床最常见也是最重要的病理环节是腑气不通（大便秘结），因此，通腑泻浊是治疗真心痛的又一重要方法。阴阳调和，九窍通灵，顽痰瘀血自能消退，脾胃健运，气血得以滋生，受损心脉得养，真心痛自然得以康复。所以，在治疗真心痛的过程中，调理脾胃是重要措施之一。

（三）重视气虚，亦防气滞不畅

心主血脉，以气为用，只有心气壮旺才能帅血充脉，使血液循环不休，如环无端。气虚故血行无力而致瘀阻，且气以通为贵，患真心痛之后不仅有元气亏虚，而且最易导致气滞不通，而致瘀血内阻，出现胸中剧痛，即所谓"不通则痛"。因此，调理气机是治疗真心痛的又一重要环节。治疗真心痛时调理气机要从以下几方面着手。

1. 滋水养肝，荣木生火

肝主气，体阴用阳，主气机升降。在用药时注意用补养肝体和舒达肝气的药物，如白芍、柴胡、郁金等。医护人员及陪人的言行要让病人满意，使病人肝体得养、肝气条达、心气调顺以益于康复。

2. 调理中气，确保气机畅通

脾居中焦，为气机升降之中枢，如果脾胃之气壅滞不通，必然致使气机升降失调，加剧气滞血瘀，导致病情恶化。调理中气除上述的通腑泻浊之外，在中医处方中还要注意加用和胃降逆、消食化滞的药物，如莱菔子、生麦芽、生山楂、苏子等。

3. 大补元气，同时佐用理气

真心痛的主要病机是正气极虚、邪气极实，为了防止元气暴脱，常常不采用"急则治标"的治则，而是"急则治本"或"危则顾本"，才能挽回患者的生命。可用人参之类大补元气，佐以理气、行气药，如陈皮、木香、枳壳、延胡索、檀香、降香等，使补而不滞。气以通为贵，血以活为要，只有这样，所补之气才有帅血通脉之功，才能起到治疗真心痛的作用。不然的话，只补其气，不但造成邪气更加壅滞，而且造成内火炽盛，导致诸多变证而加重病情。所以，治疗真心痛切记补气，勿忘行气。

（四）突出中医，严禁中西药杂投

中医学有独特的理论体系和治疗方法，在数千年的发展中积累了丰富的治疗真心痛的经验。治疗真心痛必须突出中医治疗特色，中医学理论特色主要有两个方面，就是整体观念和辨证论治。整体观念认为人与天地相应，人体本身亦是一个有机的整体，全身的各脏腑、器官、组织有各自独立的功能，在生理上又相互联系、病理上相互影响。这种整体观在指导疾病的诊治上有重要意义，它不仅看到局部的病变，还看到与全身的联系，采取的治疗措施为综合治疗、标本兼顾。例如辨证分析急性心肌梗死（真心痛），不是单纯把它看作冠状动脉分支的闭塞，而是一种病位在心，是与全身脏腑、阴阳、气血失调相关的大虚大实的危重症。中医在诊断上的着眼点既看到瘀血闭阻心脉的邪实证候，又重视气血阴阳的虚衰证候，采用的治疗原则是攻补兼施、综合治疗，运用活血化瘀法畅通心脉、益气养阴温阳法扶正固本，维护心脏功能。常用治法：辨证给予汤剂及其他中成药等、静滴参麦注射液、针灸、点穴。病程中若出现合并症及剧烈胸痛，有时单独用中药效果不明显，则应及时用针对性的西药缓解症状。我们治疗观察了 50 例急性心肌梗死患者，使住院病死率降至7.7% 的低水平。可见，突出中医整体辨证论治特色，采用中医独特的综合诊疗措施救治真心痛，常可取得意想不到的好疗效。

总之，治疗真心痛我们采取先中后西、能中不西，在病情需要时采用以中医药为主的中西医结合的诊治措施。严禁对同一个病人先请西医会诊，制定一套治疗方案，再请中医会诊，又制定一套中医治疗方案，二者各行其是，中医治中医的，西医治西医的，中西药杂投，这样不仅疗效不好，而且增加患者的经济负担。中西医结合应通过医生的全面思考，巧妙组织方药，取中西药各自的药效优势，使其共同发挥更大的治疗作用，消除和降低毒副作用，以争取最佳疗效。如治疗真心痛之心衰，一般来说，西药的强心、利尿、血管扩张剂疗效是明显的，但从根本上改变心功能则未见明显疗效。用中药时不仅能减少西药的毒副作用，如利尿药的排钾作用、强心药的毒性作用等，还可以逐渐停用西药。如治一例真心痛病人，在西医院住院 3 个月，仍不能走路，动则心悸、胸闷、气喘、乏力，使用中药治疗 1 个月后症状减半，3 个月后可跑步，至今5 年仍活动如常人。

（五）病分轻重，防止轻病重治

大家都知道，真心痛（急性心肌梗死）是急危重症，随时可危及生命。因此，一听急性心肌梗死，医护人员都特别重视，重视固然是好事，但一定要分轻重缓急，根据病情对症用药。有位男性农民，50 岁，用自行车带着妻子来我院看病，离开医院时，他说自己胸痛，劳累加重，休息后消失，但仍能上下楼，一查心电图、心肌酶等，确诊急性前间壁心肌梗死，收住急诊室。治疗期间并未限制下地活动，经用中药汤剂和丹参注射液治疗，15 天诸症消失，心电图结果好转后出院。还有一例本院家属也是前间壁心肌梗死，医院领导、各级医护人员高度重视，中西医两套会诊班子轮流会诊，结果因输液过多，一度造成心衰。中西药杂投，治到第 11 天由前间壁发展到广泛前壁梗死。

（六）急救措施

1. 点穴针刺、按摩止痛

邵念方教授研制了一种全息圆锟磁针，以全息理论指导穴位点压止痛，效果明显。心痛发作时点压手背掌骨桡侧"心脏"（掌骨小头下8分），由轻到重缓慢施压，亦可用该磁针点压耳穴"心"和"神门"。或用针刺止痛，针刺膻中、鸠尾（透）、双内关穴，中刺激不留针，若疼痛不止加通里、神门，得气后留针3～5分钟。或用耳针止痛，取"心""皮质下""交感""肾上腺"等穴，也可在上述穴位附近找阿是穴（压痛点），毫针捻入，留针10分钟。老年体弱者可用耳穴贴压法。在穴位处压活心丹、心灵丸等药，用胶布固定。按摩亦能止痛，用两手拇指端内面掐揉两内关穴，以患者出现酸麻胀感为度，若疼痛不止加按神门穴，或掐按心俞、厥阴俞及附近阿是穴。患者左侧心俞、厥阴俞常有明显压痛，由轻渐重按揉至出现酸麻胀感，同时胸痛减轻或消失，再由重至轻，持续5～10分钟。

2. 含服、口服丸药

常选用速效救心丸、麝香保心丸、苏冰滴丸、活心丸、心宝丸。

3. 外敷膏药

心痛贴（自制），功能宽胸理气、通脉止痛，每次1贴，敷贴于膻中穴；或用心绞痛宁膏（锦州中药厂），功能活血化瘀、芳香开窍，每次2贴，敷贴于心前区。

4. 滴针剂

中药静脉用针剂有应用便捷、药效专著之特点，为中医治疗真心痛的必需药物，临床要辨证选用。瘀血阻滞者选丹参注射液、脉络宁注射液、川芎嗪注射液；气阴两虚者选参麦注射液、生脉注射液；心阳虚脱者用参附注射液、参附青注射液。真心痛证属本虚标实、虚实夹杂，各种针剂可根据证型配合应用，如气阴两虚，瘀血阻络证可用生脉注射液合脉络宁注射液，分别加入5%葡萄糖液250mL中静滴。我认为，中药针剂在研制过程中经过了严密的药理实验和临床验证，在治疗真心痛的临床实践中也确实疗效明显，比以前常用的一些西药如极化液等效果要好，完全可以取而代之。

（七）证治举要

1. 气虚血瘀证

此证由心气不足，帅血无权，心脉瘀阻而致。症见心胸剧痛且痛有定处、气短乏力、心悸自汗、面晦唇青，诸症动则加剧。舌质紫暗，或有瘀斑，脉弦细无力。此证为真心痛常见证型。治以益气活血、通脉止痛。方选保元汤合丹参饮加减：黄芪 30g，人参 12g，丹参 30g，檀香 10g，砂仁 10g，川芎 6g，桂枝 6g，炙甘草 6g。加减：自汗畏风明显者加白术 12g，防风 6g；脘闷纳呆者加半夏 10g，生山楂 18g；动则心悸、心痛者加麦冬 30g，葛根 30g，三七（冲服）3g。

2. 心阳欲脱证

此证由心阳虚衰，心血瘀阻，阳不固阴，阴不敛阳而致。症见胸痛剧烈、心悸胸闷、面色苍白、大汗淋漓、畏寒肢冷。舌质紫暗，脉微欲绝。治当温阳益气、敛阴固脱。方用参附救逆汤（自拟）：熟附子 15g，人参 24g，炙甘草 9g，桂枝 9g，丹参 24g，麦冬 24g，五味子 12g。加减：若烦躁不安、汗出如油者加天冬 30g，熟地 20g，肉桂 6g，煅龙骨 30g；若寒凝心脉，绞痛欲死者加干姜 12g，细辛 3g，荜茇 12g。

3. 水气凌心证

此证由心阳暴伤，水饮上逆，凌心射肺所致。症见心痛暴作、憋闷喘促、咳吐痰涎、怔忡自汗、形寒肢冷。舌质紫暗，脉沉数微。治以温阳益气、化饮通脉。方选温阳化饮汤（自拟）：熟附子 12g，人参 12g，桂枝 15g，茯苓 30g，葶苈子 24g，北五加皮 6g，丹参 20g，石菖蒲 15g。加减：若心悸明显、浮肿者加泽泻 30g，泽兰 15g；憋闷、咳吐痰涎甚者加瓜蒌 30g，薤白 12g。

四、中医治疗急性心肌梗死近况

近年来，我国心肌梗死的发病率有逐年增高的趋势。住院病人急性期死亡率高，过去为 30%～50%，近年来有所下降。近几年来，运用中医和中西医结合治疗本病，取得了较好的疗效，现将有关文献综述如下。

（一）辨证论治

周氏认为，调整阴阳、扶正祛邪是治疗本病的中心环节。

扶正固本，调整阴阳：气虚者，用保元汤；阳虚者，用四味回阳饮（人参、炙甘草、附子、炮姜）；阳虚阴损者，用六味回阳饮（四味回阳饮加当归、熟地）；阳虚血瘀者，用急救回阳饮（人参、白术、附子、干姜、桃仁、红花）；心肺气阴不足者，用生脉散或五味子汤（人参、麦冬、五味子、黄芪、甘草）；肝肾亏虚者，用大补元煎。

对疼痛的治疗：①以通为补：寒凝血滞者，自制心痛散（良姜、白芷、细辛、延胡索、冰片）；血瘀气滞者，通窍活血汤或血府逐瘀汤。②通补兼施：气虚血滞者，补阳还五汤；阴虚血涩者，托里定痛散（熟地、当归、白芍、川芎、乳香、没药、罂粟壳）。

邓氏对气虚血瘀型用冠心四号：黄芪、白术、丹参、炙甘草、莪术、延胡索、党参、神曲、麦芽、干漆；阴虚阳亢型用野菊花、钩藤、生石决明、夏枯草、益母草、寄生、女贞子、珍珠母；痰浊内阻型用陈皮、半夏、云苓、竹茹、枳壳；气阴两虚型用党参、寸冬、五味子、黄芪、茯苓、玉竹、檀香；心肺气虚型用黄芪、党参、沙参、寸冬、附子、桂枝、冬花、杏仁、茯苓；心肾阳虚型用人参、附子、麦冬、白术、益母草、干姜；心阳虚脱型用红参、麦冬、附子、干姜、五味子、炙甘草。死亡率为9.3%。

郭氏等人以益气养阴、活血通络为治则，气虚或阳虚为主者，以保元汤、四逆汤或人参汤加减；气阴不足为主者，以生脉散或增液汤加减；阳气虚脱者，以独养汤、参附汤、参附龙牡汤加减；阴虚阳脱者，以回阳返本汤加减。

张氏等人分析了60例本病患者，多有痰浊阻滞之证，故以化痰泄浊为治则。①气滞血瘀夹痰浊者，治宜舒肝理气、活血化浊，用四逆散、柴胡疏肝散或逍遥散加丹参、血竭、三七、瓜蒌、薤白、半夏等。②气虚血瘀夹痰浊者，治宜健脾益气、活血化浊。脾胃虚弱者，用参苓白术散；气血两虚者，用参芪四物汤，并加丹参、郁金、藿香、佩兰、枳壳等。③阴虚血瘀夹痰浊者，治宜养阴为主，佐以化痰法。④阳虚血瘀夹痰浊者，治宜益气温阳、活血化浊，重者当回阳救逆、温阳化浊，常用参附汤、真武汤或当归四逆汤。

戴氏分三型治疗：①气虚型：冲服野山参或朝鲜参粉，注射黄芪针，党参、黄芪、白术、茯苓、甘草水煎服；②血瘀型：口服苏合香丸或麝香保心丸，注射丹参针，丹参、益母草、莪术、赤芍、失笑散水煎服；③气虚血瘀型：注射黄芪、丹参针，党参、黄芪、甘草、丹参、益母、川芎水煎服。

邵氏等人则分为7个证型来施治：①心阳欲脱：治以回阳救逆、敛阴固脱，方用回阳救逆汤；②气虚血瘀：治以益气活血、养血安神，方用补阳还五汤加减；③气阴两虚：治以益气养阴、活血安神，方用保生汤；④阴虚火旺：治以滋水清火、通脉安神，方用滋水清火汤；⑤胸阳痹阻：治以宣痹通阳、化痰醒神，方用瓜蒌薤白半夏汤加味；⑥气滞血瘀：治以疏肝理气、活血止痛，方用柴胡疏肝散加减；⑦胃腑瘀积：治以通腑和胃、化瘀通络，方用小陷胸汤合丹参饮加减。治疗31例，痊愈4例，显效23例，有效2例，无效1例，死亡1例。

（二）中西药并用

赵氏运用辨证与辨病结合，分期论治142例急性心肌梗死患者。①重危期（126天）：证属心阳虚损，血瘀痰阻。治宜温补心阳、活血化瘀。方药：人参、黄芪或党参、附子、丹参、寸冬、陈皮、三七。②演变期（7～21天）：证属阴阳两虚，气滞血瘀。治宜调补阴阳、益气活血。方药：党参、黄芪、黄精、丹参、当归、川芎、赤芍、郁金、山楂、红花、鸡血藤、三七粉。③恢复期：证属脉络失畅，心气不足。治宜活血化瘀、益气养血。方药：黄芪、黄精、当归、丹参、川芎、红花、郁金、鸡内金、山楂、穿山龙、三七粉。同时对变证进行加减治疗。以上各型均并用西药，如肝素、硝酸甘油、阿托品、洋地黄、多巴胺等。死亡率为0.4%。

金氏等人用西药常规治疗、中医辨证施治。①急性期：证属气滞血瘀者，治宜化瘀通脉止痛、养心阴、通心阳。方药：黄芪、丹参、益母草、玄参、人参。②演变及恢复期：证属心阳不足，气滞血瘀者，治宜通心阳、活气血。方药：黄芪、党参、五味子、香附、桂枝、炙甘草。证属心阴虚者，治宜养心阴、活血通络。方药：人参、麦冬、五味子、生地、白芍、当归、丹参、石斛、香附、炙甘草。③进入恢复期：治宜活血化瘀为主。方药：瓜蒌、薤白、郁金、益母草、姜黄等。治疗142例，死亡率为15%。

崔氏等人以冠心Ⅰ号（丹参、川芎、红花、鸡血藤、降香、旱三七、赤芍、蒲黄、五灵脂）为主，并随证加减，同时用西药常规治疗，死亡率为5%。

何氏等人以益气养阴、活血通络、温阳化饮为治，选用参附汤、炙甘草汤、补阳还五汤、冠心Ⅱ号、瓜蒌薤白半夏汤等，配合西药极化液、利多卡因、激素及对症疗法，共治10例，均有并发症，死亡1例，死亡率为10%。

周氏辨证：①邪实型：寒痰血瘀型，治宜温阳豁痰、活血化瘀，方用南心Ⅰ号（瓜蒌、薤白、丹参、半夏、桃仁、五灵脂、桂枝、三七、琥珀）；热痰瘀血型，治宜清热化痰、活血止痛，方用南心Ⅱ号（瓜蒌、桃仁、苦参、半夏、红花、蒲黄、五灵脂）。②正虚型：阴虚型，治宜养阴清热、补心肾，用生脉散加减；阳虚型，治宜温补肾阳、补心肾，用右归丸加减，重用枸杞子、山萸肉、熟附子；阴阳俱虚型，治宜补心肾、益气养血，用炙甘草汤或金匮肾气丸；阴虚阳亢型，治宜滋水涵木、镇肝降逆，方用生地、杭芍、生石决明、夏枯草、代赭石、怀牛膝、桑寄生、杜仲、菊花。治疗154例，死亡率为14.9%。

于氏等人用苦碟子全草制成注射液，称为碟脉灵，每次用20～40mL加入5%～10%葡萄糖液250mL中静滴，14天为一疗程，同时使用能量合剂和极化液，抢救18例，死亡1例。

（三）并发症的论治

1.心律失常

金氏等人辨证为心气不足，阴阳两虚，治宜阴阳双补、化瘀通络，方用人参、桂枝、麦冬、泽泻、益母草。

周氏将心律失常分为2型。①快速型：快速而规整，阴虚阳亢者用三甲复脉汤，阴虚火旺者用《景岳全书》的二阴煎（生地、麦冬、酸枣仁、火麻仁、炙甘草）；快速而不规整，气阴俱虚者用大定风珠加人参，痰火郁阻者用《杂病源流犀烛》的金箔镇心丸（胆南星、朱砂、琥珀、天竺黄、牛黄、雄黄、珍珠、麝香、薄荷）。②慢速型：缓慢而规整，阳虚者用自制复脉流膏（附子、干姜、当归、桂枝、人参、甘草、麻黄），阴盛者用麻黄附子细辛汤；缓慢而不规整，阴阳俱虚者用炙甘草汤或自制调律Ⅰ号方（黄芪、党参、甘草、桂枝、当归、杭芍），寒凝血滞者用当归四逆加吴茱萸生姜汤。

郭氏认为，辨证属气虚阴亏，血不养心者，治宜益气活血、滋阴安神。

2.心力衰竭

金氏等人将并发左心衰竭者辨为心肺阴虚、气阴两伤证，治宜补心养肺、活血通络，药用人参、麦冬、桂枝、泽泻、益母草。

周氏将合并左心衰竭者辨为水气凌心犯肺证，用《伤寒六书》之回阳救急汤；将并发右心衰竭者辨为水不化津证，用真武汤合五苓散。

何氏等人将并发左心衰竭者辨为心肺阳虚证，治宜补肺气、助心阳，方用党参、黄芪、麦冬、百合、款冬花、杏仁、桂枝、附子、甘草。

谭氏认为，并发左心衰竭者为心脉瘀阻、水饮郁肺证，治宜强心通脉、肃肺逐饮，用二味参苏饮合葶苈大枣泻肺汤；并发全心衰竭者为心阳衰微、水湿泛滥证，治宜强心通阳、温肾利尿，用真武汤抢救。

郭氏认为，左心衰竭属心阳虚衰、水气射肺凌心者，治宜扶正益气、温阳利水，药用红参、桂枝、玉竹、五味子、当归、桑白皮、茯苓、大腹皮、生姜、五加皮或独参汤。

3. 休克

周氏对心源性休克的治疗如下：阳气欲脱者，用参附龙骨牡蛎汤；阴气消亡者，用生脉散；阴阳俱衰者，用《伤寒六书》之回阳返本汤（附子、干姜、炙甘草、人参、麦冬、五味子、腊茶）。

金氏等人将心源性休克辨为胸阳不振、心阳欲脱证，治宜养心益气、回阳救逆。

廖氏等人观察了急性心肌梗死并发低血压、休克 13 例，方用黄芪、党参、黄精和丹参、赤芍、郁金注射液静滴，并配用生脉液。投以抗心梗合剂（丹参、黄芪、赤芍、郁金、党参、黄精）或辨证施治。疗效：治疗 13 例，死亡率为 23.7%。

谭氏认为，如肢冷无汗，属阴寒内闭，治宜辛温通窍，用当归四逆汤合苏合香丸；肢冷汗出，为阳气外脱，治宜温阳固脱，用参附龙牡汤。

郭氏对心源性休克分三个类型治疗：①轻型（属气阴两亏，有欲脱之势者），治以益气养阴、养营活血。方用生脉散加当归、川芎、生黄芪，浓缩煎剂口服，或用生脉针剂静脉滴注。②中型（属阴液不足，正气不固，阴竭于内、阳厥于外者），治用温阳救逆、扶正养阴法。或用生脉散、四逆汤制成的针剂静脉滴注。③重型（属阴阳离决者），可用红参、附子、干姜做成的针剂（如参附注射液）加上生脉散针剂静脉注滴。

（四）兼症的论治

急性心肌梗死常见的兼症有便秘、恶心呕吐、腹胀、发热等。

1. 便秘

张氏等人认为，本病的便秘与阳旺腑实证不同，多由气虚、阴虚、湿热、气滞、痰浊等原因所致。气虚者，治宜益气补中通便，用补中益气汤加减；阴虚者，宜滋阴通便，用增液承气润肠丸（当归、生地、麻仁、桃仁、枳壳）为主；湿热者，治宜泄热化浊，用香黄膏（藿香、大黄），热重于湿者，用黄连温胆汤，湿重于热者，用三仁汤、藿香正气散加通腑之品；气滞者，治宜导滞消痞、和胃降逆，用木香槟榔丸、保和丸及六磨汤（沉香、木香、槟榔、乌药、枳实、大黄）为主。

2. 腹胀、恶心呕吐

沈氏用通痹消胀汤治疗本病并发腹胀。方药：厚朴、槟榔、大腹皮、瓜蒌、莱菔子、枳壳、大黄、半夏、木通、桃仁、薤白、全当归。饱餐后发病者加神曲、山楂、麦芽；呃逆、恶心呕吐者，加代赭石、沉香、降香；习惯性便秘者，加芒硝。

周氏认为，本病并发恶心呕吐，辨证为寒凝浊逆者用吴茱萸汤，辨证为痰浊内阻者用《临证指南医案》"辛以通之"之法。

3. 发热

周氏对本病发热的治疗如下：阴虚发热者，用增液汤加白薇、青蒿、地骨皮；因郁而生热者，用越鞠丸加黄连、青黛；气虚发热者，用保元汤加柴胡、白术、当归。

陈氏报告，对某心肌梗死患者并发大肠杆菌败血症及泌尿系统感染，重度感染性休克合并Ⅱ度心力衰竭、肺炎、弥漫性血管内凝血、因多种抗生素产生耐药性，加用益气活血、清热解毒、利尿通淋、清肺化痰之中药浓煎鼻饲，使患者转危为安。

（五）药理研究

曲氏进行了瑞香素对家兔实验性急性心肌梗死心肌缺血的作用及对心血管系统影响的研究，认为瑞香素对家兔注射垂体后叶素引起的急性心肌缺血有保护作用，其机理可能与扩张冠状动脉、增加冠脉血流量、扩张末梢血管、降低周围血管阻力及心肌耗氧量等作用有关。

廖氏观察了静注生脉液后的22例患者，其结果是左室射血间期均明显延长，射血前期、等容收缩期明显缩短，心率显著减慢。结果提示，静注本药后，患者左室收缩力有所增强，每搏量、心输出量相应增加，心肌耗氧量减少，因而有利于本病的治疗。

舒氏观察了麦冬制剂（每毫升含麦冬 2g）合小剂量 25% 硫酸镁注射液对实验性急性心肌梗死的作用。其结果表明，该合剂可预防心肌梗死后心律失常的发生，降低心肌耗氧量，增加心肌能量供给，限制心肌梗死范围。

胡氏等人最近观察了中药对心肌梗死患者血小板聚集功能的影响。治疗组 25 例，药用丹参、赤芍、郁金、党参、黄芪、黄精。血小板聚集力测定结果表明，治疗组较用药前凝血时间均延长，各次均有统计学意义，而对照组用药前后的差异均无统计学意义。说明本方有抗凝作用。全部病例，除 1 例 1 个月后死于外科手术外，余 24 例均健在。随着使用本药时间增加，血小板的聚集功能也明显下降，说明使用本方越久，效果越好。

王氏等研究当归注射液对麻醉犬动脉闭塞时心肌梗死范围和室性心律的影响。结果表明，静脉滴注当归（2g/kg）能减小心肌梗死范围和降低室性心动过速的发生率。

顾氏等研究表明，动物在长时间游泳后心肌细胞可出现缺氧性亚微结构的病理改变，而麦冬能显著地减少这一心肌细胞缺氧性损害，充分显示了药物对正常心肌细胞的保护作用。另外，麦冬又能使显著受损的心肌细胞较快地获得修复，促进其愈合，相应地减少心肌细胞的坏死。

张氏报告冠心灵（黄芪、葛根、丹参、山楂等）对健康麻醉犬具有减慢心率、降低血压、降低左室收缩压、减少左室作功指数、降低总外周阻力和冠脉阻力等作用。

（六）临床对照研究

尤氏用冠舒注射液治疗急性心肌梗死 133 例（60 岁以上患者 40 例）。冠舒组：冠舒注射液，每毫升相当于葛根、茵陈、玄参各 1g，延胡索 0.5g，静滴；对照组：西药常规治疗。结果表明，冠舒注射液治疗急性心肌梗死，不仅对控制临床症状、防治并发症、降低病死率疗效显著，而且有减少心肌梗死范围、加速心肌梗死愈合、改善预后的作用。

广安门医院心血管组观察了益气活血合剂治疗急性心肌梗死的疗效。中医组：益气注射液（黄芪、党参、黄精）、活血注射液（丹参、赤芍、郁金），以及益气活血合剂（含上述两方药味，水煎浓缩，口服），连用 8 周；对照组：

西药常规治疗。结果：中医组死亡率6.5%，对照组死亡率14.9%。死于三大并发症的比例前者明显低于后者；中医组60岁以上的患者死亡率和休克发生率均明显低于对照组；心衰及心律失常纠正率中医组则明显高于对照组。

刘氏通过观察31例急性心肌梗死的远期疗效，发现心电图和心电向量的改善、心绞痛的缓解，以及心律失常、心力衰竭的发生率，中医组均明显比西医组少。

（七）讨论

1. 本病的病因病机

综合各家报导，认为本病始于心经气阳虚损，渐至阳损及阴。瘀血、痰浊为气阳两虚的病理产物，又是产生某些症状的原因。黄氏观察了30例病人，其中29例做了冠脉造影，证实均有冠脉瘀塞，采用类似中医活血通络法的抗凝法、溶栓法、扩冠法等综合治疗，收到良好效果，说明确实存在瘀血与心脉不通。徐氏认为以心气虚损为本，痰聚血瘀为标。

严氏认为，在辨证中要抓住阴、阳、痰、瘀及本虚标实的病机特点。静氏等认为，气虚血瘀是本病的共性。黄氏认为，在寒、热、痰、瘀、虚诸证中，瘀血与心脉不通是最主要的、最关键的证型。特别是在发病的初期，若能及早消除瘀血，疏通心脉，则可以防止或减轻其余诸症。孙氏认为，此病以胸阳虚衰为本，痰凝血瘀为标。八纲辨证则以虚为本，气虚为主，在各种心气虚证中，其轻重度依序表现为心气虚证→心气竭证→心气脱证。从脏腑来说，其标在心，其本在肾与命门。

2. 本病的立法拟方

治疗本病应以急则治标、缓则治本为原则，治宜温阳补气、化痰祛瘀为法，关键在于温阳固脱。若本虚为主，当先温阳补气，佐以敛阴，多用于阳虚阴竭的厥逆证；若以标实为主，当先化痰祛瘀、通络止痛。即使虚象显见，也需先通后补，或通补兼施。缓解期的用药原则是温阳而不伤阴，益气而不滞气，养阴而不腻胃，行血而不破血，行气而不破气。

3. 中医中药对急性心肌梗死的疗效

通过上述诸篇报道可知，中医中药对本病有较好的疗效：中医组的病死率为4.5%～6.5%；中西药并用组的病死率为5%～15%；西医组的病死率为14.9%～19.39%。由此可见，中医组的病死率明显低于中西药并用组和西医组。

4. 存在的问题

近几年，中医治疗本病取得了显著成绩，但临床报道的病例不够多，不少文章未设对照组，有些文章只做理论探讨，尚未付诸临床，药理研究亦不够广泛和深入。为达到对本病治疗速效、高效和长效的目的，应进行广泛探讨，深入研究。

五、略论急性心肌梗死证治八法

心肌梗死是由于持久而严重的急性心肌缺血所引起的部分心肌坏死，在临床上表现为胸痛、急性循环障碍和对坏死心肌的全身反应，以及心肌急性损伤、缺血与坏死等一系列改变所引起的持久与进行性演变。本病常常并发心律失常、急性心力衰竭、心源性休克等。这显然是指典型而较严重的急性心肌梗死的病理改变和临床表现。若把现代医学的辨病与中医学的辨证结合起来分析，我们认为急性心肌梗死未必皆属脱证或厥证，更不一定都有"真心病"的"胸痛彻背，背痛彻心""旦发夕死，夕发旦死"的见症。有不少患者既无心绞痛，亦无心衰或休克，仅有胸闷憋气和乏力，只有做心电图才发现急性心肌梗死。对于这类患者，要做到心中有数，既不能手忙脚乱进行无的放矢的"抢救"，也不能麻痹大意，要紧握病机，辨证论治，以防"厥""脱"的发生。由于患者的禀赋不同、病有轻重、诱因不一、兼症各异而出现种种不同证候，因而必然有不同的治法。总的来说，回阳救逆、益气敛阴乃是治疗急性心肌梗死的首要措施，如阳气衰微，症见胸痛不止、面色苍白、四肢厥冷、身出冷汗、脉微欲绝等，可用冠心苏合丸、四逆汤、参附汤或参附龙牡汤等回阳救逆、敛阴固脱。若属气阴两虚、阴不敛阳，症见胸痛、颧红、盗汗、口干、口渴、心烦、不寐、脉细数无力等，可用生脉散、六神丸化服，或用参脉注射液，或用心灵丸化服等益气养阴、清热固脱，但也不能一见有心肌梗死，便千篇一律地进行"抢救"，应当根据所出现的证候进行辨证施治。我们根据临床经验，对急性心肌梗死总结了如下治疗八法。

（一）回阳救逆法

心肺同居上焦胸中，心是血液运行的主导，肺为一身气化的总司，若年高

227

体衰，复受寒邪侵袭，寒邪伤阳，冬季常见。心肺气虚，胸阳衰微，肺失治节，心失主宰，则心脉拘急，出现胸痛短气、面色苍白、精神萎靡、汗出肢冷，甚至昏厥，舌质淡、苔薄白，脉象迟而微弱，为心阳欲脱证。治宜回阳救逆，用参附救逆汤：熟附子15g，人参、丹参、五味子、麦冬各24g，炙甘草9g，桂枝6g。

若汗出不止，加生龙骨、生牡蛎、山萸肉各30g；若喘促不安、咳吐白痰、难以躺卧着，加葶苈子、水菖蒲、桑白皮、汉防己各15g；凡有阳虚之处，就是停痰蒙饮之所，故加上药泻肺达饮以祛实邪；若面浮肢肿、脘闷腹胀者，加茯苓皮、大腹皮、炒附子各18g。

在临床上，体质较弱者或第2、3次心肌梗死者常常出现上述证候。

验案举例

崔某，男，72岁。1978年5月21日入院。住院号1251。

胸痛、胸闷8年，加剧两天。

患冠心病8年，2年前曾患前壁心肌梗死，近因劳累过度突然面色苍白、精神萎靡、胸隐痛、心悸、胸闷、憋气、肢冷、汗出，舌淡红、苔薄白，脉微细欲绝。心电图示急性心肌梗死、陈旧性前壁心肌梗死；血压85/60mmHg。此乃心阳欲脱之候，法当回阳救逆、敛阴固脱。先服冠心苏合丸2粒，继服参附救逆汤。

服药2剂，精神好转，胸痛、自汗止，余症均有好转，只是纳呆、心悸，血压95/60mmHg。上方附子改为6g，加炒枣仁21g，生山楂18g，生麦芽15g，水煎服，日1剂。又服药6剂，静卧未有痛楚感觉，动则心悸、气短，舌质淡红，脉细弱。改服益气养阴、通络安神方：黄芪、党参各30g，丹参、寸冬、当归各15g，生山楂、炒枣仁各12g，红花、炙甘草各6g，水煎服，日1剂。又服36剂，诸症消失，舌脉正常，心电图示陈旧性前壁、下壁心肌梗死而出院。

（二）益气活血法

年逾四旬，气血双亏。气为血帅，气行则血行，气虚则运血无力。因劳累过度，气血耗伤，致血行迟滞而瘀于心络，出现胸痛如刺、胸闷气短、倦怠乏力、怔忡不安，动则诸症加剧，舌质淡有瘀斑、苔薄白，脉细涩。治宜益气活血、养心安神，用补阳还五汤加减：生黄芪 60g，桃仁、红花、当归各 3g，地龙 6g，炒枣仁、柏子仁各 21g，赤白芍、葛根各 18g，水煎服。

加减：若自汗不止、体倦乏力明显者，加党参、生龙骨、生牡蛎各 30g，山萸肉 15g。若胸中刺痛、怔忡不安明显者，加三七粉（冲）3g，朱砂粉（冲）1.5g，琥珀粉（冲）1.5g。

此种类型临床多见，用益气活血法治疗多获满意疗效。

验案举例

崔某，男，71 岁，工人。1982 年 9 月 17 日入院。住院号 2575。

胸痛、胸闷半月，加剧 2 天。1980 年 12 月，因前壁心肌梗死在我院用中西药治疗 80 余天后出院，出院后无任何不适。半月前因劳累过度而出现胸中闷痛、全身乏力；两天前又因生气而致胸中剧痛、胸闷憋气、汗出、呃气频作、纳呆便闭，在急诊室做心电图，显示急性下壁心肌梗死、陈旧性前壁心肌梗死、慢性冠状动脉供血不足。遂入院治疗。查体：舌质淡红有瘀斑、苔白欠润，脉象左弦细、右细弱无力；血压 110/80mmHg。

中医诊断：真心痛，胸痹。

西医诊断：急性下壁心肌梗死，慢性冠状动脉供血不足。

治法：益气活血，通络止痛。

方药：

人参 9g	桂枝 9g	生黄芪 30g	丹参 30g
檀香 12g	川芎 6g	炙甘草 6g	

水煎服。

服 4 剂后，人参改为党参 30g。又服 10 剂后，心电图显示为亚急性下壁心肌梗死。服 29 剂后诸症基本消失，舌脉正常，心电图示陈旧性前壁心肌梗死。

按语：此例第一次住院时用中西药联合治疗，住院 80 余天，最后还是带着"亚急性前壁心肌梗死"而出院。时过近 3 年，又出现不同部位的急性心肌梗死，只用中药辨证施治，仅服 29 剂，最终连 Q 波也消失了。可见只要辨证正确，用药精当，疗效就能出乎意料。

（三）益气养阴法

因忍饥过劳、饮食不节而致正气亏虚，脾胃气化功能失职（阳损及阴），阴液生化机能不足而致气阴双亏，心脉失养，症见胸痛、憋气、口渴而喜热饮。治疗宜佐以通脉安神之法，用生脉散加味：黄芪、党参、丹参、麦冬、石斛各30g，五味子、生地、赤白芍各15g，炒枣仁、葛根、生山楂各12g，水煎服。

加减： 若胸痛明显者，加桂枝、桃仁各9g；胃脘胀闷者，加佛手、香附各12g。

临床上，急性心肌梗死合并糖尿病者多出现上述证候。

验案举例

案一 朱某，女，70岁，工人。1983年1月13日入院。住院号27713。胸痛、胸闷7年，加重2天。

1976年6月，因生气引起突然胸痛如绞如刺、大汗淋漓，在莱阳县医院诊断为急性心肌梗死，经治疗好转出院。1981年9月，因劳累和生气突然胸痛、胸闷、胃脘烧灼、汗出不止、口渴欲饮，在急诊室诊断为急性下壁心肌梗死而收入院治疗，住院2个多月后好转出院。2天前因生气诸症再现，在急诊室做心电图，诊断为急性前间壁心肌梗死而入院。现症：胸痛如刺，胸闷憋气，口渴欲饮，易饥而不能多食，恶心欲呕，心烦不寐，急躁易怒。检查：舌红无苔，脉细数，血压130/80mmHg，血糖294mg/L，尿糖（＋～＋＋）。心电图：陈旧性下壁心肌梗死，急性前壁心肌梗死，急性前侧壁心肌缺血。

中医诊断： 真心痛，消渴。

西医诊断： 急性前壁心肌梗死，急性前侧壁缺血，陈旧性下壁心肌梗死。

治法： 益气养阴，佐以理气活血止痛。

方药： 生脉散合丹参饮加减。

太子参30g	丹参30g	沙参24g	石斛24g
柏子仁24g	天冬12g	麦冬12g	郁金12g
五味子9g	竹茹9g	檀香9g	炙甘草6g

水煎服，日1剂。

服药24剂，诸症消失，饮食、睡眠正常。心电图示：急性前间壁心肌梗死转变为亚急性前间壁心肌梗死。服至36剂，血糖由294mg/L逐渐降至164mg/L，尿糖转为阴性而出院。

案二 吕某，男，76 岁，退休工人。1982 年 11 月 29 日入院。住院号 30225。

心悸、胸闷 1 个月，加剧 3 天。自 1975 年开始患高血压病，经常服西药治疗。1 个月前出现心慌、胸闷、气短、心前区隐痛，曾去省立医院诊治，疗效不显。本月 26 日因生气而诸症加剧，且伴有眩晕、呕吐，两下肢瘫软无力，活动不灵，进而晕厥，不省人事，二便失禁，遂来本院急诊室就诊。诊断为：高血压，动脉硬化，急性心肌梗死，脑血管病。经治疗神志稍清而入院。现症：心悸、胸痛、胸闷、气短、头晕、少寐、耳聋、两下肢软弱无力、纳呆。查体：舌质暗红苔少，脉细数无力，血压 190/100mmHg，四肢屈伸自如，心律齐，心率 90 次 / 分钟，无杂音。心电图：完全性右束支传导阻滞；低血钾；心肌缺血；急性心内膜下心肌梗死。化验：肝功、血糖、血常规、尿常规均正常。

辨证：胸痹、心悸（气阴两虚，心络瘀阻）。

西医诊断：动脉硬化，高血压，急性心内膜下心肌梗死，心脑综合征。

治法：益气养阴，佐以活血通络。

方药：生脉散合丹参饮加减。

黄芪 30g	丹参 30g	生地 30g	炒枣仁 18g
玄参 18g	生地 15g	葛根 15g	麦冬 7g
川芎 7g	檀香 7g	五味子 6g	炙甘草 6g
生山楂 15g			

水煎服，日 1 剂。

服药 18 剂，患者诸症基本消失，即便是耳聋 5 年，亦有所减轻，舌脉正常，血压 140/80mmHg，心电图示完全性右束支传导阻滞。

（四）滋水涵木法

思想无穷，纵欲过度，暗耗阴精，水不涵木，筋脉失养，君遇七情过极而导致胸中热痛、心烦易怒、入夜尤甚，腰酸盗汗、颧红、口渴不止，舌质绛少苔，脉弦细数。治宜滋水涵木、清心安神，用滋水清肝饮加减：生地、山药、丹参各 30g，云苓、丹皮、泽泻各 15g，当归、栀子、柴胡各 12g，水煎服。

加减：若眩晕明显者，加钩藤、石决明、寄生各 30g；若胸中热痛，心烦少寐明显者加麦冬 15g，炒枣仁 30g，炙远志 9g；腰酸盗汗明显者，加黄精、旱莲草各 24g。

在临床上，急性心肌梗死合并高血压病或梗死前血压较高的患者常出现上述证候。

验案举例

王某，男，65 岁。1978 年 5 月入院。病历号 1121。

患高血压、高心病、冠心病、高脂血症已 3 年。心电图示：左室大，慢性冠状动脉供血不足；血压（170～220）(100～120）mmHg；胆固醇 6.8mmol/L，甘油三酯 2.08mmol/L。3 年来经常头晕眼花，近因遇怒突然胸中闷痛，伴心悸、气短、乏力、心烦、易怒，舌质红绛少苔，脉弦细数。服冠心苏合丸后诸症略缓。心电图示急性广泛前壁心肌梗死，血压 160/100mmHg。此乃肝肾阴亏，筋脉失养，加之遇怒，肝火引动心火，耗阴伤络，心络损伤所致。当用滋水清肝饮加减：生地、丹参、桑寄生各 30g，丹皮、炒枣仁、茯神、山药、泽泻各 15g，山萸肉、寸冬各 12g，柴胡、栀子、生山楂各 9g，酒军 6g。水煎服，日 1 剂。

服药 3 剂，胸痛即止。服至 6 剂，其他症状亦明显减轻，随后去酒军、栀子，加香附，一直服 36 剂而出院。出院时心电图示：左室大，亚急性前间壁心肌梗死，慢性冠状动脉供血不足；血压 150/90mmHg。

（五）滋水制火法

郁怒不解，日久耗阴，肾阴亏虚不能上滋而制心火，心阴不足，不能儒养心脉而致心脉阻滞，心火上炎，出现心胸烦痛、闷乱不安、口干渴而不欲饮、心烦不寐、便结溲赤，舌尖红绛、舌红少苔，脉弦细数或结代。治宜滋水制火、通脉安神，用滋水清火汤（自制方）：玄参、丹参、炒枣仁各 30g，天冬、麦冬各 15g，栀子仁、泽泻、赤芍各 9g，甘松、苦参各 6g，水煎服。

加减：若便结溲赤明显者，加知母 12g，莲子心、木通各 45g；若胸中热痛者，加全瓜蒌 30g，红花、甘草各 6g。

急性心肌梗死合并高血压、糖尿病、交感神经兴奋偏高者常出现上述证候。

验案举例

李某，女，55 岁。1979 年 1 月 24 日初诊。门诊号 2511。

胸痛、心烦 8 年，加剧 3 天。8 年前患冠状动脉供血不足，经常胸痛、心烦、不寐，发作时服硝酸甘油、安定能缓解。3 天前因劳累过度而致心痛如绞、胸闷憋气、烦躁不安、便结溲赤、舌绛少苔、脉沉细，心电图示急性高侧壁心肌梗死，血压 135/95mmHg，血糖 250mg，尿糖（++++）。乃水不制火，虚火上炎所致，治宜滋水制火、益心安神，用滋水清火汤，水煎服，日 1 剂。

服药 3 剂，诸症均有所减轻，只是大便未行，舌尖碎痛。上方加玄参 30g，盐知母、盐黄柏各 9g，肉桂 3g，水煎继服 6 剂，诸症若失，能下床轻微活动，只是食后胃脘作闷、少气乏力、动则心悸、胸中隐痛，舌质红苔白腻，脉细数。上方去知母、黄柏、玄参、苦参，加西洋参 6g，山药 21g，檀香、砂仁各 9g，又服药 40 剂，诸症消失，舌脉正常，心电图示慢性冠状动脉供血不足，血糖 125mg，尿糖（-）。

（六）通腑和胃法

平素饮食不节，膏粱厚味，损伤脾胃，痰食内阻，阻于胃络。《素问·平人气象论》云："胃之大络，名曰虚里……其动应衣，脉宗气也。"明确指出了胃与虚里、宗气的密切关系。所谓"虚里"是指心尖搏动处，而"宗气"为脉之所宗，其主要功能是推动血液的运行，若痰浊食积，阻于胃之大络，使虚里闭塞，心失所养，则出现胸脘剧痛、脘痞腹胀、大便秘结、恶心纳呆、心中悸动，舌体胖边有齿印、舌苔厚腻，脉弦滑数，治宜通腑和胃、化浊通络。用加味小陷胸汤：全瓜蒌、丹参各 30g，清半夏、檀香各 12g，黄连、砂仁各 3g，水煎服。

此型临床多为兼见，胃降脾升，胃络受阻，突然卧床，气机郁滞，舌苔一薄二厚三黄腻，通腑和胃要牢记。

加减：如腹胀、便秘明显者，加酒军 6g，炒莱菔子 15g；若胸闷、纳呆明显者，加生山楂、生麦芽各 21g，厚朴、降香各 6g；若胸脘剧痛者，加香附、莪术各 9g，鸡内金粉、三七粉（冲）各 3g。

临床上，急性心肌梗死合并高脂血症的患者常出现上述证候。

（七）祛痰宽胸法

心肺同居上焦，脾为生痰之源，肺为贮痰之器，若遇外邪引动，痰饮上壅，胸阳不展，痰闭心窍而出现胸痛、胸闷、憋气、咳嗽吐痰、喘促不止、舌苔黄腻，甚至神昏不语、息促汗出、四肢厥逆、脉微欲绝，治宜祛痰止咳、宽胸醒神，用瓜蒌薤白半夏汤加味：全瓜蒌、丹参各 24g，薤白、清夏、前胡、水菖蒲、郁金、炙远志、葶苈子各 12g，水煎服。

加减：若浮肿、心悸不安明显者，加熟附子、桂枝各 9g，白术、云苓各 30g；若咳吐痰涎、息促汗出、肢冷明显者，去瓜蒌、薤白，加桂枝 12g，细辛 3g，云苓皮 30g，桑白皮 15g，葶苈子改为 18g；若神昏不语、肢冷、脉微者，去瓜蒌、薤白，加熟附子、人参各 30g，麝香（包煎）1g。

临床上，慢性支气管炎、肺气肿、肺心病合并急性心肌梗死的患者常出现上述证候。

验案举例

贺某，女，83 岁，家庭妇女。1976 年 8 月 18 日在家就诊。

久咳 20 余年，胸中微痛、神志朦胧 2 天。10 年前诊断为慢性支气管炎、肺气肿，逢冬咳嗽吐痰，两天前因劳累后受凉引起胸痛而闷、少气乏力、畏寒肢冷、咳嗽吐痰黏稠、神智朦胧、不能起床、口淡纳呆、大便秘结、小便短少。查体：舌质淡红、舌苔白腻，脉沉无力，血压 60/55mmHg，心律齐，心率 65 次 / 分钟，心音低弱，无杂音，两肺呼吸音极低，呼吸 36 次 / 分钟，两肺闻及散在干啰声，肺底少许湿啰音，肝脾未触及。

诊断：咳嗽，胸痛。

治法：先治其标，治以止咳化痰、宽胸醒神法。

方药：瓜蒌薤白半夏汤加味。

全瓜蒌 15g	薤白 12g	前胡 12g	丹参 12g
炒杏仁 9g	冬花 9g	桂枝 6g	甘草 6g
石菖蒲 6g	炙远志 6g	湘贝粉（冲）3g	

水煎服，日 1 剂。

8 月 25 日二诊：服药 6 剂，胸不痛，咳嗽吐痰甚微，饮食好转，只是神疲、乏力、胸闷、气短、口干明显，舌质淡苔白，脉细弱。痰浊已去大半，正气未复，治宜扶正为主。方药：

太子参 15g	寸冬 15g	沙参 15g	丹参 15g
前胡 12g	莲子肉 12g	云苓 12g	生山楂 9g
生麦芽 21g	甘草 3g		

水煎服，日 1 剂。

9 月 5 日三诊：又服药 9 剂，诸症基本消失，能下床轻微活动，只是胸闷、气短，舌质淡红、舌苔薄白，脉缓而弱，血压 105/70mmHg。上方加五味子 6g，继服。

9 月 6 日晚，其女突然前来告知，其母亲今日前往医院检查，做心电图，说是亚急性前壁心肌梗死。我很愕然，当我听说老人病情并未加剧，才平静下来，并嘱其母继服上方，不要用其他药。

按语： 此例是误诊。患者前来就诊时，未做心电图检查，亦未考虑急性心肌梗死，只是按中医辨证施治，共服了 30 多剂药后症状消失，再予以心电图检查，示亚急性前壁心肌梗死，病人又活了 7 年。若一开始就诊断出急性心肌梗死而到医院进行抢救和治疗，疗效又会如何呢？值得深思。

（八）疏肝理气法

气血环流周身是靠肝藏血、主疏泄来调节的，正如唐·王冰注《素问》云："肝藏血，心行之，人动则血运于诸经，人静则血归于肝脏。"说明肝和心在血液运行和血量调节方面有密切关系。若因七情过极，肝失疏泄，则气机逆乱，血液不得及时灌注诸经，心之经脉失养，心络挛急而出现急剧胸痛如绞如刺、胸闷憋气、四肢挛缩、大汗淋漓、坐卧不安、两胁胀满、舌质红、脉弦等症。治宜疏肝理气、缓急止痛，用柴胡疏肝散加减：柴胡、香附、郁金、炒枳壳、杭芍各 12g，炒延胡索、檀香、川芎各 9g，丹参、瓜蒌各 24g，水煎服。若胸痛较剧者，加服心灵丸、冠心苏合丸。

临床上，平时体健无恙，突然因强烈情志刺激而导致的急性心肌梗死常出现上述证候。

验案举例

朴某，男，36 岁，干部。1982 年 12 月 30 日入院。住院号 30004。

胸部剧痛 1 天。

身体一直健壮，近 3 天因其父病危（外伤）悲愤过度，昨日早晨突然胸痛如绞，牵扯右肩后背、胸闷憋气、四肢厥逆、大汗淋漓，伴有头晕眼花、全身乏力，自含硝酸甘油 3 片不能缓解，用冠心苏合丸和亚硝酸异戊脂后病情稍缓而入院治疗。现症：胸痛、胸闷、两肋胀满、头晕、心烦少寐、饮食尚可、二便正常。检查：舌质暗红、舌苔薄黄，脉象弦滑；血压 120/80mmHg；心律整，心率 81 次 / 分钟，无杂音；左肺下叶闻及少许湿啰音。心电图：急性前间壁心肌梗死。

中医诊断：真心痛（气机紊乱，心络挛急）。

西医诊断：急性前间壁心肌梗死。

治法：疏肝理气，调达气机，活血止痛。

方药：四逆散加味。

柴胡 15g	杭芍 12g	川芎 9g	枳实（炒）9g
香附 9g	郁金 9g	红花 9g	丹皮 9g
丹参 30g	葛根 30g	瓜蒌 30g	

水煎服，日 1 剂。

服药 3 剂，诸症基本消失，以上方加减，服药 46 剂，心电图恢复正常，梗死波（Q）完全消失。住院 60 天后，完全恢复健康而出院。

结　语

以上所述是笔者治疗急性心肌梗死经常运用的八法，八法不是孤立的，而是密切相关的。对于一位患者，在多种情况下，不能一法治到底，只有根据病情的改变，随机立法、拟方、遣药，法合病机，方合病情，药对证候，才能疗效显著。

六、中医治疗急性心肌梗死 13 例死亡病例分析

为了降低急性心肌梗死的病死率，我们对 13 例急性心肌梗死死亡患者进行分析，希望从发病季节、发病时间、发病年龄、发病诱因、死亡时间、梗死部位、临终心电图等方面寻求其规律，并进一步对其直接致死原因，如药证不符、脾胃损伤、劳累过度等方面，尤其是对药证不符这一最多见的致死原因进行深入探讨，这对指导急性心肌梗死的辨证论治是会有裨益的。

近几年来，各地应用中医中药治疗急性心肌梗死的报道不断增多，大多取得了较好疗效。我科住院治疗病人的病死率已下降到 12% 左右。认真总结一下死亡病例，从中吸取教训，亦是降低急性心肌梗死病死率的一个重要途径。

近 5 年来，我院死于急性心肌梗死有完整资料者共 13 例，现分析如下。

（一）临床资料

13 例患者中，男性 10 例，女性 3 例。年龄：41 ～ 50 岁 3 例，51 ～ 60 岁 7 例，61 ～ 70 岁 2 例，78 岁 1 例。发病诱因：劳累 8 例，生气 3 例，饱食 1 例，其他 1 例；可见劳累是最常见诱因。发病至就诊时间：在 8 小时以内者 8 例，9 ～ 16 小时 1 例，17 ～ 24 小时 2 例，25 小时以上 2 例；由于本病开始发病病情多较严重，故多数病例均能及时前来诊治。发病季节：春季 3 例，夏季 3 例，冬季 7 例。发病时间：在凌晨 6 时前 3 例，7 ～ 12 时 6 例，13 ～ 18 时 1 例，19 ～ 24 时 3 例；以 7 ～ 12 时为好发时间。死亡时间：在凌晨 6 时前 1 例，7 ～ 12 时 8 例，13 ～ 18 时 2 例，19 ～ 24 时 2 例；以 7 ～ 12 时死亡最多。心肌梗死的部位：在前间隔者 3 例，下壁、后壁 1 例，前侧壁→广泛前壁 2 例，广泛前壁 7 例；以广泛前壁占多数。临终时心电图表现：心跳停搏者 7 例，心室颤动 4 例，房室分离 2 例。本组病例并发心律失常 4 例，心力衰竭 4 例，心源性休克 1 例。全部病例均有胸闷、憋气症状，其他主要症状依次为胸痛 9 例，乏力 9 例，自汗 6 例，肢冷 6 例，头晕 5 例，恶心 3 例，呕吐 3 例。由上可见，本组病例中有 4 例为无痛型急性心肌梗死。舌象所见，舌质淡红 4 例，舌质暗红 7 例，舌质紫暗 2 例；苔黄腻 7 例。脉微细 6 例，脉细数 4 例，脉弦滑 3 例。本组病例中此次发病前未经治疗者 7 例，治疗心绞痛者 1 例，治疗肺心病者 2 例，治疗肾衰者 1 例，治疗糖尿病者 1 例，治疗高血压者 1 例；可见，以未进行任何治疗者最多。

（二）对有关问题的分析

1. 年龄与病机

13 例病人中，年龄最大 78 岁，最小 41 岁，年龄 51 ～ 60 岁者 7 例，占 53.8%。《素问·阴阳应象大论》云：“年四十而阴气自半也，起居衰矣；年五十体重，耳目不聪明矣；年六十阴痿，气大衰，九窍不利，下虚上实，涕泣俱出矣。”说明随着年龄增长而逐渐出现元阳虚衰，下虚上实。本组病例亦是元气虚衰者占多数。

2. 发病诱因、发病季节、发病时间

因劳累而发病者 8 例，占 61.5%；冬季发病者 7 例，占 53.8%；上午

7～12时发病者6例，占46.2%；上午7～12时死亡者8例，占61.5%。此病本系元气不足，加之劳累过度则耗气伤阳，冬季寒气过盛亦伤阳气，致使元阳更虚，命门火衰，病邪反盛而发病。一日之中7～12时阳气隆盛，"壮火食气"，使衰弱的原气进一步耗竭，乃至病情加剧，或阴阳离决而死亡。

3.梗死范围、并发症与死亡的关系分析

13例中，死于广泛前壁心肌梗死者6例，死于三大并发症（心源性休克、心律失常和心力衰竭）者7例。说明梗死范围越广泛，并发症越严重，死亡率就越高。

4.发病前的治疗情况与死亡关系的分析

13例中，发病前未进行治疗者7例，占53.8%。所以，平时对冠心病、高脂血症、糖尿病等进行系统治疗，是预防急性心肌梗死发生及致猝死的有力措施。

（三）对于急性心肌梗死直接致死原因的探讨

上面简要分析了急性心肌梗死的发病、治疗和死亡的一般性问题，但对引起死亡的直接因素即梗死后在治疗过程中哪些因素易导致死亡，未做深入研究。本文13例中，死于药证不符者5例、脾胃损伤者3例、劳累过度者2例、严重合并症者2例、其他1例。现就此分析如下。

1.关于药证不符

中医的疗效取决于辨证施治是否恰当。本病病机是命门衰微，瘀浊内阻。若辨证不确，用药不当，不伤正则助邪，或既伤正又助邪，使病情恶化，变证丛生，即使中西医同时投入抢救亦难避免死亡。本组5例病人死于药不对证，其中2例证属阳虚饮逆，法当温阳化饮、开肺行水，但因误用益气养阴法治之，致使气滞水停，心阳败脱而死。1例属胸阳不振，痰瘀阻络，法当温阳开痹、化痰通络，却误用补气活血法治之，由于骤然大补其气，致使气机壅滞，痰浊阻闭，心气竭绝而死。2例属心阳欲脱，法当温阳补气固脱，但因误用芳香开胃化浊之法，导致大汗淋漓，阴竭阳绝而死。由此可见，正确的辨证施治是治疗急性心肌梗死的关键。若辨证不确，用药不当，药物反而起到碍正气、助邪气的不良作用，可以视为直接致死原因之一。因此，愈是遇到急性心肌梗死这样的危急病症，愈需要慎重仔细地辨证。力求做到辨证正确、立法恰当、用药精当；否则，稍有马虎，就会出现药物杀人的恶果。

2. 关于脾胃损伤和劳累过度

脾胃为后天之本，不仅是气血生化之源，亦是升清降浊、气机升降之枢。脾胃功能是否正常，是救治急性心肌梗死的关键之一。脾胃损伤 3 例，死于饮食不节，脾胃积滞，清气不升，浊气上逆，导致胃络瘀阻不通，心气败脱，心神离散而死；劳累过度 2 例，由于大便秘结，病人过于用力排便，耗气伤阳，导致心阳暴脱而死。由此可见，对于急性心肌梗死的病人，调理脾胃，使脾胃健旺，二便调畅，气血生化不绝，这对保证病势向愈转化是非常重要的。目前在临床上，有些医生见到急性心肌梗死病人出现便秘，不论是气虚便秘，还是阴虚便秘，动辄给予番泻叶泡水喝或予果导片、大黄片之类，进一步耗伤其气血津液，反可使便秘更甚，造成病人排便过于用力而死。这一教训，应该引起临床医生的高度注意。

3. 关于严重合并症与并发症

本组病例中 1 例原有肺心病心衰，1 例原有肾衰竭，本来病情危重，又患急性心肌梗死，很快出现心律失常、心源性休克而死。此类并发症因病情复杂多变，故死亡率很高。

4. 关于电除颤

本组有一例病人来诊时心跳已停，出现室颤，我们用药物配合电击除颤 2 次，最后一次用 300w/s 的电量，除颤成功，心脏复跳，随之进行辨证施治，病人逐渐症状消失，饮食、睡眠均好，二便自调，心电图亦逐日改善。但于第 11 天早晨 6 时许，患者突然大吼一声，又出现室颤，再次进行电击除颤 2 次，终因无效而亡。此例患者，有过室颤病史。急性心肌梗死患者由于心电不稳，容易发生室性心律失常（主要是室颤）而猝死。为防止室性心律失常，宜长期服用足量的抗心律失常的慢心律或室安卡因等西药，或许能避免室颤的再发。

益气活血法治疗冠心病

冠状动脉硬化性心脏病简称冠心病，表现为退行性和增生性的病理改变过程，管壁增生硬化，管腔缩小，甚则闭塞、痉挛而产生疼痛。从中医学的观点看，多数学者认为属"瘀"的范畴，即脉管强硬，脉气不利，血脉瘀阻，多采用活血化瘀法治疗。笔者认为，冠心病"虚"是本，"瘀"是标，由气虚导致血瘀是某些冠心病的主要病机。

冠心病病人多数年逾五旬，气血由盛至衰。心绞痛的诱因多是劳累、大喜、大怒或饱食（劳则气耗，喜则气缓，怒则气逆，饱食则气聚胃脘），休息之后多能缓解或消失。其疼痛多为时发时止，部位不定，这也说明病在气分，因气无形，其性主动。由此可见，此病病机关键不是"不通则痛"，而是"不荣则痛"，是"不荣"导致"不通"，故主要矛盾不在血而在气，不属实而属虚。我院对 64 例冠心病患者进行临床观察，有气虚证者 56 例，占 87.5%，也证实了这一论点。

气、血、脉三者关系密切。心主血脉，血行脉中，赖心气推动。脉管是气血通行的孔道，脉气有助心行血的功能。气与血关系更是密切，气为阳，属火，主动，为人体生命活动的动力；血为阴，属水，主静，为人体物质基础。明·李中梓《医宗必读》云："人身之水火，即阴阳也，即气血也。"这说明气血一动一静，构成机体。血液的化生，必须依赖真气的气化作用，血液灌注脉中，环流全身，亦是气的推动；反之，气之所以有此作用全靠血液的运载滋养。说明气血是不可分的。清·唐容川《血证论》说："夫载气者血也，而运血者气也。"心主血脉，主要靠心气的作用，使血液在脉中环流不息，故"气行则血行"。

若气血亏耗（如老年冠心病），心失所养，心阳不振，心气内盛，无力温运血脉，脉涩气弱，血运不畅，并致心脉瘀阻（冠心病），不荣则痛，故"涩则心痛"（心绞痛）。正如清·王清任《医林改错·论抽风不是风》中说："元气既虚，必不达于血管，血管无气，必停留而瘀。"血瘀既成，一是使血瘀气滞，二是造成脉管障碍（动脉粥样硬化甚则冠脉梗死），脉气不利，全身气血运行不畅而致血脉广泛瘀阻（微血栓形成），进一步损耗心气，最终发展到心阳虚脱，导致厥心痛、真心痛。正如隋·巢元方云："心为诸脏主而藏神，其正气不可伤，伤之而痛为真心痛。"清·喻昌《医门法律》说："厥心痛……去真心痛一间耳。手足厥逆而通身冷汗出，心微力弱。"《灵枢·厥病》云："真心痛，手足青至节，心痛甚，旦发夕死，夕发旦死。"《灵枢·经脉》又云："手少阴气绝则脉不通。少阴者，心脉也；心者，脉之合也。脉不通则血不流，血不流则髦（发）色不泽，故其面黑如漆柴者，血先死。壬笃癸死，水胜火也。"这些描述，阐明了"不荣"和"不通"二者相互影响的辩证关系，与现代医学所描述的心肌梗死所致心源性休克症状——持续剧烈的心绞痛、血压下降、心率增快、脉搏微弱、四肢冷汗、肢端青紫等极为相似。

总之，冠心病的病机多由气虚导致血瘀或痰阻等，即由"不荣"导致"不通"，"不荣则痛"为主导病机。至心肌梗死，又是由血瘀导致心气虚极甚至心阳虚脱，即由"不通"导致"不荣"，"不通则痛"为主导病机。由此可见，"不荣"和"不通"是一个病理过程的两个方面，从正气方面讲，是因虚而"不荣"，从邪气方面说，是因瘀而"不通"，二者同时存在，不能截然分开，只是要辨别在病理发展过程中，哪个方面在某一阶段占主导地位，以此作为立法用药的根据。

治法：应以补心气、通心阳为主，或辅以活血化瘀，或辅以养血（阴）通络，或辅以温经开窍，或辅以豁痰开瘀等，当观其兼证和标证而异。

还要说明的是，心虽主血脉，而是以气为用，冠心病的气虚多兼气郁和气滞，因心主神明，心气不足则心神不宁，易受七情影响而致气郁，进而形成气滞。故不能单用参、芪补气，补来的是"静气"，其鼓动血脉、化生精气的作用较弱，只有配以顺气、理气、行气通脉之品，使气得宣通，鼓脉有力，化生有权，才能使脉道充盈而畅通。从而益于解除病因，消除症状。所以，"气以通为贵"的说法是有临床指导意义的。

代表方剂：保丹饮（保元汤合丹参饮）。黄芪30g，党参15g，丹参24g，甘草6g，桂枝12g，檀香9g，砂仁3g。水煎服。处方用桂枝代肉桂。黄芪、丹参、桂枝为必用之品。

方解：心主血脉，其性主动，以气为用，只有心气充足，心阳旺盛，气血才能周流全身，用黄芪补气而卫外，桂枝助阳而通脉，丹参补心血兼活血，三药相得益彰，气得补而能通，血得补而能活，病在心而桂枝引诸药归心经，病在气而黄芪补其气，病及血分而丹参活血充脉。用党参、砂仁、檀香、甘草健脾调气，增其生化之源，调其气机升降，使此方功效更臻完善。从现代医学角度分析，此方有扩张冠状动脉，减少心肌耗氧量，调整胃肠功能，促进新陈代谢，增强非特异性免疫能力等作用。

临床应用：此病涉及多个脏腑，证候亦较复杂，各地用药亦不一致，但根据临床常出现的几个主要症状，如胸痛、胸闷、心悸、头晕、失眠等，辨证用药亦有一定的规律性。

①胸痛：刺痛加红花、赤芍、三七；急痛、剧痛加延胡索、麝香、苏合香丸、宽胸气雾剂；胀痛加枳壳、玫瑰花、降香；闷痛加郁金、香附、前胡；隐痛加黄精、杭芍、炒枣仁；热痛加寸冬、茵陈、葛根；寒痛加附子、细辛、良姜、荜茇等。

②胸闷：虚闷加人参（或党参至30g）、葛根；郁闷加玫瑰花、香附、川芎、郁金；瘀闷加红花、赤芍、三七；食闷加山楂、枳壳、莱服子；多痰闷加瓜蒌、前胡、半夏。

③心悸：心阴虚加石斛、生地、枯草、磁石、朱砂等；心阳不足加炙甘草、附子、桂枝（加至15～30g）；瘀血加远志、血竭、苏木、琥珀；心脾阳虚加茯苓、白术。

④头晕：肝阳上亢加玄参、决明子、枯草、茵陈；肝风内动加生龙骨、生牡蛎、生赭石、羚羊角、钩藤；脾虚痰盛加橘红、半夏、吴茱萸、青木香。

⑤失眠：肝肾阴虚加炒枣仁、五味子、玄参；火郁肝经加炒枣仁、栀子、郁金；心肾不交加炒枣仁、知母、川连、肉桂；瘀阻心络加远志、琥珀。

验案举例

案一 谷某，女，50岁，工人。1980年6月17日初诊。

胸痛、胸闷3个月，近1周加剧；眩晕3年余。西医诊断为原发性高血压病，一直服西药控制血压。3个月前，因劳累突然胸闷、胸痛、心慌、气短，心电图示：慢性冠状动脉供血不足。住某院经服中、西药两月余，症情未减，心电图未有改善而出院。现仍胸闷、心慌、气短、胸痛阵作牵扯左背和后颈，伴有头晕、乏力，劳累则诸症加剧。睡眠、饮食、二便均正常。舌质淡红、苔薄白，脉细缓。血压130/80mmHg（近服复方降压片）。心电图示：S-T改变。

辨证：此乃气虚血瘀，心络阻滞。

治法：益气活血通络。

方药：

生黄芪 30g	紫丹参 24g	台参 18g	桃仁 12g
生蒲黄 12g	葛根 15g	前胡 9g	檀香 9g

桂枝 6g　　　　　炙甘草 3g

水煎服，日 1 剂。

共服药 12 剂，诸症减轻，心电图正常，继服上方以巩固疗效。又服药 12 剂，上班后未再服药。5 个月后随访，病未复发。

按语：因患者饮食较好，故未用砂仁，加桃仁、蒲黄、前胡、葛根以增强活血化瘀、升阳通脉之力。

案二　庞某，男，38 岁，部队干部。1978 年 5 月 15 日初诊。

患者心慌、气短、胸闷半年余，近半月加重。半月前因从内地回到西藏途中感冒，使诸症加剧，且伴有胸胁刺痛，有时向左肩放射，时作时止，睡眠欠佳，有时睡中憋醒。心电图示：心动过缓及心律不齐，Ⅰ度房室传导阻滞。经服西药症情不减。舌质淡红，边尖有瘀斑，舌苔薄白，脉象沉缓而涩。

辨证：素有气虚，加之高原缺氧，又感风寒，阳气更加耗伤，气虚则血行迟缓而瘀阻于心络，以致诸症丛生。

治法：补气通阳，活血通络。

方药：

生黄芪 24g　　　紫丹参 24g　　　党参 12g　　　桂枝 9g

川芎 9g　　　　郁金 9g　　　　檀香 6g　　　　红花 6g

炙甘草 6g　　　炒延胡索粉（冲服）3g

水煎服，日 1 剂。

5 月 22 日二诊：服药 6 剂，胸胁疼痛消失，余症亦减，只是少寐。舌质暗红，边尖瘀斑变淡，舌苔薄白，脉象沉缓。原方加寸冬 9g，夜交藤 15g 继服。

5 月 29 日三诊：又服药 6 剂，诸症消失，精神好转，体力增加。舌质红苔薄白，脉象和缓。复查 2 次心电图均正常。以上方 5 倍量，共为细末，炼蜜为丸，每丸重 9g，每服 1 丸，日 3 次，以巩固疗效。

1978 年 8 月 3 日随访，患者健康如常人。

按语：此案因有胸胁窜痛，故加川芎、郁金、延胡索、红花舒肝理气、活血止痛。因饮食尚好，故未用砂仁。

本部分重点说明由虚致瘀的机理，因气虚血瘀临床常见，故专述之。临床还可见到阴虚、阳虚、血虚等。在实证方面，亦不仅是血瘀，还有痰阻、寒凝、气滞等。这些虽然不及由虚致瘀那样常见，但在冠心病发生发展过程中有时亦会起主导作用。

保丹生脉汤治疗扩张型心肌病心衰 30 例

扩张型心肌病是原发性心肌病中最常见的一种类型，临床以心脏大、心力衰竭和心律失常为基本特征，属中医"心悸""怔忡""胸痹"等范畴。目前病因不明，尚无针对性的特效治疗方法。我们自拟保丹生脉汤治疗扩张型心肌病心力衰竭 30 例，取得较好疗效，报告如下。

一、临床资料

患者 30 例，其中男性 24 例、女性 6 例。年龄最小者 26 岁，最大者 65 岁，26～50 岁者 24 例，50 岁以上者 6 例。职业：工人 11 例，农民 9 例，干部 8 例，其他 2 例。病程最短者 2 个月，最长者 23 个月。初治者 4 例，复治者 26 例，后者来院前分别接受过地高辛、卡托普利、双氢克尿噻、三磷腺苷等药物治疗，疗效欠佳。18 例为住院病人，12 例为门诊患者。

诊断参考《实用内科学》（第 9 版），标准为：①起病多缓慢，具备充血性心力衰竭症状表现。②心界扩大，心率增快，反复出现各种心律失常。③X 线检查示心影扩大。④心电图示心脏肥大、心肌损害、心律失常。⑤超声心动图示心室内径扩大，室壁运动减弱，左室射血分数减至 50% 以下。⑥心脏电机械图检查示左室射血时间（LVET）缩短，射血前期（PEP）延长，使 PEP/LVET 增大。⑦排除风湿性、高血压性、先天性、冠状动脉性等其他心脏病。

本组病例主要症状为气促，胸闷心慌，甚则喘息不能平卧，纳少乏力，唇甲紫暗或紫绀，肢体浮肿。舌质以紫暗、淡暗为主，苔多白腻，脉多细滑数，或结代。心功能Ⅳ级者 13 例，Ⅲ级者 15 例，Ⅱ级者 2 例。

二、治疗方法

所治病例，按中医辨证以益气养阴、活血通络为基本治法，给予自拟保丹生脉汤。方药组成：黄芪 30g，党参 15g，桂枝 9g，麦冬 30g，五味子 6g，丹参 30g，桃仁 9g，檀香 6g，砂仁 6g，炙甘草 6g。

加减法：兼脾肾阳虚，见肢体浮肿者，加熟附子 10g，茯苓 24g，泽泻 24g，葶苈子 12g，北五加皮 8g；兼心肾阴虚，见腰膝酸软、心烦少寐者，去桂枝，加制首乌 24g，白芍 15g，炒枣仁 30g；兼痰饮中阻，见胃脘胀闷、恶心不食、咳嗽痰多者，去五味子，加姜半夏 12g，橘红 9g，茯苓 15g；心血瘀阻显著，见胸疼阵作、舌紫脉涩者，加赤芍 12g，延胡索 10g，三七粉（冲服）3g。

煎服法：每日 1 剂，加水 500mL，文火煎至 250mL，分 2 次服。

必要时吸氧，伴肺部感染用抗生素。中药治疗前所用西药强心剂、利尿剂、血管扩张剂不宜骤停，应根据病情以小剂量维持。每 2 个月为一疗程，一般用药 1～3 个疗程。

三、疗效观察

（一）疗效标准

显效：症状基本消失，心衰被控制，心功能改善（Ⅱ级）或恢复正常，左室射血分数有明显好转；有效：症状有明显减轻，心衰基本控制，心功能改善（Ⅰ级），左室射血分数有好转；无效：症状、体征无好转，心衰未能控制，心功能无变化。

（二）结果

30 例中显效 7 例（23.3%），有效 19 例（63.3%），无效 4 例（13.3%），总有效率 86.6%。

30 例病人治疗前后均做超声心动图、心机械图检查，反映心功能变化的几项主要指标如左室射血分数（LVEF）、左室短轴缩短率（FS）、左室射血前时限／左室射血时间（PEP/LVET）、a 波／E-0 振幅（a 反映左房容量负荷和左房收缩力）等，治疗后有明显好转（表 4）。

表 4　治疗前后心功能检测主要指标的改变（$\overline{X} \pm \mathrm{SD}$）

	LVEF（%）	FS（%）	PEP/LVET（%）	a/E-0（%）
治疗前	41.5±6.3	18.2±5.1	53.3±8.2	34.8±5.8
治疗后	51.6±9.4	23.6±4.4	44.1±6.5	13.6±3.1
P 值	<0.05	<0.05	<0.05	<0.01

注：P 值为治疗前后自身比较（t 检验）。

治疗前后心功能分级状况对比，显示有明显的改善（表 5）。

表 5　治疗前后心功能分级变化

心功能级别	IV	III	II	I
治疗前	13	15	2	0
治疗后	2	6	21	1

四、典型病例

案一　杨某，男，46 岁。

因心慌气短、乏力半年入院，伴有口干口苦、纳少腹胀，轻度活动即感心悸气促加重，夜间有时憋醒，双下肢轻度浮肿，大便溏。舌体胖有齿印，舌质暗淡、苔白，脉象迟弱、结代。动态心电图示：窦性心动过缓，II 度 2 型窦房传导阻滞，结性逸搏心律。胸片示：心胸比率 0.52。超声心动图示：左、右心室腔增大，LVEF 40.0%，FS23.2%。

西医诊断：扩张型心肌病，充血性心力衰竭。

辨证：气阴两虚，心脉失养，瘀血阻络。

治法：益气养阴，活血通脉。

方药：保丹生脉汤加减。

黄芪 30g	党参 15g	桂枝 12g	麦冬 15g
丹参 24g	桃仁 9g	当归 15g	檀香 6g
砂仁 6g	白芍 24g	白术 12g	茯苓 15g
葛根 30g	炙甘草 6g		

水煎服，日1剂。

服药70余剂，症状基本消失，心电图检查示窦性心律，心率56次/分钟。出院后继用上方加减，服100余剂，自觉症状消失，从事一般农业劳动无不适。复查胸片示：心胸比率0.48。超声心动图示：右室腔恢复正常（RVD治疗前23mm，治疗后20mm），左心室腔略增大（LVD治疗前62mm，治疗后58mm），LVEF50.8%，FS27.2%。

案二 杨某，男，46岁。1984年11月5日初诊。门诊号148027。

心悸、气短、乏力半年。3年前因饮生冷不洁之水引起胃脘隐痛，夜间明显，按之痛减，纳呆。近半年出现动则心慌、气短乏力，伴有口干而苦、大便稀薄、睡眠欠佳。既往无他病。舌质淡红、苔薄白，脉象迟弱。检查：血压140/90mmHg，心电图示结性心律，心室率37次/分钟。动态心电图示：①偶发房性期前收缩；②窦性心动过缓；③Ⅱ度窦房传导阻滞；④窦性静止；⑤结性逸搏心律。X线示：心脏向左下扩大。超声心动图示：左、右心室腔增大，二尖瓣双峰反向。印象：充血扩张型心肌病。

西医诊断：原发性充血扩张型心肌病。

辨证：气阴双亏，心脉失养。

治法：益气养阴，通脉安神。

方药：保丹生脉汤加减。

党参15g	黄芪15g	桂枝12g	丹参24g
寸冬15g	杭芍24g	当归15g	白术12g
云苓15g	桃仁9g	砂仁3g	葛根30g
炙甘草6g			

水煎服，日1剂。

以上方为主略有加减，服药70余剂，诸症基本消失；服180余剂后从事农业重体力劳动无任何不适，与未得病时感觉一样。舌质淡红、苔薄白，脉象缓和有神。心电图示：窦性心动过缓。超声心动图示：左心室腔略大，右室腔恢复正常。X线示：心肺正常。

五、讨论

根据文献记载和临床观察，本病的发病机制主要是气阴两虚，心阳不振，气机失利，痰瘀内阻。其中，心脏阳气虚衰为病之本，而气血瘀滞、痰饮水湿阻滞为病之标。气弱血必阻，阳衰水必停。所以治疗原则是以益气通阳为主，滋阴辅阳，气充则血行流畅，阳通而痰饮自化。必须掌握标本缓急之法，以扶正为主，兼以祛邪，方能取得满意疗效。保丹生脉汤是由传统名方保元汤、丹参饮、生脉散三方相合加桃仁而成（桂枝易肉桂）。方中黄芪、党参（或人参）补气温阳；桂枝、炙甘草助阳通脉；麦冬、五味子滋阴养心；血以活为要，故用丹参、桃仁活血祛瘀；气以行为贵，故用檀香、砂仁理气调中。诸药合用，共奏益气通阳、养阴充脉、活血通络之功。长期应用本方无明显副作用，本组患者除1例服药后略有腹胀外，余均未出现任何不适。

治疗本病难求速效，必须遵法守方。治疗初期只要病人用药后症情稳定，一般不轻易更方，服 10～15 剂之后多可见症状减轻。对于重度心衰病人，加用小剂量的西药强心剂、利尿剂、血管扩张剂对减轻症状常是必要的，与中药治疗合用可提高疗效。一般来说，在治疗中患者自觉症状改善相对较易，而心功能的明显好转和稳定则需长期坚持用药。

冠心病（胸痹）从肝辨证施治

冠状动脉粥样硬化性心脏病，简称冠心病。近几年来，用中医理论来探讨本病的论文不少，对其发病机理的认识，以"本虚标实"居多，但对心绞痛机理的认识，则各持己见，有的认为是"不通则痛"，有的认为是"不荣则痛"。在论治方面，更是众说纷纭，有从气血辨证论治者，有从八纲辨证论治者，有从脏腑辨证论治者，在脏腑辨证论治者中有从心论治者、有从肾论治者、有从胃论治者等。下面就对冠心病从肝论治加以探讨，并联系临床，从理、法、方、药等方面进行分析。

一、心肝生理病理相关

（一）肝肾同源，心肾相交，君火相火互生

肝肾在生理情况下相互滋生，肝的疏泄和藏血功能必须依赖肾精的滋养。肾之阴精又必须通过肝的疏泄而藏于肾。同时，肝藏血，心主血，肾藏精，精生血，血化精。所以说精血互化而同源，心居上焦而主火，肾居下焦而主水，心火下蛰于肾以扶肾阳，使肾水不寒，肾水上腾于心以济心阴，使心火不亢。这就是水火相济，心肾相交。心肾相交还包括精血互化，精生神，神驭精，君火与相火互相依存。《素问·天元纪大论》云："君火以明，相火以位。"《景岳全书·君火相火论》云："明者明于上，为化育之元主，位者位于下，为神明之洪基，次君相之大道……位即明之本无位则光焰何从以生，故君火变化无穷，总赖此相火之栽根于有地。"这便说明了相火为君火之根，君火为相火之用，但君火、相火总属命门，故二者密不可分。因此，在病理情况下，肝既可以直接影响心，亦可通过肾间接影响心，如藏血失职，必然导致心血不足，肝阴不足，下竭肾水，水不制火，必然导致心火上炎等。

（二）心肝同司血行

心主血脉，心气为鼓动血脉环流周身的动力，心血为充盈脉道的营养物质，脉为血液环流周身的管道，脉气亦能助心行血。肝藏血，主疏泄喜条达，血液的循行除靠心气的推动、肺气的敷布外，还要靠肝的调节，气行则血行，气畅则血流周身而不息。

肝脏体阴而用阳，以血为本，主藏血，司血液的贮藏与调节；以气为用，主疏泄，司人体气机的转输畅达。气之与血，"气为血帅，血为气母"，血之运行无不受气的影响。《仁斋直指方》云："气行则血行，气止则血止。"若肝的疏泄功能正常，则气机条达，血脉畅通，气血运行正常，人体健康无病，即丹溪所谓"气血冲和，百病不生"。反之，如肝的疏泄失常，肝气郁结，气不行血，则血行不畅，可出现胸胁胀满、月经不调，若因气滞血行艰涩而瘀结，形成癥瘕痞块、妇女经闭等；若疏泄太多则血行逆乱，气逆于上则吐衄，或气血冲逆于上而出现眩晕，甚则卒然昏倒等；若肝气上冲或肝阳上亢，则血随气升，气血逆乱，而发生"真心痛"；若肝郁日久，久病入络，而引起心血瘀阻等；如肝血不足，则心血衰少，脉道不充，血流涩滞；若心气不足，鼓动无力，则血行迟缓等。

（三）心肝同司精神情志

人的精神意识为心所主，如《素问·灵兰秘典论》云："心者，君主之官，神明出焉。"心藏神，心血充足，则神志清晰，思考敏捷，精力充沛，心情舒畅，但也与肝有密切的关系，肝气条达，疏泄功能正常，则心情舒畅，气机条达，气血和顺。《素问·六节藏象论》云："肝者，罢极之本，魂之藏也。"说明了肝在君主之官的指挥下，具有维持人的正常兴奋或抑制的作用。《素问·灵兰秘典论》又云："肝者，将军之官，谋虑出焉。"心和肝在主司精神情志方面是相互影响、相互促进的，如心主神明的功能正常，肝气就和悦条达，不易抑郁；反之，肝气条达，神明也不会发生紊乱。心主神明，肝主谋虑，相当于大脑皮质的大部分功能，《内经》之后的医家对此有所论述。李时珍说："脑为元神之府。"金正希说："人之记性全在脑中。"王清任云："灵机记性不在心在脑。"这就明确指出心和脑的密切关系。近30年来，现代医学才注意到心脏功能与神经系统的联系，如国外报道在302例慢性冠心病患者中发现109例（36%）合并脑病综合征，而当心绞痛发作时，心脑综合征发生率高达50%，有人认为其机理是脑和心脏的血管有共同的因素参与调整。近来，学者们在研究冠心病的诊断和治疗时，也注意观察了脑循环的情况，证明了冠心病心绞痛患者的脑血流图改变比较多见，出现了异常图形，显示脑血管紧张度指数与血管阻力指数增加。这提示冠心病本身是全身性疾患的一个局部表现，这种对疾病整体观念的认识，与中医整体观念是一致的。

在病理情况下，因肝为将军之官，在志为怒，故怒伤肝，人发怒及精神过分紧张时，大脑皮质功能紊乱，失去了对皮层下中枢的调节作用，交感神经兴奋，内源性儿茶酚胺分泌增多，进而导致高血脂、高血压、动脉壁内皮细胞发生损伤，血脂在动脉壁沉积而造成动脉粥样硬化，这些因素均可引起冠心病或加重病情。所以说，肝失疏泄，情志抑郁，可通过精神神经系统促使冠心病的发生或加重病情。

二、肝失疏泄是冠心病病理的关键

现代医学认为，冠心病的致病因素以高血压、高血脂为主，而高血压和高血脂主要是肝脏代谢功能失常所致。

高血压与冠心病有密切关系，北京地区普查显示，高血压患者比正常人的冠心病发病率高 4.56 倍，并且冠心病患者中有不少患有高血压，如北京有 67.4% 的冠心病患者患有高血压，而且随着血压的升高，动脉粥样硬化的危险性也在增高，临床上也发现，用药后随着血压的下降，冠状动脉供血情况亦随之好转。中医认为，高血压属肝病，《素问·至真要大论》云："诸风掉眩，皆属于肝。"所谓"肝风""肝阳上亢""眩晕""中风"等证，均为高血压所出现的证候。

高血脂与冠心病的关系更为密切，大量实验研究证实，高血脂是促成冠心病的直接原因，而胆固醇、脂蛋白、甘油三酯等主要是在肝脏中合成和代谢的，当肝失疏泄，气机郁滞时，可致血压升高、血脂增高等，因此，肝气不疏是冠心病发生的关键。

三、气血失调是冠心病心绞痛的基本病机

冠心病心绞痛，属中医"胸痹""真心痛""厥心痛"的范畴，其基本病机是气血失调。气血环流周身是靠肝藏血、主疏泄功能来调节的，肝藏血，使血

液在脉管的流量随机体活动的需要而增减，正如王冰注《素问》云："肝藏血，心行之，人动则血运于诸经，人静则血归与肝脏。"说明肝脏和心脏在血液运行和血量调节方面存在密切关系。如肝失调血之职，人动而血不能及时灌注神经，心之经脉失养则胸痛、心慌，肺之筋脉失养则胸闷、气短，脑海失养则头晕目眩，四肢经脉失养则乏力等。肝主疏泄，疏即疏通，泄即发泄，还有疏发畅达之义，这种功能与肝喜条达而恶抑郁的特性是分不开的。在正常情况下，关系到人体气机升降和通畅条达。所谓气机，是人体脏腑功能活动基本形式的概括，如人的精神活动、气血运行、消化、吸收和排泄等，都与肝的疏泄功能有关。肝的疏泄功能直接影响人体气机升降与调畅，若情志不遂而肝气郁结，气郁而致血行不畅，则出现胸闷胁胀、心烦易怒等症；若肝气升发太过，肝阳上亢，则出现头痛、眩晕、不寐、易怒等症。若肝失疏泄，木旺乘土，伤及脾胃，则脾气不升，胃气不降，湿浊痰阻于中焦，上犯心君，胸阳不足，经络痹阻，则出现胸闷、气短、腹胀、胸痛、头晕、目眩、肢肿、倦怠等症。以上均是冠心病、高血压病、高脂血症的常见症状。

总之，冠心病的主要病机是肝失疏泄，藏血无权，气机瘀滞，血行不畅。

四、冠心病的临床表现

冠心病的主要表现是心绞痛，其疼痛部位在胸部，有的放射到左肩、颈部、后项、背部等，多呈阵发性，持续时间少者数分钟，多者数十分钟，疼痛的性质多呈绞痛。这与肝经经脉布胸胁、上入肺的循行有关，肝在右，气行于左，所以疼痛向左肩背放射。其诱发因素是烦恼郁怒、剧烈活动、过度疲劳、寒冷等。肝主疏泄、主藏血，在志为怒，最易受外界情志刺激和机体活动的影响而发生气滞血阻或血运失常，致使心脏筋脉一时挛急或瘀阻而发生疼痛，所以呈阵发性绞痛。冠心病除心绞痛外，还伴有眩晕、心烦易怒、多梦少寐、胸闷气短等，脉象多弦。这些脉证多与肝脏有关。

至于急性心肌梗死时发生休克、心衰而出现大汗淋漓、四肢厥冷、呼吸急促、面青唇紫、脉微欲绝等症，此乃气机败绝，气血乖违，阴阳将要离决之危候，与肝主疏泄亦有密切关系。

还有的冠心病表现为脾虚痰阻、痰湿壅肺、水气凌心、心血瘀阻、胃气上逆等，这都与气机逆乱，疏泄失常有关。

五、调理气机是治疗冠心病的根本大法

我们根据辨证求因，审因论治，"治病必求于本"的原则，来制定治疗冠心病的大法。但在临床实践中，因冠心病是全身性疾病的局部表现，所以标易见而本难求。对于本病，多数医学家认为"本虚标实"，至于虚在何脏何络，尚未定论。我们根据该病病因病机和症状表现认为，冠心病的关键在脏腑气机失调，因此，调理气机为治疗冠心病的根本大法。

六、滋水疏肝饮是治疗冠心病的基本方剂

肝主疏泄，性喜条达。气机失和的直接原因是肝的疏泄功能失常，因此调理气机的大法具体体现在疏肝解郁方面。

（一）滋水疏肝饮的组成

柴胡、郁金各12g，茵陈、寄生、制首乌、决明子各30g，丹参、葛根各24g，生山楂15g，水煎服。

加减：肝肾阴虚，水不涵木，肝阳上亢，眩晕、头痛明显者，加金樱子、杭菊、钩藤。心肾阴虚，水不制火，虚火上炎，心悸、不寐、心烦明显者加麦冬、炒枣仁、栀子。心络瘀阻，胸痛频作者，加三七、赤芍、红花。肝郁乘脾，胸脘胀闷疼痛、苔厚腻明显者，加佩兰、藿香、半夏、砂仁。痰饮浊瘀阻络，表现为瘀胀证者，加路路通、生薏苡仁、泽泻。

（二）滋水疏肝饮的配伍与方解

本文根据调理气机的原则，采用了疏泄并举、补泻兼施、升降通行的组方原则。方中柴胡、郁金疏肝解郁，配茵陈清泄湿热，制首乌、决明子、寄生滋水涵木以潜阳，配葛根、柴胡升提清阳，制首乌、寄生补肝肾、益精气，配郁金、山楂、决明子行气化痰、通便、消食化滞。全方行而不散、升降有序、补而不腻、固而不涩，各味药物相辅相成，共奏调理气机之功。

方解：柴胡、郁金疏肝解郁、畅达气机，有降压、扩冠、减少动脉内粥样硬化斑块形成的作用；首乌、寄生、决明子补肝肾、固精气、清头目，有降压、降脂、扩冠等作用；茵陈清湿热、益血脉，有降脂、减压、扩冠等作用；

丹参、山楂活血行瘀、化痰清积，有降脂、扩冠、减少心肌耗氧量等作用。诸药共奏疏肝解郁、调理气机、滋水涵木、补肾养心、活血安神之功，起到降压、降脂、扩冠、减少心肌耗氧量等作用。

七、验案举例

案一 李某，男，48岁，干部。1980年3月26日初诊。

胸闷胸痛10年，加剧10天。1968年起出现头晕、头痛，血压180/110mmHg，经服西药缓解。以后每逢用脑过度或动怒便发病，且出现胸痛、胸闷，安静休息后则缓解。本月17日因劳累引起剧烈胸痛，伴有紧缩压迫感，向后背左肩放射，口眼歪斜，左边头痛连项，左下肢不灵，心烦少寐，头晕头胀，大便干，小便黄，舌质红，脉弦细。血压160/95mmHg。心电图示：电轴左倾；慢性冠状动脉供血不足。治以滋水疏肝饮加减。

方药：

制首乌30g　　寄生30g　　金樱子30g　　决明子30g
柴胡12g　　　郁金12g　　泽泻18g　　　茵陈18g
山楂18g　　　丹参24g　　酒军9g

水煎服，日1剂。

停用已服3个月的烟酸、肌醇脂片、地巴唑、降压灵、路丁、维生素E等药。

服药25剂，诸症基本消失，午后微有头晕、耳鸣，多梦，舌质淡红，脉缓。血压115/75mmHg，心电图：电轴左倾；冠状动脉供血情况较前好转。

案二 王某，男，60岁，干部。1982年4月13日初诊。

头晕、头痛2年，加剧20天。每因用脑过度或遇怒引起头晕、头痛，午后至夜明显，伴有心烦、少寐、多梦、口干不欲饮、全身乏力，二便正常。已服烟酸、肌醇脂片、复方降压片、脉通、地巴唑、丹参片等药20余天，病情不减。既往无他病。舌质暗红苔白，脉象弦细。血压168/110mmHg。心电图：提示慢性冠状动脉供血不足。胸透：主动脉迂曲，左室饱满。

诊断：眩晕、头痛（高血压病、高脂血症、冠心病）。

治法：疏泄肝胆，滋肾宁心。

方药：滋水疏肝饮加减。

柴胡 12g	郁金 12g	茵陈 24g	泽泻 24g
丹参 24g	生山楂 30g	制首乌 30g	金樱子 30g
决明子 30g			

水煎服，日 1 剂。

停用现服西药。

共服 24 剂，诸症消失。血压 130/90mmHg，心电图显示：冠状动脉供血较前好转。

结　语

我们通过探讨肝脏的生理特点和病理表现，并结合临床，联系现代医学研究成果，重点说明肝失疏泄，气机失畅，气血失调是冠心病的主要病理基础。在气机失畅的基础上，心脏失其煦濡，则曰"不荣则痛"；心络挛急或瘀阻，则曰"不通则痛"。"不荣"和"不通"是一个问题的两个方面，从正气方面讲是"不荣"，从邪气方面说是"不通"。所以，调理气机，改善"不荣"和"不通"是治疗冠心病的关键。

中医心理学在胸痹心痛防治中的应用

胸痹心痛是以胸部憋闷疼痛、气短、心悸为主症的一种疾病。轻者仅感胸闷如窒，或隐痛不适，重者则胸中憋闷欲死，或胸痛较剧，甚则心痛彻背、背通彻心，危在旦夕。在现代医学中，冠心病、心绞痛、心肌梗死前综合征、急性心肌梗死等常出现上述证候。

本病的发生不管是寒凝、气滞，还是血瘀、痰阻，都是在心气内虚的基础上胸阳被遏，心脉受阻。其病变部位在心，甚者心神受到严重干扰。所以，中医心理学对胸痹心痛的防治具有重要意义。

一、中医心理学的核心问题

整体辨证观念是中医心理学的理论基础。"心主神明论"是中医心理学的理论核心。不论是阴阳五行学说、藏象五志学说，还是七情学说等都是以整体观念为理论基础，"心主神明论"为核心，使"中医心理学"自成体系，独立发展。

所谓"整体辨证观念"是把整个宇宙视为一个整体，人是宇宙的组成部分，宇宙中的各个部分都相互影响、相互联系，古人称为"天人合一"；再者，把人体视为一个低层次的整体，人的精神和机体是不可分的，心身是统一的整体，即称"形神合一""形神一体""形与神俱"等。人生活在大自然之中，怎样才能形神不离呢？主要依靠心主神明的作用，外应万物，抵御外邪，内调脏腑，鼓舞正气。正如《灵枢·邪客》所说："心者，五脏六腑之大主也，精神之所舍，五脏坚固，邪弗能客也。"《素问·灵兰秘典论》亦云："心者，君主之官也，神明出……凡此十二官者，不得相失也。故主明则下安……主不明则十二官危……"所以，只有心主神明的功能正常，脏腑功能才能正常，精足神旺，正气内存，思维周全，聪明智慧，反应灵敏，气血活畅，心身健康。若神明无主则脏腑衰弱，正气不足，六淫外侵，七情内伤，诸症丛生，生命垂危。

正如《灵枢·天年》所说："失神者死，得神者生。"《外科正宗》论及痈疽发病时云："痈疽发背为何生，好好躯体出此形；内被七情干肝脏，忧愁思虑息关心。"《灵枢·五邪》又云："邪在心，则病心痛喜悲，时眩仆……"张元素在《脏腑虚实标本用药式》中亦云："心藏神，为君火……本病，诸热瞀瘛、惊惑、谵语、烦乱、啼笑、詈骂、怔忡、健忘、自汗、诸痛痒疮。"可见许多心身疾患与心主神明功能失常有直接关系，尤其是胸痹心痛患者往往伴有精神神志的异常。

二、胸痹心痛的心理治疗

胸痹心痛亦是本虚标实之病。所谓"本虚"，是心主神明的功能不足，正气衰弱，抵御外邪能力减退；所谓"标实"，是寒邪内侵、饮食不当、七情失调等导致气滞血瘀，或寒凝痰阻。心脉阻滞，不通则痛，诸症丛生。本病的治疗，总的原则为扶正祛邪，即扶正以固本、祛邪以治标。

（一）药物治疗

有的病人对心病用药有偏见，正如李中梓在《医宗必读》中所说："参术沾唇惧补，心先痞塞；硝黄入口畏攻，神即飘扬。"对这类病人要先进行语言开导，然后用药才能取效。不然的话，药物本身就变成了不良刺激。不论是邪气干扰还是正虚神浮，胸痹心痛都会出现心神不安的证候，故安神定志法为通用之法，具有安神定志作用的药如酸枣仁、柏子仁、茯神、远志、益智仁、琥珀、朱砂等，均为常用药物，不论补正方或攻邪方均可加入。有一胸痹心痛（冠心病心绞痛）病人，夜间因临床病人死亡受惊难眠，白天胸痛阵作，服炒酸枣仁粉、琥珀粉后入睡，醒后胸痛未再发作。至于祛邪或扶正的方药使用，按一般辨证施治原则进行立法、组方、遣药即可。

（二）情志治疗

这是中医独特的心理疗法，很值得临床工作者重视。下面仅举几个治胸痹心痛的方法。

1. 喜胜怒疗法

此法属情志相胜法之一。其机理是根据金、木、土、水、火五行相胜的制约关系，用喜来激发心火，从而纠正过旺的肝木所生之怒。胸痹心痛病人，常因生气而发怒，因怒而心痛，若能找出生气之因，加以语音劝导，使病人欢喜，情志舒畅，气血调和，怒气平消，症情自然缓解。有一病人因胸痛难忍来院就诊，服活心丹后胸痛消失，心电图正常。一位年轻医生说他没病不给他开假条，致其发怒，胸痛当即发作。主治医师给他诊断为胸痹心痛后开了假条，并安慰他说此病属初期，只要好好休息治疗，慢慢会好起来，他面带笑容，胸痛消失，欣然而归。

2. 以理遣情法

此法是通过讲明道理，使患者提高认识，从而治疗因情志过激而导致的疾病。十余年前，有位老中医来检查心电图，检查者随口说了一句他患过心肌梗死，他一听自己患了"心肌梗死"，随即头晕眼花、四肢发凉，倒在地上。当给他讲清楚陈旧性心肌梗死的病理生理情况之后，他才慢慢地站起来，后来他又找到西医书看了看，才恢复了日常工作。

3. 惊情刺激法

此法是通过突然的情志变化，引起气机改变，使气机调畅，从而消除某些症状。有一位姓李的患者因生气引起胸胁疼痛，担心患了冠心病心绞痛，经多方检查均未发现异常，服了不少中西药后胸痛仍不止。有一天，他不慎将暖瓶碰倒，其女儿的脚被烫伤，患者突然大惊，急忙用自行车带着女儿到医院治疗，竟忘了自己有胸胁疼痛，自此以后未再犯病。

4. 相反情志疗法

人虽有七情，但愉快与不愉快是基本的最常见的两种感情，在主治胸痹心痛时常常通过使病人愉快来消除病人的不愉快，用以减轻症状，治疗疾病。有一姓万的女病人，50岁，患胸痹心痛，有一乡下医生说"此病容易突然死亡"，患者听了诸症骤剧，胸痛阵作频繁，几次自杀未成，心情焦躁，彻夜难眠。当给她讲清楚此病不仅可治，并且能治好，治好以后还可焕发第二个青春时，病人大喜，当晚服药后能够安睡，第二天症情大减。

三、胸痹心痛的预防

胸痹心痛属老年病范畴，其预防有两个意义：一是防止患病，二是病后治愈后预防再次发病。不管哪个意义都是为了祛病延年。中医学积累了丰富的防病措施，现简述如下。

（一）继承经旨，颐养天年

《内经》提出了中医颐养心身的基本宗旨，《素问·上古天真论》云："其知道者，法于阴阳，和于术数，饮食有节，起居有常，不妄作劳，故能形与神惧，而尽终其天年，度百岁乃去。"

"法于阴阳"：是效法、遵循和适应天地之道，顺应自然界的阴阳四季、日月盈亏、昼夜交替、风雨寒热等变化规律，借以协调体内的阴阳气血，使阴平阳秘，气血调和，达到长寿的目的。这是"天人相应"整体观念的具体体现。如天寒衣薄，或冒风受寒容易引起胸痹心痛的发作，日本和中国在 11 ～ 12 月份心肌梗死（真心痛）发病率最高。

"和于术数"：就养生而言，以"和"为贵，以"和"为要。无论是精神保养，还是情志调理，还是体育锻炼，都要讲究"和"字，偏激和过量都无益于健康。应以安和调畅、舒适爽快、神宁志达为度。若用力过度，耗散正气，常常导致或诱发胸痹心痛。

"饮食有节"：人体必须从饮食中摄取营养，但对饮食的摄取，不仅适时适量，在品种的选择上也要经常调节，还要注意饮食环境要洁静舒适，心情要愉快舒畅等，这些都有益于增进身心健康。最常见的是暴饮暴食，或生气后酗酒，乃致胃之大络损伤，引起胸痹心痛。

"起居有常"：即要重视人体由大自然经亿万年陶冶的自身节律与环境节律的协调。用现代医学的语言说，就是要有时间生物医学的观点。正如《寿世保元·延年良箴》所说："坐卧有时，勿令身怠，可以延年……动止有常，言谈有节，可以延年。"久卧易伤则血行不畅，故可引起胸痹心痛。

"不妄作劳"："劳"指劳力、劳心、房劳三者而言。劳力过度则耗气伤阳，如《类经》所说："盖苦者忧劳，多伤心肺之阳。"劳心过度，暗耗真阴；房劳过度，直折真元。心肺阳虚则寒凝胸痹，真元不足则心神失养，二者均是导致胸痹心痛的重要原因。故三者必须有所节致，适可而止，才符合养生之道。

《内经》将中医学的养生之道归纳为上述 5 个方面。后世医家有所发挥，提到更多方面，但起主导作用的有两大方面：一是养生先养心，二是调形先调神。所谓"心"，中医指心主神明，心主血脉之"心"，相当于现代医学心脑血管系统和神经系统。当代人死于心脑血管病者占所有疾病的绝大多数，所以预防心脑血管病的发生是当务之急。"神"虽然是人体生命的体现，是由形体所生，但它与生俱来，始终居于统帅全身的地位，正如《胎息经》所说："神去离行谓之死……神行则气行，神往则气往。若欲长生，神气相注。"所以说，养心安神，摄精舒情，戒欲畅治，注重自身修养。习以成性，形成高尚的情操，不仅能够防治胸痹心痛，而且也是祛病延年的首要措施。

（二）讲究心理卫生，可以防病延年

卫生应当包括心理卫生和生理卫生两个方面。从发病原因角度看，前者尤为重要，只是常常被人忽视。对于心理卫生，古人给予了高度重视，《孙真人卫生歌》说："卫生切要知三戒，大怒、大欲并大醉……世人欲识卫生道，喜乐有常嗔怒少，心诚意正思虑除，顺理修身去烦恼。"在振兴中医事业的今天，我们一定要重视讲究心理卫生，并且将其贯彻到预防和治疗工作中去。

1. 精神内守

《素问·上古天真论》说："精神内守，病安从来。"所谓"精神内守"，是指形能生神，神能驭形，形神合一，心身健康，能够抵御内外一切不良刺激，使心理状态保持协调、稳定、冲和。即保持体内环境的安稳和统一。正如嵇康《养生论》所说："修性以保神，安心以全身，爱憎不栖于情，忧喜不留于意，泊然无感，而体气和平。"若喜怒无常，精神散失，就会损害身心健康。

2. 爱养神明

爱养神明是指合理用脑和"少思寡欲"。不要劳心过度而伤身，亦不能忌欲无穷而伤神。正如《孙真人卫生歌》所说："贪欲无穷忘却精，用心不已失元神……心若太费，费则劳……神若太伤，伤则虚。"指出思虑应该适当，神明时刻珍惜。但是人不能无思，思维能力是人类特有的，思维能力的大小标志着人类生存价值的高低。人脑亦遵循"用则进，不用则退"的规律。正如《摄生要录·思虑》中所说："凡人不能无思……但能不思衣食、不思声色、不思胜负、不思得失、不思荣辱，心不劳神不极，但尔可得延年。"临床上可以看出，以脑力劳动为主的知识分子胸痹心痛的发病率比以体力劳动为主的工人农民高，这是因为知识分子多忧劳思虑过度。

3. 和畅性情

俗话说要想开些，经常消除有损心身的情志，保持良好的心境和情绪。七情过激是重要的致病因素，愉快冲和的情绪有益于心身健康。现代研究表明，对于高血压病患者，喜悦的情绪、良好的心境，能使血压下降 10 ～ 15mmHg，心率每分钟减少 10 次左右；反之能使血压升高、心跳加速，引起胸痛（心绞痛）的发作。《诊治百问》说："人之性情最喜畅快，形神最宜焕发，如此刻有长春之性，时时有长生之情。不惟祛病，可以永年。"

怎样才能保持良好的心境呢？随着社会的发展，人与人之间的关系越来越复杂，交往越来越频繁，万事不能尽如我意，不良刺激时时而来，只有经常与人为善，宽宏大量，以理抑情，自我调节，自我安慰，才能保持良好的心境。总之，志强可侮辱不起，七情过激自能平，逆境哪怕千重浪，任我逍遥过百春。

4. 恬淡虚无

这是指高尚的情操、坦荡的心情而言，正如《素问·上古天真论》所说："嗜欲不能劳其目，淫邪不能惑其心，愚智贤不肖，不惧于物，故合于道，所以能年皆度百岁而动作不衰者，以其德全不危也。"这种以静为主，静中求动，外静内动，动而静止的养生要求特别适用于中老年人，尤其是患了胸痹心痛、中风等病之后，不仅能预防复发，而且能促进健康的恢复，因为，恬淡能养其心、虚无能全其神，心健神安自能祛病延年。

5. 闲情逸致

这是指将志趣寄托在高雅的景物之中，以此来陶冶情怀，创造良好的心境，培养高尚的情操，达到情与景同、心与物合的高超境界。正如龚廷贤在《寿世保元》中说："诗书悦心，山林逸兴，可以延年。"我们东方民族常以琴、棋、书、画来陶冶情操。当前，随着社会的发展、四化的建设、生活水平的不断提高，人们更需要从事这些活动。通过培养患者的兴趣，使之心情舒畅、精神愉快，可收到防病治病的效果，这对胸痹心痛患者尤为适宜。

（三）常服养心益智方，防治心理之创伤

人们都希望自己身心健康，尽享天年。古人通过几千年的临床实践，积累了丰富的经验，不仅在理论上，而且在方药上给我们留下了宝贵财富，如把养心益智的机理归纳为"开心孔""利九窍""养五脏""安魂魄"等方面，并将有这方面功效的药物组成养心益智方。近几年来参阅历代有关文献，结合个人的临床实践，拟定了如下 2 方：

1. 化痰开窍方

组成：

橘红 9g	半夏 9g	茯神 15g	石菖蒲 12g
丹参 24g	川芎 9g	郁金 9g	炙远志 9g
龙胆草 6g			

水煎服。

方解：心主神明，心孔不开，心窍不通，神明不出，故失聪慧。而心孔不开，多因痰浊蒙蔽或瘀血阻滞，故用橘红、半夏祛痰浊，丹参、川芎化瘀血，茯苓安心养神，菖蒲、郁金、远志化痰开窍而通神明，龙胆草清利湿热，主通九窍来反佐，以防辛温化痰之品损伤心阴之弊。

加减：胸闷时作、嗜睡、健忘者，加瓜蒌、胆南星、桂枝；胸痛时作、心烦少寐者，加天冬、麦冬、炒枣仁、丹皮，去龙胆草；胸闷气短、头晕健忘、劳累时则胸痛发作者，加生黄芪、白术、升麻，去龙胆草。

2.养心定志方

组成：

制首乌 15g	当归 9g	龙眼肉 12g	人参 9g
巴戟天 9g	炒枣仁 24g	炙远志 9g	石菖蒲 6g

水煎服。

方解：邪闭神明，可失聪慧。但若命门元气虚弱，心血不足，营养五脏、益心安神乃治本之法。本方用制首乌滋养真阴，用巴戟天壮旺真阳，用人参补益心血，用炒枣仁、炙远志安神定志，用石菖蒲开心孔、通神明、通达九窍，为佐使之药。

加减：心悸、心烦、少寐明显者，加肉桂、莲子心以交通心肾；头晕、健忘明显者，加龟板、菖根；怔忡少寐、惶恐不安者，加琥珀、朱砂；胸中隐痛、心烦不安者，加丹参、栀子。

试论心病脱证

所谓心病脱证是指心病日久所致气血逆乱，正气耗脱的病证，临床主要表现为手足逆冷、汗出不止，重则昏不知人、脉微欲绝等。

脱证为临床常见急危重症之一。对脱证的论述最早见于《内经》，而《内经》论"脱"含义较广，大致以四肢厥冷、突然昏倒、不省人事为主要表现，有伤寒厥逆、杂病厥逆之分，又有薄厥、暴厥、痛厥等之名，此处所论为广义脱证。心病脱证则主要表现为在原有心病的基础上出现手足逆冷、汗出不止，重则昏不知人。如《灵枢·邪气脏腑病形》曰："心脉维涩为维厥。"维，指四肢。《灵枢·经脉》曰："心少阴之脉，是动则病嗌干心痛……是主心所生病者，臑臂内后廉痛厥。"可知心痛脱证与心痛的关系密切，而临床上心痛脱证亦常由真心痛引起。如《杂病广要》引《玉案》曰："平素原无心痛之疾，卒然大痛无声，面青气冷，咬牙噤齿，手足如冰冷者，乃真心痛也。"此即为由痛致脱。其他心疾亦可引起脱证，如心痹者，脉不通，由心脏亏虚，风寒湿痹内舍于心，邪毒久侵，致心气虚衰，气血逆乱，脉疾无数，发为脱证。心病出现脱证则表示病情危急，如抢救失时，治疗不当，稍事延误，则危在旦夕。若能及时回阳固脱，舒理气血，使厥回脱固，气血周顺，阴阳调和，病即转安。因而探讨心病脱证的诊断标准、急救处理和证治规律，是中医急症的一大课题，有着极为重要的临床意义。

一、病因病机

心病脱证与广义脱证在病因病机上有所不同，心病脱证主要由于心脏虚损，气阴耗伤，气机逆乱，升降乖戾，而致阴阳气不能互相贯通，阳气不能达于四肢则四肢厥冷，阴阳将离而出现脱证。如《伤寒论》所说："阴阳气不相顺接便为厥；厥者，手足逆冷是也。"但气机逆乱，经脉痹阻，经气不得畅通，又是心病脱证的特点。

（一）剧痛致脱

素有胸痹之人，复加七情内伤，终年抑郁，或忧思烦恼，喜怒无常，气滞血瘀越来越重，稍有不慎，可突然心脉痹阻。心脉不通，则心气不行，心血凝滞，以致周身气血逆乱，阴阳升降失常，发为厥脱。次即为《内经》的痛厥，对于这种气机逆乱，气滞血瘀于心胸而发为厥者，古人已有论述，《医学入门》在论真心痛时指出"痛极而发厥也"。

（二）因虚致脱

《景岳全书》曰："厥者以其内奇，谓夺其五内之精气也。"素有心病，病延日久，大多气血亏乏，阴阳虚弱。心主神明，为一身之大主，心脉亏虚，阳失其濡，危证丛生。

心气亏虚而致厥脱者，大多由渐致甚，病因长期不除，偶加七情内伤，或劳累过度，或感受外邪，致心气骤虚，气不能周运全身，而出现心气欲脱之候，甚或厥倒。正如张景岳所说："气虚气实皆能厥也，气虚卒倒者，以气脱证也。"

心阳主司温煦，气虚至甚则心阳受累，欲成厥脱，而阳气虚脱，阴气反胜，阴阳差逆失于顺接，阴不敛阳，阳不护阴，阴阳相离，而致脱证。《活人书》云："厥者逆也，阴阳不相顺，手足逆冷也，阳气衰，阴气盛，阴盛于阳，故阳脉为之逆，不通于手足，所以逆冷也。"

（三）水饮致脱

素有心痹固疾，久之则胸阳不振，心火不旺，不能下交温暖命火，渐致肾阳不振，无力化气行水，终致水饮之邪上凌心肺，心肺脉络被水饮痹阻，骤然壅塞，营运将止，而成厥脱危候。清·陈士铎说："亦有非义而成厥者……阴寒有中肾宫，则必挟水上犯心君。"与此病机大致相同。虽有肺肾病变，然其本在心。

上述各种原因，虽可单一致病，亦可相加致病，如气虚并有阳虚，阳虚并有水饮，剧痛并有气虚等不可执着于一端。

二、临床表现

心病脱证多由慢性心病发展而来，或突发真心痛，由痛致厥，由厥致脱。

因而发病前主要表现为原有心病的症状，如胸闷不适、心悸怔忡、心痛时作、气短乏力、面色少华、脉象结代等。厥脱早期的症状多见四肢逆冷、冷汗不止、面色苍白，或四肢青紫、心悸喘促、少气懒言、神情淡漠，或烦躁不安、脉搏细弱或疾数，继则四肢冰冷、大汗淋漓、脉微欲绝、呼吸微弱、水饮自口鼻涌出、昏不识人、无尿、少尿、血压测不到等。

从发病情况看，有急有缓，急者多实，或实中夹虚；缓者多虚，或虚中夹实。急者多为气机逆乱，水饮壅阻，在发病的同时或稍后很快出现脱证症状。缓者多为气虚阴虚，在病情进展中发生脱证，亦可突然加重而发生。同时可伴有其他脏腑的病损。

三、诊断标准

（一）诊断依据

1. 出现神志淡漠或烦躁不安、面色苍白或潮红、发绀、四肢厥冷、汗出不止、气促息微等症状（5 项中有 3 项即可）。

2. 脉微细欲绝，或不能触及；血压下降（收缩压＜ 80mmHg，脉压差＜ 20mmHg）；尿少。有高血压者，收缩压低于平时血压的 1/3 以上或收缩压降低 30mmHg；尿少（每小时少于 30mL）、指压再充盈时间＞ 3 秒。

3. 素有心病（如真心痛、胸痹心痛、心悸怔忡等）。

4. 根据不同病因，可参考必要的特异性实验室检查，如血气分析、血流动力、血液流变等指标。

5. 有代谢性酸中毒或呼吸性碱中毒，或二者并存。

凡具备以上第 1 或第 2 项，参考第 3、4、5 项即可诊断。

（二）分级

1. 轻度：神情或烦躁不安，手足不温，汗出过多，脉沉细弱（收缩压＜ 80mmHg，脉压差＜ 20mmHg；有高血压者，收缩压低于平时血压的 1/3 以上或收缩压降低 30mmHg）。

2. 中度：神志淡漠，手足冷至腕踝，大汗淋漓，脉象微弱，收缩压在 75mmHg 以下，脉压差＜ 20mmHg。

3. 重度：意识朦胧或神昏，肢冷超过腕踝 2 寸以上或全身皮肤湿冷，冷汗如珠，脉微欲绝，收缩压在 60mmHg 以下。

四、鉴别诊断

（一）厥证

厥证以突然昏倒、不省人事、移时苏醒或四肢厥冷为主要特征，实者居多。心病脱证者兼见心悸胸闷、大汗淋漓、脉微欲绝等症，虚多实少。

（二）中风脱证

"中风"有突然昏仆之证。在急性发作期也可表现为四肢厥冷、汗出、遗尿、脉微细之脱象，以及突然昏倒、汗出肢冷，并见口眼㖞斜、半身不遂等症。心病厥脱，发病前多有心病病史，发病后无口眼㖞斜、半身不遂，故可与本证相鉴别。

五、治疗

根据心病脱证的成因、虚实、缓急，可分为疼痛厥脱、气虚厥脱、水饮厥脱三个证型。三型之间在紧急处理时有共同之处，只是在辨证用药上有所区别。

（一）急救处理

心病出现脱证后，提示病情危重，应立即进行抢救，采用综合疗法，多种途径快速给药，争取在较短的时间内使厥回脱固。

1. 绝对卧床，保持安静，消除恐惧，加强护理，详细观察，记录脉搏、呼吸、精神、血压的改变，并给予氧气吸入。

2. 由心痛发作引起者，立即予以止痛，可选用以下 1～2 种药物：冠心苏合丸、心灵丸、活心丹、宽胸气雾剂、益心丸等。每种 1～3 丸，日 3 次。亦可配合针灸止痛。

（1）针刺膻中、内关，留针 20～30 分钟，捻转 3～5 次。

（2）以心包经及心经两经俞穴及募穴为主穴，心包经的经穴和内关穴为配穴。主穴：膻中透鸠尾、内关、足三里；配穴：通里、神门、曲池、间使、乳根、命门。

（3）耳针。主穴：心、神门、皮质下；配穴：交感、内分泌、肾、胃。

3. 救逆固脱：用药宜先选用以下口服药和针剂，进行应急处理。

（1）口服药

人参粉：每次 3g，日 2 ～ 3 次。或用新五加皮粗苷（黑龙江研制），每次 20mg，日 3 次，服 2 ～ 3 天后改为每日 20 ～ 40mg，分 2 次服，有人参之效，用于气虚致脱者。

抗休克合剂（山东省中医药研究院验方）：红参、麦冬、五味子、附子、干姜、肉桂，浓煎。用于阳虚致脱者。

（2）针剂

生脉散针：以生脉散配制而成，每次 40 ～ 60mL，以等量的 5% 葡萄糖水稀释，静滴或静注。

参脉针：用人参、麦冬等量配制成 10% 的溶液，每次 20 ～ 30mL，加入等量 50% 葡萄糖注射液中，静注，每 10 ～ 30 分钟一次，血压回升后改为静滴。上两种针剂用于气虚致脱者。

人参针：每次 4 ～ 10mL，加入 50% 葡萄糖注射液 30 ～ 40mL，静注 1 ～ 2 次后，用 40 ～ 80mL 加 10% 葡萄糖注射液 250 ～ 500mL，静滴。此药可提高心率，用于阳虚致脱者。

强心灵：每次 0.125 ～ 0.25mL，加入 50% 葡萄糖注射液 20mL，静脉缓慢推入，日 1 次。此药可降低心率，用于水饮致脱者。

（二）辨证论治

经急救处理，病情略有稳定或在急救处理的同时给予辨证施治。心病厥脱的辨证要点：首先辨厥脱的虚实，厥脱的成因有虚有实，实在气血水饮，虚在心气心阴。次辨其他脏腑的虚损程度以及与心病厥脱的关系。其中，最主要的是肾。《内经》曰："肾气虚则厥。"肾气亏虚，肾精虚损，都可使心病厥脱恶化。此外，肝脾等脏对心病厥脱也有一定的影响。再辨厥的轻重，轻者仅厥逆而未脱，重者阴阳欲脱。在治疗上，如能在厥脱之前而服药抢救，则可防止脱证的发生；厥脱时间越长越难以救治。

1. 剧痛致脱

主症：卒然心痛难忍，有濒死之感，继则手足逆冷，冷汗淋漓，面色苍白，气短喘促，胸中闷塞，精神不振或烦躁不安，脉紧如索，或沉细，或微弱疾数。

治法：理气止痛，化瘀通络。

方药：四逆散加减。

柴胡 12g   赤白芍各 9g   枳实 9g   香附 9g

川芎 9g   郁金 10g   石菖蒲 15g   炙甘草 10g

水煎频服，日 1～2 剂。

由痛致脱证常见，在治疗上及时有效地止痛最为重要。在止痛的同时，最好不用参剂，正如朱丹溪所说："诸痛不可补气。"骤然补气，则气旺不通而痛愈甚，厥愈甚。

验案举例

张某，男，56 岁，干部。1984 年 3 月 2 日入院。

胸痛阵作 3 月余。

患者于 1983 年 11 月始觉胸痛阵作，每日发作多至 13 次，疼痛发作时用硝酸甘油、杜冷丁不能缓解，入院前在西医院诊断为变异型心绞痛，住院期间心电图示"急性心内膜下心肌梗死"，用益气活血中药、低分子右旋糖酐、心痛定等药，心痛愈来愈剧。3 月 20 日，症见心痛剧烈、大汗淋漓、面色苍白、精神紧张、四肢厥冷、脉沉弦细，经用乳酸锌可定 20mg（日 3 次）、罂粟碱 90mg 静滴无效，改服疏理气血、化瘀通脉之剂：柴胡 12g，炒枳壳 9g，川芎 12g，赤芍 15g，桃仁 9g，红花 9g，当归 12g，桔梗 9g，制没药 9g，甘草 6g。服药 3 剂后疼痛减轻，厥逆消失，发作次数明显减少，服药 2 个月，病情稳定，心电图示"慢性冠状动脉供血不足"而出院。

2. 气虚而脱

主症：素有胸闷心痛，少气乏力，近则尤甚，病情恶化或突然心痛，气短不续，心悸不宁，面色苍白，自汗不止，四肢发凉，脉象疾数，或微弱欲绝。

治法：补益心气，回阳固脱。

方药：

（1）保元汤合生脉散加减：人参 15g，黄芪 30g，炙甘草 12g，桂枝 9g，麦冬 30g，五味子 9g。水煎服，日 1～2 剂。

（2）补气救脱散（自拟方）：人参 6 份，肉桂 1.5 份，五味子 2 份，麝香 0.05 份，按此比例制成细末。每服 9～12g，水溶后口服或鼻饲，日 2～3 次。

气虚欲脱，病情危急，可先服补气救脱散，继用汤剂。此症重在补气，非人参不可，气属阳，气虚则阳虚，故少用温补心阳之药，既助气又防脱，阳气得补，厥逆可回。

验案举例

郑某，男，67 岁，工人。1985 年 8 月 21 日入院。

患者素有胸痛（冠心病）史。近 3 天来，因疲劳胸闷、憋气突然加重，面色苍白，气短喘促，冷汗淋漓，四肢厥逆，舌质淡红苔薄白，脉细弱而结代。血压 68/45mmHg，呼吸 25 次 / 分钟，精神淡漠，肺无干湿啰音，心律整，心率 88 次 / 分钟，各瓣膜无病理性杂音，心电图示急性前壁心肌损伤。

中医诊断：气虚厥脱。

治法：益气固脱。

方药：

人参 24g　　　　麦冬 30g　　　　桂枝 15g　　　　五味子 9g

炙甘草 24g

水煎服。

服药 30 分钟后，精神好转，四肢发凉逐渐减轻，血压 90/68mmHg，次日血压为 105/75mmHg，厥逆症状消失，结代脉消失，病情稳定。

3. 阳虚而脱

主症：心悸怔忡，胸闷心痛，四肢逆冷，畏寒汗出，面色苍白，精神淡漠，甚则昏不识人，自汗手撒，呼吸微弱，脉微欲绝，舌淡苔薄白。

治法：温振心阳，救逆固脱。

方药：桂枝人参汤加减。

桂枝 12g　　　　人参 15g　　　　干姜 6g　　　　炙甘草 9g

山萸肉 18g　　　制附子 15g　　　细辛 30g

水煎服，日 1 ～ 2 剂。

心阳将脱，阴阳不相顺接，急在回阳固脱、温振心阳、气阳双补，同时可静脉给以参附针等药，尽快使血压回升。

验案举例

刘某，女，50 岁，教师。1980 年 1 月 22 日入院。

患者素有胸痹（冠心病），曾两次发生厥脱，均以西药抢救，得以缓解。现心悸胸闷、四肢厥逆、气短乏力、面部浮肿、舌质淡苔薄白、脉象沉。查体：精神淡漠，血压 165/90mmHg，呼吸 34 次 / 分钟，心律规整，各瓣膜无杂音，心电图示Ⅲ度房室传导阻滞、慢性冠状动脉供血不足。

西医诊断：冠心病，心律失常。

辨证：心阳虚衰，阴邪偏盛，血运无力。

治法：温经通阳，救逆固脱。

方药：

熟附子 30g   细辛 3g   补骨脂 21g   当归 15g

炙甘草 15g   桂枝 12g

水煎服，日 1 剂。

服药 10 剂，诸症消失，舌质淡红，苔薄白，脉象缓和。心电图示：Ⅰ度房室传导阻滞，慢性冠状动脉供血不足。

4. 水泛致脱

主症：心悸气短，胸闷痞塞，呼吸急促，张口抬肩，躁动恐惧，不能平卧，吞吐痰涎，甚则自口鼻涌出，四肢逆冷，头面冷汗淋漓，脉疾数弦滑，舌苔薄白滑。素有风湿性心脏病。

治法：温阳固脱，泻肺化饮。

方药：葶苈大枣泻肺汤合苓桂术甘汤。

葶苈子 24g   云苓 21g   桂枝 12g   大枣 6 枚

干姜 6g

水煎服，日 2～3 剂。

心气暴伤，心阳骤虚，肾水上逆，骤聚心肺，病情急危，发展极快，如不及时泻下水饮，则心肺被水饮所阻，呼吸堵塞，血脉不通，四肢厥脱，危在旦夕，故用葶苈子、人参，水饮得泻则厥脱可望回转。痰呈粉红色者加桃仁、红花、三七粉活血止血。

验案举例

韩某，女，22 岁，工人。1982 年 11 月 29 日入院。

心悸、浮肿、厥逆 2 年，加剧 1 个月。

两年前因上感诱发心悸、气短、咳吐白色黏液痰、四肢厥冷、下肢浮肿、胸中闷痛，入急诊室治疗，诊断为风心病心衰，经用地高辛等药而缓解。近因悲伤过度，诸症再现，浮肿和四肢厥冷更剧，舌质暗红，苔薄白腻，脉呈虾游象。查体：神志淡漠，面色㿠白，面目浮肿，心律绝对不整，心尖闻及双期粗糙杂音，肝上界在第 6 肋间，下界在肋下 6cm、剑突下 10cm，压痛明显，腹壁软，腹水征（+），双下肢呈凹陷性水肿。小便常规：蛋白（++）；肝功：锌浊度 2.5U。心电图：快速性心房纤颤，左室大及劳损，室性期前收缩。超声心动图示符合风心病。

西医诊断：风湿性心脏病，心力衰竭Ⅲ度。

辨证：气阳双亏，气化失职，饮邪上犯，心脉痹阻，诸症丛生。

治法：温阳利水，活血通脉。

方药：真武汤合葶苈大枣泻肺汤加减。

熟附子 12g	云苓 30g	白术 24g	葶苈子 25g
苏子 15g	丹参 30g	车前子 30g	人参 9g
路路通 9g	大枣 10 枚		

水煎服，日 1 剂。

服药 20 剂，肿消厥回，诸症减轻，舌质淡苔薄白，脉细而结代。小便及肝功化验均正常。心电图示：心房纤颤，心肌劳损。

70 例心律失常临床分析

心律失常是多种心脏病的并发症或后遗症，亦可独立存在，临床比较多见，严重时甚至危及生命。因而，纠正心律失常是治疗心血管疾患的重要措施之一。笔者将近几年来辨证施治、系统观察的 70 例心律失常分析如下。

一、一般资料

70 例中，男 46 例，女 24 例。年龄在 19 岁以下 3 例，20～30 岁 10 例，31～40 岁 11 例，41～50 岁 22 例，51～60 岁 21 例，60 岁以上者 3 例；最大者 79 岁，最小者 18 岁。干部 58 例，工人 10 例，农民 2 例。原发病为冠心病 22 例，心肌炎 15 例，高血压病 18 例，心肌病 6 例，病窦综合征 5 例，风心病 3 例，胆心综合征 1 例。合并高脂血症 6 例，十二指肠球部溃疡 2 例，肺炎 1 例，支气管炎 1 例，咽炎 1 例，胃窦炎 1 例，慢性胆囊炎 1 例，脑血栓形成 1 例。窦性心动过缓 15 例，窦性心动过速 9 例，房性早搏 12 例，房颤 5 例，房扑 1 例，室性早搏 28 例，Ⅲ度房室传导阻滞 2 例，室上性心动过速 2 例。

二、中医分型与辨证论治

（一）寒实型

主症：胸闷而痛，心慌气短，遇冷加剧得热则缓，活动时诸症减轻，大便不实，小便清长，舌质淡红、苔薄白滑，脉迟而有力。

治法：温经散寒，通络复脉。

方药：麻黄附子细辛汤加干姜、炙甘草（麻黄 9g，熟附子、炙甘草各 15g，细辛 3g，干姜 6g）。兼痰浊者，加半夏 9g，薤白 12g；气滞者加香附 9g，郁金 12g；血瘀者加当归尾、红花各 12g，川芎 9g。

（二）虚寒型

主症：胸闷气短，有空虚感，头昏乏力，心悸，活动时诸症加剧，四肢逆冷，畏寒，舌质淡红、苔薄白，脉迟而无力。

治法：温阳散寒，益气复脉。

方药：温肾复脉汤（淫羊藿、补骨脂、当归各 12g，熟附子、细桂枝各 9g，炙甘草、麦冬、黄芪各 15g）。兼痰浊者加半夏 12g，薤白 15g，细辛 3g；血瘀者加川芎、红花各 12g。

（三）实热型

主症：心动悸，发热口渴，喜冷饮，心烦多梦，易惊，舌质红、苔黄，脉数而有力。

治法：清热泻火，凉血安神。

方药：清心汤（生地、麦冬各 24g，黄连、栀子、苦参各 9g，莲子心 6g）。兼痰浊者加全瓜蒌 18g，浙贝母、知母各 12g；壮热咽痛者加山豆根、板蓝根各 21g，生石膏 45g，知母 12g，玄参 30g，犀角粉（冲）1g；大便干者加玄参 30g，大黄 9g；食滞者加炒莱菔子、山楂各 12g，连翘 6g；血瘀者加丹参 30g，丹皮 12g，赤芍 9g。

（四）虚热型

主症：怔忡易惊，不寐健忘，或有潮热盗汗，五心烦热，舌质红体瘦少津、苔少，脉细数无力。

治法：益气养阴，增液清热。

方药：益气生脉汤（西洋参 9g 或太子参 30g，麦冬、生地各 15g，五味子 6g，玄参 18g，莲子心、生甘草各 3g）。兼汗多者加生龙骨、生牡蛎各 30g，浮小麦 24g；不寐较重者加炒枣仁 24g，柏子仁 15g。

（五）阴阳两虚型

主症：心动悸，头晕倦怠，胸闷气短，形寒肢冷，舌质淡、苔白，脉虚弱结代。

治法：益气通阳，养血复脉。

方药：炙甘草汤加减〔炙甘草、麦冬、柏子仁、党参各 15g，桂枝 12g，生地 30g，阿胶（烊化）9g，生姜 6g，大枣 5g，炒枣仁 24g，丹参 18g]。兼心烦不寐者加莲子心 3g；胸痛者加桃仁、生蒲黄各 12g；胸脘闷痛者去生地、阿胶，加丹参 30g，檀香、砂仁各 9g；胸闷痛、痰多者去生地、阿胶，加瓜蒌 30g，前胡 12g；自汗多者加生龙骨、生牡蛎、生黄芪各 30g，五味子 9g；头晕乏力者加生黄芪 30g，葛根 15g；昏厥明显者加人参 15g，熟附子 9g。

（六）阴虚火旺型

主症：心悸眩晕，心烦少寐，手足心热，午后诸症明显，舌体瘦、质红，脉弦细而结代。

治法：滋肾舒肝，清心安神。

方药：滋水清肝饮加减（生地、桑寄生、麦冬各 18g，茯苓、泽泻、柴胡各 12g，栀子、丹皮、苦参各 9g）。心悸心烦明显，偏于水不制火，心肾不交者，加盐知母、盐黄柏各 12g，莲子心、肉桂各 3g；眩晕明显，偏于水不涵木，肝阳上亢者，加天冬、生龙骨、生牡蛎、炒枣仁各 30g。

三、临床疗效

（一）观察方法

按辨证分型施治。每日服中药 1 剂，服药前停用其他抗心律失常药物。住院病人常规做心电图、心脏功能综合检查、脑电阻图、胸透、眼底检查；门诊病人，检查心电图、心脏功能综合检查、血压等，1 ~ 2 周一次，详查病人的症状和舌、脉的变化。

1 周者 4 例，2 周者 8 例，3 周者 7 例，4 周者 8 例，5 周者 7 例，6 周者 6 例，6 周以上者 20 例，最长者 85 天。

（二）疗效

结果：70 例中显效 41 例，其中心动过缓型实证 5 例、虚证 4 例；心动过速型实证 3 例、虚证 4 例；心律不齐型实证 4 例、虚证 20 例。有效 25 例，其中心动过缓型实证 1 例、虚证 3 例；心动过速型实证 3 例、虚证 1 例；心律不齐型实证 4 例、虚证 13 例。无效 4 例，其中心动过缓型实证、虚证各 1 例；心动过速型虚证 1 例；心律不齐型实证 1 例。

对其他方面的疗效及影响：

（1）对自觉症状的疗效：心悸 69 例，治疗后消失者 64 例、改善 4 例、无效 1 例；胸闷 45 例，消失 27 例、改善 16 例、无效 2 例；气短 50 例，消失 31 例、改善 17 例、无效 2 例；乏力 40 例，消失 21 例、改善 17 例、无效 2 例；眩晕 31 例，消失 16 例、改善 14 例、无效 1 例；胸痛 25 例，消失 18 例、改善 5 例、无效 2 例；心烦 21 例，消失 15 例、改善 4 例、无效 2 例；不寐 21 例，消失 18 例、改善 3 例；头昏 5 例，消失 4 例、改善 1 例；昏厥 1 例，消失 1 例。

（2）对血压的影响：纠正心律失常的这几个方剂，虽无明显的降压作用（温肾复脉汤加减，治前血压 155/85mmHg、治后血压 180/80mmHg 者 1 例；益气生脉汤加减，治前血压 157/87mmHg、治后血压 145/90mmHg 者 1 例；炙甘草汤加减，治前血压 135/100mmHg、治后血压 134/87mmHg 者 4 例；麻黄附子细辛汤加减，治前血压 170/90mmHg、治后血压 120/90mmHg 者 1 例；清心汤加减，治前血压 154/97mmHg、治后血压 145/90mmHg 者 2 例；滋水清肝饮加减，治前血压 160/112mmHg、治后血压 136/69mmHg 者 9 例），但从血压的平均数看，却有降低的趋势。

（3）对血脂的影响：温肾复脉汤加减对血脂的影响不大（治前胆固醇 121mg、甘油三酯 65mg、β-脂蛋白 210mg，治后胆固醇 156mg、甘油三酯 75mg、β-脂蛋白 244mg 者 11 例）；清心汤加减有使胆固醇升高和使 β-脂蛋白降低的趋势（治前胆固醇 200mg、甘油三酯 91mg、β-脂蛋白 577mg，治后胆固醇 241mg、甘油三酯 89mg、β-脂蛋白 377mg 者 2 例）。炙甘草汤加减有使甘油三酯升高和使 β-脂蛋白降低的现象（治前胆固醇 190mg、甘油三酯 107mg、β-脂蛋白 666mg，治后胆固醇 175mg、甘油三酯 254mg、β-脂蛋白 392mg 者 3 例）。但因资料少，不宜做统计学处理，有待今后进一步探讨。

四、验案举例

案一 刘某，女，50 岁。住院号 23735。

胸闷、心悸 1 年余，加重 20 天。患者在 1 年前某天晚上突然晕厥，持续 30 分钟，连续两次，胸闷、气短、乏力较前加剧。次日到某院就诊，心电图示：Ⅱ度 1 型房室传导阻滞，慢性冠状动脉供血不足，Ⅰ度房室传导阻滞。此后开始用阿托品、地巴唑、消心痛、氨茶碱、复方丹参注射液等，治疗无效，20 多天前因感冒诸症进一步加重。心电图示：Ⅲ度房室传导阻滞。

现症：心悸，胸闷，气短，颜面浮肿，全身乏力，四肢厥冷，睡眠欠佳，饮食、二便尚可。舌质淡、苔薄白，脉沉。心尖区闻及吹风样收缩期杂音3级，血压170/90mmHg，心率每分钟34次。心电图：Ⅲ度房室传导阻滞，不完全右束支传导阻滞，慢性冠状动脉供血不足。此乃阴盛阳衰，血运迟滞所致，当以温经通阳、复脉活络为法。宜用麻黄附子细辛汤加味。方药：炙麻黄12g，熟附子30g，细辛3g，补骨脂21g，炙甘草、当归各15g。水煎服，日1剂。

服药10剂，诸症基本消失，活动稍多微有心慌，余无所苦。舌质淡红、苔薄白，脉缓和。血压120/70mmHg。做两次心电图均是Ⅰ度房室传导阻滞、慢性冠状动脉供血不足、不完全右束支传导阻滞。

案二 杨某，男，43岁。住院号22988。

因重感冒引起高烧而出现心动过缓，又过了半个月，心电图提示频发室性早搏呈二联律，外院诊断为病毒性心肌炎，经治无效而来我院就诊。

症见心慌、胸闷、气短，3个多月来室性早搏持续呈现二三联律，从未间断，劳累则诸症加剧，午后至夜诸症明显，伴有头晕、不寐、心烦、少气乏力、纳呆、大便稍干，舌质淡红、苔薄白腻，脉缓弱而代。此乃心脏气阴两虚证。当予炙甘草汤加减。方药：炙甘草、党参、鸡血藤各30g，生地、丹参各21g，麦冬、五味子、桂枝各15g，苦参、郁金各12g，水煎服，日1剂（停服已连用1个多月的利多卡因、脉安定、心可定等西药）。服药14剂，疗效不显，患者有时胸痛，将桂枝改为30g，又加䗪虫12g，威灵仙15g，又服7剂，诸症大减，心电图示早搏消失；又服40余剂，疗效巩固而出院。

五、讨论

（一）关于心律失常的病机

心为阳脏，主血脉，鼓动营血环流全身，周流不息，使脉搏缓和均匀而有神。然而，血液的盈亏、心气的盛衰，易受内外病因影响，尤其是寒热二邪的影响。例如，寒邪可使脉搏变迟，所以迟脉主病为寒。正如《濒湖脉学》所说："有力而迟为冷痛，迟而无力定虚寒。"脉迟而有力为阴寒内盛，气滞血瘀的寒证，因寒则气收，脉道凝滞，阳气不伸，气血瘀滞，导致"脉来迟而有力"。其机制多与植物神经功能失调，周围血管收缩，外周阻力增加，迷走神经兴奋性增高有关。属于此类的心律失常多是功能性的。脉迟而无力是阳虚内寒之虚证，因心阳衰微，心气不足，鼓动无力，血行迟滞，导致"脉来迟而无力"。其机制多与器质性心脏病、心功能减弱有关。同样，数脉为热邪所致。故数为阳脉，主热，数而有力为实热证，因邪热鼓动，心气充盛，脉道充盈，气血行速。故数脉多兼滑、洪、大、弦等象。其机制多与感染后发热机体代谢旺盛、心肌兴奋性增强有关，此类心律失常多是功能性的。脉细数无力为虚热证，因久病阴虚，虚热内生，或心阳衰弱，鼓动力弱而致脉道不充，来之无力。其机制多与器质性心脏病心功能减弱或衰竭及血容量减少，而代谢需要量增加及心脏搏动代偿性增加有关。

（二）关于心律失常的分型

为便于临床掌握、执简驭繁，故分为寒实、虚寒、实热、虚热、阴阳两虚、阴虚火旺等 6 型进行辨证论治。

（三）关于中医药对心律失常的疗效

通过辨证施治 70 例，我们发现大多数的心律失常是可以控制的，发病时间越短取效越易，治前未用过西药者比用过者易治。其作用机理，主要是通过扶正祛邪、理气活血、安神定志，使得心脏阴阳平衡，恢复心主神明、主血脉的功能，使心神安宁、血活气顺、脉搏调匀，纠正各种心律失常。

（四）关于炙甘草汤的应用

在 70 例中有 39 例用炙甘草汤加减治疗，该方是笔者临床应用最多、疗效较好的方子。此方是根据心脏体阴用阳、喜动主神明的生理特点，以及血以活为贵的原理来组方的，药物配伍以阴血和阳气的互相关系即气为血帅、血为气母的原理为依据，着重补心气、通心阳，增强心主血脉的功能。复心气、通心阳是治疗脉结代的关键，再配以补血养阳的药物以充盈血脉、滋养脉体，使阳气有所依附，脉结代自能复常，心动悸随即而止。

高脂血症的中医治疗

高脂血症亦称高脂蛋白血症，它是引起动脉粥样硬化的主要因素。了解和治疗此症，对预防和治疗动脉粥样硬化所引起的疾患，如脑血管意外（中风）、冠状动脉供血不足及心肌梗死等疾病有重大意义。

血清里的胆固醇、甘油三酯、磷脂和游离脂肪酸中有一项升高即称高脂血症。中医学无高脂血症这一名称，但高脂血症所出现的主要症状，如眩晕、胸闷、气短、肢体麻木、倦怠、舌质红有瘀斑、脉沉涩等，中医学早有记载。从临床实践来看，此病属本虚标实之疾。如肾阴亏虚，水不涵木，则肝风升动而出现眩晕；营血不足则筋脉肌肤失养而出现肢体或肌肤麻木等症。辨证求因，不外以下几个方面。

肝为风木之脏，体阴用阳，喜条达主升主动。谋虑太过或忧郁恼怒，致使木郁化火，肝阴暗耗，肝火偏亢，风阳升动，上扰清空，而发眩晕；如木郁克土，脾失健运，聚湿生痰，胸中气郁，痰火上犯而致胸闷气短心烦；若气滞脉中，致使血流不畅，瘀血内存，脉络瘀阻而失养，出现肢体和肌肤麻木不仁或疼痛。

思虑烦劳，内伤心脾。血虚不能上奉于脑则头晕目眩；不能充脉则脉沉细，脉络涩滞；肌肤失养则麻木不仁；脾虚则倦怠。

肾为先天之本，藏精生髓。若先天不足或年迈肾亏，均导致肾精不足，不能生髓，而脑为髓海，髓海不足，上下俱虚，出现头晕眼花、脉沉涩等。

脾为后天之本。饮食不节或过食膏粱厚味则伤胃，劳倦过度则伤脾，脾胃损伤，运输失司，导致水谷不化精微，聚湿生痰，痰湿上泛则胸闷气短；痰滞经络，外邪入腠则肌肤不仁；痰气交阻，清阳不升，浊阴不降则头晕目眩。

总之，此症多由年迈肾亏，郁怒烦恼，肝气不舒郁久化火，肝阴暗耗，导致肝肾阴虚，肝阳上亢而出现头晕、眼花；肝胆克脾或饮食不节，使脾运失健，运化水湿和水谷的功能减弱，聚湿生痰，痰湿上泛，气机不利则胸闷气短；痰窜经络，血脉瘀阻而出现肢体麻木或疼痛、脉象沉涩或结代。

治法：滋肾养肝，清利湿热，解郁化痰，活血通脉。

方药：通脉汤。生首乌 24g，决明子 30g，金樱子 30g，茵陈 24g，泽泻 24g，焦山楂 18g，郁金 15g。

生首乌补肝肾养气血、降血脂，决明子清肝益肾、降血压、降血脂，金樱子涩精气、降血脂，共起滋养肝肾、软化血管、降低血脂的作用；茵陈清湿热、益血脉、降压降脂、扩冠，泽泻利尿渗湿、泻相火、降压降脂，共起清利湿热、降压降脂、扩张冠状动脉的作用；山楂行瘀、化痰消积、降低血脂，郁金行气解郁、活血、减少动脉内斑块，共起解郁化痰、活血通脉、降低血压、减少动脉内斑块的作用。统观全方，诸药共奏滋阴降火通脉、降脂降压、消除动脉内斑块的作用。

加减：偏于肝肾阴虚，肝阳上亢，眩晕明显者，加寄生、五味子、生赭石以补肝肾、潜浮阳。偏于脾胃失健，胸脘痞闷、倦怠乏力者，加生黄芪、桂枝、青木香以通阳健脾化痰。偏于经脉瘀阻、肢体麻木、疼痛明显者，加红花、赤芍、三七粉、防风以活血化瘀通络。偏于肝阴虚、视物昏花明显者，加茺蔚子、青葙子以清肝明目。

验案举例

案一 段某，男，59 岁，省京剧团炊事员。1976 年 4 月 24 日初诊。

患者于本月 20 日晚 9 点，突然昏厥，不省人事，一夜方醒，醒后胸闷气短、心烦不安、头晕、右胁不适，睡眠饮食均好。既往无他病。舌质红苔薄白，形体肥胖，脉缓而涩。血压 125 / 80mmHg，心电图正常。

辨证：患者年迈肾阴亏虚，从事炊事员工作 30 余年，过食膏粱厚味伤及脾胃。肾阴不足，水不涵木，肝火旺则心烦不安；肝旺克土，则脾土更虚，运化失职，聚湿生痰，痰湿上泛则胸闷气短头晕、脉缓而涩；蒙蔽心包则昏厥不省人事。

治法：滋养肝肾，清肝利胆，解郁化痰。

方药：通脉汤加味。加寄生以增强补肝肾、降血脂之力，加胆草以泻肝胆郁火。

5 月 31 日复诊：服药 12 剂，因回老家未再服。现胸闷、气短、心烦消失，头晕头痛、四肢麻木明显。舌质红苔薄白，脉弦涩。上方去生首乌，加片姜黄以行气活血通络。

6 月 15 日三诊：又服药 15 剂，头晕头痛亦消失，仍见四肢麻木、疼痛，午后下肢微肿。舌质淡红，舌苔薄白，脉虚缓而涩。检查：血压 120 / 80mmHg。

此乃肾阴得补，肝郁已解，痰湿已去，但气虚血脉留滞渐甚，血脉瘀阻由病初的次要矛盾上升为主要矛盾，故四肢麻木疼痛成为主要症状。当治以补气养阴、活血通络。方药：

生黄芪 24g	生首乌 18g	金樱子 18g	紫丹参 18g
鸡血藤 30g	红花 9g	细桂枝 6g	炒桑枝 30g
路路通 6g			

水煎服，日 1 剂。

服药 10 剂，诸症消失。

案二 王某，女，56 岁，干部。1976 年 5 月 21 日初诊。

胸闷、气短 2 年余，加剧 1 个月，下肢麻木、疼痛半个月。两年前出现胸闷、气短，呈阵发性加剧，至今一直服用多种降压降脂和软化血管的西药，近 1 个月胸闷、气短加剧，且呈阵发性加剧，并出现头晕眼花、乏力、下肢麻木疼痛、牙痛。既往无他病。舌质红、舌苔少，脉象沉涩。检查：血压 130/85mmHg。

辨证： 忧郁烦恼则伤肝，郁久化火灼烁肾阴，肝肾阴虚，肝阳上亢则头晕，不能养目则眼花，肝郁气不条达则胸闷气短。肝主筋，肝阴虚不能濡养筋脉则下肢麻木疼痛，虚火上炎则牙痛。

治法： 滋肾养肝，解郁清热，泻火明目。

方药：

决明子 30g	金樱子 30g	寄生 24g	茺蔚子 15g
青葙子 15g	泽泻 30g	茵陈 18g	郁金 15g
酒军 3g			

本方即通脉汤去焦山楂、生首乌加寄生以增强补肝肾、降压降脂之力，加茺蔚子、青葙子、酒军以清肝泻火明目。全方起到滋肾、清热、明目之功。

5 月 27 日复诊：服药 6 剂。服前 3 剂时，腹泻日 3～5 次，牙痛消失。后 3 剂未泻，诸症均减轻。舌质淡红、舌苔薄白，脉象沉涩。上方去泻火之酒军，加舒肝解郁之玫瑰花 18g。

6 月 14 日三诊：又服药 15 剂，诸症消失，精神好，体力增，眼不花，仅有涩感。血压 110 / 70mmHg，舌质淡红、舌苔薄白，脉象和缓。初诊方去酒军，加生地以滋阴、凉血、明目巩固疗效，3剂。停药3个月后随访，患者无任何不适。

案三 陈凤山，男，34岁，机床一厂工人。1976年5月14日初诊。

头沉头晕、失眠多梦半年，加重10天。伴有左胸发闷心慌，胸痛阵作，痛如针刺，历时3～5秒，日发5～7次。既往无他病。舌质淡红、舌苔薄白，脉象弦细涩。血压130/80mmHg，心电图示左室面高电压。

辨证：郁怒日久，情志抑郁，化火生痰，痰火上扰则头沉而晕，气滞脉中，瘀血阻络，心络瘀阻则胸痛心慌、失眠多梦。

治法：清热解郁，活血通络。

方药：

决明子30g　　金樱子30g　　泽泻30g　　　　茵陈24g

郁金15g　　　红花9g

此即通脉汤去生首乌、山楂，减其滋肝肾、消食化积之力，加红花以活血祛瘀通脉。金樱子有收敛之性，似不合肝气郁结之病机，但有行气活血的郁金，以及清利泻下之泽泻、茵陈相配伍，使全方行而不破、收而不涩，达到滋阴清热、活血通络、行气解郁之目的。

7月2日复诊：服药35剂，诸症消失。舌质淡、舌苔白，脉象弦细。继服上方以巩固疗效，继续降脂。

结　语

关于辨证。高脂血症的中医辨证非常复杂，必须以辩证唯物论的观点来指导临床实践，根据疾病发展的客观规律，抓住疾病的本质，用辩证的观点来分析局部与整体的内在联系，分析疾病过程中各阶段的主要矛盾及主要矛盾方面的关系。中医辨治高脂血症，不仅看到了外因的饮食失常和风寒客邪，而且考虑到了作为内因的肝肾两虚，并认为肝肾阴虚是本，是主要矛盾方面，是决定性的因素。气滞血瘀或痰湿壅塞等为此病之标。在一般情况下采取标本兼顾的原则，但仍要"急则治其标，缓则治其本"，即在平时自觉症状不明显时，发现血脂增高，治疗当以滋补肝肾为主，但必须加入理气活血解郁之品以佐之，使补而不腻不涩，不然的话，用药后气滞更甚、血瘀更重，由原来的次要矛盾转化为主要矛盾，导致疾病的急性发作。在疾病急性发作时，如阵发胸闷、胸痛——心绞痛明显，当暂时治以通阳理气、活血通络为主，但也必须配以滋肾养肝益血之味。不然的话，辛通之品会使肝肾之阴更亏，经脉失养更加严重，犯了虚虚实实之戒，疗效是不会巩固的。总之，标本先后缓急的掌握应完全根据病人在疾病各个阶段所表现的不同情况灵活运用，才能取得满意的疗效。

关于通脉汤的配伍。通脉汤的组方原则是补泻兼施、涩行并举。方中有生首乌、金樱子补肝肾、固精气，配以泽泻、茵陈清利下焦湿热；有金樱子固肠涩精，配以决明子润肠通便；又首乌、金樱子滋阴碍脾胃，配以郁金、山楂行气化痰、消食化滞。使全方归于补而不腻、行而不散、固而不滞，各味药物起到相辅相成和相反相成的作用，达到治疗此病的目的。

关于用药剂量。主药剂量要大，如金樱子、决明子、首乌每剂要用30g以上，以患者服后微泻为度。但患者服前3剂特别是第1剂时多出现腹泻或微有腹痛，此时不要减量，继续服下去这些反应自然消失。多数患者无不良反应。

此时应劳逸结合、节制饮食。工作不太累的患者不一定全休。全休的患者要进行经常的体育锻炼。平时多吃素食，少吃油腻之物，以免损伤脾胃。

关于劝慰患者。使之抱着"既来之则安之"的态度，既要好好服药，又不要惊慌失措。不然的话，不正常的化验数值本身就是使此病进一步加剧的原因之一，乃至形成恶性循环，吃药也难以取效。所以，劝慰患者使之对此病有正确认识，也是治疗此病的重要环节。

降脂通脉饮治疗高脂血症的临床观察

治疗高脂血症对预防和治疗动脉粥样硬化症及其所导致的血管意外、冠心病有一定意义。笔者于 1979 ～ 1983 年，用降脂通脉饮治疗 30 例高脂血症患者，疗效尚好，现报道如下。

一、临床资料

本组 30 例多数为门诊病人，男 17 例，女 13 例；年龄 34 ～ 65 岁，其中 40 岁以下者 3 例，41 ～ 50 岁者 10 例，51 ～ 60 岁者 14 例，61 ～ 65 岁者 3 例；职业分别为干部（18 例）、职员（8 例）、工人（3 例）、农民（1 例）；病程 1 ～ 5 年，其中 1 年以内 10 例，1 年以上～ 2 年 12 例，2 年以上～ 3 年 4 例，3 年以上～ 4 年 3 例，5 年 1 例。30 例患者中血清胆固醇超过 250mg/dL 者 20 例（66.7%），甘油三酯超过 160mg/dL 者 23 例（76.7%），β – 脂蛋白超过 600mg/dL 者 7 例（23.3%）。本组病例合并动脉硬化症 1 例、高血压病 4 例、冠心病 4 例、高血压病及冠心病 5 例，动脉硬化症及高血压病 4 例，另有 1 例合并有动脉硬化症、高血压病及冠心病，无合并症者 11 例。

二、治疗方法

本组病例均予降脂通脉饮治疗。方药：制首乌、金樱子、决明子、生薏苡仁各 30g，茵陈、泽泻各 24g，生山楂 18g，柴胡、郁金各 12g，酒军 6g。每日 1 剂，用水 500mL 文火煎至 250mL，分 2 次服。偏于肝肾阴虚，肝阳上亢，症见眩晕明显者加桑寄生、生赭石各 30g；偏于脾胃失健，症见脘腹痞闷、倦怠乏力者去金樱子，加黄芪 30g，茯苓 15g，炒莱菔子 12g；偏于经脉瘀阻，症见肢体麻木、疼痛者去金樱子，加丹参、炒桑枝各 30g，桃仁、路路通各 12g；偏于肝肾不足，目失濡养，症见视物昏花者，加茺蔚子、青葙子、杭菊花各

12g。

三、疗效观察

每2周为一疗程，一般服药1～3个疗程。经治疗后，显效（血脂降至正常范围，自觉症状消失者）20例，占66.7%；有效（血脂有1项或2项降至正常范围，另1项或2项仍高于正常值，自觉症状基本消失者）9例，占30%；无效（血脂略有降低，或1项降低而另1项升高，自觉症状略有减轻者）1例，占3.3%。总有效率为96.7%。治疗前后各项观察指标的改变分析如下：

1. 血脂的改变

治疗前胆固醇、甘油三酯和β-脂蛋白超过正常者分别为20例、23例和7例，治疗后血脂水平下降，治疗前后自身比较，经统计学处理有显著性差异（P<0.01）。详见表6。

表6　血脂增高患者治疗后血脂含量的改变

项目	例数	治疗前值（mg/dL）	治疗后值（mg/dL）	治疗后-治疗前的差±标准阈（mg/dL）
胆固醇	20	287	219	-65±12.52
甘油三酯	23	258	150	-108±15.22
β-脂蛋白	7	718	509	-209±47.24

注：治疗前后自身比较 P<0.01。

2. 自觉症状和血压的改变

本组30例治疗后自觉症状均有不同程度的改变，详见表7。治疗前合并高血压病14例，治疗前血压平均值为189/110mmHg，且收缩压与舒张压基本平行下降。另有1例低血压患者，治疗后随着血脂的下降而血压升高，似可说明本方对血压具有双向调节的作用。

表 7　30 例患者治疗后主要症状的改善（例）

疗效	主要症状							
	眩晕	头痛	麻木	胸痛	胸闷	心悸	浮肿	便秘
消失	7	3	7	2	5	5	3	5
改善	9	2	4	2	5	0	1	0
无变化	1	0	0	0	0	0	1	0
合计	17	5	11	4	10	5	5	5

3. 心电图和心功能的改变

本组 30 例治疗前心电图检查异常 15 例，治疗后多数患者得到改善。其中慢性冠状动脉供血不足 10 例，治疗后恢复正常（S-T 段恢复至等电位线且形态正常，T 波恢复正常）1 例，好转（S-T 段上抬或下移绝对值变小，T 波由深变浅或变低平）8 例，无改变 1 例；左前半支传导阻滞 2 例，治疗结果恢复正常、无改变各 1 例；早期复极综合征 1 例，窦性心动过缓 2 例，治疗后均恢复正常。30 例中有 6 例经心阻抗图检查示心功能异常，治疗 6 周后各项数值均有明显改善，详见表 8。因病例较少未做统计学处理。

表 8　心功能异常 6 例治疗后心功能的改变

检查项目	$\dfrac{PEP}{LVET}$	心搏量（mL/次）	心搏指数（mL/次/m²）	心搏出量（L/min）	心脏指数（L/min/m²）
用药前	0.401	53.3	28.0	5.15	2.50
用药后	0.400	73.5	36.5	5.50	3.25

4. 脉象和舌象的改变

本组病例治疗前弦脉 14 例，弦滑脉 7 例，弦迟脉 2 例，沉涩脉 1 例。治疗后脉象恢复正常 19 例，好转（由兼脉变为单脉或缓和之象较治疗前明显者）4 例，无改变 7 例。治疗前舌质红瘦 11 例，暗红 9 例，淡红 5 例，舌有齿印 2 例，有瘀斑 3 例；治疗后恢复正常 22 例，好转 3 例，无改变 5 例。舌苔黄厚腻 6 例，黄腻 7 例，白腻 5 例，白黄腻 4 例；治疗后恢复正常 12 例，好转 7 例，无改变 3 例。说明多数患者治疗后舌质、舌苔均有所好转。

四、典型病例

案一 周某，女，50 岁。1981 年 4 月 5 日初诊。门诊号 1333485。

头晕、头痛 8 年，加剧 1 个月，伴胸闷气短、项背发紧、口苦而干、下肢浮肿、全身乏力，经服复方降压片、烟酸肌醇片、维生素 C 等药 2 月余，诸症不减，症见形体肥胖、面色发红、舌质红、舌体略胖、舌苔白腻、脉象弦细。血压 210/140mmHg；心电图示慢性冠状动脉供血不足，心阻抗图示心搏量（SV）39mL/ 次，心搏指数（SVI）22mL/ 次 /m^2，心搏出量（CO）3.5L/min，心脏指数（CI）2L/min/m^2；血胆固醇 312mg/dL，甘油三酯 280mg/dL，β – 脂蛋白 350mg/dL。西医诊断为高脂血症、高血压病、冠心病。本例为肝肾阴虚，肝阳上亢，痰瘀内阻所致的眩晕、胸痹，治宜滋肾潜阳、疏肝理气、化痰泄浊。予降脂通脉饮去金樱子，加桑寄生、石决明、钩藤各 30g，羚羊角粉（冲服）3g。每日煎服 1 剂。服药 12 剂后去羚羊角粉。服药 6 周后，诸症基本消失，舌质淡红、舌苔薄白，脉象正常，血压 170/115mmHg；心电图较前好转；心阻抗图示 SV 69mL/ 次，SVI 38mL/ 次 /m^2，CO 5L/min，CI 2.8 L/min/m^2；血胆固醇 360mg/dL，甘油三酯 156mg/dL，β – 脂蛋白 555mg/dL。继服上药，以巩固疗效。

案二 李某，男，48 岁。1983 年 5 月 24 日初诊。门诊号 125101。

眩晕、胸痛 10 余年。经服烟酸肌醇片、降压灵、维生素 C、路丁等 3 个多月，疗效不明显。就诊前 7 天，因劳累诱发左胸发紧。症见胸痛如掣、掣背连项、心悸、头痛、不寐、多梦、纳少、便秘、溲赤。查见舌红、苔薄白，脉弦细，血压 140/90mmHg；心电图示电轴左倾，慢性冠状动脉供血不足；血胆固醇 264mg/dL，甘油三酯 285mg/dL，β – 脂蛋白 636mg/dL。西医诊断为高脂血症、冠心病。本例为阴液亏虚、筋脉失养、瘀血阻络所致之眩晕、胸痛，治当滋阴降火、行滞通脉、泻浊洁腑。用降脂通脉饮去生薏苡仁，加桃仁 12g。服药 25 剂，诸症基本消失，唯午后微有头晕、耳鸣、脉弦，血压 115/75mmHg；血胆固醇 220mg/dL，甘油三酯 128mg/dL、β – 脂蛋白 34mg/dL；心电图较前好转。继服上方，去酒大黄，水煎服，隔日 1 剂，以巩固疗效。

五、讨论

本组病例脉象以弦为多，舌质以红为多。笔者认为，本病的病因病机是肝肾阴虚，瘀浊内阻，气机不利，经脉失养，其中肝肾阴虚为本病之本，而气血瘀滞、痰浊内阻为本病之标。对临床无明显症状而仅出现血脂升高者，治疗当以滋补肝肾为主，佐以理气解郁活血之品。若症状明显，患者自觉头目眩晕、胸闷而痛或肢体麻木，则治疗当以理气化痰、活血通脉为主，佐以滋肾养肝益血之味。总之，应掌握标本缓急，根据不同脉证而辨证施治，方能取得满意疗效。

降脂通脉饮即是采用了补泻并施、标本兼顾的组方原则而拟定的。方用何首乌、金樱子补肝肾、固精气；配泽泻、茵陈清利下焦湿热；以决明子、酒军润肠通便、导滞泻浊；生薏苡仁、生山楂健脾渗湿、消食导滞；更用柴胡、郁金行气解郁活血、斡旋阴阳。全方补而不腻，固而不涩，行而不散，共奏滋阴降火、行滞通脉、泻浊洁腑之效。临证应用时当随证加减，灵活变化，除如前所述的加减变化外，特别是对舌淡红、苔白厚腻者，应酌减方中清热滋阴之品，适当加入温散健脾之药，以期收到更好的疗效。本方无明显副作用，本组病例除 2 例服药后出现腹痛、3 例出现腹泻外，余均未出现任何不适。本方主要药物（如何首乌、金樱子、决明子）用量偏大，一般当用至 18 ～ 30g，以患者服后大便微泻（日 2 次）为度，故应随时调整方中酒军的用量。若患者服第一剂药时即出现腹泻或腹痛，可不减药量，因多数患者继续服药后，腹痛或腹泻可自行消失，大便转为稍稀，日 2 次；若腹痛、腹泻不减者，当减大黄用量。另外，个别患者在服药过程中可能出现血脂升高的现象（多在第 2 个疗程之后出现），但继续服药后一般会逐渐降低，并不影响疗效。

本方与西药烟酸肌醇片、维生素 C 等药物相比较，其降脂效果可能优于后者（本组 30 例患者中，有 11 例在用本方之前服用过上述西药 4 个月以上，经检查血脂无明显改变），但因病例数尚少，其肯定结论还有待于进一步观察。

鉴定一种降脂药或一张降脂方时，不仅要看其降脂作用的强弱，还应观察其软化血管，预防由动脉粥样硬化所引起疾病之作用的大小。本方设计时是兼顾了上述两个方面的作用。经临床验证，本方有良好的降脂作用，且对改善心电图、心功能、血压、舌象、脉象自觉症状，均有较好的作用，但其软化血管的作用，仍需进一步观察。

便秘效方——排毒减肥片

此方为院内制剂，投入临床后疗效显著，深受患者好评。

一、处方组成

芦荟 100g　　决明子 80g　　枸杞子 34g　　制何首乌 60g

人参 24g　　广木香 34g　　淀粉 9g　　硬脂酸镁 3g

二、功效主治

本方具有通便排毒、减肥降脂、养阴益气之功。

主治便秘，症见排便周期延长，日数不定，排便艰难或无力，粪质干燥或断续不利，常伴腹胀、腹痛，舌质红，苔黄燥、垢腻或无苔，脉滑数或细等毒邪内蕴，阴液亏虚证。临床适用于便秘、肥胖病、高脂血症、高黏血症、脂肪肝及心脑血管病或妇女产后出现上述证候者。

便秘的病因是多方面的，外感寒热之邪，内伤饮食情志，阴阳气血不足皆可形成便秘。素体阳盛，或热病之后，余邪留恋，或肺热肺燥，下移大肠，或过食肥甘厚味、辛辣醇酒可致肠胃积热，耗伤津液，肠道干涩，粪质干燥，而成便秘；忧愁思虑，脾伤气结，或抑郁恼怒，肝郁气滞，或久坐少动，气机不利，可致腑气郁滞，通降失常，传导失司，大便干结，欲便不出，出而不畅；饮食劳倦，脾胃受损，或素体虚弱，阳气不足，或年老体弱，可导致气虚阳衰，气虚则大肠传导无力，阳虚则肠道失于温煦，阴寒内结，导致便下无力、大便艰涩；素体阴虚，津亏血少，或病后产后、年高体弱、辛香燥热损耗均可致阴亏血少，血虚则大肠不荣，阴亏则大肠干涩，如《医宗必读·大便不通》所说："更有老年津液干枯，妇人产后亡血，乃发汗利小便，病后血气未复，皆能秘结。"又有阴寒积滞，凝滞胃肠而失于传导致便秘者。

肥胖是由于先天禀赋因素、七情内伤、过食肥甘，以及久坐久卧、少劳等引起的以气虚痰湿为主，体重超过标准体重的20%以上的病症，除有头晕乏力、神疲懒言、少动气短等症状外，多伴有血糖血脂等代谢及内分泌功能异常，常并发和加重消渴、眩晕、头痛、胸痹心痛、痹证、胁痛等病症。

便秘病位在大肠，系大肠传导失常，与脾、胃、肺、肝、肾等功能失调有关。胃与肠相连，胃热炽盛，下传大肠，燔灼津液，大肠热盛，燥屎内结；肺与大肠相表里，肺热肺燥，下移大肠，肠燥津枯；如《景岳全书·秘结》曰："阳结者，必因邪火有余，以致津液干燥。"脾主运化为后天之本，脾失健运，则运化输布失司，一则大肠失传导之功，二则水谷不化精微而聚湿生痰，痰浊内积，终致水湿、痰浊、膏脂壅盛，毒物内存。肝主气机，肝郁气滞，腑气不通，气滞不行，气郁化火，灼津伤气；肾为后天之本，司二便，肾阴不足，邪热内生，则肠失濡养，肠道干涩，便干不行，肾阳不足，则大肠失于温煦，传运无力，大便不通。便秘一症，虽有实有虚，然笔者认为此症有因实转虚，有因虚致实，临床以虚实夹杂为多见。

肥胖的病位在脾和肌肉，但与肾气虚衰关系密切，亦与肝、胆、心、肺功能失调相关。其病性本虚，主要表现为脾肾气虚，如《景岳全书》称："……故肥人多有气虚证。"其标实以痰浊、膏脂、热毒为主，兼见水湿、瘀血、气滞，如《石室秘录》所言"肥人多痰"，《医门法律》又说"肥人多湿"。临床常见本虚标实。

综上所述，便秘和肥胖的病因病机有很大的相同之处，都属虚实夹杂证。其虚，脾肾、气血也；其实，痰浊、膏脂、热毒、气滞等。其治疗应虚实并治、标本兼顾。

三、药解及方解

（一）药解

芦荟： 始载于《海药本草》，其味苦，性寒，归肝、大肠经，有泻下、清肝、杀虫之功效。《开元本草》言："芦荟，主热风烦闷，胸膈间热气，明目镇心……"《本草经疏》云："芦荟，凉肝故明目，除烦故镇心……五痔同为内热脾胃停滞之证，湿热痔病疮瘘，皆湿热下客肠脏……故悉主之。"

决明子： 始载于《神农本草经》，列为上品。味甘、苦、咸，性微寒，归肝、大肠经。《本草经疏》曰："决明子……咸得水气，甘得土气，苦可泄热，平合胃气，寒能益阴泄热……大补肝肾之气。"《本草正义》言："决明子明目，乃滋益肝肾，以镇潜补阴为义，是培本之正法……最为有利无弊。"

何首乌：始载于《日华子本草》，制首乌味甘、涩，性微温，归肝、肾经。生首乌味甘、苦，性平，归心、肝、大肠经。制首乌善补肝肾、益精血，且微温不燥、补而不腻，实为滋补良药。《本草纲目》曰："……此物气温味苦涩，苦补肾，温补肝，能收敛精气，所以能养血益肝、固精益肾……功在地黄、天冬诸药以上。"《本草求真》言："……一为峻补先天真阴之药，故其功可立救孤阳亢烈之为；一系调补后天营血之虚，以为常服，长养精神、却病调元之饵。"味苦能泻，运肠通便，味甘能补，益精养血，故更益血虚精亏之肠燥便秘。

枸杞子：始载于《本草纲目》，其味甘，性平，归肝、肾、肺经。有滋补肝肾、明目、润肺之功能。《本草纲目》云："滋肾、润肺、明目。"《本草经集注》曰："补益精气，强盛阴道。"《汤液本草》谓："治渴而引饮，肾病消中。"

人参：始载于《神农本草经》，人参味甘、微苦，性微温，归心、肺、脾经。其功效为大补元气、补脾益肺、生津、安神。如《神农本草经》："补五脏，安精神，定魂魄，止惊悸，除邪气，明目开心益智。"又如《本草纲目》："人参能补肺中之气，肺气旺则四脏之气皆旺，肺主诸气故也。仲景以人参为补血者，盖血不自生，须得生阳气之药乃生，阳生则阴长，血乃旺也。"

木香：始载于《神农本草经》，味辛、苦，性温，归脾、胃、大肠、胆、三焦经。有行气止痛、健脾消食之功效。如《本草纲目》："木香乃三焦气分之药，能升降诸气。"又如《本草求真》："木香，下气宽中，为三焦气分要药。然三焦则又以中为要……中宽则上下皆通，是以号为三焦宣滞要剂。"

（二）方解

本方以芦荟、决明子为君药，苦寒降泻，降脂减肥。臣以制首乌、枸杞子，滋补精血，增水行舟，润肠通便，君臣相伍，动静结合，共奏泄热、养阴通便之功。人参为佐药，一是固护先后天之根基，佐助阿胶、制首乌滋补精血；二是佐制君臣苦寒之性，以防败伤元气。木香引诸药直达病所，又可辅助君臣宣通腑气，故为使药。

本方依据中医理论，融汇临床经验，选药精当，配伍严谨，标本兼顾，切中病机，君臣佐使俱全，药物之间七情和合，共奏通便排毒、减肥降脂、养阴益气之功，适用于便秘、肥胖、高脂血症等疾病。

表里兼顾、温清并举治疗外感高热症

外感高热症的发病始因，多是风寒外袭，病机转归多属风寒入里而化热。治则：宜表里兼顾，温清并举。治法：疏风散寒，解毒清热，和解表里。常用方药：荆芥 10g，苏叶 12g，葛根 30g，柴胡 24g，贯众 30g，金银花 30g，生石膏 45g，黄芩 15g，芦根 30g，生甘草 3g。水煎服，日 1～2 剂。

加减： 夹暑者，加藿香、佩兰、赤小豆；夹湿者，加厚朴、苍术；夹燥者，加沙参、麦冬、石斛、浙贝；寒邪偏重者，去生石膏、黄芩，加桂枝；高热、神昏者，加服牛黄清心丸；热盛伤津，便秘者，去荆芥，加生地、玄参、沙参、麦冬、生大黄。

近日治一病人马某，男，37 岁。因感风寒而出现恶寒发热（体温 38.4℃）、身痛、头痛、鼻流清涕、咽微痛。西医予克感敏、银黄口服液、氟哌酸等药，服用 2 天无效。改用红霉素 1g、维生素 B₆ 200mg、地塞米松 5mg，加入 10% 葡萄糖液静脉滴注，日 1 次，丁胺卡那 0.2g，肌注，日 2 次。连用 4 天后不但毫无效果，反而发热更甚（体温 39.5℃），咽痛而干，口、唇、舌溃疡满布，心烦少寐，纳呆便秘，头晕乏力，难以站立，舌质红、苔黄少津，脉象虚数。化验三大常规及肝功能等均正常。此乃风寒入里化热，伤津致燥。

方药： 苏叶 10g，葛根 30g，柴胡 30g，银花 30g，贯众 30g，生石膏 45g，黄芩 15g，生地 30g，麦冬 46g，玄参 30g，沙参 30g，知母 15g，生大黄 8g，桔梗 12g，芦根 45g，生甘草 6g。水煎服，日 1 剂，同服牛黄清心丸 1 丸（停服所用其他中西药）。服药 2 剂，诸症渐消，体温降至 36.5℃，只是口腔溃疡尚未愈合。在上方基础上去生大黄、生石膏、知母，加太子参 30g，生山楂 30g，又服 3 剂而愈。

此乃治疗不当，致使寒邪内入，化热伤津致燥。采取排毒、解毒、滋阴，表里兼顾，清通并举的治法，故服后津津汗出，毒从汗解，大便微溏，日 2 次，小便淡黄而量多，毒从二便排出，食欲增进，毒去热退，津回正复，病即随愈。

复发性口腔溃疡的辨证施治

复发性口腔溃疡比较多见，可发生于任何年龄，但青少年较易患此病。病变可发生在口腔黏膜的任何部位，为单发或多发的圆形或椭圆形小溃疡，疼痛异常。虽属小疾，亦能影响工作和身心健康。睡眠不足、疲劳、心绪不畅、饮食失节等皆可引起复发或加重病情，因为反复发作，顽固难愈，故病情绵延，可达数月、数年或数十年之久。

现代医学认为，本病的发病机制目前尚不明了，有人认为可能与病毒感染有关，但未获证实。近来，国外有研究者认为本病属自身免疫病，系机体对自身代谢产物的变态反应所致。目前国内外尚缺乏有效的根治方法，故值得进一步研究。

此病属于中医学"口疮""口糜"的范畴。临床所见，原因不一，或因饮食失调，脾气内伤；或因劳心过度，心阴暗耗；或因淫色不节，肾阴渐亏；或因实热病后，耗津伤液等。总之，阴液内耗，虚热内生，上蒸于口，即"阴虚生内热"。《素问·至真要大论》："火气内发，上为口糜。"《诸病源候论·口舌疮候》进一步指出本病与心、脾二脏的关系，曰："手少阴心之经也，心气通于舌，足太阴脾之经也，脾气通于口，脏腑热盛，热乘心脾，气上冲于口与舌，故令口舌生疮也。"《外台秘要》并指出此病有反复发作的特点："心脾中热，常患口疮，乍发乍差。"历代医家在辨证施治方面亦有明确记载，张景岳指出："口舌生疮因多由上焦之热，治宜清火，然有酒色劳倦过度，脉虚而中气不足，又非寒凉可治，故虽久用清凉终不见效，此当察其所由，或补心脾或滋肾水……方可痊愈。"《圣济总录》指出："胃气弱，谷气少，虚阳上发而为口疮者，不可执一而论。"

此病病机多属阴虚内热，虚火上炎，上蒸口舌，而致口舌生疮，有偏于脾胃阴虚者，有偏于肾阴虚者，有心、脾、肾三脏不足者。察其病机，法当滋阴降火，即《内经》所谓"壮水之主，以制阳光"。故综导赤散、叶氏养胃汤、滋肾丸之义，拙拟滋阴降火汤一方：

生地 15g　　　　熟地 24g　　　　　沙参 18g　　　　盐知母 6g

盐黄柏 15g　　　　桂枝 6g　　　　　　竹叶 18g　　　　玄参 24g

方解：生地、熟地、沙参、玄参为君，以滋心、脾、肾之阴；盐知母、盐黄柏为臣，以助滋阴药之力，起降虚火之用；桂枝为佐，以通心阳、活血脉，促进疮面愈合，其性辛温又防止滋阴药之阴寒凝滞；竹叶为使，淡渗利湿以导热下行。总之，全方起到滋阴降火、活血通脉、引热下行的作用。在临床上，常用此方加减，收到较好的效果。略举几例如下，仅供参考。

案一　冯某，女，5岁。1964年8月10日初诊。

口舌生疮5天。局部疼痛，喜食瓜果，不欲吃饭，小便黄，大便干，性情急躁，睡眠不实。下唇内有一椭圆形黄豆大溃疡，舌尖有粟米大溃疡3个。舌尖红、苔薄白，脉细数。

辨证：由于饮食失调，营养不良，而致心阴不足，阴不足则火有余，虚火上炎则口舌生疮，虚火下注则小便黄，心神被扰则性情急躁、睡眠不实，脾阴受累则大便干。

治法：以养心阴为主，佐以引火归原。

方药：滋阴降火汤加减。

生地 15g　　　　熟地 24g　　　　　沙参 18g　　　　　寸冬 12g

肉桂 1g　　　　　生甘草 3g　　　　　竹叶 18g

水煎服，日1剂。

因儿童为稚阳之体，故去知母、黄柏、玄参，因甘苦寒恐伤稚阳；加寸冬以增强养心阴之力，不用桂枝之辛通，而加肉桂以引火归原；又加甘草调和诸药，使全方归于平和。

拿药3剂，尽剂而愈，诸症消失。

案二　胡某，男，45岁，教师。1969年6月20日初诊。

口腔、舌边糜烂3年余，加剧半月。口腔、舌边糜烂处疼痛。曾在西医院服大量维生素类药物，未效。服牛黄解毒丸亦未效。口微干渴，二便、睡眠、饮食均可。诸症夜间明显。口腔、舌边有多处小黄豆大溃疡面。舌质红绛少苔，脉弦细数。

辨证：热毒内蕴，上蒸于口，《素问·至真要大论》曰："火气内发，上为口糜。"因内热较盛故舌质红绛、脉弦细数，热毒内蕴日久，日久伤阴，阴分不足，故口干渴，诸症入夜加剧。

治法：滋阴降火、清热解毒为主，佐以通心阳、利小便。

方药：

熟地 15g	生地 15g	大玄参 15g	童石斛 18g
大青叶 24g	盐知母 6g	苦桔梗 18g	板蓝根 24g
木蝴蝶 15g	生甘草 6g	细桂枝 10g	细木通 12g

水煎服，日1剂。

此例属火毒既盛，阴分亦亏，故滋阴降火汤中滋阴药分量加重，又加入大青叶、板蓝根、生甘草以清热解毒，加苦寒之木通以清热泻火利小便，以石斛易沙参是专重养脾肾之阴以清热。

6月27日：服药6剂，3年痼疾已除。舌淡苔白，脉缓。上方3倍量，打水丸，为桐子大，每服1丸，日3次，以巩固疗效。

案三 赵某，女，45岁，农民。1966年9月9日初诊。

口内生疮3年余。局部疼痛难忍，小便赤，大便干，食欲不振，手掌和足底干裂。3年来不断服中、西药治疗，时轻时重，至今不愈。

口唇、两腮内、舌边尖多处散布圆形、椭圆形大小不均的溃疡，有的融合成片，齿龈肿烂。舌质淡红，苔薄厚不均、淡黄而腻，脉虚大无力，右脉尤甚。

辨证：病延3年，正不胜邪，内热暗灼，阴精日耗，损及脾肾，虚火上炎则口舌生疮，下注则小便黄；脾肾两虚，化源不足，不能生血充脉，润养肌肤，故脉虚大，手足干裂，津液不足，故大便干。

治法：滋肾降火、健脾利湿，佐以温络之品。

方药：滋阴降火汤加减。

生地 15g	熟地 24g	山药 18g	盐知母 6g
盐黄柏 15g	桂枝 6g	泽泻 18g	玄参 24g
酒条芩 18g	生甘草 6g		

水煎服，日1剂。

滋阴降火汤减少滋阴药之量，是恐伤其脾阳，碍其化源；增桂枝量，加山药、泽泻、甘草，使其温肾健脾利湿；加酒芩清上焦浮火，消口腔之余毒；竹叶导热下行之功无用，故去之。

9月22日：服药3剂后，口内溃疡基本消失，只剩舌边尖2～3处小点尚未愈合，大便不干，手足干裂如故。舌体胖边有齿痕，质淡尖稍红，苔薄淡黄，脉滑数，两尺无力。由上症可知，虚热内毒之标已衰其大半，脾肾两虚之本愈加明显，故上方加生熟地各 30g，山药加至 24g 以补脾肾兼清余热。

9 月 30 日：服药 6 剂，诸症消失，手足干裂亦减轻大半。脾肾得健，化源已开，虚热不生，阴精四布，四肢末梢得养，不需服药即可自复。

按语： 此病当以阴虚为本，虚火上炎为标，但由于各人的体质不同、病因不同，转机亦不同。同时，口舌生疮，有的偏于心阴不足，有的偏于肾阴不足，有的偏于脾胃之阴不足，故兼证各异。可见，滋真阴、降虚火是治疗本病的标本兼治大法，滋阴降火汤即为此而设，因兼证不同而随机加减。在组合方药时，往往在大队的滋阴降火药中，佐使上肉桂以引火归原；桂枝以通脉活络防腻滞；细辛以润肾开结；木通、竹叶等导热下行，收效才较显著。可见，中医学的君、臣、佐、使的方药配伍原则，若用之得当，则效如桴鼓。

谈谈泡饮中药（以药代茶）

人们常常在茶杯中泡几味中药随时饮用，一是为了祛病，二是为了养神，三是为了润喉解渴，四是为了防病延年。总之，均是想通过简捷易行的方法达到祛病延年的目的。要想取得满意疗效，达到预期目的，必须遵照中医辨证论治的组方原则，否则不但不能促进健康，反而有害于身体。下面谈谈泡饮中药时需要注意的几个问题。

一、辨证论治，对证下药

所谓辨证论治，就是在用药时遵照"寒者热之，热者寒之""虚者补之，实者泻之"等基本用药原则，来运用适合自己病证的药物。如一个既无寒证亦无虚证的健康人，若用人参、枸杞等温补药泡水代茶，饮后轻者口唇起疱，重者鼻衄。在临床看病时常常遇到这类病人，全身倦怠乏力、畏寒肢冷、口淡乏味、冷风一吹就患感冒、舌质淡、舌苔薄白、脉象细弱，这类人若饮用金银花、麦冬、胖大海等清热养阴润喉的药方，亦是有害的。总之，要对证下药，才能祛病。

二、无病防病，方须中正

有的人身体健康，无病无症，想用几味中药泡水代茶，目的是预防疾病的发生。此人用方要阴阳调和，不热不寒，起到平补阴阳、双调气血的作用，还要注意他是想预防百病呢，还是想预防某一种疾病呢？如冬季想预防感冒，预防此病的处方不能单用金银花、连翘之类的清热解毒药，因为冬季风寒感冒不少，这就需要温清并用、寒热并举的处方，方能预防各类感冒的发生。预防疾病的营养药方，需要性味中正、阴阳均补、气血双调的方子，不然很易招致药源性疾病。

三、选药气味，香甜可口

泡饮药方的组成，除特殊情况外，要选甘甜可口、气味芬芳的药物，只有这样才能常年坚持饮用。禁用大辛大苦、气味刺鼻的药物。

四、无须久煎，易溶于水

开方时要注意用无须久煎即能迅速溶于水的药物，不要用脂溶、醇溶等药物。不然的话，有效成分泡不出来，就算饮用时间再长，亦达不到祛病防病的目的。

五、色清味淡，停止饮用

泡水代茶，随冲随饮，一直饮至色清如水、淡而无味为止。应再换新药继续饮用。

附方：

（1）保健方

西洋参 3g   枸杞子 3g   麦门冬 5g   生山楂 6g

广陈皮 6g

功能主治：滋补心肾，健脾和胃，预防百病，延年益寿。

（2）利咽方

金银花 8g   麦冬 10g   胖大海 2 个   桔梗 2g

生甘草 1.5g

功能主治：清热解毒，养阴利咽，主治咽喉隐痛、久治不愈、声音沙哑。

（3）预防感冒方

荆芥 3g   防风 3g   薄荷 3g   金银花 10g

桑叶 3g   芦根 6g   生甘草 1.5g

功能主治：疏风清热，预防感冒。

临证举要

一、间病

间病，西医称亚健康，是指虽然感到身体有种种不适，如出现食欲不振、头痛、失眠、精神萎靡、注意力不集中、疲倦健忘、性功能障碍等，但到医院检查时又未发现可观察到的病理变化等。这就是介于有病和无病之间的间病。

（一）病理机制：元气不足，气血失和

亚健康是由劳累过度、工作压力过大等原因，致使元气不足，气血失和，免疫功能下降造成的。调理的重点应放到"治本"上，即提高机体免疫力。

（二）诊断

主症：经常疲倦，孤独自卑，记忆中断，懒于社交，体重骤减，自感低烧，晨起困倦，兴趣淡漠，焦虑不安，面色无华，目周灰暗，四肢肿胀，目下卧蚕，经前胸胀，乳生结节，视力模糊，头痛健忘，思虑肤浅。

兼症：

（1）胸闷憋气，心悸气短，倦怠乏力，心烦失眠。

（2）表情淡漠，忧郁懒言，头晕眼花，肢体痛麻。

（3）食欲不振，嗳气泛酸，便稀便秘，脘腹胀满。

（4）畏寒肢冷，自汗盗汗，精神萎靡，易患感冒。

（5）腰酸腿软，耳鸣耳聋，头昏脑涨，早泄阳痿。

具有主症3个及以上而无临床检查证据者，即可诊断为亚健康。

（三）调理

调理原则：先治其本。

1. 主方

益元方：

人参 8g	当归 8g	淫羊藿 10g	熟大黄 6g
白术 12g	熟地 10g	三七 3g	厚朴 8g
茯苓 12g	炙甘草 3g		

处方功能： 补益元气，调理气血，提高机体免疫功能。若服此方 15～30 天，机体元气得到补充，气血得到调和，免疫功能得到提高，经常疲倦、孤独自卑等症状必然减轻或消失，逐渐恢复健康。

2. 随证加减

（1）痰血阻滞心络导致胸闷憋气、心悸气短、倦怠乏力、健忘失眠明显者，加丹参 12g，葛根 12g，白果 8g，瓜蒌 12g。

（2）肝气郁结导致表情淡漠、忧郁懒言、头晕眼花、肢体痛麻明显者，加郁金 10g，柴胡 15g，炒延胡索 12g，天麻 12g。

（3）胃失和降导致食欲不振、嗳气泛酸、脘腹胀满明显者，加炒枳实 10g，乌贼骨 15g，白及 12g。

（4）肺虚卫弱导致畏寒肢冷、自汗盗汗、精神萎靡、易患感冒者，加生黄芪 15g，防风 8g，桂枝 8g，白芍 12g。

（5）肾气虚弱导致腰酸腿软、耳鸣耳聋、头昏脑涨、早泄阳痿明显者，加枸杞子 12g，五味子 10g，桑椹子 15g，山萸肉 10g，淫羊藿 30g。

3. 疗程

15～30 天。

4. 常用中成药

（1）六味地黄丸。

（2）补中益气丸。

（3）玉屏风胶囊。

（4）天王补心丹。

（5）逍遥丸。

（6）复方地茯口服液。

（7）参苓白术胶囊。

（8）念强力康颗粒。

（9）阿胶当归合剂。

（10）至宝三鞭丸。

（11）八珍颗粒。

（12）贞芪扶正颗粒。

（13）虫草芪参胶囊。

（14）健脑补肾丸。

二、感冒

（一）病理机制：卫表不和

感冒是由外受风寒之邪侵袭，即"受凉"致使卫表不和，上呼吸道发炎造成的。调理的重点应放到解表祛邪，消除上呼吸道炎症上。

（二）诊断

主症： 鼻塞，流涕，喷嚏，恶寒，发烧，咳嗽，头痛。

兼症： 恶寒轻发热重（体温在 37.5℃以上），咽干痛，咳嗽咳痰；高热（体温在 39℃以上），咽部红肿痛，咳吐黄痰；高热 5 天不退，咽部化脓，咳痰黄稠带脓，大便干结，口渴欲饮。

具备主症 4 个及以上即可诊断。

（三）调理

调理原则： 解表祛邪。

1. 主方

荆芥 10g	防风 10g	羌活 10g	牛蒡子 10g
桔梗 10g	柴胡 15g	薄荷 8g	黄芩 12g
炒杏仁 10g	生甘草 3g		

处方功能： 该方具有祛风散寒、和表清里、消炎止咳等作用。若服此方 3～15 天，风寒得到消散，表里得到和解，上呼吸道炎症得到消除，鼻塞、流涕、咳嗽等症必然缓解或消失，感冒自然就痊愈了。

2. 随证加减

（1）寒邪入里化热导致咳嗽明显者，加生石膏 30g，蝉蜕 10g，辛夷 6g，白芷 15g。

（2）寒邪入里化热，痰热互结导致恶寒轻、发热重（体温在 37.5℃以上）、咽干痛、口渴喜冷饮、咳吐黄痰者，去羌活，加金银花 15g，连翘 12g，生石膏 30g，知母 15g，芦根 30g，百部 12g，射干 12g。

（3）痰热内盛，下攻于里，上结于喉，导致高热（体温在 39℃以上）、咽喉红肿疼痛、咳吐痰稠痰多者，去防风、羌活，加生石膏 30g，知母 15g，金银花 20g，贯众 15g，山豆根 15g，射干 12g，蚤休 15g。

（4）高热 5 天以上导致咽部化脓、咳痰黄稠、大便干结者，去防风、羌活，加玄参 20g，生石膏 30g，知母 15g，鱼腥草 30g，生地 20g，山豆根 20g，金银花 20g，生大黄 10g，厚朴 12g，瓜蒌 30g。

3. 疗程

7 ～ 15 天。

4. 常用中成药

（1）银翘解毒片
（2）复方犀羚解毒片 } 主治风热感冒，以发热、咽痛为主症。

（3）防风通圣丸
（4）通宣理肺丸 } 主治风寒感冒，恶寒重、发热轻。

（5）九味羌活颗粒
（6）藿香正气水 } 暑天伤暑感冒，以头昏、恶心为主症。

（7）藿香正气口服液
（8）三七感冒冲剂
（9）双黄连口服液
（10）板蓝根颗粒 } 一般上感咳嗽。
（11）维 C 银翘片
（12）枇杷止咳胶囊
（13）感冒灵颗粒

三、咳嗽（慢性支气管炎、呼吸道感染、肺炎等）

（一）病理机制：气道不清

咳嗽是由外邪侵袭或内邪干肺，致使肺气不清、呼吸道发炎造成的。调理的原则是标本兼治，分清外感和内伤，消除呼吸道炎症。

（二）诊断

主症： 咳嗽。

兼症：喉燥咽痛，咳痰黄稠；喉痒咽干，痰少或无痰；痰多胸闷，因痰而嗽；痰黏而黄，胸胁引痛；胸胁胀痛，口干而苦；干咳咽燥，午后潮热等。

具备主症即可诊断。

（三）调理

调理原则：标本兼治。

1. 主方

止咳方：

陈皮 10g	桔梗 10g	紫菀 10g	黄芩 12g
百部 12g	前胡 12g	当归 10g	冬花 10g
蚤休 12g	生甘草 3g		

处方功能：清热化痰，止咳消炎。

止咳方具有清热化痰、止咳消炎的作用。若服此方 7～15 天，外邪得解，内邪得祛，炎症得消，咳嗽等症状自然缓解和消失。

2. 随证加减

（1）痰热郁肺导致喉燥咽痛、咳痰黄稠者，加桑叶 12g，牛蒡子 12g，知母 12g，射干 10g。

（2）阴虚肺燥导致喉痒咽干、少痰或无痰者，加象贝母 10g，南沙参 12g，麦冬 12g，玉竹 12g。

（3）痰涎阻肺导致痰多胸闷、因痰而咳者，加法半夏 8g，苍术 12g，厚朴 10g，炒莱菔子 12g。

（4）肝火犯肺导致痰黏而黄、胸胁隐痛、口干而苦者，加柴胡 12g，焦栀子 12g，桑白皮 12g，地骨皮 10g，鱼腥草 15g，炙杷叶 12g。

（5）肺阴亏虚导致干咳咽燥、午后潮热者，加沙参 12g，麦冬 12g，银柴胡 12g，知母 12g。

（6）久咳不止，百药不效者，可选加乌梅 8g，诃子 8g，五味子 10g，人参 10g，川贝母 8g，僵蚕 12g，生大黄 8g，葶苈子 10g，山药 12g，桑白皮 12g，射干 8g，冬花 10g，炙杷叶 12g，青风藤 15g，公英 20g，地丁 20g等药。

3. 疗程

7～15 天。

4.常用中成药

（1）肺力咳胶囊。

（2）急支糖浆。

（3）枇杷止咳胶囊。

（4）十味龙胆花颗粒。

（5）苦甘颗粒。

（6）橘红丸。

（7）强力枇杷露。

（8）咳灵胶囊。

（9）橘红痰咳液。

四、哮喘（支气管哮喘、喘息型支气管炎）

（一）病理机制：痰阻气道，气道挛急

哮喘是由外邪侵袭，痰浊内蕴，久病体虚等原因，致使痰阻气道，气道挛急造成的。调理的原则是发作时治标，缓解时治本。

（二）诊断

主症：喉中痰鸣，呼吸急促，甚至喘息不能平卧，具有时发时止的特点。

兼症：形寒肢冷，遇寒则发，口渴汗出，面赤烦闷。

具备主症即可确诊。

（三）调理

调理原则：发时治标，平时治本。

1.主方

息喘汤：

紫苏子 12g	莱菔子 12g	白芥子 10g	地龙 12g
炙百合 15g	生石膏 15g	蝉蜕 10g	黄芩 12g
炒杏仁 12g	炙甘草 5g	厚朴 10g	

处方功能：清热化痰，解痉定喘。

息喘汤具有清热化痰、解痉（解除支气管痉挛）定喘等作用。若服用此方7～15天，外邪得到清除，痰浊得祛，挛急得到松解。喉中痰鸣、呼吸急促等

症状自然得到缓解或消失。

2. 随证加减

（1）风寒外来导致形寒肢冷，遇寒即发者，加桂枝 15g，防己 12g，白芍 12g，白果 12g。

（2）痰热阻肺导致口渴汗出、面赤烦闷者，加苦参 12g，侧柏叶 12g，前胡 12g，知母 15g。

（3）缓解期：自汗、怕风、口渴汗出、食少、脘痞、气短、心悸、腰酸腿软、易感冒者。方药：

生黄芪 20g	白术 12g	桂枝 12g	白芍 12g
淫羊藿 12g	五味子 12g	补骨脂 12g	蛤蚧 15g
云苓 12g	厚朴 12g	炙甘草 5g	

3. 疗程

7～15 天。

注：茜草、茵陈、白芷、钩藤、荜澄茄、冬虫夏草，可加入辨证处方中。

4. 常用中成药

（1）咳喘口服液。

（2）蛤蚧定喘胶囊。

（3）如意定喘片。

（4）固本咳喘片。

五、高脂血症

（一）病理机制：肝肾阴亏，痰饮内聚

高脂血症是由过食肥甘、烟酒过度、运动过少等因素，致使肝肾阴亏，痰饮内聚造成的。调理的原则是扶正祛邪、降低血脂。

（二）诊断

主症：眩晕，腰酸腿软，耳鸣耳聋，胸闷气短，肢体麻木，形体肥胖，胸胁隐痛。

兼症：大便秘结，口渴口干，下肢浮肿，倦怠乏力。

具备检查结果血脂高出正常指标或有脂肪肝者，加主症或兼症各 1 项即可确诊。

（三）调理

调理原则：扶正祛邪，降低血脂。

1. 主方

调脂饮：

制首乌 12g　　　决明子 12g　　　茵陈 15g　　　　芦荟 3g

生山楂 12g　　　陈皮 10g　　　　葛根 15g

处方功能： 养阴通便，化痰排毒。

调脂饮具有养阴通便、化痰排毒、降脂减肥等作用。服用调脂饮 30 ～ 60 天。肝肾得补，痰饮得祛，血脂得调，体重得降，眩晕、腰酸腿软、耳鸣耳聋等症状自然缓解或消失。

2. 随证加减

（1）阴液枯竭导致大便秘结者，加当归 12g，生地 12g，女贞子 12g。

（2）气阴两虚导致口渴口干者，加生黄芪 15g，川连 10g，知母 12g。

（3）阴虚阳亢导致眩晕、头痛者，加寄生 15g，黄精 12g，川芎 12g，天麻 12g。

（4）瘀阻心络导致胸闷气短、胸痛者，加红花 10g，三七 3g，水蛭 3g，丹参 12g。

（5）痰瘀阻络导致肢体麻木者，加川芎 12g，淫羊藿 12g，寄生 20g，三七 3g，茯苓 12g。

（6）痰热结聚肝胆导致胸胁隐痛者，加郁金 12g，茵陈 12g，泽泻 15g。

3. 疗程

30 ～ 60 天。

注：高脂血症患者，如无任何自觉症状，无须服药，指导其养成合理的生活方式即可。

4. 常用中成药

（1）血脂康胶囊。

（2）调脂片。

（3）解毒降脂片。

（4）脂必泰胶囊。

（5）消糖灵胶囊。

（6）脂康颗粒。

（7）丹香消脂颗粒。

（8）大黄䗪虫丸。

（9）大蒜素胶囊。

（10）螺旋藻胶囊。

六、消渴（糖尿病）

（一）病理机制：阴虚燥热

消渴是由七情内伤、饮食失节、劳逸失调等原因，致使阴虚燥热，血糖升高。调理的原则是养阴、清热、生津。

（二）诊断

主症：多饮，多尿，多食，身体消瘦，尿浊，尿有甜味。

兼症：烦渴多饮，口干舌燥，形体消瘦，易饥便秘，尿浊如膏，腰酸唇燥，面色黧黑，腰酸畏寒，身痒夜甚，失眠身痛。

具备主症、兼症各 2 项，即可确诊。

（三）调理

调理原则：清热生津，养阴润燥。

1. 主方

糖多平方：

生地 15g	山萸肉 10g	知母 12g	山药 12g
泽泻 12g	丹皮 12g	人参 10g	葛根 20g

处方功能：滋阴清热，生津止渴。

糖多平方具有滋阴清热、生津止渴（降低血糖）等作用。若服此方 15～30 天，阴虚得到滋养，燥热得到清润，多饮、多尿、多食等症状自然缓解或消失（血糖必然下降）。

2. 随证加减

（1）肺火伤津导致烦渴多饮、口干舌燥者，加地骨皮 12g，黄芩 12g，桑白皮 15g，桔梗 12g。

（2）脾虚胃热导致形体消瘦、易饥便秘者，加大黄 10g，黄连 10g，生黄芪 15g，苍术 12g，白术 10g。

（3）肾精亏虚导致尿浊如膏、腰酸唇燥者，加枸杞子 12g，女贞子 12g，玄参 12g，海藻 12g。

（4）阴阳两虚导致面色黧黑、腰酸畏寒者，加熟附子 10g，淫羊藿 12g，月见草 10g，红景天 12g。

（5）热毒入络导致身痒夜甚、失眠身痛者，加炒枣仁 15g，莲子心 5g，生蒲黄 10g，苍耳子 12g，柏子仁 12g，荆芥 10g。

3. 疗程

15 ～ 30 天。

注：冬虫夏草、瓦楞子、牛黄、三七、蝮蛇等可随证加入处方中。

4. 常用中成药

（1）消渴丸。

（2）参芪降糖颗粒。

（3）降糖胶囊。

（4）糖脉康颗粒。

（5）降糖甲片。

七、眩晕（高血压病）

（一）病理机制：清窍失养

眩晕是由肝肾阴虚、肝阳上亢、气血亏虚、痰湿内阻等原因，致使脑髓空虚，清窍失养造成的。调理的原则是补虚泻实、调理阴阳。

（二）诊断

主症：头晕，眼花，头痛。

兼症：面红，易怒，口苦，腰膝酸软，健忘，耳鸣，头重如蒙，胸闷恶心，心悸，乏力，胸胁胀痛。

具备主症 1 项和兼症 2 项，临床测血压值高于 140/90mmHg 者，即可确诊。

（三）调理

调理原则：补虚泄实，调理阴阳。

1. 主方

高压平方：

| 天麻 12g | 钩藤 15g | 玄参 15g | 山萸肉 10g |

寄生 15g   杜仲 12g   酸枣仁 15g   五味子 10g

茵陈 15g   泽泻 15g

处方功能：滋肾养阴，平肝潜阳。

该方具有滋肾养阴、平肝潜阳（降低血压）等作用，若服用此方 15～30 天，肝肾得补，肝阳得平，痰湿得祛，气血得充，清窍得养。头晕、眼花、头痛等症状自然缓解或消失（血压必然有所下降）。

2. 随证加减

（1）心肝火旺导致面红、易怒者，加决明子 15g，莲子心 15g，丹皮 12g，苦参 10g，川连 10g。

（2）肝胆火旺导致口苦、少寐者，加夏枯草 12g，毛冬青 12g，龙胆草 6g。

（3）肾精不足导致腰膝酸软者，加怀牛膝 15g，淫羊藿 15g，黄精 15g。

（4）心神失养导致健忘者，加人参 10g，地龙 12g，远志 10g。

（5）火邪上攻导致耳鸣者，加夏枯草 12g，生大黄 10g，丹皮 12g。

（6）痰湿上泛导致头重如蒙、胸闷恶心者，加益母草 15g，瓜蒌 15g，贝母 10g，昆布 10g。

（7）心气不足导致心悸、乏力者，加人参 12g，黄芪 15g，党参 12g，白术 12g。

（8）肝气郁结导致胸胁胀痛者，加香附 12g，炒延胡索 12g，槟榔 12g，青木香 10g。

（9）瘀血阻络导致头痛明显者，加川芎 12g，白芷 12g，红花 10g。

3. 病程

15～30 天。

注：肉桂、香薷、地骨皮、大蓟、北豆根、桑白皮、黄柏、防己、罗布麻叶、萝芙木、青风藤等可随证加用。

4. 常用中成药

（1）平眩胶囊。

（2）清眩降压片。

（3）颈痛灵胶囊。

（4）牛黄降压胶囊。

（5）强力定眩丸。

（6）全天麻胶囊。

八、胸痹（冠心病）

（一）病理机制：心气不足，心脉阻滞

胸痹是由饮食不当，情志失调，年老体虚等原因，致使心气不足，心脉阻滞造成的。调理的原则是标本兼治。

（二）诊断

主症：膻中或左胸部发作性憋闷、疼痛，甚则胸痛彻背。

兼症：胸痛动则发作，静则痛止，劳则痛加剧，胸部憋闷，少气乏力，动则更甚，心悸，怔忡；胸痛阵作，活动减轻，夜间易发；胸中闷痛连及胃脘，脘腹胀满，纳呆食减；浮肿，怔忡；口干，口渴；眩晕，头痛；失眠，多梦，健忘。

具备主症 2 项、兼症 2 项即可诊断。

（三）调理

调理原则：标本兼治。

1. 主方

保丹饮：

生黄芪 12g	党参 12g	寸冬 12g	丹参 15g
降香 10g	葛根 20g	全瓜蒌 15g	川芎 12g
砂仁 8g	炙甘草 3g		

处方功能：补气养阴，活血化痰，通络止痛。

保丹饮具有补气养阴、活血化痰、通络止痛的作用。服用此方 15～30 天，心气得补，心脉得通，胸闷、胸痛等症状自然缓解或消失。

2. 随证加减

（1）心气不足导致胸痛，动则发作，静则痛止，劳则痛剧者，加人参 10g，前胡 12g，薤白 10g，炒延胡索 15g。

（2）阴阳失调导致心悸、怔忡者，加桂枝 10g，川连 10g，石斛 20g，生地 15g。

（3）阳虚水泛导致水肿、怔忡者，加人参 10g，葶苈子 10g，桑白皮 12g，益母草 12g，泽泻 12g。

（4）胃失和降导致胃脘胀满、纳呆者，加白术 12g，炒枳实 10g，云苓 15g，生山楂 12g。

（5）阴虚津少导致口干、口渴者，加生地 12g，知母 12g，石斛 12g。

（6）心神不宁导致失眠、健忘者，加远志 10g，茯神 12g，五味子 10g，炒酸枣仁 15g。

（7）气血失调导致胸痛阵作，活动减轻，夜间易发者，加柴胡 12g，桃仁 10g，红花 10g，炒延胡索 15g，青皮 12g。

（8）阴虚阳亢导致眩晕、头痛者，加制首乌 15g，天麻 12g，川芎 12g，寄生 15g，杜仲 12g。

3. 疗程

15～30 天。

4. 常用中成药

（1）灯盏生脉胶囊。

（2）诺迪康脉胶囊。

（3）益心康泰。

（4）滋心阴颗粒。

（5）龙心素胶囊。

（6）黄杨宁片。

（7）复方川芎胶囊。

（8）心莱胶囊。

（9）丹参舒心胶囊。

（10）振源软胶囊。

（11）振源口服液。

（12）脉络宁颗粒。

（13）杏灵滴丸。

（14）活力源胶囊。

九、心肌梗死先兆

（一）病理机制：心脉挛急

心肌梗死先兆是由胸痹发展而来的，是胸痹（冠心病）与心肌梗死的过渡阶段，是心脉挛急造成的。调理原则是急则治其标。

（二）诊断

主症：突发性胸痛，原有胸痛突然加剧，出现卧位或夜间胸痛，胸痛伴有胸中憋闷难以平卧，胸痛伴有心电图 S-T 段明显改变，胸痛伴有心悸不安、突然晕厥。

兼症：眩晕，心悸，心烦少寐，口苦咽干，下肢水肿，腰膝酸软，倦怠乏力，胸闷憋气，恶心纳呆。

中年以上，具备主症 2 个、兼症 1 个，结合检查结果即可确诊。

（三）调理

调理原则：急则治其标，缓则治其本。

1. 主方

预梗汤：

人参 12g	生黄芪 20g	丹参 20g	红花 10g
地龙 12g	五加皮 12g	全蒌 20g	前胡 15g
炒延胡索 18g	葛根 20g		

处方功能：益气活血，化瘀止痛。

预梗汤具有益气活血、化瘀止痛的作用。若服此方 7～15 天，心脉挛急得以缓解，胸痛、胸闷、气短等症状自然减轻或消失。

2. 随证加减

（1）肝阳上亢导致眩晕者，加决明子 15g，罗布麻叶 12g，川芎 12g。

（2）阴阳失调导致心悸者，加桂枝 12g，麦冬 15g，炙甘草 5g，川连 10g。

（3）心火过旺导致心烦少寐者，加炒枣仁 20g，苦参 10g，莲子心 6g，柏子仁 12g。

（4）心阴不足导致口苦咽干者，加石斛 15g，茵陈 20g，麦冬 15g。

（5）阳虚水泛导致下肢水肿者，加五加皮 15g，葶苈子 6g，益智仁 12g，益母草 15g。

（6）肾虚导致腰酸腿软者，加寄生 15g，制首乌 15g，淫羊藿 15g。

（7）脾胃虚弱导致倦怠乏力者，加党参 12g，白术 15g，炒枳实 12g，云苓 15g。

（8）痰气郁结导致胸闷憋气者，加清半夏 8g，香附 10g，合欢皮 12g。

（9）食滞胃脘导致恶心纳呆者，加砂仁 10g，清半夏 8g，生山楂 15g。

3.疗程

7～15天。

4.常用中成药

（1）复方丹参滴丸。

（2）速效救心丸。

（3）麝香保心丸。

（4）银盏心脉滴丸。

（5）葛酮通脉胶囊。

（6）通窍益心丸。

（7）银丹心泰滴丸。

（8）欣宝康。

十、心悸（心律失常）

（一）病理机制：阴阳失调，气血不和，心神失养

心悸是由体质虚弱、七情所伤、饮食劳倦等原因，致使阴阳失调，气血不和，心神失养造成的。调理原则是补益气血、调整阴阳。

（二）诊断

主症：心中悸动，惊惕不安。

兼症：善惊易恐；头晕乏力；心烦少寐，耳鸣腰酸；胸闷气短，形寒肢冷；脘痞眩晕，肢冷浮肿；心痛时作。

具备主症 1 条、兼症 1 条以上，即可确诊。

（三）调理

调理原则：补益气血，调理阴阳，养心安神。

1.主方

心悸平：

人参 10g	麦冬 12g	当归 10g	桂枝 12g
黄连 10g	瓜蒌 15g	前胡 10g	炙甘草 5g

处方功能：温阳补气，滋阴养血，泄火安神。

心悸平具有温阳补气、滋阴养血、泄火安神的作用。服用此方 7～15 天，气血得补，心火得清，阴阳得调，心神得安，心中悸动不安的症状自然缓解或消失。

2. 随证加减

（1）心神不宁导致善惊易恐者，加石决明 15g，钩藤 15g，磁石 15g。

（2）心脾两虚导致眩晕乏力者，加龙眼肉 12g，茯神 10g，白术 12g。

（3）阴虚火旺导致心烦少寐、耳鸣腰酸者，加生地 15g，天冬 15g，炒枣仁 15g，莲子心 6g，北豆根 10g，苦参 8g，石斛 15g，柏子仁 12g。

（4）心阳不振导致胸闷气短、形寒肢冷者，加熟附子 10g，月见草 12g，生龙骨 15g，生牡蛎 15g，云茯苓 12g。

（5）水饮凌心导致脘痞眩晕、肢冷浮肿者，加云苓 15g，白术 15，半夏 8g，五加皮 12g，防己 12g，刺五加 10g。

（6）心血瘀阻导致心痛时作者，加香附 12g，丹参 15g，炒延胡索 12g，桃仁 12g，红花 10g。

3. 疗程

7～15 天。

注：白果、蛇床子、寄生、萝芙木、茵陈、青风藤，可加入施治方中。

4. 常用中成药

（1）稳心颗粒。

（2）振源口服液。

（3）振元软胶囊。

（4）益气复脉胶囊。

十一、中风先兆

（一）病理机制：气血逆乱，一过性犯脑。

中风先兆是由积损正衰、劳倦内伤、七情失调等原因，致使气血逆乱，一过性犯脑造成的。调理原则是标本兼治。

（二）诊断

主症：平素有眩晕、头痛，突然出现一过性偏身麻木、语言不利，或偏身瘫痪、晕厥、视物昏花、视歧等。

兼症：头部胀痛，手指麻木，健忘加剧，筋惕肉瞤，神情呆滞，倦怠嗜卧，步履不整。

中年以上，具备 2 个主症、1 个兼症，结合实验室检查即可确诊。

（三）调理

调理原则： 标本兼治。

1. 主方

预风汤：

生地 15g	五味子 10g	当归 12g	川芎 12g
地龙 12g	防风 10g	厚朴 12g	葛根 20g

处方功能： 滋肾柔肝，活血息风。

预风汤具有滋肾柔肝、活血息风的作用。服用此方 7～15 天，肝肾得养，气血得调，内风得息，一过性偏身麻木、语言不利等症状自然减轻或消失。

2. 随证加减

（1）肝阳上亢导致头部胀痛，加决明子 15g，丹皮 12g，天麻 12g，钩藤 20g，罗布麻叶 12g。

（2）精气不足导致手指麻木、健忘加剧者，加人参 10g，制首乌 15g，穿山甲 10g，五加皮 12g。

（3）阴血亏虚，不能润养筋脉导致筋惕肉瞤者，加赤芍 12g，白芍 12g，全蝎 10g，制首乌 15g。

（4）元气不足，不能充脑导致神情呆滞者，加人参 10g，灵芝 12g，茯神 12g。

（5）脾气虚衰导致倦怠嗜卧者，加淫羊藿 12g，人参 12g，白术 12g，茯苓 15g。

（6）肾气亏虚导致步履不整者，加怀牛膝 15g，桑寄生 15g，白花蛇 10g，虎杖 12g。

3. 疗程

7～15 天。

注：三棱、丁香、白果、穿心莲、大蒜可随证加入处方中。

4. 常用中成药

（1）步长脑心通。

（2）天丹通络胶囊。

（3）舒脑饮滴丸。

（4）脑血康胶囊。

（5）心脑静片。

（6）大活络丹。

（7）心脑康胶囊。

（8）脑络通胶囊。

（9）银丹心脑通胶囊。

十二、中风（脑血栓形成和脑出血后遗症等）

（一）病理机制：气血逆乱，上犯于脑

中风是由积损正虚、劳倦过度、七情失调等原因，致使气血逆乱，上犯于脑造成的。调理原则是标本兼治。

（二）诊断

主症：半身不遂，语言不利，口舌㖞斜，手足麻木。

兼症：口角流涎，头晕头痛，耳鸣目眩，肌肤不仁，手足肿胀，患侧僵硬拘挛，小便失禁，倦怠乏力，肢体疼痛等。

具备主症、兼症各 2 项即可诊断。

（三）调理

调理原则：标本兼治。

1. 主方

中风Ⅱ号：

生黄芪 20g	制首乌 12g	川芎 12g	桃仁 10g
红花 10g	葛根 12g	地龙 12g	升麻 12g
鸡血藤 15g	炙甘草 3g		

处方功能：中风Ⅱ号具有益气养阴、活血通络的作用。服用此方 3 个月，气阴得补，气血得调，瘀血得化，经脉渐通。半身不遂、语言不利等症状自然减轻或消失。

2. 随证加减

（1）痰阻脑络导致语言不利、口角流涎者，加郁金 12g，菖蒲 10g，清半夏 8g，橘红 10g，木香 8g。

（2）风阳上犯于脑导致头晕、头痛、耳鸣目眩者，加钩藤 15g，天麻 12g，杭菊 10g，夏枯草 12g。

（3）痰湿阻络导致肌肤不仁者，加茯苓 12g，清半夏 8g，胆南星 10g，炒枳壳 10g。

（4）水饮侵犯四肢导致手足肿胀者，加白术 12g，泽泻 12g，益母草 12g，车前子 12g。

（5）筋脉失养导致患侧僵硬拘挛者，加生白芍 12g，天冬 12g，天麻 12g，钩藤 12g。

（6）膀胱气化失职导致小便失禁者，加山萸肉 8g，肉桂 4g，桑螵蛸 10g，益智仁 12g。

（7）脾肾虚衰导致下肢瘫软乏力者，加桑寄生 15g，怀牛膝 12g，枸杞子 12g；上肢瘫软乏力者，加桂枝 10g，人参 8g，生蒲黄 10g。

（8）瘀血阻络导致患侧肢体疼痛者，加天麻 12g，地龙 10g，全蝎 10g，豨莶草 12g，鸡血藤 20g。

3. 疗程

3 个月至半年。

4. 常用中成药

（1）中风回春丸。

（2）安脑丸。

（3）逐瘀通脉胶囊。

（4）血府逐瘀胶囊。

（5）脑血康片。

（6）溶栓胶囊。

（7）脑安胶囊。

（8）血塞通片。

（9）血塞通软胶囊。

（10）脑得生片。

十三、失眠

（一）病理机制：卫阳不能入于阴，心神被扰

失眠是由情志所伤、饮食不节、病后失养等原因，致使卫阳不能入于阴，

心神被扰造成的。调理原则是祛邪扶正、安定心神。

（二）诊断

主症：入眠困难，寐而易醒，醒后不能再寐，整夜不能入寐。

兼症：五心烦热，心悸口干；头晕目眩，神疲健忘；胆怯心惊，神疲倦怠；急躁易怒，目赤口苦；痰多胸闷，嗳气吞酸。

具备主症 1 条即可确诊。

（三）调理

调理原则：祛邪扶正，安定心神。

1. 主方

安神方：

炒酸枣仁 15g　　五味子 12g　　　白芍 15g　　　　知母 15g

黄连 10g　　　　肉桂 6g　　　　茯苓 15g　　　　合欢皮 15g

处方功能：安神方具有养阴柔肝、交通心肾、宁心安神的作用。服用此方 7 ～ 15 天，肝体得柔，肾水得滋，心火得降，心神得安，失眠、心烦等症状自然缓解或消失。

2. 随证加减

（1）五心烦热、心悸口干者，加生牡蛎 15g，磁石 15g，炙百合 15g，怀牛膝 12g，莲子心 5g，生地 15g。

（2）头晕目眩、神疲健忘者，去知母，加人参 10g，炙百合 15g，五加皮 12g，远志 10g，白术 12g。

（3）胆怯心悸、神疲倦怠者，加生黄芪 10g，党参 12g，清半夏 8g，生牡蛎 15g，陈皮 10g，姜竹茹 10g。

（4）急躁易怒、目赤口苦者，加龙胆草 10g，焦栀子 12g，穿心莲 6g，鱼腥草 15g，桑叶 12g，莲子心 5g。

（5）痰多胸闷、嗳气吞酸者，加清半夏 8g，陈皮 10g，胆南星 8g，生牡蛎 15g，焦栀子 10g，姜竹茹 10g。

3. 疗程

15 天。

注：西洋参、附子、大枣、苦参、薄荷、升麻、红花、丹皮、安息香、青风藤、蝉蜕、地龙、罗布麻叶、丹参、赤芍、炒延胡索、山楂、柴胡、天麻、

钩藤、炒罂粟壳，可随证加入。

4.常用中成药

（1）安神胶囊。

（2）七叶神安片。

（3）牛黄清心丸。

（4）珍珠灵芝片。

（5）柏子养心丸。

（6）肉蔻五味丸。

（7）枣红安神胶囊。

（8）参芪五味子片。

（9）心安宁片。

（10）心神宁片。

（11）甜梦胶囊。

（12）灵芝胶囊。

十四、胃痛（胃、十二指肠溃疡，慢性胃炎等）

（一）病理机制：胃失和降，不通则痛

胃痛是由寒邪客胃、饮食伤胃、肝气犯胃等原因，致使胃失和降，不通则痛。调理原则是理气和胃止痛。

（二）诊断

主症： 上腹胃脘部近心窝处经常发生疼痛，此痛与饮食寒热饥饱关系密切。

兼症： 牵连胁背疼痛，胸脘痞闷，恶心呕吐，嘈杂，嗳气，吐酸水，大便稀溏或秘结，甚至吐血、便血。

具备主症即可诊断。

（三）调理

调理原则： 理气和胃止痛。

1.主方

胃灵汤：

党参 12g	生黄芪 10g	苍术 10g	云苓 12g
橘红 8g	姜半夏 6g	砂仁 8g	广木香 8g

姜川连 8g　　　　吴茱萸 8g　　　　炒延胡索 12g　　炙甘草 4g

处方功能：胃灵汤具有健脾和胃、化痰祛湿、理气止痛的作用。服用此方 7～15 天，脾气得健，胃气得和，痰湿得祛，肝气得舒，胃痛、脘痞、恶心等症状自然缓解或消失。

2.随证加减

（1）湿热积胃导致吐酸、嘈杂、嗳气明显者，加乌贼骨 12g，白及 12g。

（2）食积胃脘导致胃脘痞闷、胀满明显者，加川厚补 12g，炒莱菔子 10g。

（3）寒邪犯胃导致胃脘冷痛，得热则减，遇冷加剧者，加高良姜 12g，香附 10g。

（4）肝胃郁热导致胃脘灼痛、烦躁易怒者，加焦栀子 12g，白芍 12g。

（5）胃阴不足导致胃痛、吐血、便血者，加三七粉 3g。

（6）肝郁化火犯胃导致胃痛隐隐、咽干口燥、便秘者，加沙参 12g，麦冬 12g，生地 12g，杭芍 12g。

（7）胃痛连胁扯背者，加郁金 12g，丹参 12g，杭芍 12g，柴胡 10g。

3.常用中成药

（1）甘海胃康胶囊。

（2）双姜胃痛丸。

（3）气滞胃痛颗粒。

（4）三九胃泰颗粒。

（5）清胃止痛微丸。

（6）荆花胃康胶丸。

（7）木香顺气丸。

（8）香砂养胃丸。

（9）健胃愈疡片。

（10）双金胃疡胶囊。

（11）神曲胃痛胶囊。

（12）元胡止痛片。

十五、胁痛（胆囊炎、胆结石）

（一）*病理机制：肝胆经络阻滞，"不通则痛"和"不荣则痛"*

胁痛是由肝气郁结、瘀血阻络、湿热蕴结等原因，致使肝胆经络阻滞，

"不通则痛"和"不荣则痛"。调理原则是理气利湿、清热解毒，虚者兼以养血柔肝。

（二）诊断

主症： 右胁阵痛，右胁连及左胁走窜疼痛。

兼症： 两胁胀痛，走窜不定，胁肋刺痛，痛有定处；胁痛口苦，目黄身黄；胁肋隐痛，疲乏烦热。

具备主症、兼症各 1 项即可确诊。

（三）调理

调理原则： 理气利湿、清热解毒，虚者兼以养血柔肝。

1. 主方

利胆汤：

柴胡 12g	郁金 12g	黄芩 12g	蒲公英 15g
清半夏 8g	人参 10g	白豆蔻 12g	炙甘草 3g

处方功能： 利胆汤具有舒肝解郁、清热解毒、健脾和胃等功能。若服此方 7～15 天，肝郁得解，胆络得通，湿热得祛，脾胃得治，胁痛、口苦、烦热等症状自然缓解或消失。

2. 随证加减

（1）气滞较甚而致两胁胀痛，走窜不定者，加香附 12g，姜黄 12g，厚朴 10g，炒延胡索 12g。

（2）血瘀明显（合并胆结石）而致胁肋刺痛，痛有定处者，加丹参 15g，红花 12g，郁金 12g，金钱草 15g。

（3）湿热阻滞（合并胆结石）而致胁痛口苦、身黄者，加焦栀子 12g，茵陈 15g，金钱草 15g，清半夏 8g，黄连 10g，龙胆草 12g，薄荷 10g。

（4）血虚明显而致胁肋隐痛、疲乏烦热者，加当归 12g，白芍 12g，川楝子 12g，焦栀子 12g，丹皮 12g。

（5）湿热燥屎互结而致右胁胀痛、大便秘结者，加制大黄 12g，芦荟 5g，虎杖 12g，厚朴 12g。

（6）脾胃虚弱而致胁肋隐痛、乏力便溏者，加炒白芍 12g，五味子 10g，高良姜 12g，乌梅 10g，白术 12g，茯苓 12g。

3.疗程

7～15 天。

注：乌药、红花、苍术、金银花、陈皮、丁香、五加皮、桂肉、花椒、白花蛇舌草、升麻、吴茱萸可随时加入辨证处方中。

4.常用中成药

（1）舒肝颗粒。

（2）元胡止痛片。

（3）胆清片。

（4）藿胆丸。

（5）消炎利胆片。

（6）胆石通利片。

（7）舒胆片。

（8）利胆片。

（9）胆石片。

（10）龙胆泻肝丸。

十六、便秘

（一）病理机制：大肠传导失常

便秘是由肠胃积热、气机郁滞、阴亏血少等原因，致使大肠传导失常造成的。调理原则是补虚泻实。

（二）诊断

主症：大便秘结不通，排便时间延长，大便艰涩不畅。

兼症：腹胀痛而口干，嗳气胁满，努厕乏力，眩晕心悸。

具备主症、兼症各 1 项，即可诊断。

（三）调理

调理原则：补虚泻实。

1.主方

生何首乌 15g	芦荟 3g	肉桂 3g	瓜蒌 12g
炒莱菔子 12g	桃仁 10g		

处方功能：有滋补阴液、宽肠通便的作用。若服用此方3～7天，胃肠积热得除，阴血亏虚得补，大肠传导功能得复，便秘、腹胀等症状自然得到缓解或消失。

2. 随证加减

（1）燥屎结聚腹中而致腹胀痛而口干者，加决明子12g，玄参10g，川厚朴10g。

（2）气机逆乱而致嗳气胁满者，加炒枳实12g，槟榔10g，木香10g。

（3）中气不足而致眩晕、努厕乏力者，加生黄芪15g，肉苁蓉15g，生白术12g，炒枳实12g。

（4）阴血不足而致眩晕心悸者，加当归12g，火麻仁12g，生地12g，郁李仁12g。

3. 疗程

7天。

4. 常用中成药

（1）槐角丸。

（2）六味能消胶囊。

（3）复方芦荟胶囊。

（4）麻仁润肠丸。

（5）三黄片。

十七、过敏症

（一）病理机制：卫气虚弱，风毒外袭

过敏症是由饮食失节、先天不足、外感数邪等原因，致使卫气虚弱，风毒外袭造成的。调理原则是补气固表、祛风解毒。

（二）诊断

主症：对特异性物质过敏。

兼症：过敏性鼻炎，过敏性紫癜，过敏性全身瘙痒症。

（三）调理

调理原则：补气固表，祛风解毒。

1. 主方

敏乐停：

| 生黄芪 40g | 黄芩 12g | 苦参 10g | 女贞子 15g |
| 防风 12g | 荆芥 12g | 大枣 5 枚 | 生甘草 5g |

处方功能：敏乐停具有补气固表、清热解毒、祛风止痒的作用。服用此方 3～7天，元气得补，卫表得固，风毒得解，全身瘙痒等过敏症状自然缓解或消失。

2. 随证加减

（1）风热毒邪侵袭鼻腔而致过敏性鼻炎者，加辛夷 12g，羌活 12g，连翘 12g，金银花 15g。

（2）风热毒邪侵袭肌腠而导致过敏性紫癜者，加丹皮 15g，生地 15g，人参 10g，赤芍 12g，葛根 15g。

（3）风热毒邪侵袭皮肤而致过敏性全身瘙痒者，加汉防己 12g，细辛 3g，灵芝 3g，生地 15g，丹皮 15g。

3. 疗程

7天。

注：乌梅、沙棘，可随时加入辨证处方中。

4. 常用中成药

（1）玉屏风颗粒。

（2）防风通圣丸。

（3）润燥止痒胶囊。

十八、老年瘙痒症

（一）病理机制：阴血亏虚，脉络失养，风邪外侵

老年瘙痒症是由年老体衰、烦劳过度、烟酒过量等原因，致使阴血亏虚，脉络失养，风邪外袭造成的。调理原则是标本兼治。

（二）诊断

主症：老年人皮肤发痒，入夜尤甚。

兼症：心烦失眠，大便干结，胃脘胀满，口渴口干，腰酸膝痛，头晕眼花。

具备主症即可确诊。

（三）调理

调理原则：标本兼治。

1. 主方

痒停舒：

生地 15g	当归 12g	山萸肉 10g	丹皮 12g
赤芍 12g	茯苓 12g	荆芥 15g	葛根 15g

处方功能：痒停舒具有滋阴养血、祛风止痒的作用，服用此方 7～15 天，阴血得补，脉络得养，风邪得除，全身作痒症状自然缓解或消失。

2. 随证加减

（1）热扰心神而致心烦失眠者，加炒枣仁 20g，焦栀子 12g，地骨皮 12g，白鲜皮 12g。

（2）阴血亏虚而致大便干结者，加当归 15g，知母 15g，制大黄 12g，肉苁蓉 20g。

（3）食滞胃脘而致胃脘胀满者，加苍术 12g，炒枳实 12g，厚朴 12g，砂仁 6g。

（4）阴液不足而致口渴口干者，加麦冬 15g，知母 15g，天花粉 15g，黄柏 10g。

（5）肾虚寒侵而致腰酸膝痛者，加川断 20g，寄生 20g，怀牛膝 15g，独活 10g。

（6）阴虚阳亢而致头晕眼花者，加天麻 12g，钩藤 15g，野菊花 12g，枸杞子 15g。

3. 疗程

1～15 天。

4. 常用中成药

（1）祛风止痒口服液。

（2）润燥止痒胶囊。

（3）肤疾洗剂。

（4）克痒敏醑。

十九、痛症（风湿性关节炎）

（一）病理机制：风、寒、湿、热之邪外侵，经络闭塞，气血不通，脉络绌急

痛症是由素体阳虚、药物所伤、风寒湿邪外袭等原因，致使经络闭塞，气血不通，脉络绌急造成的。调理原则是祛邪活络、缓急止痛。

（二）诊断

主症：肌肉、筋骨、关节发生酸痛、麻木、重着、屈伸不利，关节肿胀热痛。
兼症：关节游走酸痛，得热则减；关节重着酸痛，肌肤麻木；关节红肿热痛，得冷则舒；关节肿大畸形，屈伸不利。
具备主症 1 项、兼症 1 项即可诊断。

（三）调理

调理原则：祛邪活络，缓急止痛。

1. 主方
痛立舒：

当归 12g	川芎 12g	威灵仙 12g	秦艽 12g
苍术 12g	海风藤 10g	生黄芪 15g	葛根 12g

处方功能：痛立舒具有祛风胜湿、温经通络、活血止痛等作用。服用此方 15～30 天，阳虚得补，风寒湿邪得祛，经络得通，脉络得舒，疼痛诸症自然缓解或消失。

2. 随证加减

（1）风邪盛而致关节游走酸痛、屈伸不利者，加防风 10g，荆芥 10g，羌活 10g，桑寄生 12g。

（2）寒邪盛而致关节剧痛、得热则减者，加老鹳草 12g，桂枝 10g，细辛 3g，川乌 5g。

（3）湿邪盛而致关节重着酸痛、肌肤麻木者，加生薏苡仁 15g，木防己 12g，羌活 10g，独活 10g。

（4）热邪盛而致关节红肿热痛，得冷则舒者，加金银花藤 15g，木防己 12g，丹皮 12g，海桐皮 10g。

（5）风寒久留关节脉络而致关节肿大畸形、屈伸不利者，加穿山甲 10g，地龙 10g，地鳖虫 10g，乌梢蛇 12g，白芥子 10g，川牛膝 12g，伸筋草 12g，木瓜 12g。

3. 疗程

15～30 天。

4. 常用中成药

（1）通迪胶囊。

（2）活血止痛散。

（3）藤黄健骨丸。

（4）活血健骨丸。

（5）正清风痛缓释片。

（6）风湿安泰片。

（7）通络开痹片。

（8）腰痹通胶囊。

（9）骨刺宁胶囊。

（10）骨筋丸胶囊。

（11）抗骨增生胶囊。

（12）强力天麻杜仲胶囊。

（13）骨通贴膏。

（14）双藤筋骨片。

（15）中华跌打丸。

（16）田七跌打丸。

（17）伤科七味片。

（18）接骨续筋片。

（19）伤痛宁片。

（20）颈痛颗粒。

（21）威灵骨刺膏。

二十、癌症

（一）病理机制：元气亏虚，毒邪结聚；若除毒瘤，更伤元气

癌症是由情志抑郁、酒食内伤、邪毒侵袭等原因，致使元气大亏，毒邪内

聚造成的。调理原则是先固其本。

（二）诊断

主症：确诊为癌症而不易手术或不接受手术者，癌症术后进行放疗或化疗者。

兼症：纳呆恶心，周身乏力，倦怠神疲，心悸胸闷，腰酸腿软，心烦失眠，脘腹胀痛，四肢烦痛，低烧不退。

具备主症 1 项，即可确诊。

（三）调理

调理原则：当先固本。

1. 主方

爱来康：

生黄芪 15g	人参 10g	白术 15g	茯苓 15g
麦冬 15g	枸杞子 12g	红豆蔻 10g	厚朴 12g
炙甘草 3g			

处方功能：爱来康具有补益元气、健脾和胃、解毒消瘤等作用。服用此方 15 ~ 30 天，元气得补，脾胃得健，毒瘤得消，癌症或癌症术后给患者带来的诸多症状自然得到缓解，患者的寿命必然得到延长。

2. 随证加减

（1）食滞胃脘而致纳呆恶心者，加柴胡 12g，姜半夏 8g，云苓 15g，姜竹茹 10g，生麦芽 24g。

（2）元气极虚而致倦怠神疲者，加灵芝 12g，西洋参 12g，白扁豆 15g。

（3）痰热阻肺而致心悸胸闷者，加瓜蒌 30g，炙百合 12g，炒杏仁 10g，黄连 10g，丹参 15g。

（4）肾气亏虚而致腰酸腿软者，加制首乌 15g，炙鳖甲 15g，海龙 12g，骨碎补 12g。

（5）热邪扰心而致心烦失眠者，加天冬 20g，苦参 10g，夏枯草 12g，远志 10g。

（6）胃气不和而致脘腹胀满者，加柴胡 15g，郁金 12g，厚朴 12g，姜黄 12g，莪术 12g。

（7）毒邪阻滞四肢脉络而致四肢烦痛者，加川芎 12g，赤芍 12g，五加皮 12g，防己 12g，刺五加 12g。

（8）热毒内蕴而致低烧不退者，加柴胡 15g，郁金 12g，大青叶 20g，半枝莲 12g，虎杖 12g。

注：乳香、西红花、马兜铃、昆布、海藻、常山、土贝母、沙棘、罂粟壳、白及、麝香、猪苓、葛根、芒硝、斑蝥、天花粉、蜂蜜、木瓜、花椒、鱼腥草、败酱草、紫草、红景天、金钱白花蛇、地龙、蟾酥、全蝎、蜈蚣、芦荟、贯众、茵陈、穿心莲、绞股蓝、蝮蛇、麦饭石可随时加入辨证处方中。

3. 常用中成药

（1）犀黄丸。

（2）紫龙金片。

（3）小金丸。

（4）参丹散结胶囊。

（5）复方鳖甲软肝片。

（6）平消片。

（7）乳癖消片。

（8）复方斑蝥胶囊。

（9）宫瘤清胶囊。

（10）楼莲胶囊。

（11）慈丹胶囊。

（12）乳癖散结片。

二十一、月经病

（一）病理机制：气血不和，月经不调

月经病是由七情不调、劳累过度、病后失养等原因，致使气血不和，月经不调造成的。调理原则是标本兼治。

（二）诊断

主症：经期小腹疼痛，月经超前或月经错后，经来连续不断，经色紫暗有血块或浅淡如混水。

兼症：白带色淡量多或黄稠腥臭，心烦少寐，两乳胀痛，胸肋胀满，口渴咽燥，面色萎黄，少气乏力，颜面浮肿，胃胀纳呆。

具备主症 1 项、兼症 1 项即可确诊。

（三）调理

调理原则：调理气血。

1. 主方

调经方：

当归 12g	杭芍 12g	月见草 12g	柴胡 12g
香附 10g	白术 12g	云苓 12g	砂仁 6g
炙甘草 3g			

处方功能：调经方具有养血行气、健脾调经等作用。月经来潮前服用 10 剂，每日 1 剂，连服 3 个月。气血得到调和，脾气得到健运，月经不调、痛经等症状自然缓解或消失。

2. 随证加减

（1）脾胃虚弱而导致白带色淡量多、乏力者，加炙黄芪 15g，山药 15g，车前子 20g。

（2）脾虚湿盛而致面色萎黄、颜面浮肿者，加炙黄芪 12g，人参 10g，益智仁 12g，生麦芽 15g，车前子 20g。

（3）肝气郁结而导致胁乳胀痛、月经有血块者，加炒延胡索 12g，青皮 12g，郁金 12g，桃仁 12g，红花 10g。

（4）心肝火旺而致白带黄臭、心烦少寐者，加黄柏 12g，川连 10g，焦栀子 12g。

（5）气郁化火而致口渴咽燥、心烦不安者，加丹皮 12g，焦栀子 12g，生地 12g，莲子心 15g。

（6）胃气上逆而导致胃胀纳呆者，加炒枳实 12g，川朴 10g，鸡内金 6g，生麦芽 15g。

3. 疗程

10 天（经前 10 天服药，连服 3 个月，月经不按期者除外）。

4. 常用中成药

（1）参归养血片。

（2）血府逐瘀胶囊。

（3）妇科千金胶囊。

（4）经带宁胶囊。

（5）妇炎康复片。

（6）妇珍片。

（7）盆炎净颗粒。

（8）少腹逐瘀胶囊。

二十二、更年期综合征

（一）病理机制：阴阳失调，气血不和

更年期综合征是由劳倦过度、忧愁思虑、七情过极等原因，致使阴阳失调，气血不和造成的。调理原则是标本兼治。

（二）诊断

主症：心情抑郁，情绪不宁，胁肋窜痛，失眠多梦，易怒善哭，自汗阵阵，畏寒肢冷，五心烦热。

兼症：脘闷纳呆，月经不来；胸胁胀满，口苦咽干；目赤便秘，头痛耳鸣，咽中不适，如有物梗；精神恍惚，心神不宁，多思多虑，心悸胆怯；头晕目眩，腰酸遗精。

实验室检查无阳性结果者具备主症 2 项、兼症 1 项即可确诊。

（三）调理

调理原则：标本兼治。

1. 主方

更年康：

淫羊藿 15g	肉桂 6g	莲子心 5g	人参 12g
当归 12g	柴胡 15g	香附 12g	刺五加 12g
黄连 12g			

处方功能：更年康具有壮阳泻火、补气活血、解郁通络、交通心肾等作用。服用此方 15～30 天，能够使水火既济，气血调和，脉络通畅，心情抑郁、心绪不宁、胁肋窜痛等症状自然缓解或消失。

2. 随证加减

（1）肝胃不和而致脘闷纳呆、月经不来者，加白芍 12g，川芎 12g，陈皮

12g，炒枳实 10g，生麦芽 15g。

（2）气郁化火而致胸胁胀满、口苦咽干者，加丹皮 12g，焦栀子 12g，炒枳壳 10g，川楝子 12g。

（3）火邪上攻而致目赤便秘、头痛耳鸣者，加熟大黄 10g，龙胆草 12g，焦栀子 12g，决明子 15g。

（4）气郁痰结而致咽中不适，如有物梗者，加清半夏 8g，厚朴 12g，苏梗 12g，桔梗 10g。

（5）气郁失神而致神情恍惚、心神不宁者，加炙甘草 10g，炒枣仁 50g，合欢皮 12g，浮小麦 20g。

（6）气郁脾虚而致多思多虑、心悸胆怯者，加白术 12g，茯神 12g，远志 12g，柏子仁 15g，生牡蛎 20g。

（7）阴虚阳亢而致头晕目眩、腰酸遗精者，加生地 20g，山萸肉 10g，焦栀子 10g，知母 15g，龟板 20g，杜仲 12g。

3.疗程

15～30天。

4.常用中成药

（1）更年康。

（2）逍遥丸。

（3）小柴胡片。

（4）舒肝宁胶囊。

二十三、淋证（前列腺炎、尿路感染等）

（一）病理机制：湿热蕴结下焦，膀胱气化不利

淋证是由膀胱湿热、脾肾亏虚、肝郁气滞等原因，致使湿热蕴结下焦，膀胱气化不利造成的。调理原则是实则清利、虚则补益。

（二）诊断

主症：小便频急，淋沥涩痛，小腹、会阴隐痛，腰部酸痛。

兼症：小便灼热，身热口苦；小腹坠胀，尿有余沥；小便热涩，尿色发红，腰酸腿软；小便淋沥不已，时作时止，疲乏无力。

具备主症 1 项、兼症 1 项即可诊断。

（三）调理

调理原则：实则清利，虚则补益。

1.主方

前列泰：

生地 15g	知母 12g	黄柏 12g	金银花 15g
小蓟 20g	白茅根 30g	益母草 15g	竹叶 10g
乌药 10g	生甘草 5g		

处方功能：前列泰具有滋阴清热、利尿排毒等作用，服用此方 10～15 天，阴虚得补，湿热得除，膀胱气化恢复正常，小便频急、淋沥涩痛等症状自然缓解或消失。

2.随证加减

（1）热毒壅盛而致小便灼热、身热口苦者，加柴胡 20g，黄芩 15g，蒲公英 24g，地丁 20g。

（2）气滞下焦而致小便坠胀、尿有余沥者，加小茴香 10g，青皮 10g，炒枳实 12g，生黄芪 15g，人参 10g，云茯苓 15g。

（3）毒伤血络而致小便热涩、尿色发红、腰酸腿软者，加山栀子 12g，炒蒲黄 12g，三七粉 3g，旱莲草 15g。

（4）热毒伤脾损肾而致小便淋沥不已、时作时止，疲乏无力者，加山药 15g，茯苓 15g，泽泻 12g，五味子 12g，生黄芪 20g，白术 12g。

3.疗程

10～15 天。

4.常用中成药

（1）前列倍喜胶。

（2）前列金丹片。

（3）五淋化石丸。

（4）银花泌炎灵片。

（5）三金片。

（6）癃清片。

（7）癃疏清颗粒。

（8）清淋颗粒。

（9）肾石通颗粒。

（10）热淋清胶囊。

（11）前列欣胶囊。

二十四、水毒证（尿毒症）

（一）病理机制：肾体衰竭，水毒内蕴，腐浊蓄积

水毒证是由久病体衰、脾肾双亏、气化失司等原因，致使肾体衰竭，水毒内蕴，腐浊蓄积造成的。调理原则是攻补兼施、标本兼顾。

（二）诊断

主症： 高度浮肿，颜面苍白，全身乏力，腰膝酸软，恶心食少。

兼症： 口淡无味，身痒尿淡；胸闷气短，头晕耳鸣；手足颤动，烦躁不安；脘腹胀满，食少纳呆。

检查： 肾功能测定：BUN/CRE 增高，二氧化碳结合力降低。血常规：嗜碱性粒细胞、红细胞降低。血离子：低钙，高钾，高磷等。肾图：双肾功能受损。

具备主症 2 项、兼症 1 项，结合实验室检查即可确诊。

（三）调理

调理原则： 攻补兼施，标本兼顾。

1. 方药

顾本益肾方：

黄芪 60g	白术 15g	云苓 30g	枸杞子 15g
山药 20g	山萸肉 12g	泽泻 24g	丹皮 12g
益母草 24g	鹿衔草 20g	炙甘草 3g	

处方功能： 顾本益肾方具有健脾益肾、利尿泻浊等功能。服用 30～60 天，脾肾得补，水毒得泻，腐浊得排，水肿、乏力、腰酸腿软等症状自然缓解或消失。

2. 随证加减

（1）气阳两伤导致口淡无味、身痒尿淡者，加人参 12g，淫羊藿 15g，巴戟天 12g。

（2）气阴两伤导致胸闷气短、头晕耳鸣、手足心热者，加生熟地各 10g，

丹皮 12g，丹参 15g，金钱草 15g。

（3）风阳妄动导致手足颤动、烦躁不安者，加生龙骨 30g，生牡蛎 30g，天麻 12g，生地 15g，焦栀子 12g，蝉蜕 10g。

（4）腐浊扰乱脾胃导致恶心呕吐、胃脘胀满、食少纳呆者，加藿香 10g，佩兰 10g，赤小豆 30g，清半夏 6g，陈皮 12g，炒枳实 12g，姜竹茹 10g，生麦芽 20g。

（5）毒蕴肠道导致腹胀便秘者，加肉苁蓉 20g，当归 12g，火麻仁 15g。

3. 疗程

30～60 天。

4. 常用中成药

（1）肾炎康复片。

（2）肾复康胶囊。

（3）癃闭胶囊。

（4）尿毒清颗粒。

附：百病妙方

熟地 12g	熟附子 15g	人参 10g	当归 12g
柴胡 15g	半夏 8g	白术 12g	茯苓 12g
熟大黄 12g	川厚朴 12g	炙甘草 6g	

加减：

心病：加丹参 20g，葛根 30g，红花 10g，三七 3g。

肝病：加杭芍 15g，天麻 12g，猪苓 15g，郁金 12g。

脾病：加党参 15g，砂仁 10g，莪术 10g，山楂 12g，大枣 3 枚。

肺病：加黄芩 12g，知母 12g，南沙参 12g，银杏叶 12g。

肾病：加制首乌 15g，山萸肉 10g，山药 15g，鹿茸 5g。

气虚：加黄芪 15g，蛤蚧 12g。

血虚：加龙眼肉 12g，地黄 12g。

阴虚：加墨旱莲 15g，女贞子 15g，鳖甲 20g，龟板 20g。

阳虚：加肉桂（桂枝）4g，淫羊藿 15g，肉苁蓉 20g，高良姜 10g。

气滞：加炒延胡索 15g，香附 12g，炒枳实 12g，木香 10g。

血瘀：加川芎 12g，桃仁 12g，苏木 10g，生蒲黄 12g。

痰湿：加陈皮 10g，益母草 15g，泽泻 15g，车前子 20g，蛇床子 8g，虎杖 12g。

火热（毒）：加野菊花 12g，马齿苋 15g，菊花 12g，芦荟 3g，地锦草 6g。

百病皆因阴阳失调、气血失和、气机不畅、痰阻血瘀所致，故治以平衡阴阳、补益气血、调理气机、化痰泻瘀。

心主血脉而常血流不畅；肝为将军之官，而常体弱用强；脾主运化常失职；肺司呼吸而常痰热阻于气道；肾为先天之本而常虚。故需因病而加减。

中医是辨证论治，还要根据气血阴阳、痰湿火热的虚实盛衰的不同而灵活加减。

临床用方选粹

一、心病方

1. 胸痹一号——保丹饮

组成：生黄芪 30g，党参 20g，麦冬 30g，丹参 30g，檀香 10g，砂仁 6g，炒酸枣仁 30g，炙甘草 6g。

功效：益气养阴，行气活血，和胃安神。

主治：气阴两虚，心脉痹阻所致的胸痹。即西医所谓缺血性心脏病、心肌炎、心肌病等。

用法：水煎服，日 1 剂。或照此比例加工成水丸，每服 12g，每日 3 次。

按语：此方用保元汤合丹参饮加减而成。患胸痹者多在 40 岁以上，人年过 40 而阴气自半，故组方的总思路是益气养阴。心主血脉，其性主动，以气为用，心气充足，气血才能周流全身，故用生黄芪补气而卫外。气以通为要，故用檀香行气宽胸、通痹止痛。补气药只有与行气理气药配伍，才能有帅血通脉之功。不然的话，所补之气是"死气"，不但没有活力——帅血之力，反而会壅滞作胀，故补气药配行气药是合理配伍。用麦冬以补心阴，有气阴双补之义。血以活为贵，故用丹参补心血，又兼活血止痛。这样补气、行气、活血并用，相得益彰，气得补而能通，血得补而能活。心主神明，故用炒酸枣仁宁心安神。用党参、砂仁、炙甘草健脾和胃，增其气血生化之源，培养后天之本，使全方功效更加完善。诸药共奏益气养阴、行气活血、和胃安神之效。

加减：胸痹（冠心病等）证候复杂多变，故在应用此方时应随证加减。胸痛：胸痛如刺，加红花、川芎、桃仁；胸痛彻背连肩项，加薤白、全瓜蒌、野葛根；胸中急剧疼痛，加炒延胡索、冰片、麝香。胸闷：痰闷，加瓜蒌、前胡、清半夏；食闷，加生山楂、炒莱菔子、炒枳壳。心悸怔忡：脉数，加生地、川连、磁石、琥珀粉；脉迟，加桂枝、细辛、熟附子；脉时数时迟，加川连、桂枝；脉结、代，炙甘草加至 10 ～ 12g，加生地、石斛等。

2. 胸痹二号——舒心饮

组成：柴胡 20g，降香 12g，丹参 30g，延胡索 15g，全瓜蒌 30g，人参 10g，野葛根 20g，炙甘草 5g。

功效：调理气机，活血化痰，通络止痛。

主治：气机郁滞，痰瘀阻络所致胸痹心痛。症见胸中闷痛，痛有定处，心悸怔忡，口黏纳呆，面晦唇青，舌质紫暗，苔黄腻，脉弦滑或结代。临床用于冠心病心绞痛，尤其适用于新近心绞痛、变异型心绞痛等。

用法：水煎服，日 1 剂。

按语：肝主藏血，主升发调达气机；心主血脉，主行血。若因七情所伤，肝气郁滞，帅血无权，血行不畅，致使心脉瘀阻；气滞必停饮，饮停必生痰，痰瘀交阻心络而致胸痹心痛。此方用柴胡、降香，一升一降，舒肝理气、调达气机；用丹参、延胡索、全瓜蒌行气活血、宽胸理气；用人参大补元气以反佐，使通泻两不伤正气；心居上焦，用野葛根升达气机使诸药直达病所；用炙甘草益心气而调和诸药，诸药共奏调理气机、活血化痰、通络止痛之效。

加减：心烦失眠明显者，加焦栀子、炒酸枣仁；胸痛剧烈者，加川芎、冰片、石菖蒲；心悸怔忡明显者，加川连、生龙骨、生牡蛎；口黏纳呆者，加清半夏、陈皮、苍术、前胡；久痛不止，时轻时重者，加制水蛭、地龙、穿山甲。

3. 胸痹三号

组成：瓜蒌 60g，薤白 12g，川芎 50g，赤芍 50g，郁金 40g，生山楂 50g，桑寄生 50g，当归 40g，冰片（冲）2g。

功效：温经宽胸，化痰开窍，活血止痛。

主治：胸阳不振，痰瘀阻络所致胸痹心痛。症见胸痹阵作，甚则痛彻肩背连及左臂内侧，遇冷或劳累后加剧，胸闷憋气，口唇青紫，畏寒肢冷，舌质淡红苔薄白，脉细弱。临床适用于各型冠心病心绞痛、心肌炎、心肌病、风心病等出现上述证候者。

用法：上药共为粗末，泡入 62°的白酒 600mL 中，每天摇 2 次，冬季泡 10 天、夏季泡 7 天后，即可饮用。每服 20 ～ 30mL，日 2 ～ 3 次。

按语：胸阳不振，痰瘀阻滞于心脏脉络而致胸痛阵作，故用瓜蒌、薤白温阳宽胸、化痰通脉为君药；用川芎、赤芍、郁金、生山楂行气活血、通络止痛为臣药；用桑寄生、当归补肾养血以固其本，活血通络以助君、臣，故为佐药；用冰片、白酒，二者伍用，一寒一温，一开一通，相辅相成，相得益彰，通脉开痹、行气活血、通络止痛。诸药共奏温经宽胸、化痰开窍、活血止痛之效。

加减： 气虚明显，倦怠乏力者，加人参、炒枳实；心悸怔忡、脉数者，加川连、苦参、桂枝、炙甘草。

4. 强心保命饮

组成： 人参12g，黄芪30g，桂枝12g，丹参30g，川芎15g，葶苈子12g，桑白皮15g，麦冬18g，山萸肉10g，炒枳实12g，炙甘草3g。

功效： 补气行血，强心利水。

主治： 全心衰竭，心气虚衰，血瘀水停证。症见心悸怔忡，喉中痰鸣，喘促不安，不能平卧，全身肿胀，下肢尤甚，口唇紫绀，胸闷憋气，动则加剧，四肢厥冷，肢端青紫，纳呆食少，小便不利，少寐多梦，倦怠乏力，舌体胖有瘀斑，苔白滑而厚，脉虚数或结代。临床适用于各种原因所致的左心衰竭、右心衰竭和全心衰竭而出现上述部分证候者。

用法： 水煎服，日1剂。

按语： 心主血脉，以气为用，如果心气不足则帅血无权，血运迟滞，瘀血内阻；血不利则为水，肺为水之上源，又为贮痰蓄水之器，血瘀心脉，水停肺中，水血并滞于上焦致使诸症丛生。此方用人参、黄芪、桂枝大补心气、温通心阳，增强心脏帅血行水之功而为君药；丹参、川芎、葶苈子、桑白皮活血化瘀、开肺行水而为臣药；麦冬、山萸肉补敛心阴，佐制利水太过耗伤阴津而为佐药；炒枳实行气宽胸，助参、芪以帅血，炙甘草助桂枝以通阳，又调和诸药，故二者为使药。诸药合用，共奏补气行血、强心利水之效。

加减： 左心衰竭明显、怔忡不安者，加茯苓、桃仁、益母草；胸闷憋气明显者，加全瓜蒌、前胡、桃仁、生薏苡仁；右心衰竭、咳喘难以平卧者，加细辛、清半夏、紫苏子、莱菔子；下肢浮肿、脘胀纳呆者，加熟附子、白术、茯苓、车前草、砂仁、陈皮；脘胀纳呆、苔黄、便秘者，加熟附子、生大黄、炒莱菔子。

5. 左心宁

组成： 炙麻黄12g，北细辛3g，炒杏仁12g，桑白皮15g，葶苈子12g，白蔹30g，丹参30g，水菖蒲20g，生大黄10g，砂仁8g，大枣5枚，炙甘草3g。

功效： 温阳化饮，泻肺通脉。

主治： 各种原因引起的慢性左心衰竭。症见面浮肢肿，怔忡不宁，胸闷喘促，咳吐泡沫痰涎，自汗乏力，形寒肢冷，精神萎靡，舌质淡暗，舌苔白滑，脉沉细弱或结代。

用法：水煎服，日1剂。

按语：心肺共居上焦，心主血脉，若心阳不振，不能化气行水，或因心脉瘀阻，血不利则为水，血行不畅而致水液内停；肺主气，又为水之上源，肺气不利，不能布化水液，亦致水液停滞。水液停滞上焦，凌心射肺，致使诸症丛生。本方用炙麻黄、北细辛为君药以温阳化饮、开肺定喘；用炒杏仁、桑白皮、葶苈子、白蔹、水菖蒲、生大黄为臣药，以泻肺行水、化饮止咳；用丹参活血化瘀，佐助君药通脉以行水，砂仁、大枣温化开胃、补中健脾以绝生痰之源，又防君、臣败伤脾胃，故三者共为佐药；炙甘草调和诸药而为使药。诸药共奏温阳化饮、泻肺通脉之效。

加减：若阳虚明显，脉微肢冷者，加熟附子、白芍；瘀血明显，唇紫脉涩者，加川芎、桃仁；元气亏虚明显，喘促、怔忡不安者，加人参、生牡蛎。

6. 右心康

组成：人参15g，茯苓30g，苍术12g，木香6g，砂仁6g，三棱6g，莪术6g，桂枝10g，半夏10g，车前子20g，泽泻30g，炒枳实12g，山楂15g。

功效：益气健脾，化痰利水。

主治：各种原因引起的慢性右心衰竭。症见心悸气短，右胁坚满，脘腹胀闷，恶心干哕，胸闷憋气，精神倦怠，下肢浮肿，小便短少，纳呆便溏，舌体胖，边有齿痕质暗红，舌苔白腻，脉缓而涩。

用法：水煎服，日1剂。

按语：心肺共居于上焦胸中，咳喘日久不愈，肺气虚衰，不能化气布津，导致津聚痰生，痰阻脉遏，血运不畅，久之痰瘀并阻胸中，进而影响肝脏之条达，脾脏之运化，乃致诸症丛生。此方以人参、茯苓、苍术、木香、砂仁为君药，以补气健脾；三棱、莪术、桂枝、半夏、车前子、泽泻为臣药，以活血化饮、行气利水；山楂为佐药以健胃消食、行气散瘀；炒枳实为使药，以行气消积、化痰散结。诸药合用，共奏益气健脾、化痰利水之效。

加减：若阳虚水泛明显者，加熟附子、细辛；脘腹胀满明显者，加大腹皮、炒莱菔子；右胁胀痛明显者，加郁金、桃仁、炒延胡索；纳呆恶心者，加鸡内金、生麦芽、姜竹茹。

7. 心肌炎一号方

组成：金银花30g，连翘15g，贯众20g，大青叶20g，麦冬30g，生地

30g，玄参 24g，川连 10g，生黄芪 15g，生甘草 6g。

功效：清热解毒，养心安神。

主治：心肌炎急性期热毒内盛，伤及心神证。症见发热咽痛，心悸怔忡，口干舌燥，心烦少寐，舌质红苔薄黄，脉细数或结代。

用法：水煎服，日 1 剂。儿童药量减半。

按语：中医虽无心肌炎病名，但从临床所出现的证候分析，属中医学"心悸""怔忡"范畴。开始多由风寒入里化热，热毒耗伤心阴，扰乱心神所致。故此方用金银花、连翘、贯众、大青叶清热解毒为君药；用麦冬、生地、玄参、川连滋养心阴、安定心神为臣药；用生黄芪配生甘草解毒生肌、扶助正气为佐药；用生甘草调和诸药为使药。诸药共奏清热解毒、养心安神之效。

加减：高烧不退者，加生石膏、知母、柴胡、葛根；纳呆乏力者，加西洋参、白术、云苓、砂仁；心悸怔忡明显者，加苦参、甘松、丹参、生龙牡；大便秘结者，加大黄、炒枳实、知母；心烦失眠者，加柏子仁、炒酸枣仁、焦栀子仁。

8. 心肌炎二号方

组成：生地 30g，知母 20g，麦冬 30g，川连 10g，柏子仁 20g，鱼腥草 30g，丹参 24g，茯神 15g，琥珀粉（冲）1g，西洋参 10g，甘松 12g，生甘草 5g。

功效：养阴清热，安神止悸。

主治：心肌炎恢复期阴虚内热，心神不宁证。症见心悸怔忡，口渴口干，心烦不寐，手足心热，自汗盗汗，诸症午后和夜间加剧，舌质红苔薄黄，脉细而结代。

用法：水煎服，日 1 剂。儿童减半。

按语：心肌炎急性期高热过极，"壮火食气，更耗阴"，此时的主要病机以阴虚内热为主。故此方用生地、知母、麦冬、川连为君药以滋心阴、清内热；用柏子仁、鱼腥草、丹参、茯神、琥珀粉清热养心、安神止悸为臣药；用西洋参、甘松益气养阴、开郁醒脾，佐制君药碍脾胃、伤正气，故为佐药；生甘草调和诸药而为使药。诸药共奏养阴清热、安神止悸之效。

加减：脾胃虚弱纳呆乏力者，去知母，加党参、白术、砂仁、炒麦芽；惊悸怔忡明显者，加生龙骨、紫贝齿；心烦少寐明显者，加炒酸枣仁、焦栀子；自汗盗汗明显者，加黄柏、肉桂、五味子、丹皮。

9. 心肌炎三号方

组成： 生黄芪 30g，麦冬 30g，玉竹 20g，枸杞子 20g，柏子仁 20g，茯神 20g，川连 12g，肉桂 3g，当归 12g，丹参 24g，砂仁 6g，甘松 10g，炙甘草 6g。

功效： 益气养阴，交通心肾。

主治： 心肌炎后遗症期气阴两虚，心神失交证。症见怔忡不安，倦怠乏力，心烦少寐，时有盗汗，纳呆食少，舌质淡红边有齿痕，苔薄白，脉细弱而结代。

用法： 水煎服，日 1 剂。儿童减半。

按语： 心肌炎后遗症期，阴阳气血均亏，但以气阴两虚，心神失交为多见。故此方用生黄芪、麦冬、玉竹、枸杞子益气养阴为君药；用柏子仁、茯神、川连、肉桂、当归、丹参养血安神、交通心肾为臣药；用砂仁、甘松健脾和胃、行气开郁，以开气血生发之源为佐药；炙甘草调和诸药为使药。诸药合用，共奏益气养阴、交通心肾之效。

加减： 若怔忡日久不止者，加苦参、生龙骨、紫贝齿；倦怠乏力、纳呆明显者，加党参（或人参）、白术、炒枳实；心烦少寐者，加山萸肉、焦栀子、炒酸枣仁；盗汗明显者，加五味子、丹皮、生龙骨、生牡蛎。

10. 心痛一滴宁

组成： 醋延胡索 30g，丹参 30g，全瓜蒌 30g，细辛 5g，苏合香 3g，麝香 3g，冰片 1.5g。

功能： 理气止痛，活血通络，化痰开窍。

用法： 每日饭后向舌下滴 3～5 滴，心痛发作时滴 5～10 滴。

11. 心痛膏

组成： 檀香 5g，延胡索 10g，川芎 10g，乳香 3g，没药 3g，红花 3g，儿茶 3g，当归 10g，麝香 0.2g，冰片 0.5g，硝酸甘油 3g。

主治： 冠心病，心绞痛，偏头痛。

用法： 每用 20mg 贴膻中穴 2～5cm，每日 1 贴，或贴脐部。

又方： 心痛外敷宁

组成： 丹参 10g，川芎 10g，檀香 6g，冰片 1g，麝香 0.05g，延胡索 5g，乳香 5g，没药 5g，苏合香 3g，郁金 8g，桃仁 10g，三七 6g。

制法： 共为细末，汤、醋各半调敷膻中穴。

12. 欣通气雾剂

组成： 延胡索 600g，丹参 500g（或安息香 10g），人参 180g（含人参皂苷

18g），冰片 10g。制成 1000mL 溶液。

用法：舌下、口腔喷雾每次 0.054mL，连喷 3～5 次，日 3～5 次。28 日为一疗程。

13. 治心律失常诸方

（1）治心动过速急方：当归 20g，杭芍 24g，生地 30g，生赭石 30g，炒枣仁 30g。

加减：心阳不足者，加熟附子 15g，桂枝 10g，川芎 10g；心血不足者，加生黄芪 30g，沙参 15g。

（2）房颤急方：当归 30g，生地 45g，玄参 24g，五加皮 12g，莲子心 8g，生赭石 30g，丹参 15g，夏枯草 12g。

加减：心阴不足，心火旺者，加白芍 24g，石斛 15g，苦参 12g；心阳不足，加熟附子 10g，桂枝 10g；心阳不足浮肿明显者，加桂枝 10g，白术 15g，云苓 24g，五加皮 15g，浮萍 10g，葶苈子 12g；有瘀血内存者，加苏木 10g，桃仁 10g，红花 10g，赤芍 10g。

（3）期前收缩急方：丹参 30g，石斛 30g，苦参 12g，枯草 12g，木通 6g。

加减：热毒内蕴者，加连翘 24g，白头翁 30g，丹皮 10g；瘀血内存者，加益母草 24g，苏木 10g，川芎 10g。

（4）传导阻滞急方：制首乌 24g，补骨脂 20g，黄精 24g，赤芍 15g，川芎 15g，红花 10g，前胡 15g，葛根 24g，路路通 12g。

加减：心气不足者，加黄芪 30g，人参 10g；心阳不足者，加桂枝 12g。

（5）心动过缓急方：桂枝 15g，炙甘草 12g，云苓 30g，白术 18g，黄芪 30g，川芎 15g。

加减：气虚甚者，加人参 10g；血虚甚者，加当归 15g，龙眼肉 12g。

（6）复脉汤：炙甘草 15g，桂枝 10g，人参 6g，生地 30g，麦冬 15g，桂圆肉 12g，炒枣仁 15g，川连 6g，仙鹤草 12g。

（7）治心脏术后心律失常方：生黄芪 45g，当归 15g，知母 20g，麦冬 30g，黄连 12g，夏枯草 10g，赤芍 12g，丹皮 12g，甘松 12g，三七粉（冲）3g。

14. 冠心汤

（1）冠心汤 Ⅰ 号：全瓜蒌 30g，薤白 15g，丹参 30g，檀香 10g，人参 12g，白芍 20g，炒延胡索 30g，炙甘草 6g，冰片 1g，玫瑰花 12g。泡入白汤 500mL 中，每服 30mg，日 3 次，饮后服。

（2）冠心汤Ⅱ号：全瓜蒌 30g，薤白 15g，丹参 30g，威灵仙 12g，何首乌 20g，白芍 15g，冰片 1g，泡汤，服法同上。

二、脑病方

1. 息风饮

组成： 夏枯草 15g，野菊花 10g，蚤休 12g，半边莲 12g，制水蛭 6g，大黄 6g，天麻 12g，陈皮 10g，川芎 6g，怀牛膝 12g。

功效： 清热解毒，行血息风。

主治： 中风先兆，风火煽动，脑脉挛急证。症见眩晕，偏身瘫软，偏身麻木，语言謇涩，晕厥阵作，瞬时性视歧昏瞀，手指发麻，健忘，神情呆滞，心烦失眠，头胀痛，步履不整，舌质红有瘀斑，舌下静脉迂曲青紫，苔薄黄，脉象弦数。临床适用于一过性脑缺血（脑血管痉挛）出现上述证候者。

用法： 水煎服，日1剂。

按语： 素体内火偏盛，因烦劳过度，或大怒伤肝，肝风内动，气机逆乱，风火挟瘀上犯于脑，使脑脉挛急，心神失守，诸症丛生。故此方用夏枯草、野菊花、蚤休、半边莲清热解毒，以败其火，故为君药；用制水蛭、大黄、天麻活血息风，"治风先治血，血行风自灭"，故为臣药；用陈皮理气健脾、燥湿化痰，以制君、臣苦寒伤脾败胃，又助活血药祛瘀通络，故为佐药；用川芎载药上行，活血息风，用怀牛膝引血下行，以缓上亢之势，二药一升一降，巧妙配伍，使气机升降有序，归于协调平衡，清者升、浊者降，病势自然得以缓解。诸药共奏清火解毒、行血息风之效。

加减： 眩晕明显、血压偏高者，加钩藤、石决明、生龙牡；瘫痪、肢（指）麻阵作频发者，加僵蚕、全蝎、蜈蚣、地龙；头胀痛、心烦失眠明显者，加川连、炒酸枣仁、代赭石；健忘、神情呆滞明显者，加郁金、胆南星、人参（少用）、石菖蒲。

2. 中风Ⅰ号方

组成： 泽兰 15g，泽泻 20g，制水蛭 5g，炒地鳖虫 6g，生大黄（后下）12g，三七粉（冲）6g，郁金 15g，葛根 24g。

功效： 活血利水，清热开窍。

主治： 中风急性期水瘀阻脑，痰热闭窍证。症见突然昏倒，不省人事，或神志昏蒙，语言謇涩或失语，半身不遂，口舌歪斜，大便秘结，舌质红，苔黄厚腻或黑厚而燥，脉弦滑数。临床适用于缺血性和出血性脑血管病急性期出现上述证候者。

用法： 水煎服或鼻饲，日 1 剂。

按语： 肝肾阴虚，肝阳上亢，肝风内动，风火上冲，冲破脑络，血溢脉外而成瘀血；或风火挟瘀痰上阻于脑。血为水载，水随血行，若瘀血停滞，阻塞络道，必致水液停留，泛滥为患，故张仲景云："血不利则为水。"急则治其标。此方用泽兰、泽泻、水蛭、地鳖虫活血利水为君药；用生大黄清热通腑，以消风火上冲之势而为臣药；用三七粉活血而不伤正，止血而不留瘀，以制君药活血太过，故为佐药；郁金、葛根行气开窍、升清通达、载药上行，故为使药。大黄与葛根伍用，一升一降，共起升清降浊的作用。诸药合用，共奏活血利水、清热开窍之效。

加减： 窍道闭塞，喉中痰鸣，痰热较盛者，加胆南星、黄芩、石菖蒲；大便秘结，内火较盛者，加芒硝、炒枳实、黄连；神昏不醒者，加麝香、冰片、石菖蒲、白酒（兑入白酒 100mL 为引）。

此方不宜久服，待病势稍缓，必须根据病情来辨证处方。

3. 中风Ⅱ号方

组成： 生黄芪 30g，制首乌 30g，制水蛭 3g，炒地鳖虫 6g，桃仁 10g，川芎 10g，鸡血藤 30g，郁金 12g，生山楂 20g，野葛根 24g。

功效： 益气养阴，活血通络。

主治： 中风恢复期或后遗症期气阴两虚，脑脉瘀阻证。症见半身不遂，偏身麻木，语言謇涩或失语，口舌歪斜，头晕目眩，舌质淡红有瘀斑，舌下筋脉青紫，舌苔白腻，脉细涩或弦细。临床适用于缺血性或出血性脑血管病恢复期和后遗症期而出现上述证候者。

用法： 水煎服，日 1 剂。或用 5 倍量，共为细末，泛水为丸，每服 12g，日 3 次。

按语： 人至中老年，气阴渐亏，又加中风急性期的损伤，气阴更加亏乏，瘀血阻络更加明显。故此方用生黄芪、制首乌益气养阴为君药以固其本；用制水蛭、炒地鳖虫、桃仁、川芎、鸡血藤活血化瘀、疏通脑络而为臣药；用郁金、生山楂行气解郁、消食化积，以佐制君药滞脾碍胃为佐药；用野葛根升达之性载诸药上达于脑为使药。诸药合用共奏益气养阴、活血通络之效。

加减： 舌强言謇、口中流涎明显者，每多痰瘀并阻，加胆南星、天竺黄、清半夏；患肢软弱无力者，加人参、白术、茯苓、杭芍；患肢强硬难以屈伸者，加地龙、全蝎、蜈蚣、僵蚕；患肢麻木不仁明显者，加天麻、乌梢蛇、豨莶草；眩晕明显者，加天麻、钩藤、石决明；健忘明显者，加人参、郁金、石菖蒲；大便秘结者，加当归、肉苁蓉、炒莱菔子。

4. 中风Ⅲ号方（酒剂）

组成： 人参 30g，白芍 30g，黄精 20g，制水蛭 10g，炒地鳖虫 10g，丹参 30g，川芎 15g，野葛根 30g，豨莶草 30g，全蝎 10g，蜈蚣 3 条，海藻 20g，地龙 15g，冰片 2g。

功效： 益气养阴，活血通络，化痰软坚，开窍醒神。

主治： 中风恢复期和后遗症期，痰瘀阻络证。症见除有中风Ⅱ号方所主证候外，重点还有神志恍惚、嗜卧乏力、健忘。同时，此方对预防中风复发有很好的效果。

用法： 以上方 4 倍量，泡入 2000mL 62°的白酒中。1 周后，每服 15mL（不会饮酒者）至 30mL（会饮酒者），日服 3 次，饭后服。

按语： 中风病人到了后遗症期，病邪本身对机体造成很大伤害，加上长期用药的毒副作用，终致元气虚衰，毒邪入络，不但后遗症难除，而且极易复发。故用上方泡酒缓缓治之。因酒能温经通络，又溶入冰片开窍醒神，一温一凉，一开一通，相得益彰，加上野葛根之升达解肌之功，三者载诸药直达脑髓发挥功效，用量虽小，却能四两拨千斤。故临床甚为常用，多能起到理想疗效。

加减： 眩晕明显、血压偏高者，加天麻、杜仲、寄生；健忘明显者，加制首乌、郁金、石菖蒲；语言謇涩明显者，加石菖蒲、郁金、桔梗；口渴咽燥、血糖偏高者，去豨莶草，加生地、知母、麦冬等。

5. 中风滴鼻剂

组成： 水蛭 10g，川芎 20g，胆南星 10g，郁金 10g，陈皮 10g，冰片 0.1g，麝香 0.01g，葛根 10g。

制法： 水煎提纯。

功效： 活血祛痰，搜风通络，开窍醒神。

主治： 中风风痰瘀血，痹阻脉络证。

用法： 徐徐滴鼻，每分钟 10 滴，每次 10mL，日 3 次。

6. 神灵喷雾剂

组成： 川芎 30g，郁金 20g，麝香 0.1g，冰片 1g。

制法： 制成喷雾剂，口腔用药。

主治：中风神昏，心绞痛。

7. 中风汤

组成：生黄芪（或人参）30g，制首乌（或黄精、白芍）30g，水蛭10g，土鳖虫10g，丹参30g，川芎15g，葛根30g，豨莶草30g，全蝎10g，蜈蚣3条，海藻20g，地龙15g，冰片2g。

制法：以上方4倍量泡入2kg的62°白酒中，1周后，每服30mL，日3次，饭后服。

功效：益气养阴，活血通络，化瘀软坚，开窍醒神。

主治：中风后遗症气阴两虚、络脉阻滞证。

8. 痴呆方

组成：制何首乌24g，人参10g，茯神10g，郁金15g，石菖蒲15g，制水蛭6g，川芎12g，淫羊藿12g，知母6g，炙甘草3g。

功效：补肾填髓，健脾益智，通络醒神。

主治：痴呆肾虚髓亏，痰瘀阻络证。症见神志恍惚，自言自语，健忘，不认亲疏，不知饥饱，不识家门，舌质淡红苔白腻，脉细弱，两尺尤甚。

用法：水煎服，日1剂。或用5倍量，共为细末，制成水丸，每服12g，日3次。

按语：人到老年，或大病之后，尤其是中风后，导致命门虚衰，肾虚髓亏，痰瘀阻络，元神失养而致痴呆诸症丛生。此方用制何首乌、人参、茯神大补元阴元阳之先天，又补脾胃之后天为君药；郁金、石菖蒲、制水蛭、川芎化痰活血、益智醒神为臣药；淫羊藿壮阳益命门火，知母滋阴补命门水，水火互生，一阴一阳，佐助君药发挥补肾填髓之功；炙甘草调和诸药而为使药。诸药共奏补肾填髓、健脾益智、通络醒神之效。

加减：纳呆食少者，加白术、炒枳实、生山楂；嗜睡痰多者，加陈皮、清半夏；心烦少寐者，加焦栀子、炒枣仁、白芍；腰酸腿软明显者，加桑寄生、怀牛膝；视物不清者，加杭菊、枸杞子。

三、肝病方

1. 治眩晕（高血压）方

组成：滋水清肝饮加减。生地黄15g，山药12g，炒枣仁30g，山萸肉12g，丹皮15g，云苓24g，泽泻20g，柴胡15g，天麻15g，钩藤60g，石决明

30g，益母草 30g，怀牛膝 24g，生山楂 15g，焦栀子 12g。

又方：寄生 45g，生首乌 30g，磁石 30g，炒枣仁 30g，钩藤 50g，小蓟 30g，连翘 15g，槐米 15g，川芎 12g，生山楂 24g。

功效：滋水清肝，潜阳息风。

主治：高血压病而出现眩晕、头痛、心烦少寐、腰膝酸软等症状者。

用法：水煎 2 次各半小时，兑在一起分 3 次服，早、中、晚饭后半小时服。药渣多放水，烧开后晚上泡脚。

加减：头痛明显者，加川芎 12g，白芷 12g，黄芩 15g；心烦少寐明显者，加黄连 12g，夏枯草 15g；腰膝酸软明显者，加寄生 30g，杜仲 15g。

2. 滋水清肝泻心饮

组成：生熟地各 12g，山药 12g，山萸肉 10g，丹皮 15g，茯苓 15g，泽泻 12g，柴胡 12g，栀子 12g，丹参 20g，炒酸枣仁 15g。

功效：滋阴补肾，清泻心肝。

主治：肾阴不足，心肝火旺证。症见腰膝酸软，头晕目眩，耳鸣耳聋，盗汗自汗，心悸怔忡，胸中热痛，手足心热，心烦失眠，口干咽燥，舌质红苔少，脉细数或结代。临床适用于高血压病、冠心病、糖尿病、心律失常、高脂血症等出现上述证候者。

用法：水煎服，日 1 剂。亦可加大为 10 倍量，共为细末，水丸如绿豆大，每服 12g，日 3 次。

按语：肾为先天之本，内涵真阴，肾阴既亏，水不涵木，则肝火上炎，肝风内动；水不制火，则心火上炎，心脉挛急，风火交加，诸症丛生。此方是从六味地黄丸加味而成。全方重用生熟地滋补肾阴为君药；配山药补益脾阴而固精，山萸肉、酸枣仁温补肝肾而宁心安神、止汗生津，3 味药共奏滋肾阴、养肝血、益脾阴而宁心止汗之功，共为臣药；佐以泽泻而清泻肾火，且防熟地之滋腻，茯苓淡渗脾湿，并助山药之益脾，丹皮、栀子、柴胡、丹参清泻心肝之火，制山萸肉之温涩，且引诸药直达心、肝。诸药共奏滋阴补肾、清泻肝胆之效。

加减：如眩晕明显、血压偏高者，加桑寄生、天麻、石决明、益母草；自汗盗汗明显者，加川连、生龙骨、生牡蛎、龟板；心悸怔忡明显者，加川连、苦参、甘松；胸中热痛明显者，丹参加至 30g，加全瓜蒌、野葛根、炒延胡索；口渴咽燥明显，且血糖偏高者，加粉葛根、知母、黄柏；腰酸腿软、体态臃肿、血脂偏高者，加桑寄生、川断、制首乌、生薏苡仁。

3.清血调脂方

组成： 桑寄生 20g，石决明 20g，虎杖 20g，制水蛭 5g，酒大黄（后入）6g，生山楂 15g，郁金 12g，葛根 20g。

功效： 补肾清肝，化痰祛瘀，排毒通脉。

主治： 肝肾亏虚，痰瘀阻滞证。症见头晕目眩，腰酸腿软，耳鸣，口干，胸闷，胸痛，便秘，右胁隐痛。舌体胖有瘀斑，苔白，脉弦涩。临床适用于高脂血症、高黏血症、脂肪肝、便秘、动脉硬化等出现上述证候者。

用法： 水煎服，日 1 剂。或用 5 倍量，加芦荟 30g，共为细末，制成水丸，每服 8～10g，日 2～3 次。

按语： 中医学中虽无高脂血症、高黏血症、脂肪肝等名称，但据其发病因素、主要证候、病程发展，其本在于肝肾阴虚，其标在于痰浊、瘀血阻滞脉络，临床多见头晕、耳鸣、口干、腰酸、胸闷、胸痛等症状。肝肾阴虚，阴虚生内热，内热灼津而生痰浊，"肾为胃之关"，肾阴不足，关门不利，传导失常，致使大便秘结，腑气不通，郁而化热，煎熬津液则生痰浊。痰浊既成，随气血流行，痰浊性质黏滞而滑腻，阻碍气血运行，而由痰生瘀，痰瘀成病。痰浊与血瘀共存，一般痰浊生于前，血瘀成于后，乃致痰瘀互结而成高脂血症等。古人有"痰夹瘀血，遂成窠囊""瘀血既久，化为痰水"之说，今人有"痰瘀同源""痰瘀相关"之论。因此，肝肾阴虚是病机基础，痰浊、血瘀是发生本症的两大主要病理过程。可见，本症属本虚标实之患。肝肾阴虚，水不涵木，肝阳上亢，痰瘀上犯则出现头晕；痰瘀阻于心胸，气机不畅，心脉失养而出现胸闷、胸痛；腰为肾之府，肾阴不足，故腰酸、耳鸣、口干。

可见，本方是根据中医整体观念、治病求本、标本兼顾的原则，结合多年临床经验而组方的。用桑寄生、草决明为君药，滋肾清肝、养血明目，调整阴阳，以治其本，使阴阳平衡，正如《本草求真》所云："桑寄生，是为补肾补血要剂。"《本草正义》云："决明子明目，乃滋益肝肾，以镇潜补阴为义，是培本之正治……"

用虎杖、水蛭为臣药，逐瘀通脉、清热化痰、利水排浊，使痰瘀尽除，气机畅达，血脉活通，诸症渐消。《本草经百种录》云："水蛭最喜食人之血，而性又迟缓善入，迟缓则生血不伤，善入坚积易破，借其力以攻积久之滞，有利而无害也。"可见二药并用，是治疗痰瘀互结的巧妙配伍。

用酒大黄、山楂为佐药，一是二者能助臣药破积散瘀、化痰利水；二是山楂、大黄还能消食祛积、安和五脏，如《神农本草经》论及大黄的作用时所云："……荡涤肠胃，推陈致新，通利水谷，调中化食，安和五脏。"二药共为佐药。配伍桑寄生、决明子，不仅使上二者补而不滞不腻，还能协同上二者补阴配阳，使阴阳平衡、五脏安和。用郁金、葛根为使药，取其行气解肌、凉血破瘀、升阳散滞的作用，引导、促使各味药物的功效直达病所。正如《本草汇言》所云："郁金……其性轻扬，能散郁滞、顺逆气，上达高巅，善行下焦，心、肺、肝、胃，气血痰郁遏不行者最验……"《本草求真》亦云："究之，体轻气窜，其气先上行而微下达，凡有宿血凝积及有恶血不堪之物，先于上处而行其气，若使其邪、其气、其痰、其血在于膈上而难消者，须审宜温、宜凉，同于他味兼为调治之。"郁金再配以葛根，其升散之力更宏，为诸药的最佳使药。

综上所述，此方是从中医的整体观念出发，配伍严谨，君臣佐使俱全，补泻适中，具有滋肾清肝、化痰祛瘀、排毒通脉的功效。

加减：胸痛明显者，加丹参、炒延胡索；嗜酒，脂肪肝严重者，加茵陈、栀子、枳椇子；眩晕明显、血压偏高者，加天麻、钩藤、石决明、杜仲；口干渴明显、血糖偏高者，加生地、知母、黄柏；大便偏稀者，去大黄，加苍术、茯苓、益母草。

4. 酒毒清

组成：葛根 20g，葛花 12g，枳椇子 12g，芦根 30g，茵陈 20g，泽泻 15g，生山楂 15g，薄荷 10g，梨汁 15g。

功效：清解酒毒，利尿醒神。

主治：醉酒。久服可预防、治疗酒精肝和酒精心。

用法：水煎服，日 1 剂。

按语：当今饮酒成风，过量饮酒者大有人在，酒精中毒给身体造成很大危害，必须及时治疗。一度醉酒服 1 剂即可，二度醉酒服 2 剂，三度醉酒服 3 剂，四度醉酒服 4 剂并送医院抢救。对于长期饮酒，慢性中毒者，可长期服用此方，以预防酒精肝和酒精心的发生。

加减：若是酒精肝肝功能异常者，加柴胡、杭芍、郁金；肝区隐痛者，加川楝子、醋炒延胡索；若是酒精心心电图异常者，加麦冬、丹参、川连；心悸怔忡者，加川连、苦参、甘松。

5. 乙肝方

组成：柴胡 24g，杭芍 30g，郁金 15g，茵陈 30g，金钱草 30g，鸡骨草 15g，草木樨 15g，生甘草 6g。

又方：五味子 100g，白僵蚕 100g，蝉蜕 50g，贯仲 50g，桑椹子 100g，虎杖 60g。

用法：共为细末，水丸，每服 10g，日 3 次。

6. 黄金肝脂泰片

组成：虎杖 800g，大黄 600g，茵陈 600g，人参 200g，郁金 300g。备药：生山楂、二丑、肉苁蓉、槟榔。

功效：清热利湿，化瘀减肥，通便排毒，解腻降脂。

主治：脂肪肝，高脂血症，便秘，肥胖，病毒性肝炎。

用法：制成 1000 片（每片含 2.5g），每服 2～4 片，日 3 次，28 天为一疗程。

7. 化肝软坚丸

组成：生地 400g，三七粉 80g，水蛭 60g，地龙 90g，僵蚕 90g，白芍 100g，白术 500g，郁金 600g，牛黄 1g，大黄 200g，水牛角浓缩粉 90g，瓦楞子 130g，丹皮 600g，鸡内金 119g，麦芽 500g，柴胡 200g。

功效：清热活血，化积软坚。

主治：肝硬化。

用法：制成水丸 1000 丸，1 袋 6g，日 3 次服。

8. 解痉丸

组成：木瓜 165g，杭芍 110g，阿胶 27g，桂圆肉 55g，黄芪 110g，蜈蚣 10 条，丹参 110g，穿山甲 44g，地龙 66g，羚羊角粉 11g，僵蚕 100g，全蝎 63g，葛根 110g，威灵仙 110g。

功效：柔肝息风，解痉。

主治：口眼四肢抽动。

用法：制成水丸 1000 丸。每服 12g，日 3 次。

9. 癫痫方

组成：羚羊角 11g，牛黄 45g，蜈蚣 7g，钩藤 58g，寒水石 47g，丹参 58g，明矾 58g，柴胡 66g，氯硝西泮 0.35g。

功效：镇肝息风，清热止痉。

主治：癫痫。

用法：制成水丸 1000 丸。每服 6 粒，日 3 次。

10. 小儿多动症方

组成：龟板胶 10g，杭芍 12g，茯神 12g，炒酸枣仁 15g，五味子 8g，生龙骨 15g，郁金 8g，莲子心 2g，蝉蜕 6g，丹皮 10g，远志 6g，甘草 2g。

功效：滋肾养肝，清热安神。

主治：小儿多动症。

用法：水煎服，日 1 剂。

加减：体弱者，去莲子心、丹皮，加人参 6g，白术、生麦芽各 10g；纳呆者，去远志、丹皮，加白术 10g，砂仁 6g，鸡内金 5g，焦三仙各 5g；四肢乏力、矮小骨弱者，加熟地 8g，山药 10g，山萸肉 5g。

四、脾病方

1. 胃灵汤

组成：橘红 12g，姜半夏 10g，砂仁 10g，木香 10g，党参 15g，苍术 12g，茯苓 15g，焦栀子 10g，姜黄连 10g，吴茱萸 10g，川厚朴 10g，炙甘草 5g。

功效：健脾和胃，行气化痰。

主治：胃脘胀满，嗳气吞酸，隐隐作痛，纳呆食减，夜卧不安，面黄肌瘦，倦怠无力等。临床适用于胃、十二指肠溃疡，慢性胃炎等出现上述证候者。

用法：水煎服，日 1 剂。

加减：脘腹胀满明显者，加柴胡 24g，炒枳实 12g，炒白术 12g；嗳气吞酸明显者，加白及 15g，乌贼骨 30g，仙鹤草 30g；胃脘疼痛明显者，加炒延胡索 15g，香附 12g，炒白芍 12g；大便潜血者，加仙鹤草 45g，三七粉（冲）3g。

2. 安胃汤

组成：党参 18g，炒白术 15g，茯苓 20g，炙甘草 8g，生黄芪 40g，乌贼骨 30g。

功效：益气健脾。

主治：胃、十二指肠溃疡。

用法：水煎服，日 1 剂。

加减：迁延日久，隐隐作痛者，加三棱 12g，桃仁 12g；喜食凉物，舌质红苔黄者，加公英 30g，金银花 24g。其他加减同上方。

3. 胆胃宁方

组成：柴胡 24g，夏枯草 12g，佛手 12g，郁金 15g，乌贼骨 30g，焦栀子 12g，熟大黄 10g，炒枳实 12g，大腹皮 12g，代赭石 20g，法半夏 10g，姜竹茹

10g。

功效：疏肝清胆，降逆通腑。

主治：胆汁反流性胃炎。

用法：水煎服，日1剂。

4.通便排毒方

（1）排毒泻浊方

组成：陈皮12g，法半夏10g，当归身15g，炒白术12g，熟附子12g，生大黄12g，芒硝（化入）10g，炒枳实10g，木香10g，沉香6g，生甘草3g。

功效：通腑泻浊，排毒减肥。

主治：大便干结，内火上攻诸证。

用法：水煎服，日1剂，大便泻3次减半服。

（2）温阳排毒方

组成：炮附子10g，生大黄12g，芒硝10g，上肉桂8g，炙麻黄12g，茵陈20g，泽兰15g，猪苓15g，金银花30g，人参（或生黄芪）10g，当归15g，山药15g，茯苓15g，甘草10g，柴胡15g，沉香10g，炒枳实12g，陈皮12g。

功效：通腑排毒，调理气血，斡旋阴阳。

主治：便秘见上热下寒诸证。

用法：水煎服，日1剂。

（3）老年便秘丸

组成：淫羊藿160g，肉苁蓉160g，当归身90g，生大黄120g，决明子90g，番泻叶100g，莱菔子120g，熟附子100g，桃仁120g，何首乌90g，炒枳实60g，陈皮60g。

主治：老年便秘。

用法：共为细末，水泛为丸，每服12g，日3次。

五、肺病方

1.中医治感冒方

（1）感冒一号方

组成：荆芥10g，白芷10g，薄荷10g，苏叶10g，炒杏仁10g，葛根20g，牛蒡子12g，桔梗8g，金银花20g，杭芍10g，芦根20g，生甘草3g。

功效：疏风散寒，解表清热。

主治：感冒初起第一天，体温在38℃以下者。

用法：水煎服，用急火煎5～8分钟即可，日1～2剂。或共为粗末，入保温瓶中，冲入开水，盖上塞10分钟后即服，加白糖或蜂蜜为引。

按语：不论是"流感"还是普通感冒，只要用中医辨证论治，疗效就很理想。治感冒贵在及时，治得越早，疗效越好。

感冒究其起因多由风寒外袭（个别重型流感除外），究其临床证候以风热证为主。为什么？当今人们的温饱问题已经基本解决，绝大多数人有内热邪毒，加之风寒之邪外袭，很快入里而化热；若素体虚寒，风寒入里不化热，而表现麻黄汤证者，不过百分之一二。所以，在感冒初发时用荆芥、白芷等温经散寒之品，实属必要，牛蒡子、桔梗之利咽之品亦不可少。

加减：畏寒明显、咽不痛者，加桂枝、生姜；咳喘明显者，加炙麻黄、生石膏、炙杷叶；咽痛发热者，加黄芩、连翘、射干；头痛明显者，加蔓荆子、羌活、防风。

（2）感冒二号方

组成：金银花20g，连翘15g，鱼腥草30g，板蓝根15g，生地20g，玄参20g，麦冬20g，生石膏20g，知母15g，生大黄（后入）10g，牛蒡子15g，桔梗12g，芦根30g，生甘草3g。

功效：清热解毒，养阴利咽。

主治：感冒2天之后，体温在38℃以上，并发急行扁桃体炎。

用法：水煎服，日1剂。

按语：风寒入里而化热，因毒热猖盛，故在清热解毒的同时加入3味养阴护本药，以防毒热伤阴，进而伤及心阴，出现脉结代，导致心肌炎（尤其是儿童多见，病情缠绵）。

加减：若发热在39.5℃以上者，加柴胡、黄芩，或加服地塞米松0.75mg，土霉素1g（先锋Ⅴ0.5g），日服2次；喘咳明显者，加炙麻黄、炒杏仁、款冬花、川贝母、川厚朴，或加服氨茶碱0.1g，舒喘灵2.5mg，消心痛10mg，日服2次；心悸不安者，加丹参、苦参、山豆根、甘松；大便秘结者，加炒枳实、川厚朴、炒莱菔子。

（3）感冒三号方

组成：荆芥10g，牛蒡子12g，桔梗12g，麦冬30g，沙参30g，金银花30g，连翘15g，黄芩15g，百部15g，白前15g，款冬花15g，地龙12g，僵蚕15g，诃子10g，细辛3g，五味子8g，生甘草6g。

功效：清热解毒，养阴化痰，止咳平喘。

主治：感冒5天后咳喘不止。

用法：水煎服，日1剂。

按语：感冒后期，或感冒愈后，邪留咽喉，咳嗽（或兼喘）难止。用荆芥、牛蒡子、桔梗疏表利咽，以防外邪重袭，又载诸药直达咽喉；用麦冬、沙参养阴清热、利咽止咳；用金银花、连翘、黄芩、百部清解上焦热毒；用款冬花、白前、地龙、僵蚕化痰止咳、解痉定喘；用诃子、细辛、五味子开敛并举以利恢复肺的呼吸功能；用生甘草既助主药清热解毒，又调和诸药。诸药合用，共奏清热解毒、养阴化痰、止咳平喘之效。

加减：咽喉不利、音哑者，加蝉蜕、石菖蒲；咽喉不利、痰多者，加鹅不食草、清半夏、瓜蒌；大便秘结者，加大黄、川厚朴、当归；咳喘夜甚者，加炙麻黄、清半夏、葶苈子。

（4）退热清解汤

组成：柴胡30g，黄芩15g，葛根30g，川连10g，生石膏30g，黄柏12g，鱼腥草30g，金银花30g，知母15g，生地30g，人参12g，芦根30g，生甘草6g。

功效：清热解毒，凉血退烧。

主治：各种原因导致的高烧39.5℃以上，日久不退。

用法：水煎服，日1～2剂。

按语：高烧日久不退，热毒充斥三焦，卫气营血均受热毒侵犯，"壮火食气更耗阴"。故本方用大队清热解毒药来清解三焦卫气营血郁久之热毒；用知母、生地、人参来滋阴清热，大补元气以固本，使正气充足以抗邪；用芦根清热利尿以排毒；用生甘草清热解毒、调和诸药。诸药共奏清热解毒、凉血退热之效。若以此方加减，临床多有效。临床上多以此方治疗用中西药治疗多日无效，的高烧不退的病人。用该方后，高烧渐退，其他不适症状亦随之消失，病人很快恢复了健康，没发现有任何毒副作用。

加减：纳呆乏力者，加太子参、白术、茯苓、生麦芽；癌症热盛者，加半枝莲、蚤休、贯众；热痹高烧者，加海风藤、生黄芪、苍术；红斑狼疮热盛者，加丹皮、地骨皮、赤芍、蝉蜕；3剂药后高烧仍不退者，加羚羊角粉、郁金、焦栀子、茵陈，或加服安宫牛黄丸。

2.中西医结合治感冒方

（1）感冒Ⅰ号——初期1～2天，发烧在38℃以下者

组成：防风 10g，羌活 10g，薄荷 10g，苏叶 10g，金银花（或大青叶）30g，连翘 15g，牛蒡子 12g，野菊花 10g，柴胡 18g，黄芩 12g，生甘草 10g。

用法：水煎服。服药前先服如下西药：维生素 C1g，维生素 B_6 30mg，病毒灵 0.3g，扑尔敏 4mg，扑热息痛 0.5g。

（2）感冒Ⅱ号——2～3 天后，发烧在 38℃以上者

组成：荆芥 12g，牛蒡子 12g，玄参 30g，知母 30g，麦冬 30g，青蒿 24g，大青叶 30g，连翘 15g，柴胡 30g，黄芩 15g，生石膏 45g，板蓝根 24g，桔梗 12g，川朴 10g，生甘草 6g。

用法：服药前先服如下西药：维生素 C1g，维生素 B_6 30mg，病毒灵 0.3g，扑尔敏 4mg，扑热息痛 0.5g，土霉素 1g，地塞米松 3mg，食母生 3g。

3. 上感咳嗽方

（1）小柴胡汤去大枣，加麦冬 30g，五味子 10g，陈皮 10g，桔梗 10g。水煎服，日 1 剂。

（2）宁肺化痰汤：陈皮 12g，法半夏 10g，云苓 20g，甘草 3g，紫苏 12g，炙麻黄 10g，葛根 24g，前胡 12g，桔梗 12g，炒枳壳 10g，桑白皮 12g，炒杏仁 12g，生姜 3 片。水煎服，日 1 剂。

4. 内伤久咳方

组成：炒罂粟壳 6g，五味子 12g，乌梅 10g，川贝 12g，人参 10g，阿胶 10g，桑白皮 15g，细辛 3g，全瓜蒌 20g，桔梗 12g。

用法：水煎服，日 1 剂。或制成散剂，冲服。

加减：肺阴虚者，加沙参、寸冬、冬花、知母、浙贝；寒邪蕴肺者，加炙麻黄、干姜、细辛、五味子；咳痰带血者，加藕节 45g，仙鹤草 15g；水饮停肺者，加桑白皮 15g，葶苈子 12g，车前子 30g，细辛 3g，五味子 3g；黄昏咳剧者，加五倍子 10g，五味子 10g；五更咳剧者，加炒莱菔子 20g。

5. 止咳含化丸

组成：瓜蒌仁 40g，枯矾 15g，白矾 15g，青黛 20g，延胡索 15g，炒莱菔子 20g。

用法：共为细末，炼蜜为丸，含化。

6. 咳嗽贴敷灵

组成：辛夷 20g，白芥子 20g，白芷 14g，甘遂 14g，洋金花 0.4g，蓠子

20g，细辛14g，麻黄15g，杏仁20g，川贝10g。

制法：共为极细末，姜汁调成膏，摊于肤炎宁或伤湿止痛膏上，直径1.5cm，厚0.4cm。

用法：（1）以第二胸椎旁开1.5寸为一点，向下每隔1椎为一点，每边3点，贴敷。

（2）针刺。主穴：肺俞、膈俞、膻中。配穴：阴虚取三阴交，阳虚取足三里。时间：贴2～4小时，皮肤灼痛时去掉，10天为一疗程。

配合服用以下方药：

金水丸：用于偏阴虚者。五味子10g，熟地24g，山药24g，山萸肉12g，丹皮15g，云苓15g，泽泻12g，川贝12g，冬花12g，冬虫夏草10g，砂仁10g，炒枣仁12g，沉香3g。

生金丸：用于偏阳虚者。人参24g，生黄芪24g，白术15g，云苓15g，炙甘草6g，黄精24g，冬虫夏草10g，天冬20g，砂仁12g，川贝12g，清半夏12g，前胡12g。共为细末，炼蜜为丸，每丸10g，日2～3丸。

六、肾病方

1.急淋通

组成：生地30g，知母15g，金银花30g，连翘15g，小蓟30g，仙鹤草30g，益母草30g，白茅根60g，竹叶15g，生甘草3g。

功效：清热凉血，利尿通淋。

主治：小便频、急、痛，有烧灼感，低热，心烦失眠，口干欲饮，腹痛，甚者尿血。急性尿路感染等常出现上述症状。

用法：水煎服，日1剂。

加减：尿血明显者，加三七粉（冲）3g，鲜藕节80g；小便热痛明显者，加黄柏15g，石韦30g；腰痛明显者，加川断20g，怀牛膝20g。

2.补肾汤

组成：熟地15g，制首乌15g，山萸肉12g，山药15g，炙黄芪30g，茯苓20g，泽泻20g，五味子10g，丹皮12g，益母草20g，熟大黄10g，炙甘草3g。

功效：补肾健脾，益精泻浊。

主治：腰膝酸软，头昏眼花，失眠健忘，倦怠乏力，颜红浮肿，纳呆食减，须发早白，阳痿早泄，精神萎靡等。慢性肾炎、肾病综合征等常出现上述症状，可按此辨证论治。

用法： 水煎服，日 1 剂。

加减： 若四肢不温、畏寒喜暖者，属命门火衰，肾阳偏虚，加炮附子（久煎）15g，肉桂 5g，干姜 10g；若入夜五心烦热、喜冷无热者，属肾阴偏虚，去熟地，加干生地 30g，旱莲草 15g，龟板（久煎）30g，天冬 15g；若水肿明显，属阳虚水泛者，加炮附子 15g，干姜 12g，桂枝 12g，炒白术 15g，车前子 30g；若早泄遗精、蛋白尿明显者，属精关不固，加覆盆子 15g，炒芡实 24g，菟丝子 15g。

3. 起阳方

组成： 熟地 24g，人参 12g，山萸肉 12g，枸杞子 30g，菟丝子 15g，淫羊藿 45g，穿山甲 15g，丹参 30g，葛根 30g，蜈蚣 1 条，白术 12g，合欢花 30g，香附 10g，柴胡 18g，九香虫 12g。

又方： 柴胡 30g，合欢皮 30g，炒杭芍 15g，炒枳实 15g，白蒺藜 30g，蜈蚣 2 条，九香虫 15g，三七粉（冲）6g，韭菜子 24g，淫羊藿 40g，炙甘草 6g。

用法： 水煎服，日 1 剂。

功效： 补肾兴阳。

主治： 阳痿。

4. 小儿遗尿方

组成： 炙麻黄 10g，炒杏仁 8g，生石膏 15g，炙甘草 3g，露蜂房 20g，五味子 10g，桑螵蛸、海螵蛸各 24g，覆盆子 20g，炙百合 18g。

用法： 水煎服，日 1 剂。

5. 补肾壮阳汤

组成： 枸杞子 160g，海马 50g，冬虫夏草 10g，巴戟天 160g，韭菜子 120g，蚂蚁 30g，鹿鞭 1 条，壁虎 60g，五味子 80g，桑椹 100g，地黄 80g，桃仁 60g，人参 160g，茯苓 80g，砂仁 60g，丁香 30g，肉桂 30g，红花 60g，甘草梢 20g。

用法： 加入高度白酒 3000mL 内，7 日后服用，每次服 15～30mL，日 2～3 次。

6. 防老保健丹

组成： 桂枝 10g，丹参 21g，柴胡 12g，茵陈 15g，人参 9g，大黄 3g，生

黄芪 30g，苏梗 8g，制首乌 21g，金樱子 18g，生山楂 15g，炒枣仁 30g。

功效： 益五脏、平阴阳、活气血、调营卫、补脑髓、安神志、除虚羸、预防命门早衰、延年益寿。

主治： 用于老年人，无病可防，有病可治；亦可用于操劳过度，处于亚健康状态，或先天禀赋不足或病后失养而致命门衰弱的青壮年人。

用法： 水煎服，日 1 剂。亦可用 10 倍量，共为细末，水泛为丸，如桐子大，每服 9g，日 3 次。

按语： 心喜动主神明，内帅脏腑，鼓血运行，外应万物，用桂枝助心阳、通血脉，丹参增心血、助心用；肝气升发，性喜条达，用柴胡升发肝气，顺其条达之性，茵陈清其郁热；脾气主升，喜燥恶湿，用人参（党参）大补元气，合柴胡以助脾升，合大黄斡旋阴阳，以助胃降；肺主气，性肃降，布散气津，司呼吸，用生黄芪补气达表，以助肺功，苏梗理气宽胸，助肺保持清肃通畅；肾主潜相火、藏阴精，用制首乌补肾填精，金樱子固肾涩精以助封藏，更用生山楂消食化积以助后天，用酸枣仁安神定志以助心君之明。诸药共奏益五脏、平阴阳、活气血、调营卫、补脑髓、安神志、除虚羸、防命门早衰、延年益寿之功。

从现代医学角度分析，此方有促进大脑皮层兴奋和抑制的双重作用，既能兴奋中枢，减轻疲倦，又能镇静催眠。还能增强心肌收缩力，促进血液循环，抗休克，扩张冠状动脉，减少心肌耗氧量，并能降低血脂，促进纤维蛋白原裂解，从而减轻动脉粥样硬化。还有促进血浆白蛋白增加、促进血细胞发育和新生、改善贫血的作用；有降酶、保肝、利胆作用；有促进胃液、肠液和胆汁分泌，健胃帮助消化的作用；有扩张肾动脉，利尿消肿的作用；有增强网状内皮系统的吞噬功能、提高机体抗病能力、增强机体非特异性免疫力的作用；有抗多种类型细菌，消炎、解热、镇痛作用。

加减： 此方对老年人来说，无病可以保健防病，有病可以治病，亦可用于青壮年禀赋不足病后又致命门衰弱者。若命门火衰，形寒肢冷明显者，加熟附子、肉桂少许以壮命门之火；若命门真阴亏虚，腰酸腿软明显者，加熟地、龟板胶以滋命门之水；神衰精神萎靡不振者，加石菖蒲、远志、肉桂；气血不足明显者，加当归、炒白术、生麦芽。需要说明的是，此方是治本之剂，如病情较急或属初病，当本着"急则治其标"的原则进行辨证施治。如老年人常见的胸痹、真心痛、眩晕、中风、肺胀等病，在病情缓和时，当常服防老保健丹，若病情加剧或急性发作，仍应辨证求因，审因论治，或以防老保健丹加减或另立对证良方进行施治。

7. 灵芝保命酒

组成： 灵芝 7.5g，熟地 7.5g，何首乌 7.5g，桑椹 3.5g，人参 7.5g，白芍 4g，龙眼肉 4g，鹿茸 3.5g，枸杞子 5g，五味子 2.5g，砂仁 8g，甘草梢 3g。

功效： 补肾健脾，养阴益气，强壮腰膝，密精兴阳。

主治： 肝肾不足，气血衰弱证。临床多表现为腰膝酸软、头昏眼花、身倦乏力、面色无华、性欲减退、阳痿早泄、精神萎靡、思维迟钝等。

用法： 泡白酒 1000mL，10 天后每次口服 10 ～ 20mL，中午、晚上饭前服。亦可按此量水煎服，日 1 剂，服至诸症消失大半，再服药酒以巩固疗效。

按语： 方用灵芝、熟地、何首乌、桑椹为主药，有补肾健脾、养阴益气之功；用人参、白芍、龙眼肉补养气血、益心安神；用鹿茸、枸杞子、五味子强壮腰膝、密精兴阳；用砂仁为佐，健脾行气，以防诸药碍脾滞气；甘草梢引药下行、调和诸药而为使药。全方共奏补肾健脾、密精兴阳之效。

加减： 纳呆乏力明显者，加茯苓、白术，木香、炒麦芽；大便秘结者，加锁阳、肉苁蓉、炒枳实；心烦少寐、精神萎靡明显者，加焦栀子、炒酸枣仁、郁金、石菖蒲；自汗盗汗明显者，加龟板、鳖甲、麻黄根、肉桂等。

8. 前列春膏

组成： 淫羊藿 8g，枸杞子 8g，制马钱子 1.5g，蜈蚣 2 条，苦参 6g，赤芍 6g，怀牛膝 8g，冰片 2.5g。

功效： 温肾壮阳，化瘀散结，清热解毒，开窍通淋。

制法： 将制马钱子、蜈蚣研为细末，和冰片一起加入下膏中；余药水煎 1 个半小时，去渣后加入酒精 30mL 收膏。

用法： 取药膏 5 ～ 8g 摊于伤湿止痛膏上，敷于至阴、脐部和肾俞。

9. 前列通

组成： 生黄芪 24g，知母 18g，黄柏 18g，泽兰 10g，益母草 15g，桃仁 12g，穿山甲 6g（或王不留行 12g），淫羊藿 10g，肉桂 5g，生甘草梢 3g。

功效： 益气养阴，化瘀清热，通关利尿。

主治： 急、慢性前列腺炎，前列腺肥大辨为气阴两虚，郁热阻窍证。症见：小便频数短赤，或淋沥不尽，或疼痛，少气乏力，腰膝疲软，五心烦热，少寐多梦，大便干结，小腹坠痛。舌质红，苔薄黄，脉细数。

用法：水煎服，日 1 剂。

按语：年迈体衰，久食辛辣之品，内火炽盛，耗气伤阴，郁热久羁下焦，阻滞尿道而诸症丛生。故以生黄芪、知母为君药，益气养阴以治其本；黄柏、泽兰、益母草、桃仁、穿山甲清热利尿、活血化瘀为臣药，以治其标；淫羊藿、肉桂辛温通阳，以佐制君、臣药之苦寒伤胃；生甘草梢清热解毒，引诸药直达前阴而为使药。诸药合用，共奏益气养阴、化瘀清热、通关利尿之效。

加减：小便热痛明显者，加败酱草、蒲公英、地丁、半边草；瘀血痰结阻滞尿路明显者，加昆布、海藻、三棱、莪术、琥珀粉；大便秘结者，加生大黄、乌药、炒枳实；心烦少寐明显者，加丹皮、地骨皮、栀子、夜交藤。

中西药配伍临床应用举例

中西药配伍应用是中西医结合需要解决的关键问题之一，只要广大中西医工作者在临床实践中努力探索，随时总结点滴经验，积少成多，在不久的将来，这一难题就会得到解决。中西药怎样进行配伍应用？从时间上讲，可以先西后中，如对低血压的病人，先用西药升压，待血压上升，再加用中药，血压稳定后，逐渐停用西药，只留中药来巩固疗效；亦可先中后西，如对慢性心力衰竭的病人，先用中药治疗，如疗效不理想，再加用西药治疗；更可同时应用，如对肺心病合并感染的病人，用西药控制感染、纠正心衰等，同时用中药调理脾胃，常获明显疗效。在具体配伍应用时，某些病证以中药为主西药为辅进行治疗，某些疾患以西药为主少佐中药进行治疗，某些病可中西药并举进行配伍治疗。总之，应根据病种、病情的需要，进行灵活配伍应用。现将临床常见心脑血管病中西药配伍应用举例如下。

一、中药与强心苷类药物的配伍应用

强心苷对心脏的主要作用是增强心肌收缩力，即所谓正性肌力作用，这是治疗心力衰竭的主要机制。其机理是增加了心肌细胞内钙离子浓度。其不良反应是由于降低细胞内钾离子浓度所致。常见的中毒反应主要有厌食、恶心、眩晕、头痛、心律失常等。严重中毒出现心动过缓、二联律、房室传导阻滞、尿少等。临床常用的强心苷类药物有洋地黄、洋地黄毒苷、地高辛、毒毛旋花子素 K 等。这些药物治疗量与中毒量之间的差距较小，安全范围很小，容易引起中毒，甚至死亡。

西医用钾盐来防止强心苷引起的心律失常及其他不良反应。但口服钾盐后，胃肠道反应会有所加剧，饮食更加减少，从而形成恶性循环。

中医常用健脾和胃、活血通脉法与西医强心法配伍治疗。

常用方药：六君子汤合丹参饮加减。

人参 6g（或党参 15g）　　　白术 12g　　　　茯苓 15g

炙甘草 10g　　　姜半夏 10g　　　丹参 20g　　　砂仁 6g

桂枝 8g　　　　鸡内金 10g

水煎服，日 1 剂。

加减：若只用强心苷如地高辛，不用利尿剂，上方加车前子 30g，泽兰 18g，茯苓改用茯苓皮 30g；若用利尿剂如双氢克尿噻，上方加麦冬 30g，夏枯草 6g。若右心衰竭明显，加泽兰 15g，三棱 6g，莪术 6g，大腹皮 15g；左心衰竭明显，加前胡 12g，浙贝 10g，茅根 45g，三七粉（冲服）5g。

二、中药与奎尼丁、普鲁卡因酰胺的配伍应用

奎尼丁、普鲁卡因酰胺可延长心肌的不应期，降低自律性、传导性和心肌收缩力，减少异位节律点冲动的形成，但普鲁卡因酰胺对心肌收缩力的抑制较奎尼丁弱。主要用于阵发性心动过速、频发早搏、心房纤颤与扑动，二药常常交替使用。但奎尼丁口服可引起恶心、呕吐等胃肠道反应。

中药常用降逆止呕、健脾止泻之剂与二药配伍。

常用方药：旋覆代赭汤加减。

代赭石 20g　　　陈皮 10g　　　姜半夏 10g　　　白术 12g

茯苓 18g　　　生山楂 20g　　　炒杭芍 12g　　　旋覆花（布包）10g

水煎服，日 1 剂。

加减：恶心、厌食明显者，加姜竹茹、生麦芽；腹痛、腹泻明显者，去旋覆花、代赭石，加黄连、木香；出现幻视、幻听、精神抑郁等症状时，加柴胡、人参、炙甘草。

经临床证实，以上配伍不仅能减轻或消除奎尼丁和普鲁卡因酰胺的毒副作用，还能提高疗效。

三、中药与 β-肾上腺素受体阻滞剂普萘洛尔（心得安）等的配伍应用

本品能阻断心肌的 β 受体，减慢心率，抑制心脏收缩力与房室传导，致使循环血量减少，心肌细胞耗氧量降低。临床上用于治疗多种原因所致的心律失常，如房性及室性早搏、窦性及室上性心动过速、心房颤动等。也可用于心

绞痛、高血压、嗜铬细胞瘤（手术前准备）等。但此药有致血压下降、心率减慢、乏力、嗜睡、头晕、失眠、恶心、腹胀、晕厥等副作用。

中药常用舒肝理气、健脾和胃剂与之配伍。

常用方药：柴芍六君子汤加减。

柴胡 12g	白芍 15g	陈皮 10g	姜川朴 8g
姜半夏 10g	前胡 10g	砂仁 10g	当归 10g
炒枳实 6g	炙甘草 3g		

水煎服，日 1 剂。

加减：乏力、嗜睡、头晕明显者，加党参、白术、葛根；恶心、纳呆者，加姜竹茹、生山楂；晕厥、血压偏低者，加人参、白薇、柴胡。

临床证实，通过以上配伍应用能够明显减轻或消除 β 受体阻滞剂的副作用。

四、中药与胺碘酮的配伍应用

胺碘酮原为抗心绞痛药，具有选择性扩张冠状动脉的作用，能增加冠状动脉血流量，降低心肌耗氧量。近来发现本品有抗心律失常的作用，能延长房室结、心房和心室肌纤维的动作电位时间和有效不应期，并减慢传导。用于室性和室上性心动过速和早搏、阵发性房扑和房颤、预激综合征等。还可用于慢性冠脉供血不足和心绞痛。但有恶心、厌食、肝酶异常、神经系统症状等副作用。

中药常用健脾和胃剂与其配伍。

常用方药：香砂六君子汤加减。

木香 10g	砂仁 8g	陈皮 10g	姜半夏 10g
太子参 15g	茯苓 12g	甘草 3g	炒莱菔子 12g

水煎服，日 1 剂。

加减：心悸、胸闷明显者，加麦冬、甘松；恶心明显者，加姜竹茹、代赭石；乏力明显者，加党参、白术；共济失调、失眠者，加柴胡、杭芍、紫贝齿。

有一预激综合征病人，服用胺碘酮 2 天后心律恢复正常，但恶心、纳呆、乏力，3 天后改服 100mg，日 3 次，病人仍不能好转。当服用以上中药后，恶心、纳呆逐渐消失，10 天后逐渐停掉西药，继服中药 1 个月。至今已 6 年未复发。

五、中药与硝酸异山梨酯（消心痛）的配伍应用

硝酸异山梨酯直接松弛血管平滑肌特别是小血管平滑肌，使周围血管扩张，外周阻力减少，回心血量减少，心排血量降低，心脏负荷减轻，心肌耗氧量减少，从而使心绞痛得到缓解。主要用于防治心绞痛，但有头胀、头痛、恶心、眼内压升高等副作用。

中药常用养心阴、安心神之剂与之配伍。

常用方药：生脉散加味。

人参 24g	麦冬 45g	五味子 10g	炒枣仁 30g
莲子心 6g			

水煎服，日 1 剂。

加减：心悸、头胀痛明显者，加生龙骨、生牡蛎、生地、石决明；颜面潮红、发热明显者，加地骨皮、玄参、黄柏；身有皮疹者，加生地、赤芍、丹参；恶心明显者，加姜竹茹、清半夏。

临床证实，此方与消心痛同用不仅可减轻消心痛的副作用，还可使疗效倍增。

六、中药与硝苯地平（心痛定）的配伍应用

硝苯地平具有抑制 Ca^{2+} 内流的作用，能直接松弛血管平滑肌，扩张冠状动脉，增加冠脉血流量，提高心肌对缺氧的耐受性，同时能扩张周围小动脉，降低外周血管阻力，从而使血压下降。用于预防和治疗冠心病心绞痛，特别是变异型心绞痛和冠状动脉痉挛所致心绞痛。还可用于各种类型的高血压，对顽固性、重度高血压也有较好疗效。其不良反应：多见踝、足与小腿肿胀，有的出现呼吸困难、咳喘、心慌，甚至出现眩晕、头昏、头痛、热感等。

中药常用滋肾舒肝剂与之配伍。

常用方药：滋水清肝饮加减。

生地 15g	山萸肉 6g	山药 12g	茯苓 15g
泽泻 21g	丹皮 12g	柴胡 12g	栀子 10g
炙百合 24g			

水煎服，日 1 剂。

加减：眩晕、耳鸣明显者，加天麻、石决明；胸闷憋气、咳喘、浮肿日久不愈者，加葶苈子、北五加皮、前胡、炒杏仁；纳呆恶心者，去栀子，加砂仁、姜半夏、生山楂；眩晕、头痛、头昏者，加杭菊、川芎、枸杞子。

以上配伍可显著增加疗效，并减少副作用。

七、中药与环扁桃酯（抗栓丸）、桂利嗪（脑益嗪）等的配伍应用

二药均能直接松弛血管平滑肌，使血管扩张，能显著改善脑循环和冠脉循环。用于脑血栓形成、脑栓塞、蛛网膜下腔出血恢复期、脑外伤后遗症、脑动脉硬化症、内耳眩晕症，以及由于微循环不良引起的疾患等。用药后有时出现皮疹、嗜睡、恶心、心悸等不良反应。

中药常用滋肾填髓剂或化痰逐饮剂与之配伍。

常用方药：

①治疗心脑血管病：杞菊地黄丸或华佗再造丸，每服1丸，日1～3次。

②治眩晕症：用泽泻汤加减。

泽泻 30g	茯苓 30g	生白术 30g	姜半夏 12g
葛根 21g	生龙牡 30g	丹皮 10g	

水煎服，日1剂。

加减：口干、心悸者，加麦冬、五味子；耳鸣者，加蝉蜕、磁石；恶心、纳呆者，加陈皮、姜竹茹、砂仁、生山楂；皮疹者，加蝉蜕、荆芥、生地。

这样配伍能增加并巩固疗效。

八、中药与利血平（血安平）等的配伍应用

利血平有降血压作用和安定作用，能降低血压、减慢心率，对精神病性躁狂症状有安定之效。但有使病人抑郁、低血压、心动过缓等副作用。

中药常用舒肝健脾剂与之配伍。

常用方药：柴芍六君子汤加减。

柴胡 12g	杭芍 12g	姜半夏 10g	陈皮 10g
党参 15g	白术 12g	茯苓 24g	泽泻 24g
甘草 3g	车前子（布包）24g		

水煎服，日1剂。

加减：鼻塞明显者，加辛夷、川芎；精神抑郁者，加石菖蒲、郁金；胃痛吞酸者，加乌贼骨、炙甘草；血压偏低者，加炒枳实、人参。

通过以上配伍，不仅能消除利血平的副作用，而且用量少、疗效高、疗效维持时间长。

九、中药与巯甲丙脯酸的配伍应用

巯甲丙脯酸为第一个口服有效的血管紧张素转化酶抑制剂，对多种类型高血压均有明显降压作用，并能改善充血性心力衰竭患者的心脏功能。临床用于治疗各种类型的高血压，特别是常规治疗无效的严重高血压。由于本品通过降低血浆血管紧张素 II 和醛固酮水平而使心脏前、后负荷减轻，故可用于顽固性慢性心力衰竭，对洋地黄、利尿剂和血管扩张剂无效的心力衰竭也有效。不良反应：头晕、乏力、纳差、皮疹、白细胞减少、血清谷丙转氨酶升高等。

1.治疗高血压

中药补肾健脾剂常与本品配伍。

常用方药：六味地黄汤加味。

生地 24g	山药 15g	云苓 18g	山萸肉 8g
丹皮 12g	泽泻 24g	黄精 15g	天麻 10g
杜仲 10g			

水煎服，日1剂。

加减：药后身起皮疹、瘙痒者，加蝉蜕、荆芥；全身乏力、白细胞减少者，加党参、白术、制首乌、砂仁。

2.治疗充血性心力衰竭

中药泻肺定喘剂常与本品配伍。

常用方药：泻白散加减。

桑白皮 15g	地骨皮 12g	葶苈子 15g	北加皮 12g
茯苓皮 24g	生白术 24g	川厚朴 10g	紫苏子 12g
真降香 6g			

水煎服，日1剂。

加减：咳喘吐痰多者，加姜半夏、川贝母；水肿明显者，加车前子、泽泻；脘闷纳呆者，加炒莱菔子、鸡内金、姜半夏、焦三仙。

通过以上配伍，不仅能减少副作用，而且能够增加并巩固疗效。

十、中药与去甲肾上腺素等血管活性药的配伍应用

去甲肾上腺素为肾上腺素能神经末梢释放的主要介质，主要激动 α 受体，具有很强的血管收缩作用，使全身小动脉与小静脉都收缩（但冠状动脉扩张），外周阻力增大，血压上升。临床上静滴用于各种休克（但出血性休克禁用），以提高血压，保证对重要器官（如脑、心）的血液供应。此外，本品针剂口服，还可用于治疗上消化道出血，疗效迅速。本品有致焦虑、颤抖、头痛、怕光、出汗、胸骨后痛、心律失常等不良反应。

中药回阳救逆剂常与本品配伍应用。

常用方药：参附汤加味。

人参 30g　　　熟附子 15g　　　麦冬 45g　　　　山萸肉 24g
桂枝 10g

水煎服，日 1 剂。

加减：如用药后出现焦虑、颤抖、怕光，去附子，加地黄、杭芍、炒枣仁、柏子仁；如出现头痛、出汗，去桂枝，加川芎、生龙骨、生牡蛎；如出现胸痛、心律失常，去附子，加丹参、生地、檀香、甘松。

通过以上配伍，不仅可以把血压维持在理想水平，而且可以及早地停用去甲肾上腺素，血压不复下降，其副作用亦少。

十一、中药与氯贝丁脂（安妥明、冠心平）等的配伍应用

氯贝丁脂能抑制胆固醇和甘油三脂的合成，增加固醇类的排泄。尚能降低血浆纤维蛋白原的含量和血小板的黏性，因而可减少血栓的形成。在临床上用于动脉粥样硬化及其并发症如冠状动脉病、脑血管疾病、周围血管病等。此药有恶心、呕吐、腹泻、食欲不振、头痛、脱发、肌无力、肌痛等不良反应。

中药滋肾舒肝剂常与本品配伍应用。

常用方药：滋水清肝饮加减。

生地 30g　　　山药 12g　　　　丹皮 15g　　　　山萸肉 6g
云苓 20g　　　泽泻 30g　　　　柴胡 12g　　　　茵陈 24g
生山楂 15g

水煎服，日 1 剂。

加减： 恶心、呕吐明显者，加姜半夏、姜竹茹；腹泻、食欲不振者，去生地，加白术、砂仁、生薏苡仁；头痛、脱发者，加制首乌、川芎、旱莲草；肌无力、肌痛者，加黄芪、赤白芍、羌活。

临床证实，以上配伍不仅能减轻副作用，还可以增加并稳定疗效。

临床效案选例

一、心肌梗死案

案一 王某，男，46岁，干部。2002年5月29日初诊。

1992年突然出现胸痛，诊断为前间壁心肌梗死，经治疗好转。2000年10月，突然出现腹胀、胃脘不适，诊断为缺血性心肌病、Ⅱ度心衰，经治疗症情不减。近来出现气短，乏力，自汗，易感冒，夜间肌肉不定时跳动，纳呆，少寐，胃脘胀满。舌质淡红苔白，脉细弱而结代。心脏超声示：左房左室：前后径55mm，室间隔厚度8mm，舒张末期前后径78mm，后壁厚度8mm；右房右室：横径35mm，前后径29mm，前壁厚度4mm；心功能：EE27mm/s，EF35%，SV78mL，FS15%。

诊断： 胸痹心痛（缺血性心肌病，心衰Ⅱ度）。

方药：

生黄芪 30g	党参 20g	丹参 30g	寸冬 30g
檀香 12g	砂仁 10g	炒枣仁 30g	石菖蒲 12g
葛根 24g	炙甘草 3g	云苓 30g	白术 20g
全蒌 30g	前胡 12g	桂枝 6g	炒枳实 6g
川芎 10g	川连 5g	当归 12g	焦三仙各 12g
北五加皮 12g			

水煎服，日1剂。

7月2日诊：服药20剂后，诸症减轻，全身有力，食欲增加，肌肉不抽动。只是有时口干口苦。舌质淡红苔白，脉细弱。心脏超声示：左房左室：前后径39mm，室间隔厚度8mm，舒张末期前后径73mm，后壁厚度10mm；右房右室：横径30mm，前后径12mm，前壁厚度4mm；心功能：EE 31mm/s，EF42%，SV87mL，FS30%。上方加柴胡12g，黄芩12g。水煎服，日1剂。

按语： 此案的突出特点是症状不典型，本是心病却表现为胃脘胀满的症状，可见心和胃关系密切，在临床上往往采用心胃同治的治法。此例病人，据乏力、纳呆、脉细弱分析，属虚胀，由脾胃气虚，运化失职导致诸症丛生。故治疗当以益气健脾为主，使脾运化水谷和水湿的功能得以恢复，则气血充足，水湿消退；再以理气化痰、活血通脉之品为佐使药。这种标本兼顾的治法，是治疗难治之证的常用方法。本方特点是巧妙配入了几个对药，如黄芪配枳实、党参配寸冬、桂枝配黄连、炒枣仁配石菖蒲、丹参配檀香等，相辅相成，使全方发挥最大疗效。

案二 崔某，男，71 岁，工人。1982 年 9 月 17 日初诊。

胸闷胸痛半月，加剧 2 天。1980 年 12 月，因前壁心肌梗死在本院用中西药治疗 80 余天而出院，出院后无任何不适。半月前因劳累过度而出现胸中闷痛、全身乏力，2 天前又因生气而致胸中剧痛、胸闷憋气、汗出畏寒、呃气频作、纳呆便闭。舌质淡红有瘀，苔白欠润，脉象左弦右细弱无力。血压110/80mmHg。心电图示：急性下壁心肌梗死；陈旧性前壁心肌梗死；慢性冠状动脉供血不足。

中医诊断： 真心痛，胸痹。

西医诊断： 急性下壁心肌梗死，慢性冠状动脉供血不足。

治法： 益气活血，通络止痛。

方药：

人参 9g	桂枝 9g	生黄芪 30g	丹参 30g
檀香 12g	川芎 6g	炙甘草 6g	

水煎服，日 1 剂。

服 4 剂后改人参为党参 30g。服 10 剂后，心电图示：亚急性下壁心肌梗死。服 29 剂后，诸症基本消失，舌脉正常，心电图示：陈旧性前壁心肌梗死。

按语： 此例病人第一次住院用中西药联合治疗，住院 80 余天，最后还是带着"亚急性前壁心肌梗死"而出院，时过 2 年，又出现不同部位的急性心肌梗死，此次只用中药辨证施治，仅服 29 剂，连 Q 波也消失了。可见，只要辨证正确，用药精当，就能效出所料。

案三 韩某，男，36 岁，干部。1982 年 12 月 30 日初诊。

胸部剧痛 1 天。平素身体健壮，近 3 天因其父病危（外伤）而悲伤过度，昨日早晨突然胸痛如绞，牵扯左肩后背，胸闷憋气，四肢厥逆，大汗淋漓，伴有头晕、眼花、全身乏力。自含服硝酸甘油 3 片不能缓解，用冠心苏合丸和亚硝酸异戊酯后病情稍缓。现症见胸痛胸闷、两胁胀满、头晕、心烦少寐，饮食尚可，二便正常。血压 120/30mmHg。心率 81 次 / 分钟，律齐，无杂音。左肺下叶可闻及少许湿啰音。舌质暗红苔薄黄，脉象弦滑。心电图示：急性前间壁心肌梗死。

中医诊断：真心痛（气机紊乱，心络挛急）。

西医诊断：急性前间壁心肌梗死。

治法：疏肝理气，调达气机，活血止痛。

方药：四逆散加味。

柴胡 15g	杭芍 12g	炒枳实 9g	川芎 9g
香附 9g	郁金 9g	红花 9g	丹皮 9g
丹参 30g	葛根 30g	瓜蒌 30g	

水煎服，日 1 剂。

服药 3 剂，诸症基本消失。以上方加减，服药 46 剂，心电图恢复正常，梗死 Q 波完全消失。68 天后完全恢复健康。

2003 年 5 月 6 日随访：21 年来身体健康。

按语：此案患者因其父出车祸病危而 72 小时未入睡，悲愤过极导致肝气郁滞，心脉挛急而出现真心痛，故用疏肝理气、活血止痛之法而获愈。

案四　刘某，男，66 岁，干部。1985 年 9 月 30 日初诊。

胸中疼痛、憋闷欲死 3 小时，疼痛向两肩背放射，汗出不绝，四肢欠温，面色苍白，神疲乏力，少气懒言。血压 140/90mmHg。舌质淡红苔薄白，脉细弱。心电图示：急性下壁心肌梗死。

中医诊断：真心痛（气阴双亏，心络瘀阻）。

西医诊断：急性下壁心肌梗死。

治法：益气养阴，化瘀通络。

方药：益心口服液（科研方，药物组成尚未公开）10mL，日服 3 次。

10 月 5 日诊：药后本来诸症渐减，病情稳定，但因病人下床小便，突然诸症加剧，胸中憋闷欲死、大汗淋漓、四肢厥冷、面色苍白、精神疲惫、少气懒言。心率 65 次 / 分钟，心律绝对不整，心音强弱不一。两肺底可闻及小水泡音。舌质淡红、苔薄白，脉象微细而代（虾游脉）。心电图示：急性下壁心肌梗死；心房纤颤；Ⅱ度房室传导阻滞。此乃动则气耗，元气衰微，心阳欲脱，心阴欲绝之候。治宜：温阳益气，养阴通脉。方药：

西洋参 30g　　　麦冬 60g　　　　炙甘草 21g　　　桂枝 6g
苦参 6g　　　　　生山楂 30g

水煎服，日 1 剂。

服药 1 剂，5 小时后心房纤颤、Ⅱ度房室传导阻滞消失。10 月 6 日因未及时服中药，17 点做心电图示房性早搏，即给予利多卡因 100mg 静脉注射，随即予 400mg 静滴。用药后 5 小时、12 小时心电图示：房性早搏未消。结脉一直存在。10 月 7 日，12 点开始服用上方，服后 5 小时左右房性早搏消失，患者诸症减轻，饮食、睡眠转佳，舌质淡红苔白，脉细弱。

按语：服上方 6 剂后，去西洋参、黄芪等继服。至 10 月 25 日，患者诸症消失，心电图演变为亚急性心肌梗死。

案五　王某，女，84 岁，家庭妇女。1979 年 5 月 8 日初诊。

精神萎靡，加重 1 天。因着凉出现胸闷、心悸、息微、微咳、吐少量白痰，倦怠乏力，不能自持，神情淡漠，微自汗出，口微渴，午后微有低热，食少纳呆，大便 3 日未行，小便自可。素有慢性支气管炎、肺气肿、冠状动脉供血不足。体温 37.5℃，血压 95/65mmHg，心音低弱，律整，心率 108 次 / 分钟，无明显杂音，两肺呼吸音低弱，未闻及干湿啰音。腹壁软，肝脾未触及。舌质淡红、苔薄白，脉微细数。此属命门虚衰，心肺气虚，复感外邪。心气虚衰则帅血无权，神明失养；肺气虚则息微，卫外不固，外邪入里而化热，则耗气伤津，乃致诸症丛生。

诊断：胸痹。

治法：补气扶正，兼以达邪。

方药：防老保健丹加减。

人参 6g　　　　　桂枝 6g　　　　　丹参 15g　　　　生黄芪 15g
柴胡 9g　　　　　苏梗 9g　　　　　茵陈 15g　　　　制首乌 15g
苏叶 9g　　　　　前胡 9g　　　　　炒枣仁 15g　　　五味子 9g
生山楂 9g　　　　生姜 2 片　　　　大枣 3 枚

水煎分数次服，日 1 剂。

5 月 11 日复诊：症情微减，舌同上，脉较前缓和有力。体温 37.1℃，血压

110/80mmHg。继服上方，党参改为人参。

5月14日三诊：精神好转，饮食增多，诸症基本消失。舌质淡红苔薄白，脉缓和。体温36.5℃，血压130/85mmHg。此乃外邪已除，正气未复。上方去苏叶、前胡，继服。

5月20日四诊：又服药6剂，患者已能下床走动，但稍一活动则胸闷、心悸、胸中隐痛，余无所苦，舌脉同上。继服上方，日1剂，以巩固疗效。

2年后随访，患者健康无恙。

按语： 此案若从西医诊断的角度看，像是误诊，因为5月20日在病情好转的情况下，患者之女把患者送到西医院去检查，心电图示急性广泛前壁心肌梗死（接近恢复期），患者回家后继续服中药，未用西药。服至30余剂，患者完全康复，如未患病之前。若站在中医学立场分析，此案辨证准确，用药精当，疗效神速。此案说明，中医不仅能治急性心肌梗死，而且疗效卓著。

二、扩张型心肌病案

杨某，男，46岁，干部。1984年11月5日初诊。

心悸、气短、乏力半年。患者3年前因饮生冷不洁之水，引起胃脘隐痛，入夜加剧，按之痛减，纳呆。近半年出现心悸、气短、乏力，伴有口干口苦，纳食可，睡眠欠佳，大便稀薄。舌质淡红，脉迟弱。血压140/90mmHg。血生化示：胆固醇6.4mmol/L。心电图示：结性心律，心室率37次/分钟。动态心电图示：偶发房性早搏；窦性心动过缓；Ⅲ度房室传导阻滞；窦性静止；结性逸搏心律。X线示：心脏向左下扩大。超声心动图示：左、右心室腔增大，二尖瓣双峰反向。印象：充血扩张性心肌病。

中医诊断： 胸痹。气阴双亏，心脉失养而致诸症丛生。

西医诊断： 原发性扩张型心肌病。

治法： 益气养阴，通脉安神。

方药： 保丹生脉汤加减。

党参15g	生黄芪15g	桂枝12g	丹参24g
寸冬15g	杭芍24g	当归15g	白术12g
云苓15g	桃仁9g	砂仁3g	葛根30g
炙甘草6g			

水煎服，日1剂。

以上方为主略有加减，服药 70 余剂，诸症基本消失。服 180 余剂后，从事农业重体力劳动无任何不适，与未得病前感觉一样。舌质淡红苔薄白，脉象缓和有神。心电图示：窦性心动过缓。超声心动图示：左心室腔略大，右心室腔恢复正常。X 线示：心肺正常。

按语：本病以心慌、胸闷、气短、乏力为主症，以脉沉细弱、结、代为主脉，以舌体胖有齿印、质淡红为主舌。明代沈金鳌在《杂病源流犀烛·怔忡源流》中记载："或由阳气内虚，或由阴血内耗，或由水饮停于心下，水气乘心。"根据文献记载和临床观察，本病的发病机制主要由于气阴两虚、痰瘀内阻，致气机失利，心脉失养。其中，气阴虚衰乃为病之本，而气血瘀滞，痰饮内阻又为病之标。因为气弱血必阻，阳衰水必停。所以，治疗原则是以益气通阳为主，养阴为辅。气充则血行无阻，阳通则痰饮自化。总之，应掌握标本缓急，根据不同脉证而辨证施治，方能取得较为满意的疗效。

保丹生脉汤是保丹饮、丹参饮和生脉散三方相合加桃仁而成（肉桂换成桂枝）。方用黄芪、党参（或人参）益气，桂枝、炙甘草助阳通脉，麦冬、五味子养阴增液；血以活为要，故用丹参、桃仁活血祛瘀；气以通为贵，故用檀香理气宽胸；中洲为生化之源、气机升降之枢，故用砂仁调气健脾和胃。全方补而不滞，行而不散，共奏益气通阳、养阴充脉、行瘀化痰之效。本方无明显副作用，本组患者除 1 例服后略有腹胀外，余均未出现任何不适。

治疗本病难求速效，只要服药后症情不加重，一般不要更方，服 10 剂后方觉减轻。对活血祛瘀药如桃仁、地鳖虫之类既要始终服用，也不要用量过大，即便瘀血症状显著，加大活血祛瘀药的用量，也要遵循病去其半而止的原则。在治疗过程中患者的自觉症状较易消失，心电图改善则较难，超声心动图的改善更难。

2003 年 6 月随访，患者已经 67 岁，身体健壮，精神很好，干农活时和壮年一样，身体比一般同龄人还好。

三、心肌炎，频发室性早搏，传导阻滞案

杨某，男，43 岁，干部。1979 年 9 月 4 日初诊。

胸闷、气短、头晕 3 月余。患者曾于 1979 年 5 月初得重感冒，持续时间较久，约 20 余日。5 月中旬时，晚饭后突感胸闷，当时未介意。半月后，又感胸闷，查脉搏不满 40 次/分钟，很快便恢复。此后半月，又因出差劳累，出现

胸闷且伴头晕 3 天，到当地医院做心电图示：室性频发性期前收缩呈三联律。当时未确诊用药。来诊时患者感胸闷憋气明显、心慌、体倦、头晕纳呆。心电图示：多发性室性期前收缩（呈二联律）；左前半支传导阻滞。

中医诊断： 胸痹。

西医诊断： 心肌炎，频发室性早搏，左束支传导阻滞。

方药： 炙甘草汤加减。

炙甘草 30g	桂枝 18g	党参 30g	生黄芪 20g
五味子 18g	地鳖虫 9g	郁金 6g	威灵仙 12g
鸡血藤 20g	麦冬 15g	丹参 21g	苦参 10g

水煎服，日 1 剂。

9 月 18 日诊：患者自觉心慌胸闷较前稍减轻。在原来炙甘草汤基础上调整了下药用量：通阳之桂枝 30g，益气之黄芪 30g，祛瘀活血之地鳖虫 12g，郁金 9g，通络之威灵仙 15g，鸡血藤 30g。

9 月 24 日诊：患者自感胸闷、心慌较前明显减轻。原方继服。

9 月 27 日诊：患者自感胸闷、心慌消失，查心电图示心律为正常心律。而后原方继续服用。此后一直维持平稳且正常的心律。

按语： 此案为心肌炎后遗症，频发室性早搏，开始用各种中西药治疗，效果不明显。自从加大桂枝用量后，病情开始明显好转，最终恢复正常。看来桂枝用至 30g 对房室传导阻滞、室性早搏均有良效，值得临床工作者参考。

四、心肌炎，窦性心动过缓案

朱某，男，45 岁，工人。1978 年 7 月 16 日初诊。

头晕，伴欲昏倒半年，加剧半月。半年前因感冒高热开始出现全身不适，稍一劳累则头晕、心慌、欲倒，休息后缓解。近因感冒发热诸症加剧，半月来昏倒 3 次，均发生在小便将完之时。发作前感到头昏、眼花、胸闷、心悸，继则昏倒，不省人事，经人呼唤方可苏醒。醒后汗湿衣衫，四肢厥冷，全身乏力，胸闷憋气，需休息 1～2 小时才能行走。无吐涎、抽搐及瘫痪。纳眠可，二便正常。舌质淡苔薄白，脉象沉迟微弱。血压 70/45mmHg，心率 43 次 / 分钟。心电图示：窦性心动过缓并心律不齐。此乃素有阳虚，又加外寒伤及心阳，日久发展为心阳虚脱，心液失固，心神失养而生诸症。

诊断： 厥脱（心肌炎，窦性心动过缓）。

治法： 回阳固脱，益气生脉。

方药： 参附汤加减。

人参 15g   熟附子 12g   五味子 15g   山萸肉 15g

桂枝 9g   炙甘草 9g

水煎服，日 1 剂。

7 月 20 日诊：服药 3 剂，诸症减轻，未再昏倒，舌、脉同前。血压 85/55mmHg，心率 55 次 / 分钟。上方人参改为党参 60g，加用麦冬 15g 继服。

7 月 30 日诊：又服药 10 剂，诸症消失，精力充沛，饮食、睡眠正常，舌、脉正常。血压 105/65mmHg，心率 68 次 / 分钟，心电图正常。继服上方 5 剂，隔日 1 剂，以资巩固。

按语： 参附汤为纯阳之剂，剂量过大易耗津伤液，故加麦冬、五味子、山萸肉滋阴敛液以配阳，加炙甘草、桂枝益心气、通心阳，以增益气化阳之功力。

五、冠心病Ⅲ度房室传导阻滞案

刘某，女，50 岁，教师。1980 年 1 月 22 日入院。

胸闷、心慌年余，加剧 20 天。患者于 1 年前某天晚上突然晕厥 2 次，每次历时半小时左右方可苏醒。当时感胸闷、心悸、气短、乏力。次日到当地医院就诊，心电图示：Ⅱ度房室传导阻滞，完全性右束支传导阻滞，慢性冠状动脉供血不足。自此以后即口服阿托品和维生素 B_1、B_6，肌注丹参注射液等药。20 多天前因感冒而心悸、胸闷、气短、面部浮肿加剧。1 月 22 日收入院治疗。入院时症见：仍心悸、胸闷、气短、颜面浮肿、乏力、四肢发凉、畏寒、睡眠欠佳，饮食、二便尚可。血压 170/90mmHg，心率 34 次 / 分钟。心脏听诊：心尖区可闻及Ⅲ级收缩期吹风样杂音。舌质淡苔薄白，脉沉损。心电图示：Ⅲ度房室传导阻滞，完全性右束支传导阻滞，慢性冠心病。此乃阴盛阳衰，心阳不振，血运无力所致。

中医诊断： 胸痹。

西医诊断： 冠心病，Ⅲ度房室传导阻滞。

治法： 温经通阳，复脉通络。

方药： 麻黄附子细辛汤加减。

炙麻黄 12g   熟附子 30g   细辛 3g   补骨脂 21g

当归 15g　　　　　炙甘草 15g

水煎服，日 1 剂。

1 月 27 日诊：患者诸症基本消失，舌质淡红苔薄白，脉损（每分钟脉搏仍为 40 次）。血压 120/70mmHg。看来已由持续性Ⅲ度房室传导阻滞变为阵发性阻滞。当继服前方。

1 月 31 日诊：患者无任何不适，舌质淡红苔薄白，脉缓和，一息四至。心电图示：Ⅰ度房室传导阻滞，冠心病，不完全性右束支传导阻滞。

按语： 入院后停用阿托品等药，加用青霉素 80 万 U（日 2 次）、强的松（每日 15mg）、极化液和能量合剂等。此案当属中西医结合治疗。像这样重的病人用中西医结合的方法治疗往往取得理想疗效。

六、冠心病案

王某，男，49 岁。1980 年 7 月 30 日初诊。

心前区疼痛 2 年余，加重 3 天。素有眩晕，经服西药血压控制在（160～190）/（90～120）mmHg。心电图示：冠脉供血不足。现因生气诱发胸闷胸痛，日发 10 余次，痛时连及左臂左胁，每次发作约持续 5 分钟，伴有头痛、眩晕、乏力。舌淡红、苔薄白，脉弦细。

方药：

丹参 30g　　　　赤芍 18g　　　　川芎 15g　　　　红花 12g

瓜蒌 24g　　　　薤白 21g　　　　桂枝 6g　　　　香附 9g

水煎服，日 1 剂。

共服药 38 剂，诸症消失，舌脉正常，心电图由慢性冠状动脉供血不足变为正常。

按语： 此例既有气滞血瘀又兼胸阳痹阻。

七、心肌劳损案

秦某，女，20 岁。1978 年 5 月 25 日初诊。

心悸、胸闷、烦躁、失眠 3 天。原有上感，全身不适，连打 3 场球后出现心悸、气短、胸闷、心烦、失眠、头昏、乏力，走十几步就得停下来休息，口干渴，食欲不振，小便短赤，大便正常。舌质红绛苔少，脉象细迟而涩。检查：血压 130/90mmHg，体温 36.5℃，心率 58 次 / 分钟。胸透：双肺纹理增粗。心电图示：窦性心动过缓，心律不齐；心肌劳损（T 波普遍倒置）。血沉 3mm/h。

方药：

生地 18g	麦冬 18g	丹参 30g	玄参 15g
太子参 12g	炙甘草 9g	赤芍 9g	桂心 6g
五味子 6g	琥珀粉（分 2 次冲服）1g		

水煎服，日 1 剂。

5 月 29 日二诊：服药 3 剂症情不减，舌脉同上，继续服用上方。

6 月 8 日三诊：又服 9 剂，前述症状好转，食量增加，仍感乏力。舌红苔薄白，脉细缓。复查心电图显示正常。血压 120/80mmHg。上方去玄参，加沙参 15g，砂仁 12g 继服，日 1 剂。

7 月 10 日四诊：又服药 29 剂，诸症消失，舌脉正常，病愈。

按语： 此例患者本有小恙，加之劳力过度，出汗过多，因血汗同源，汗为心之液，故导致心阴大亏，心体损伤而生诸症。治以滋阴养心安神。只用天王补心丹中之生地、麦冬、玄参、丹参、五味子益阴养血安神，加太子参、炙甘草、桂心益气通阳，又加赤芍活血化瘀、琥珀安神。全方删繁就简，切合病机，故疗效明显。

八、下肢动脉粥样硬化闭塞症案

李某，男，83 岁。2013 年 9 月 30 日初诊。

本人未来，家人代述：足胫发凉、麻木、坠胀疼痛，入夜尤甚。夏季仍需用衣被保暖，多走则疼痛加剧。足胫皮肤苍白，触之发凉。余无不适。此乃肾阳虚衰，风寒外侵，寒凝筋脉，瘀血阻滞。

诊断： 脉痹（下肢动脉粥样硬化闭塞症）。

治法： 温阳散寒，活血通络。

方药：

当归 12g	川芎 15g	肉桂 5g	熟附子（久煎）12g
干姜 12g	熟地 12g	鸡血藤 30g	乌药 12g
怀牛膝 30g	独活 12g	细辛 3g	苍术 15g
陈皮 12g	狗脊 20g	炙甘草 6g	

水煎服，7剂。

10月8日二诊：药后症减，足胫凉意减轻，不需加盖衣被保暖。患者稍感口干，大便稍干。上方加知母12g，熟大黄（后入）6g，砂仁8g，14剂，水煎服。

10月27日三诊：药后症状明显减轻，仅足小趾及脚踝部发麻，自觉初诊方服后效更佳，余无不适。上方去知母、熟大黄，加老鹳草15g，天麻15g，10剂，水煎服。

11月10日四诊：药后症状明显好转，仅脚踝部微麻，余无不适。上方加山药12g，10剂，水煎服，隔日1剂。

11月22日五诊：诸症消失。

按语： 下肢动脉粥样硬化闭塞症属于中医"脉痹""脱疽"范畴。该病临床分三期：

Ⅰ期：局部缺血期。患肢末端发凉、怕冷、麻木、酸痛、间歇性跛行，休息后症状缓解或消失，皮肤干燥、皮色变灰、皮温稍低于健侧，足背动脉搏动减弱。

Ⅱ期：营养障碍期。患肢发凉、怕冷、麻木、酸胀疼痛、间歇性跛行加重，出现静息痛，夜间痛甚，肌肉明显萎缩，皮肤干燥、苍白，或潮红，汗毛脱落，足背动脉搏动消失。

Ⅲ期：坏死期。足趾紫红肿胀，溃烂坏死或足趾发黑、干瘪，呈干性坏疽。先为一趾或数趾，逐渐向上发展。合并感染时红肿明显、剧烈疼痛、全身发热。

该病临床常见证型为寒湿阻络证、血脉瘀阻证、湿热毒盛证、热毒伤阴证、气血两虚证。

该患者年事已高，肾阳虚衰，不能温养四肢，导致气血凝滞，经络阻塞，不通则痛；四肢气血失充，经脉失于濡养，不荣则痛。夜晚阴气胜，故症状加重。走路时足胫筋脉气血更亏，故酸痛加重。辨证为阳虚寒凝，瘀血阻滞的血脉瘀阻证，治宜温阳散寒、活血化瘀。

方中附子温十二经，肉桂濡营卫、温肾阳，干姜温中焦，三药并用则温一身三焦之阳。熟地、当归滋阴养血。乌药行三焦之气，助川芎、鸡血藤行气活血，使阴血得充。牛膝、狗脊补肝肾、强筋骨，同时，牛膝可引药力下行。独活、苍术、细辛祛风散寒、除湿止痛。陈皮、甘草健脾和胃，甘草调和诸药。方中重用辛温助阳之品以温补元阳，配伍滋阴养血及活血行气之品以活血化瘀，充养血脉，同时佐以祛风除湿止痛之药以解散外邪。诸药合用，共奏温阳散寒、活血通络之功。方药对证，故患者服药后症状减轻。初诊方中一派辛热温阳之品，此在于"峻者独行"，待阳气得复，则稍加养阴润燥之品，以防助阳生热，故二诊处方中配伍知母、砂仁益胃养阴，稍佐以大黄畅通肠腑。三诊时患者症状已明显减轻，足胫冷痛症状完全消失，仅局部发麻。因患者自觉初诊方效佳，则知患者阳虚寒凝症状较重，加之体虚不耐受大黄通腑之力，故去大黄、知母，配伍老鹳草、天麻祛风除湿通络。患者服药后仅脚踝发麻，此将愈之兆。故加山药健脾益气、补肾以助正气。最后完全康复。

九、巨幼红细胞性贫血案

韩某，男，54岁，干部。1971年2月22日初诊。

进行性食欲减退2个月，至今日食一二两饭，乏力，心慌，睡眠尚好，食后则呃气，伴有头晕眼花、肢体麻木。至西医院化验血常规示：血红蛋白5.7g/L，红细胞1.21×10^{12}/L，白细胞3.2×10^9/L，血小板41×10^9/L。经髂穿骨髓诊断为巨幼红细胞性贫血。舌质淡苔白，脉芤数。此乃脾气虚，生血之源已亏，故血虚；气失所主，故气上逆。

治法：健脾益气，养血降逆。

方药：

台参30g	苍白术各15g	甘草6g	生熟地各15g
当归15g	阿胶珠10g	制首乌24g	枸杞15g
生赭石15g	生姜3片	大枣3个	生谷麦芽各30g
陈皮10g			

水煎服，日1剂。

2月25日诊：服药3剂，食欲大增，能食将近一斤饭，饭余症均减，两颊已出现血色。舌淡苔白，脉芤缓。继服上方3剂。

2月29日诊：又进3剂，食欲正常，日食斤余，舌淡红苔薄白，脉缓。化验血常规示：血红蛋白7.9g/L，红细胞3.05×10^{12}/L，白细胞3.3×10^9/L。

3月6日诊：又服药3剂，诸症均减，舌脉同上。化验血常规示：血红蛋白9.6g/L，红细胞3.4×10^{12}/L，白细胞4.60×10^9/L。

3月13日诊：又进药3剂，饮食、睡眠、二便、精神等均恢复正常。舌质淡红，苔白稍腻，脉象沉缓。化验血常规示：血红蛋白10.9g/L，红细胞

3.93×10^{12}/L，白细胞 4.6×10^9/L。

1 年后随访，病人安然无恙。

按语： 服药仅 19 剂，患者血红蛋白由 5.7g/L 上升至 10.9g/L，红细胞由 1.21×10^9/L 上至 3.93×10^9/L。该病人是住院病人，未用任何其他药品，并于 3 剂药后即查血常规，血红蛋白恢复正常。

此案的处方主要是从补脾滋肾着手，因脾为后天之本、气血生化之源，脾健则血生；肾为先天之本，主骨生髓，肾气充足，气血有根。此方的妙处就在于以补脾健肾为主，一是针对病机，二是使补肾药补而不滞不腻，更好地发挥其作用。这样，所有药物协同发挥最大作用，故疗效卓著。

十、血小板减少性紫癜案

案一 徐某，男，31 岁，干部。1969 年 12 月 17 日初诊。

1963 年曾患此病，经住院治疗而痊愈。近来发现两下肢出血点逐渐增多，大者如赤豆，小者如针尖，两腿亦酸软乏力，睡眠、饮食正常，全身倦息。舌质淡红苔薄白，脉细数而涩。血常规：血小板 54×10^9/L，血红蛋白 11.7g/L。

辨证： 劳心过度，逐渐致血分虚热，虚则脉道不固，热则血不循经而妄行，妄行则离经，瘀于皮下而成肉眼可见的红紫色斑点。

治法： 以滋阴养血为主，佐以止血化瘀之味。

方药： 王清任归经汤加减。

生熟地各 15g	杭芍 15g	当归 10g	川芎 3g
寸冬 12g	甘草 6g	炒荆芥 10g	茜草 12g
焦栀子 6g	仙鹤草 12g		

每剂药入 1～2 个鸡子黄。水煎服，日 1 剂。

12 月 26 日诊：服药 9 剂，下肢出血点基本消失。只是胃脘不适，仍乏力。舌淡苔白，脉细数。化验血常规示：血小板 72×10^9/L。上方加生山药 15g，生麦芽 12g。每剂药仍入 1～2 个鸡子黄。

1970 年 1 月 14 日诊：又服药 18 剂，病情大减，只觉两腿微乏力，舌淡红苔薄白，脉细稍数。化验血常规示：血小板 130×10^9/L，血红蛋白 13.9g/L。于上方中加入炙黄芪 15g，党参 15g，白术 12g，陈皮 12g，去麦芽、山药。

1 月 20 日诊：又服药 6 剂，诸症完全消失。舌质淡红苔薄白，脉缓和有神。病已痊愈，无需服药。

1 年后随访，病人健康无恙。

按语：此案是以王清任归经汤即四物汤加减而获效的。用经方或验方一定要根据病人症状进行加减，才能取得明显疗效。

案二 王某，女，46 岁，干部。1977 年 8 月 9 日初诊。

患者身起紫癜 2 个月，全身乏力，饮食、二便、睡眠尚可。曾患肾盂肾炎。两臂有散在出血斑，大者 6cm×4cm。舌淡苔白，脉细数。血常规示：血小板 $61×10^9$/L。辨证属血分虚热有瘀。

方药：凉血化斑汤。

生地 24g	金银花 24g	连翘 15g	焦栀子 12g
麦冬 20 个	茜草 24g	大枣 10 个	红糖 30g

8 月 16 日诊：药后平妥，下肢仍有血瘀，舌质淡苔白，脉细数。上方生地、金银花改为各 10g，加炙黄芪 20g，佛手 10g。

9 月 10 日诊：又服药 12 剂，诸症消失，舌质淡红苔白，脉细。血常规示：血小板 $130×10^9$/L。

按语：用凉血化斑汤治疗血小板减少性紫癜 30 余例，均有理想疗效。

加减：出血明显者，加茅根 45g，三七粉（冲）5g；肝肾阴虚明显者，加玄参 30g，生杭芍 12g；心脾阳虚明显者，加炙黄芪 20g，党参 15g，生白术 10g，炒荆芥 8g，生稻芽 20g，生地、金银花改为 12g。

十一、鼻衄案

周某，女，42 岁，干部。1977 年 12 月 27 日初诊。

患者鼻衄 6 ～ 7 年，时犯时止，又犯近 4 天，昨天下午流血较多，约 150mL，伴有头晕、眼花、乏力，睡眠欠佳，饮食尚可，二便正常。舌淡苔白，脉细数而弱。化验血常规示：正常。

方药：鼻衄方。

当归 18g	生地 18g	玄参 18g	连翘 18g
丹皮 9g	金银花 15g	寸冬 12g	茜草 12g
茅根 30g	三七粉（冲）6g		

12 月 30 日诊：服药 2 剂后血止，服药 3 剂，症立减。舌淡苔白，脉细数。继服上方。

1978年1月5日诊：又服药3剂，诸症消失。舌质淡红苔白，脉细。停服药物。

1年后随访，健康无恙。

按语：1977年我参加赴西藏医疗队，发现因高原缺氧，加之气候干燥，鼻衄病人不少，尤其是初到西藏者。特拟鼻衄方。不仅在西藏时用之有效，1979年回内地后，用之亦有效。目前已治百余病人，未见不效者。

加减：血虚明显者，加炙黄芪24g；胃纳差者，加山药15g，焦山楂10g。

十二、红细胞性心脏病

案一 杨某，男，41岁，干部。1977年8月6日初诊。

心慌、胸闷2年余。1年后出现阵发口干、胸闷、气短、胸痛，休息1～2分钟即可缓解，部位或在右胸或在左胸。近来日发1～2次，乏力明显，腹胀，胃脘不适。二便正常，睡眠欠佳。经某西医院诊断为心肌缺血（红细胞性心脏病）。心率104次/分钟，口唇紫暗，眼球充血稍突出，钩状指。舌质紫暗，苔黄厚腻，脉细数而涩。化验血常规示：红细胞$7.24×10^{12}$/L，血细蛋白22.2g/L。辨证属血热、血瘀、心络不通。

西医诊断：心肌缺血（红细胞性心脏病）。

方药：凉血化斑固本汤加焦山楂。

生黄芪24g	北沙参24g	丹参24g	桃仁10g
野菊花10g	红花8g	炙山甲8g	白薇12g
土茯苓30g	公英15g	生甘草3g	焦山楂15g

8月16日诊：近来食欲不振，余症同上。舌红绛苔黄腻，脉涩而细。化验示：红细胞$6.35×10^{12}$/L，血红蛋白21.5g/L。继服上方。

8月23日诊：药后平妥，舌暗红苔黄，脉细。上方加葛根15g。

9月6日诊：药后尚好，食欲仍不振。舌质红绛苔淡黄，脉弱涩。化验示：红细胞$6.60×10^{12}$/L，血红蛋白19g/L。上方加地龙10g。

10月21日诊：药后诸症均减，又服药33剂，体力增加，饮食、睡眠、二便正常，只是劳累时仍感心悸、气短。舌质红苔白稍厚，脉细弦。化验示：红细胞$5.62×10^{12}$/L，血红蛋白16g/L。上方蜈蚣改为1条，加党参15g。隔日1剂，以巩固疗效。

按语：西藏患红细胞性心脏病的人甚多，尤其是从内地赴藏的人更易患该病。我在西藏的 2 年中用凉血化斑固本汤治疗红细胞性心脏病患者甚多，每有较明显的疗效。

加减：头晕眼胀者，加决明子 24g，茺蔚子 12g；脘闷食减者，加降香 6g，生山楂 15g。

案二　李某，男，41 岁。1977 年 10 月 8 日初诊。

咳嗽、咳痰 15 年，心慌气短 3 年。睡眠欠佳，有时憋醒，白天头晕、头痛、头胀、眼花、胸闷气短、耳鸣，活动后加重。在部队医院诊断为心肌缺血（红细胞性心脏病）。现胸中闷痛加剧，胸痛每天发作 1～2 次，静息 1～2 分钟后缓解，伴有乏力、胃脘不适、腹胀。舌质紫暗，苔黄厚腻，口唇青紫，脉细数而涩。

方药：

生黄芪 45g	丹参 30g	桃仁 9g	红花 10g
前胡 14g	白薇 12g	菊花 8g	山楂 15g
地龙 7g			

9 月 6 日二诊：服药 24 剂，诸症减轻，心绞痛于服用 10 剂后消失。现仍食欲不振、乏力。舌质红绛苔薄黄，脉细数。上方加连翘 6g 继服。

9 月 25 日三诊：又服药 18 剂，诸症基本消失，只是走路稍快则心慌气短。舌质红苔白，脉细有力。上方继服，隔日 1 剂。

按语：此案久咳伤气，肺气久虚，血循不畅，瘀阻心络。治当补血行气、化瘀通络。

十三、脑溢血合并脑血栓形成案

案一　王某，男，33 岁，干部。2004 年 11 月 3 日初诊。

突然头痛、昏迷，经 CT、核磁检查确诊为由血管畸型所致脑溢血。请外地专家诊治，花了 6 万余元才把血止住，诸症消失，患者一切恢复正常。第 5 天时出现右手活动不灵，说话吐字不清，神志恍惚。CT 检查示：脑血栓形成。而且诸症逐渐加剧，右上、下肢瘫痪，语言謇涩，神志恍惚，且头痛，血压忽高忽低。请中医会诊。症如上述，只是大便 4 天未行，饮食、睡眠尚可。舌体右斜，舌质红苔黄厚腻，脉弦滑。血压（140～165）/（100～115）mmHg。

诊断：中风中腑证。

方药：滋水清肝饮加天麻。

地龙 12g	制首乌 24g	郁金 15g	三七粉（冲）5g
石菖蒲 12g	决明子 15g	天麻 15g	生大黄（后入）10g

水煎服，日 1 剂。

11 月 10 日诊：服药 7 剂，神志清，血压稳定，大便通畅，肢体、语言如故。舌质淡红苔薄黄，脉弦。血压 135/95mmHg。上方生大黄改为 6g，加蜈蚣 1 条，僵蚕 15g，鸡血藤 24g。

11 月 17 日诊：药后上、下肢开始恢复，语言逐渐清楚，纳眠可，二便正常。舌质淡红苔薄白，脉细。血压 130/85mmHg。上方三七粉改为 3g，加桃仁 12g，豨莶草 20g，水煎服。配合功能锻炼。

服药加功能锻炼 2 个月，患者倚杖而行，语言清楚，只是右手指屈伸仍不利。

案二　王某，女，33 岁。2004 年 3 月 3 日初诊。

脑溢血，西医治疗 5 天后又并脑血栓，右上、下肢瘫痪，舌强语謇，头痛，便秘，血压不稳。舌质红苔黄厚，脉弦滑。

诊断：中风。

治法：滋阴潜阳，泻浊开窍。

方药：滋水清肝饮加天麻。

制首乌 24g	郁金 15g	石菖蒲 12g	生大黄（后入）10g
决明子 15g	天麻 15g	三七粉（冲）3g	

水煎服，日 1 剂。

服药 7 剂，大便通畅，神志转清。血压稳定（135/95mmHg）。上方生大黄改为 6g，加蜈蚣 1 条，僵蚕 15g，鸡血藤 24g。

又服药 10 剂，上下肢开始恢复功能，语言清。舌淡苔白，脉细。上方加桃仁 12g，豨莶草 20g，水煎服，日 1 剂。

又服药 60 剂，患者依杖而行，余无任何不适。舌脉正常。原方 7 剂，共为细末，泛水为丸如绿豆大，每服 12g，日 3 次，以固疗效。

十四、多发性神经炎案

案一　于某，男，48 岁，军人。1971 年 7 月 10 日初诊。

患者于 10 天前因生气加劳累、受潮突发四肢瘫痪、呼吸困难而入院。经西医抢救，病情稳定而用下方。

方药：

金银花 30g　　连翘 12g　　　白芍 12g　　　白附子 12g

白芥子 12g　　生首乌 30g　　桂枝 6g　　　炒桑枝 30g

炙麻黄 3g

水煎服，日 1 剂。

8 月 11 日诊：服药 28 剂，诸症好转，能依杖而行。方药：

金银花藤 90g　　生杭芍 30g　　生首乌 45g　　全当归 24g

宣木瓜 24g　　怀牛膝 12g　　白芥子 12g　　炙麻黄 6g

细桂枝 12g　　炒桑枝 12g　　生黄芪 24g　　佛手 12g

生甘草 3g

水煎服，日 1 剂。

10 月 10 日诊：又服药 82 剂，诸症消失，只是稍有乏力。方药：

金银花藤 45g　　生首乌 30g　　当归 12g　　白芥子 6g

白附子 6g　　炒桑枝 30g　　生白术 15g　　防风 3g

炙麻黄 3g　　杭菊 45g　　生黄芪 45g　　细桂枝 3g

炙甘草 6g　　党参 6g　　杜仲 12g　　佛手 6g

五味子 3g

水煎服，日 1 剂。

11 月 1 日诊：又服药 20 剂，诸症全失，如未患病。舌质淡红苔薄白，脉缓和。开下方以巩固疗效。方药：

生黄芪 30g　　当归须 12g　　桂枝尖 12g　　辽参须 6g

丝瓜络 12g　　白橘络 12g　　紫丹参 15g　　细桑枝 30g

姜竹茹 12g　　砂仁 6g　　怀牛膝 12g　　鸡血藤 15g

水煎服，日 1 剂。

案二　王某，男，15 岁，学生。1971 年 8 月 4 日初诊。

患者四肢乏力、行动困难 20 余天，加重 7 天。因汗出冒风而致四肢乏力，难于行动。曾在本地医院就诊，分别被诊断为多发性神经根炎、感染性多发性神经炎，曾用青霉素、链霉素、强地松、维生素 B_1、维生素 B_6、维生素 B_{12}、维生素 C 等药物治疗无效而就诊。现症见：两手酸软无力，握力丧失，不能伸直，为鹰爪，下肢不能行动，依杖可勉强蹒跚数步，不能蹲下大便。

辨证：此乃汗出遇冷，玄府突闭，郁热在内，汗不能出而积湿，湿热不攘而致病。

治法：开鬼门，清余热，舒筋活络。

方药：

炙麻黄 3g　　　细桂枝 3g　　　　金银花藤 60g　　连翘 12g

生杭芍 30g　　　生首乌 30g　　　　白芥子 6g　　　　白附子 6g

炒桑枝 30g

水煎服，日 1 剂。

服药 3 剂，食指能伸，握力增强。服药 5 剂，下肢能蹲能站，且能走下楼来活动，只是乏力。原方加怀牛膝 12g，服药 10 剂，下楼活动自如，继续服药。

在治疗期间，停掉了大部分西药，只用维生素 B_1、维生素 B_{12}。

按语：以上两位患者均是在正气虚弱的基础上突感风寒，寒邪入里化热生毒，损伤四肢脉络，其治疗开鬼门以驱寒邪、清热解毒以护脉络。前者年龄大、身体弱用滋养阴血、补益正气的药较多，病程亦长；后者血气方刚，只是偶感风寒，恢复亦快。总之，此病用中医治疗越早越容易恢复。

案三　王某，男，18 岁。1971 年 11 月 4 日初诊。

四肢瘫痪 20 天。20 天前因感冒风寒而致，经西医治疗无效。舌质淡红苔白，脉细弱。

中医诊断：痿证。

西医诊断：多发性神经炎。

治法：疏表活络。

方药：

炙麻黄 10g　　　细桂枝 6g　　　　金银花藤 60g　　连翘 15g

生杭芍 30g　　　生首乌 30g　　　　白附子 10g　　　白芥子 10g

炒桑枝 30g

水煎服，日 1 剂。

服药 3 剂，十指能伸，指力增强；服药 5 剂，下肢能走，且能下楼活动，只是乏力；服药 10 剂，诸症消失，舌脉正常。

上方加白术 15g，云苓 15g，砂仁 10g，炙甘草 3g，怀牛膝 15g，连服 10 剂，以巩固疗效。

十五、多发性肌纤维炎案

张某，男，19 岁。1974 年 5 月 15 日初诊。

右腿疼痛 20 天，膝下明显，夜卧难以翻身。舌质红苔白腻，脉细数。

中医诊断：痛痹。

西医诊断：多发性肌纤维炎。

治法：健脾除湿，活血通络。

方药：

生薏苡仁 60g	丹参 30g	制乳香 9g	制没药 9g
当归尾 15g	炙麻黄 9g	鸡血藤 30g	

水煎服，日 1 剂。

服药 20 剂，诸症消失，只是牙龈微痛，舌淡苔白脉缓。上方加沙参 24g，炙麻黄改为 6g，3 剂，水煎服，以巩固疗效。

十六、癫痫大发作案

苏某，男，12 岁。1973 年 2 月 28 日初诊。

癫痫大发作 5 年，开始每周 2 次，经中医药治疗后发作次数减少，近 1 周又发作 2 次。舌红苔黄，脉弦滑。

治法：镇肝息风，清热化痰。

方药：

石决明 30g	紫石英 30g	赤石脂 6g	龙胆草 6g
通草 6g	柴胡 10g	川连 3g	寸冬 10g
生地 12g	胆南星 6g	天竺葵 6g	钩藤 12g
香附 3g	郁金 6g	姜竹茹 3g	

服药 30 剂，诸症消失，舌脉正常。

上方 5 剂，共为细末，泛水为丸，每服 9g，日 3 次，以巩固疗效。

按语：以上方加茯神、白术治愈数例癫痫患者。

十七、脑震荡后遗症案

苏某，男，21岁，工人。1976年11月13日初诊。

1个月前自3.5m高处跌下，臀部着地，当时神志丧失，口向左歪，立即被送往西医院诊治。诊断：脑外伤。经治疗疗效不理想。现症见：头晕，右半身麻木，手足无力，需人扶持方能行走，不辨方向，前事皆忘，眠差，饮食、二便正常。舌质暗红苔薄白，脉缓而涩。

诊断：健忘（脑震荡后遗症）。

治法：滋肝肾、润五脏、定魂魄，佐以活血祛瘀通络。

方药：

大生地24g	黑桑椹30g	女贞子15g	生熟枣仁各20g
大桃仁6g	南红花6g	川芎片6g	干地龙10g
赤芍10g	丝瓜络15g	生甘草6g	全当归12g

水煎服，日1剂。

药进3剂，症情大减，记忆力基本恢复，右半身麻木已去大半。患者已自己来就诊。患者自述服药后全身汗出，右半身汗后甚感舒适。以上方加减，进药9剂，已能去上班。只是劳累时右侧上、下肢仍有麻木感。此症仍需继续服药和适当休息。

按语：事发后，患者被送医院抢救，当神志清醒后，又经多方治疗，疗效不明显即来我处就诊。辨证：从高处跌下，筋骨受伤，气滞血瘀，心府受损，五脏皆摇，魂魄不守，故诸症皆现。一般治以血府逐瘀汤、通窍活血汤之类。此案与众不同之处是以滋肾填髓为主要治法，肾主骨生髓，脑为髓海，肾又为五脏之本，治此类病人，只要脾胃不弱，用补肾填髓之法疗效最捷。

十八、狂证案

粟某，女，22岁，学生。1997年7月20日初诊。

精神失常1年。1年前因幻视而致心烦意乱、坐卧不安、彻夜难眠，生活不能自理，不去听课，去西医院精神病科诊治，诊断为精神分裂症。后发展至裸跑，立即住院治疗，治疗1年后病情好转。现患者心烦失眠，坐卧不安，午后仍上街跑 1 次，饮食欠佳，大便稍干，月经色黑有块。舌体胖，质红苔淡黄腻，脉象滑稍数。现仍服安坦等西药。

诊断：狂证（痰火炽盛，上扰心神）。

治法：清心化痰，镇静安神。

方药：黄连温胆汤加减。

川连 10g	焦栀子 12g	法半夏 12g	陈皮 12g
炒枳实 10g	郁金 12g	云苓 20g	炒枣仁 30g
生龙牡各 20g	莲子心 3g	姜竹茹 10g	远志 10g
炙甘草 3g	琥珀粉（冲）1.5g		

水煎服，日 1 剂。

8 月 6 日诊：服药 14 剂，已停用所服西药，诸症好转，已不上街乱跑，只是仍多梦易惊，仍有幻视，饮食、二便正常，精神、意识明显好转。舌质淡红苔薄白，脉象缓和。上方去栀子，川连改为 6g，加白术 12g，人参 8g，石菖蒲 10g。水煎服，日 1 剂。

8 月 21 日诊：又服药 14 剂，诸症基本消失，只是还有幻觉。舌质淡红苔薄白，脉缓和。方药：

法半夏 12g	陈皮 12g	炒枳实 10g	云苓 20g
白术 12g	炒枣仁 30g	姜竹茹 10g	川连 6g
砂仁 6g	炙甘草 3g	远志 10g	琥珀粉（冲）1g

水煎服，日 1 剂。

6 年后随访，未再复发，病人生活状态良好。

按语：此病共调治 3 个月，痊愈而归。此案最突出的特点是"心病要用心来治"，即除辨证论治外，还应结合心理开导。体会如下：患者必须信任医生；医生必须用心治疗，言行一定要以病人利益为出发点，关心、体谅病人。必须辨证准确，用药精当。

十九、顽固性不寐案

案一 王某，女，40 岁，干部。2002 年 11 月 26 日初诊。

患者失眠 8 年余，加剧 1 年。难以入眠，有时彻夜不眠，开始用安定有效，以后服安定 3～4 片亦无效，同时伴有心烦不安、精神欠佳、倦怠乏力，饮食尚可，大便秘结，3～4 日一行。舌质红苔薄白，脉弦细。服多种中西药，久治不愈。

诊断：不寐。

方药：大承气汤加减。

生大黄（后入）12g	陈皮 12g	芒硝（化入）10g
沉香粉（后下）3g	云苓 15g	熟附子（先煎）12g
人参 10g	炒枳实 10g	甘草 3g	清半夏 10g

水煎服，日1剂。

11月30日诊：服第1剂后大便一次，质稀，并未大泻，当晚即能入睡8小时。又服2剂，睡眠、二便均正常，余症亦好转。舌质淡红苔薄白，脉细。上方熟附子、生大黄各改为10g，加白术12g，砂仁6g，继服。

12月10日诊：又服药10剂，诸症全部消失，舌质淡红苔薄白，脉缓和。8年痼疾霍然而愈，病人喜出望外。继以六味地黄丸合归脾丸各1丸，日2次，以巩固疗效。并嘱病人少生气，多运动，晚饭勿食辛辣之品，再服药1周即可停药。

随访1年，病人安然无恙。

按语：经用各种中药安神药无效，有时处方酸枣仁用至60g，亦收效甚微。当"辨证求因，辨因施治"，此乃燥屎内存，日久蕴热生毒，阻滞中焦，清气不得升，浊气不得降，邪火上攻于心，则心烦失眠。病延日久，耗阴伤阳，元气日亏，故倦怠乏力。故病因当责之于邪热内滞。西医认为消化系统是人的第二大脑，消化系统紊乱，直接影响神经功能。

治当排毒泄热。用大黄、芒硝、枳实、沉香攻坚破滞、荡涤胃肠、排毒泄热而为君药；人参、云苓、陈皮、半夏健脾化湿，恢复中焦脾胃功能，使清气得生、浊气得降而为臣药；熟附子大热，温补阳气，佐制大黄、芒硝苦寒过度而败伤脾胃，人参大补元气，既固先天亦补后天，使枳实、沉香宽肠下气而无耗气之弊，二药共为佐药；甘草甘缓而调和诸药，且有解毒之功而为使药。诸药共奏排毒泄热、健脾安神之功。

此方安神药虽少，8年失眠痼疾药到病除，全在于中医辨证论治理论的指导，处方用药之精妙。

案二 李某，女，49岁，干部。2003年2月30日初诊。

患者失眠10余年，加剧1个月，难以入睡，心烦意乱，入睡后多梦，每日睡 2～3 个小时，醒后头昏脑涨，易怒健忘，面色发暗无光泽，形体瘦弱，大便秘结，小腹胀满不适，口干不欲饮，纳食可，月经量少色黑。舌质红有瘀斑，苔白，脉沉细涩。

诊断：不寐。

治法：斡旋阴阳，涤荡郁热，通络安神。

方药：大承气汤加减。

生大黄 12g	桃仁 12g	清半夏 10g	芒硝（化入）10g
当归 15g	陈皮 10g	丹参 20g	沉香粉（后下）6g
枳实 12g	炒枣仁 24g	甘草 3g	熟附子（先煎）10g

水煎服，日 1 剂。

3 月 10 日诊：共服药 7 剂。药进 3 剂后大便通，日 3～4 次，睡眠好转，诸症均减。及 4 剂，大便日 2～3 次，稍稀，饮食增加，体力增，精神好转。舌质瘀斑变淡，苔白，脉细。上方加白术 12g，云苓 15g，水煎服，日 1 剂。继服。

3 月 18 日诊：又服药 7 剂，诸症基本消失。舌质淡红苔白，脉细。上方加山药 15g，水煎服，隔日 1 剂，连续服用 20 天以巩固疗效。

半年后随访，患者睡眠正常，大便通畅。

按语：此病人属燥屎内结，肠枯津亏，痰瘀阻络，火扰心神，乃致阴阳失调，气血紊乱，诸症丛生。是难治之证。方用熟附子、生大黄、芒硝为君药，斡旋阴阳、通便泄热；用当归、桃仁、陈皮、半夏、丹参、酸枣仁为臣药，活血化瘀、安神定志；用炒枳实、沉香、甘草为佐使药，荡涤肠胃、调和诸药。方证相对，药物和合，疗效显著。10 余年痼疾，20 余剂药而获愈。

二十、癔症案

张某，女，35 岁。1977 年 9 月 10 日初诊。

3 年前因生气而致心烦、失眠、两胁胀痛，甚则晕倒，两手抽搐，胸中闷乱，欲言不能言，历时 20 分钟，缓解后头胀痛。近半月因遇怒已发作 3 次。西医诊断为癔症，服药无效。舌质红苔薄白，脉弦数。

方药：

钩藤 30g	白芍 30g	酸枣仁 30g	炒枳实 9g

茯神 15g　　　　龙胆草 3g　　　　甘草 3g　　　　合欢花 9g

10月5日二诊：服药 20 剂，诸症好转，近 2 个月未犯病，只有胃脘胀闷、呃气频作，舌脉同上。上方加代赭石 24g，旋覆花 12g。

10月15日三诊：又服药 10 剂，诸症消失，舌脉正常。予逍遥丸，半包，日 2 次，以巩固疗效。

1年后随访，病未发作。

按语： 比例属情志所伤，肝气上冲，甚则化火生风，风性多变，故诸证多端，休止无常，法当柔肝平冲、安神止痉。若兼眩晕耳鸣，为肝阳上亢，当加石决明、钩藤以镇肝潜阳；兼呕逆吐酸，为肝气横逆犯胃，当加川楝子、煅瓦楞、延胡索以平肝和胃、理气止痛；兼吐血、呕血为血随气上冲损伤血络，治疗时应本着"宜补肝不宜伐肝""宜降气不宜降火"的原则加入生地、茜草、降香等药。

二十一、胃脘痛（慢性胃炎）案

才旦某，女，39 岁。1978 年 12 月 6 日初诊。

脘腹疼痛连胁年余，加重半月。1 年前因吃发臭牛肉而致腹痛吐泻、发热，在急诊室诊断为急性胃肠炎，经治疗缓解。但 1 年来胃脘经常隐痛，饱食或遇怒后明显。半月前因饮食失节而致脘腹胀痛，连及两胁，恶心纳呆，精神抑郁，少寐多梦，大便不实，小便正常。舌体胖，苔白厚腻，脉象左弦右缓。

方药：

党参 15g　　　　白术 12g　　　　茯苓 12g　　　　柴胡 9g

香附 9g　　　　合欢花 9g　　　　炒莱菔子 6g　　　　连翘 6g

生麦芽 30g

12月13日二诊：服药 6 剂，食欲好转，脘腹胀痛不减，食后胃部嘈杂不适，心烦易怒，夜寐多梦。舌红苔白厚腻，脉弦滑。上方党参改为 9g，生麦芽改为 15g，去白术加黄连 3g，吴茱萸 9g。

12月28日三诊：又服药 14 剂，诸症消失，舌质淡红，苔薄白稍腻，脉象左关稍弦。予逍遥丸，半包，日 3 次，以巩固疗效。

1年后随访，病未复发。

按语：此属饮食不洁，损伤脾胃，日久由脾及肝，形成土壅木郁。治当健脾舒肝。临床若吐泻较剧，去白术加姜半夏、杭芍、黄连、干姜；腹痛、腹泻明显，加杭芍、泽泻、木香、延胡索；腹胀明显，加枳实、炒莱菔子；精神抑郁、纳呆少寐明显，加郁金、合欢花。

二十二、复发性口腔溃疡案

胡某，男，45 岁，教师。1969 年 6 月 20 日初诊。

口腔、舌边糜烂 3 年余。近来加剧，口腔、舌边糜烂处疼痛。曾在西医院服大量维生素类药物，未效。服牛黄解毒丸亦未效。口微干渴，二便、睡眠、饮食均可。查体见口腔、舌边有多处小黄豆大溃疡面。舌质红绛，脉弦数。此属热毒久蕴，阴分已虚，虚火上炎，故发口舌生疮。

治法：滋阴降火，清热解毒，佐以通心阳、利小便之药

方药：

大玄参 15g	石斛 18g	大青叶 24g	生熟地各 15g
盐知母 6g	苦桔梗 18g	板蓝根 24g	木蝴蝶 15g
生甘草 6g	细桂枝 10g	细木通 12g	

水煎服，日 1 剂。

6 月 27 日诊：服药 6 剂，3 年痼疾已除。舌淡苔白，脉缓。以上方 3 倍量为丸，以巩固疗效。

按语：复发性口腔溃疡至今病因不清，西医治疗效果甚差，中医辨证论治往往取得理想疗效。此例属阴虚火旺，毒邪内蕴，故用此方取效。此方在滋阴降火药中用桂枝，一是作为反佐，二是入心温经通络，使诸药直达病所，与生甘草共为使药。用肉桂引火归原亦可，但在临床上不如桂枝疗效好。

二十三、急性胰腺炎案

坚某，男，24 岁。1978 年 4 月 28 日初诊。

发高烧，左上腹阵痛 3 天。入院后诊断为急性胰腺炎。经用西药青霉素、链霉素、四环素等药治疗 7 天，病情不减，化验值不降。故请中医治疗。现仍感上腹阵痛，恶心呕吐，发烧38.5℃。

方药：

柴胡 12g	茵陈 12g	栀子 9g	连翘 9g
姜竹茹 9g	吴茱萸 9g	生大黄 9g	炒枳壳 9g
郁金 9g	炒延胡索 9g	川连 6g	

5月19日二诊：服药3剂，服药后腹痛加剧，约15分钟后自行缓解，恶心呕吐有好转，大便不干，余症同前。舌质红苔黄厚腻，脉弦滑。上方加木瓜9g，甘草3g，继服。每剂分5～6次，日1剂。

5月27日三诊：又服药6剂，诸症消失，纳眠可，二便调，精神好，体力增，能下床走动，只是服2剂药后腹中隐隐作痛，且出现肠鸣便稀症状。舌质淡红，苔薄白稍腻，脉象虚缓。此乃邪热已去，正气来复之象，且不可继续服用寒凉药，当治以健脾和胃、扶正祛邪。方药：

党参 15g	白术 15g	茯苓 12g	甘草 3g
川连 3g	姜半夏 9g	陈皮 6g	吴茱萸 6g
生麦芽 24g			

6月5日四诊：服药6剂，诸症消失。舌质淡红苔薄白，脉象缓和有力。继服上方6剂以巩固疗效。

按语： 腹痛阵作，痛连左胁，发热午后加剧，伴有纳呆、恶心呕吐、口渴不欲饮、心烦少寐、小便黄、大便干，舌质红绛，脉弦滑数。此乃湿热蕴脾，日久不解，伤津化燥，导致脾胃升降之机失常。治宜清热祛湿、解郁通便。

二十四、急性腹泻案

金某，男，31岁，工人。1980年6月6日初诊。

腹痛、泄泻3天，加剧1天。3天前因贪凉饮冷引起腹痛如绞，泻下如水，得温则缓，按之则减，服合霉素、土霉素3天，病情不但不减，反而加剧。现仍腹泻稀水无度，腹痛阵阵，口干而不欲饮，腹背皆畏寒，舌质淡白苔白滑，脉沉弦细。大便常规：红细胞（++），白细胞（++），脓细胞（++）。

治法： 补肾扶阳、健脾止泻。

方药：

熟附子 15g	杭芍 15g	良姜 9g	炙麻黄 9g
炒白术 12g	云苓 12g	甘草 3g	川连 3g
水煎服，日1剂。			

取药 3 剂，服 2 剂痛泻均止，诸症基本消失，大便化验正常。

二十五、菌痢案

董某，男，48 岁，干部。1974 年 4 月 8 日初诊。

腹泻，脓血便，日数十次，已持续 2 天，腹痛，痛侧，下坠，发烧 38.9℃，乏力，恶心，纳呆。曾多次犯此病。舌质红苔薄黄，脉细数。大便常规示：红细胞（+++），白细胞（++），脓细胞（++），巨噬细胞（+）。此乃湿热毒邪，瘀积在肠，腐食蕴积成脓，导致脓毒血证。

诊断： 脓血痢（细菌性痢疾）。

方药：

当归 120g	杭芍 90g	炒莱菔子 30g	槟榔 15g
山楂 30g	木香 9g	桔梗 9g	

水煎服，日 1 剂。

4 月 11 日诊：服药 1 剂，诸症减轻，大便成形。又服 2 剂，发烧、恶心消失，大便日 2 次，无脓血，饮食正常。舌质淡红苔白，脉细数。上方去桔梗，当归、杭芍改为 30g，槟榔改为 9g，加生薏苡仁 24g，苍术 12g，生谷芽 15g。

4 月 14 日诊：又服药 3 剂，诸症消失。舌质淡红苔白，脉虚缓。大便常规正常。治以健脾利湿以巩固疗效。方药：

党参 18g	苍术 18g	云苓 24g	生薏苡仁 24g
炒杭芍 9g	甘草 3g	焦三仙各 9g	

水煎服，日 1 剂。

按语： 此案中医谓脓血痢（赤痢），西医谓细菌性痢疾。用当归、白芍为君药而收奇效。当归养血活血而滑肠，既保受损之肠，又使热毒从肠排出；白芍养阴清热、缓急止痛，既能敛伤固肠，又能缓解肠道挛急。二药伍用相辅相成，共奏滋阴养血、清肠排毒、缓急止痛之功。更有其他药物辅佐，使全方效专力宏。临床治疗数十例，屡建奇功。

二十六、慢性腹泻案

案一 耿某，男，45 岁。1969 年 11 月 27 日初诊。

慢性腹泻 3 年余，腹泻日 5～6 次，质稀，无脓血，泻后不止，早起 1 次非常窘迫，且伴有腹胀呃气、口吐清水、食欲不振，诸症遇冷更剧，得温则缓。食欲不振，睡眠尚可。经服多种西药屡治无效，又服中药亦无效。舌质淡苔薄白，脉沉缓弱。

辨证：脾肾虚寒，久则阳虚更甚。

治法：益火之源以消阴翳，补其后天以复运化之机。

方药：

炮姜 10g	川椒 10g	桂枝 10g	熟附子（久煎）30g
吴茱萸 12g	炒薏苡仁 15g	云苓 10g	党参 10g
炒罂粟壳 6g	炙甘草 6g		

水煎服，日 1 剂。

进药 3 剂，转机不大，症微减，舌脉同上。

此乃药不胜病也，辨证恰当，药力薄弱亦不能却病。心细还需胆大。前药剂量加倍，再服 3 剂。

又服 3 剂，病去十分之八九。患者说：服第 1 剂后，口唇和舌微麻，坚持服第 2、3 剂，只觉病症消失，全身舒适，无其他不适。又要求服原方 3 剂，欣然而去。

按语：口唇和舌微麻者，邪正相争之故也，正气借药力足能胜邪，故病愈也；或谓是药物中毒之象？非也，如是，加服后本应症情加剧，为何反而向愈？

此案的特点是治法以壮肾阳、温脾阳为主，熟附子用至 30g，好似出现中毒症状。不管中毒与否，凡超量使用附子要注意如下几点：①先煎附子 2 小时再入其他药物，以减其毒性；②在服药过程中逐渐加量；③辨证要准确。这样大量用附子往往疗效好而无毒副作用。

案二 王某，男，83 岁，济南电信局。2003 年 6 月 26 日初诊。

素有多发性脑梗死、脑萎缩、冠心病等。40 天前因急性下壁心力衰竭而住省立医院，经治疗 20 余天诸症好转。因大便秘结而服用通便灵，自此一泻不止，越泻越甚，已在本院服中西药治疗均无效。昼夜大便滑泻不止，整日头晕眼花，胸闷，气喘，心悸怔忡，两腿发颤，夜间抽筋，昏睡，纳呆食减，倦怠乏力，难以站立，面色苍黄无华，骨瘦如柴。舌质淡红苔薄白腻，脉细弱无力，两尺尤甚。血压 100/68mmHg。

诊断：滑泻（脾肾阳虚，失于收固）。

方药：

人参 12g	白术 15g	云苓 24g	炒杭芍 20g
川连 3g	干姜 6g	炒薏苡仁 30g	肉桂（后入）3g
诃子 10g	乌梅 10g	五味子 10g	冬虫夏草 6g
肉豆蔻 10g	生山楂 15g	炙甘草 5g	

水煎服，日 1 剂。

7月3日二诊：服药 6 剂，诸症均减，体力增，精神好转，能在床上小坐，腹泻渐止，小便短少。舌质淡红苔白，脉细弱。方药：上方去诃子，加赤小豆 30g，泽泻 15g，水煎服，日 1 剂。

7月10日三诊：又服药 6 剂，大便日一行，质软，精神佳，能下床站立，并坐在椅子上，全身较前有力，食量增加。舌质淡红苔薄白，脉细。方药：上方去乌梅，加山药 15g，水煎服，隔日 1 剂。连服 10 剂以巩固疗效。

按语：此乃脾肾阳虚，命门火衰，失于封固，乃致滑泻不止。此病的治疗以健脾为重点，因脾居中焦，为后天之本，是气血生发之源，只要脾气壮旺，病情才有转机。故用大队的健脾药，尤其是以人参大补元气，一箭双雕，为最重要的君药。再者就是重用了诃子、乌梅、五味子等大队的酸敛收涩之药，使滑泻迅速而止，以免耗伤元气。再者就是黄连配干姜、黄连配肉桂这两个对药的同时妙用，也是其速效的原因之一。本案虽病机复杂多端，疗效可谓神速，都在于方药配伍之妙。

二十七、胃癌案

赵某，男，54 岁，工人。1972 年 8 月 16 日初诊。

患者胃癌已转移至肝，在省立二院住院月余，不能手术，遂回本厂医院治疗。来我院特求中医诊治。现症见：呕血，便血，少气乏力，面色苍黄，胃脘阵痛，四肢浮肿，小便短赤。查体见：慢性病容，巩膜黄染，剑突下有一包块，大小为 8cm×10cm，按之坚硬，表面不光滑，触之疼痛，肝脾未触及，四肢浮肿。舌质淡，边有齿印，苔黄腻而厚，脉弦细如线。

诊断：胃脘痛（胃癌）。

方药：

生黄芪 30g	丹参 24g	全瓜蒌 30g	炒延胡索 12g
金银花 30g	党参 30g	茵陈 30g	生薏苡仁 30g

生甘草 24g　　　人参粉（冲）5g　云南白药（冲）0.3g

水煎服，日 1 剂。

8 月 19 日诊：服药 3 剂，诸症均减，能进食。舌质淡苔黄腻，脉细数而涩。上方去云南白药，改生薏苡仁为 60g，加三七粉冲 3g，土茯苓 30g。水煎服，日 1 剂。

9 月 15 日诊：药后病情逐渐好转，精神好，能进食，只是四肢浮肿、腹胀、乏力。剑突下包块减小不明显。舌光无苔，脉细涩。方药：

党参 15g	生白术 15g	云苓 18g	生薏苡仁 30g
土茯苓 30g	丹参 12g	三棱 6g	木香 6g
莪术 6g	青陈皮各 12g	鸡内金 6g	生甘草 3g
大腹皮 9g			

水煎服，日 1 剂。

12 月 19 日诊：药后精神、体力、饮食逐渐好转。剑突下包块逐渐消失，能够散步 300～400m，有时吐酸，食欲欠佳，二便正常。舌淡苔白，脉细缓。方药：

党参 18g	白术 12g	生薏苡仁 30g	丹参 30g
三棱 9g	莪术 9g	鸡内金 9g	炒杭芍 15g
干姜 6g	当归 9g	生龙牡各 24g	木香 6g
土茯苓 30g	玉竹 15g	降香 6g	炒延胡索粉（冲）6g

水煎服，日 1 剂。

1973 年 3 月 18 日诊：又服药 80 余剂，诸症消失，精神、体力恢复，饮食、二便、睡眠均正常。到西医院复查，原有肿瘤消失。西医医生说："原来是我们误诊了。不误诊的话是不会治愈的。"舌质淡红苔薄白，脉缓和而弱。方药：以上方 6 倍量共为细末，水丸，每服 12g，日 3 次，以巩固疗效。

3 年后随访，病人健康若常人，只是每至隆冬而咳嗽。10 年后随访，病人于去年死于肺心病心衰。

按语：此案病人，可以肯定的是，不用中药治疗必死。为什么能起死回生？主要归功于辨证准确、用药精当。初诊用人参、生黄芪、生甘草为君力挽狂澜，人参大补元气，生黄芪不但助人参补正气，还有祛腐生肌之功，配大剂量生甘草更具解毒之力；丹参、全蒌、金银花、茵陈活血化痰、清热解毒，云南白药止血；党参、生薏苡仁健脾渗湿以固后天之本；延胡索行气活血止痛而为使药。用药均在固护后天之本上下功夫，因元气已固，只要脾胃健壮，气血生发之源不竭，正气就不会衰竭，就能够逐渐把邪气消除，何况还用了不少解毒达邪之药。健脾和胃是治疗慢性病的关键，固护元气是挽救危重病人的绝招。

二十八、传染性黄疸型肝炎案

刁某，男，24 岁，干部。1971 年 2 月 8 日初诊。

患者于 2 月 7 日发现全身乏力、眼球发黄、皮肤发黄后，在传染病医院诊断为急性传染性黄疸型肝炎。舌质红苔白腻，脉弦细数。

诊断：黄疸（肝胆郁热）。

方药：

丹参 15g	茵陈 15g	赤小豆 15g	龙胆草 18g
栀子 18g	竹叶 9g	佩兰 18g	生薏苡仁 30g
生麦芽 30g	生白术 15g		

水煎服，日 1 剂。

共服药 17 剂，诸症消失，肝功完全恢复正常。历时 1 个月。

3 年后随访，患者健壮无恙。

按语：用清利肝胆湿热之法治疗急性传染性肝炎，有立竿见影之效，但要重用丹参、茵陈二药，因肝藏血，蕴热于肝，必然瘀血内阻，故用丹参活血化瘀，血脉通畅，则瘀热并除。用此方治过 10 余例，均获理想疗效。

二十九、急性肾炎案

谭某，男，28 岁，农民。1991 年 9 月 19 日初诊。

发烧 6 天，腰痛、浮肿、小便少 2 天。患者 6 天前发烧至 38.8℃，咽痛、身痛，近 2 天出现腰痛、全身浮肿、小便短少、口苦、恶心、纳呆，4 天前静滴青霉素 400 万 U，至今病情逐渐加剧。体温 37.3℃。舌质红苔薄黄，脉细数。尿常规：蛋白（+++），脓细胞（++），红细胞（+）。血常规：白细胞 $20.2×10^9$/L。

诊断：水肿。

方药：

柴胡 30g	黄芩 15g	党参 24g	姜半夏 12g

生石膏 30g	金银花 30g	白茅根 60g	益母草 30g
竹叶 12g	公英 30g	黄柏 12g	蝉蜕 15g
生甘草 6g			

水煎服，日 1 剂。

停用西药青霉素等。

9 月 22 日诊：服药 3 剂，诸症消失，体温 36.2℃，只是口渴多饮。舌质淡红苔薄白，脉细。尿常规及血常规均正常。上方去生石膏、半夏，加知母 15g，生地 30g，天冬 30g。继服 3 剂以巩固疗效。

1 个月后随访，病人已恢复健康，身体健壮。

三十、肾炎尿毒症案

迟某，女，23 岁，工人。1980 年 1 月 7 日初诊。

患者全身浮肿、腰痛 50 天，加重 5 天。50 天前无明显诱因而双下肢浮肿，逐渐迁延至颜面及周身，伴有乏力、纳呆。在当地医院查尿常规示：蛋白（++），白细胞少许，上皮细胞（+）。诊断为急性肾炎而入院，经用链霉素及中药治疗 90 余天，症状缓解，浮肿消退。后又外感，全身浮肿明显加剧，尿蛋白（++++）。来门诊服中药，以温肾健脾为治则，用药 10 剂，症状好转。近 3 天又上感，现全身浮肿，腰痛，咳嗽无痰，咽中不适，胃纳不好，小便短少，恶心欲吐，大便稀，日 2～3 次，无脓血。查体见：血压 130/90mmHg，腹部有移动性浊音，腹水（+），两肾叩痛（+）。胸透示：右胸腔积液，两肺纹理增粗。舌质淡苔黄，脉沉细滑。

治法：宣肺利尿、清热解毒以治其标。

方药：麻黄连翘赤小豆汤加味。

炙麻黄 15g	连翘 9g	赤小豆 30g	生黄芪 30g
防己 12g	茅根 30g	益母草 30g	蝉蜕 9g
车前子 15g	金银花 30g	乌药 9g	

水煎服，日 1 剂。

1 月 13 日诊：4 天来病人恶心呕吐明显，小便量特别多，乏力，出虚汗，食欲不振，大便稀，腹不痛，浮肿逐渐消退。舌质淡苔薄白，脉沉细弱。浮肿已消，脾肾仍虚。当治以温阳化水、补肾健脾固精。五子衍宗丸加六味地黄丸加真武汤加减。

覆盆子 30g	车前子 12g	五味子 9g	枸杞子 12g
菟丝子 15g	熟地 18g	山药 21g	山萸肉 12g
云苓 15g	泽泻 12g	熟附子 21g	二丑各 12g
生山药 12g	益母草 21g	陈皮 6g	

水煎服，日 1 剂。

服药 12 剂，诸症消失，检查一切正常。

3 年后随访，病人健康无恙，已结婚生子。

按语： 此案开始因水邪充斥三焦，采用开鬼门、洁净府之法治疗，水邪很快排出体外，邪除而正气虚突出出来，及时采用固先天、补后天之法，脾肾双补，且补中留泻，使患者在短期内康复。为什么如此重症竟然治疗得这么快？原因有二：一是年轻，正气未衰；二是用药得当，方证对应。

三十一、遗精阳痿案

案一 王某，男，37 岁，干部。1980 年 3 月 24 日初诊。

患者遗精 2 年，阳痿 5 个月。伴有易惊，多噩梦，胸闷，心慌不安，嗜睡和失眠间作，余无所苦。舌质红苔白，脉弦细。

辨证： 心肾不交。

治法： 滋肾柔肝，交通心肾。

方药：

枸杞 18g	山药 15g	五味子 9g	炒枣仁 21g
前胡 12g	寸冬 15g	肉桂 1.5g	生龙牡各 30g

水煎服，日 1 剂。

3 月 31 日诊：药用 3 剂，诸症均减。舌质淡红苔白，脉细。上方加淫羊藿 15g，熟地 24g。

4 月 23 日诊：又服药 10 剂，诸症均消失，饮食、睡眠、二便均正常。舌质淡红苔白，脉缓和。服金匮肾气丸 1 丸，日 2 次，连服 1 个月以巩固疗效。

按语： 此案遗精、阳痿并存，其病机是肾气不足，肾气不固则遗精，肾气不充则阳痿。此方具有补益肾气、涩精兴阳之功，故疗效显著。此方轻灵平淡，药味不多，用量不大，为什么有如此好的疗效？其原因有二：一是患者正在壮年，肾气亏损不甚；二是病程较短，肾气暂亏，用药轻灵能起四两拨千斤之功。

案二 王某，男，37 岁。1980 年 3 月 2 日初诊。

小腹发凉、拘急滑精 2 年，阳痿 5 个月。素体畏寒，加之郁怒不解，遂致小腹发凉、拘急不适、滑精阳痿，伴有易惊恐、多噩梦、胸闷心悸、四肢厥冷、嗜睡乏力，经服壮阳药，效果不佳。舌质淡苔白滑，脉沉弱。

方药：

黄芪 30g	枸杞子 18g	当归 12g	杭芍 12g
淫羊藿 12g	香附 12g	巴戟天 12g	天麻 9g
山药 15g	炙甘草 6g	乌药 6g	

服药 20 剂，诸症基本消失。嘱其服金匮肾气丸，日 2 丸，早晚分服，以巩固疗效。

按语： 此例患者苦于阳痿，故未用附子壮阳，而加淫羊藿、巴戟天、枸杞子温肾兴阳，加当归养血柔肝舒筋，使全方功效更合病情。阳虚水泛者，加生姜、清半夏、吴茱萸、党参；阳虚寒盛者，加巴戟天、当归、小茴香；阳损及阴者，加枸杞、胡桃、虫草；颠顶头痛者，加吴茱萸、细辛、藁本。

三十二、皮肤瘙痒案

李某，女，26 岁。1978 年 5 月 16 日初诊。

皮肤瘙痒、干燥脱屑 3 年余，每到春季明显，余无所苦。舌质红，苔薄白，脉细数。

方药：

生熟地 15g	火麻仁 15g	当归 9g	赤白芍 9g
秦艽 9g	苍术 12g	防风 6g	黄芩 6g
甘草 3g			

5 月 26 日二诊：服药 8 剂，瘙痒减轻，只是失眠明显，余症同前，舌脉同上。上方加炙百合 15g。

6 月 15 日三诊：又服药 12 剂，瘙痒已止，皮肤润泽。舌质红苔薄白，脉细缓。继服上方，隔日 1 剂，再服 10 剂以巩固疗效。

按语： 此乃血燥生风，治当养血润燥、祛风止痒。方中当归、白芍养血润燥，生地、麦冬滋阴液而清肺火，黄芩清肺热，秦艽、防风、苦参、白鲜皮散风清热止痒，甘草清热解毒。纵观全方，共奏滋阴活血、祛风止痒、清热解毒之效。

三十三、老年皮肤瘙痒症案

董某，男，85 岁。2004 年 3 月 23 日初诊。

全身瘙痒 10 余年，加剧 1 个月，胸背部痒甚，入夜更剧，难以入眠，伴有大便干结，饮食尚可。素有高血压、冠心病史。舌质红少津、苔白，脉弦。

诊断： 瘙痒（阴虚血燥生风致痒）。

方药：

生地 15g	山药 12g	山萸肉 10g	丹皮 12g
茯苓 15g	泽泻 12g	柴胡 20g	焦栀子 12g
炒酸枣仁 15g	赤芍 15g	荆芥 12g	防风 12g
当归 15g	川芎 12g	野葛根 24g	秦艽 12g
生山楂 18g	生甘草 3g	生大黄（后入）8g	

水煎服，日 1 剂。

3 月 30 日二诊：服药 7 剂，痒止大半，食、睡正常。舌质淡红苔白，脉细缓。生大黄改为 6g，继服 7 剂。

半年后随访，身痒已基本消失，共服药 14 剂，未再用药。

按语： 患者年已 85 岁，素患高血压、冠心病，肾元亏乏，经血不足，难以滋养其他脏腑，肺虚不能润泽肌肤，则肌肤感受风邪而作痒，不能濡润大肠则大便干结。此方重在滋肾水而润五脏，又佐活血祛风、凉血解毒之味，药证相符，故疗效卓著。

三十四、带状疱疹案

杨某，女，54 岁，教师。1997 年 4 月 6 日初诊。

腰部连胯疼痛如针刺，如两个巴掌大，皮肤发红有散在红点，尚未起疱，入夜疼痛更剧，伴有大便干、心烦少寐，饮食正常，不发烧。既往无他病。舌质暗红，苔薄黄，脉细略数。

辨证： 热毒蕴积，阻滞孙络，发于皮腠。

治法： 清热解毒，利湿通络。

方药：

方一：

金银花 30g	虎杖 20g	茵陈 30g	龙胆草 12g
生地 30g	丹皮 15g	泽泻 30g	生大黄（后入）12g
荆芥 12g	益母草 30g	柴胡 20g	野葛根 30g
赤芍 15g	生甘草 5g	焦栀子 12g	

水煎服，日 1 剂。

方二：

生栀子 60g	生大黄 60g	蚤休 60g	赤芍 45g
炒延胡索 30g	生甘草 10g	黄柏 60g	冰片 3g

共为细末，酒水各半成膏状外敷，日 1～2 次。

6 月 10 日二诊：用药后诸症基本消失，只是局部皮肤粗糙、皮色发暗。

按语： 此案为毒发早期，尚未损经伤络，亦未发疮，故用内消外散之法，使病症速愈。用六神丸为末，溶入水中，外擦痛处，止痛效果极佳。

三十五、毛细血管炎高烧案

田某，女，72 岁，医生。2000 年 10 月 13 日初诊。

高烧、畏寒、乏力，反复发作 2 个月，加重 1 个月。患者不明原因出现高烧，近 1 个月体温达 39℃～40℃，腹部及颈部肌肉疼痛，伴有恶心，闻异味恶心加剧，口干，纳呆，睡眠欠佳，二便可。大汗后体温下降，第 2 天体温再次升高。核磁共振检查：肝、脾、肾均正常。血象、血沉、抗核抗体均正常。西医用先锋霉素、红霉素、菌必治等治疗体温不降。诊断：毛细血管炎（属结缔组织病），建议用强地松治疗，未用而来中医院诊治。舌质暗红有瘀点，苔薄黄，脉沉细弱。

诊断： 高热（气营两燔，气阴双亏）。

方药：

人参 12g	西洋参 12g	白术 15g	云苓 24g
藿香 8g	葛根 30g	柴胡 30g	黄芩 15g
金银花 30g	生地 30g	生石膏 24g	知母 20g
赤白芍各 12g	木香 6g	芦根 30g	生山楂 20g
生甘草 5g			

水煎服，日 1 剂。

10 月 20 日诊：药后高烧已退，近日鼻塞流涕，体温又升，体温 38℃。舌质红苔淡黄，脉细弱。上方加荆芥 12g，防风 20g，薄荷 10g，贯众 24g，桔梗 12g。

10月27日诊：服药 6 剂，白天烧退，入夜低烧，体温 37.1℃，乏力，纳呆，自汗。初诊方去葛根、生石膏，加地骨皮 20g，生龙牡各 15g，五味子 10g。

11月5日诊：药后体温正常，自汗止，仍乏力，纳呆。舌质暗淡苔薄黄，脉细弱。方药：

人参 10g	西洋参 12g	生薏苡仁 30g	白术 12g
沙参 24g	柴胡 20g	云苓 20g	赤白芍各 12g
葛根 24g	玉竹 12g	砂仁 6g	土茯苓 24g
木香 6g	生甘草 3g	焦三仙各 12g	

水煎服，日 1 剂。

连服 7 剂，以巩固疗效。

1 个月后随访，患者早已恢复健康。患者说：现在的精神、体力比患病前还好。

按语：乍看此方是从人参白虎汤脱胎而出，而方义则大有不同。病人高烧日久，耗阴伤气严重，故加西洋参、生地等增强益气养阴之功；过用西药，败伤脾胃，故用白术、云苓、甘草、木香、砂仁等健脾和胃；久病入络，故用葛根、赤芍、荆芥等解肌活络。总之，全方共奏益气养阴、凉营解毒、清热退烧之功。可见，中药不仅能治好疾病，无任何毒副作用，同时还能增强体质。

三十六、结核性胸膜炎胸膜粘连积液案

张某，男，35 岁，工人。1998 年 3 月 20 日初诊。

患结核性胸膜炎 8 个月，在当地结核病防治医院已住院半年。现胸膜粘连并胸腔积液。现症见：左胁胀痛，吸气加剧，倦怠乏力，午后低烧，夜间盗汗，形体消瘦，体重减轻 7.5kg，纳眠可，大便稀。舌质红苔薄黄，脉弦细稍数。

诊断：胁痛。

方药：

黄精 30g	山药 15g	桃仁 15g	全蒌 30g
百部 15g	赤芍 12g	地骨皮 18g	白薇 15g
郁金 12g	桑白皮 15g	葶苈子 15g	生薏苡仁 30g

柴胡 15g　　　　生甘草 3g

水煎服，日 1 剂。

4 月 22 日诊：服药 30 剂，胁痛、盗汗消失，体重增加 2.5kg，精神好，体力增加，纳眠可，二便调。舌质淡红苔白，脉细。方药：上方去葶苈子、白薇、桑白皮、地骨皮，加白术 12g，川贝 15g，砂仁 10g，炒枳壳 12g，丹参 30g，土云苓 15g，生黄芪 15g。水煎服，1～2 日 1 剂。

半年后随访，又服药 40 剂，体重恢复至患病前，一切正常，开车到广州亦未感疲倦。X 线示：右侧胸膜略有增厚，胸水、粘连消失。

按语：此病人系我侄女婿，从河南到山东专程找我看病，特拟此方。去年一家三口来看病，他说用此方又治好了几个类似的病人。此方的特点是攻补兼施，用黄精、山药、白术、生黄芪、生甘草补益脾、肺、肾以固其本，尤其是后 3 味还具排脓生肌、解毒疗疮之功；用全蒌、百部、黄芩、地骨皮、桑白皮、白薇、葶苈子清热解毒、消痰利水；用桃仁、赤芍、郁金活血化瘀、行气通络；用柴胡、甘草舒肝解郁、调和诸药。诸药和合，祛邪而不伤正，扶正而不滞邪，共奏补肾健脾、益脾化瘀、清热解毒之功。

三十七、浸润型肺结核案

卓某，女，35 岁。1978 年 5 月 8 日初诊。

咳痰带血 3 年，咯血 7 天。3 年来经常咳嗽，咳痰带血丝，甚至有小血块，伴有发热、盗汗、乏力，西医诊断为浸润型肺结核，一直用抗痨药治疗。1 周前因劳累咯血不止，血中混有血块，一日咯血约有 200mL，余症均有加剧，大便干，小便黄，口干舌燥，口渴而饮水不多。舌质红少苔，脉沉细数而无力。近来加用安络血、止血敏、维生素 K₃ 等止血药，已用 7 天，咯血仍不减轻。

方药：

藕节 45g　　　　太子参 15g　　　　沙参 15g　　　　白及粉（冲）9g
生蒲黄 9g　　　　苏子 9g　　　　　生大黄粉（冲）6g
生甘草 3g　　　　川贝粉（冲）6g　三七粉（冲）3g

5 月 12 日二诊：服药 3 剂，咯血渐止，只是每日腹泻 3～5 次，腹中隐痛，乏力更甚，余症同前。舌质红苔薄白，脉细弱。此时血止瘀化，但气阴更虚，治当益气养阴，佐以理气补络。方药：

党参 15g　　　　黄芪 15g　　　　沙参 18g　　　　黄精 18g

天冬 18g	白术 12g	茯苓 12g	川贝粉（冲）3g
地骨皮 9g	丹参 9g	香附 9g	三七粉（冲）3g
生山楂 9g	白及粉（冲）3g		

5 月 18 日三诊：又服药 6 剂，腹痛止，大便日 1 次，不咳嗽，诸症均有减轻，精神较前好转。舌象正常，脉细数。上方加山药 30g，继服 6 个月复查。

按语：此属肺痨日久，气阴双亏，加之劳累过度，肺络进一步受损，致使瘀血阻肺。治当活血止血、养阴宁肺为先。大黄、川贝、蒲黄、三七化瘀散结、止血止咳；白及、藕节益肺止血。

三十八、附睾结核案

陈某，男，22 岁。1978 年初诊。

右侧睾丸肿痛发硬半年，痛扯小腹，局部发凉，伴有坠胀感。诸症遇冷加重。舌质淡红，苔薄白，脉沉弦。西医诊断为附睾结核，经用链霉素、异烟肼等药治疗半年，效果不显。

方药：

小茴香 9g	橘核 9g	川楝子 9g	乌药 9g
炒延胡索 9g	高良姜 9g	赤芍 9g	桃仁 9g
莪术 9g	当归 12g。		

11 月 10 日二诊：服药 6 剂，诸症减轻，平时已不疼痛，劳累时仍有坠痛，局部开始变软变暖。舌质淡红，苔薄白，脉沉缓。上方加昆布、海藻各 9g 继服。

1 月 2 日三诊：又服药 18 剂，诸症基本消失，只有右侧睾丸仍有枣核大小的硬结，余无所苦，舌脉正常。以上方 5 倍量，共为细末，炼蜜为丸，每丸重 9g，每服 1 丸，日 3 次，以巩固疗效。

按语：此案属阴寒凝滞下焦，导致气滞血阻而疼痛。治当行气散寒、软坚止痛。此方为治寒湿之邪结于下焦小肠的方剂。若下焦或睾丸无肿块结聚，为寒邪凝滞作痛，当去昆布、海藻，加乌药；阴囊和睾丸隐痛而硬、局部发凉者，当去木通；睾丸红肿者，为湿热结聚，加黄柏、知母、苍术以奏清热祛湿、软坚散结之效。

三十九、胫骨结节软骨炎案

陆某，男，14 岁，学生。1985 年 3 月 14 日初诊。

右腿胫骨颈部肿痛 2 年，加重半月。活动时疼痛加剧，局部红肿、压痛，伴有口臭。服中西药治疗半月无效。舌质红苔薄黄，脉细数。X 线示：右胫骨上踝右侧明显骨质破坏。

诊断：痛痹。

方药：

生栀子 30g　　生大黄 30g　　当归 24g　　补骨脂 30g

共为细末，水调外敷，日 2 次。

3 月 21 日诊：7 日后局部肿痛减半。舌脉同上。继用上药。

4 月 12 日诊：局部肿痛消失，活动正常。舌质淡红苔薄白，脉细。X 线示：基本恢复正常。停用药物，适当增加活动量。

5 个月后随访，活动正常，已能参加体育运动。

按语：此乃局部热毒内蕴，脉络瘀滞证。治当清热解毒、化瘀通络。内服中西药鞭长莫及。故采用中药外敷，使药直达病所，取得明显疗效。可见，局部筋骨之病，采用外治法，疗效往往立竿见影。

四十、老年性骨关节炎案

杨某，女，57 岁，干部。1968 年 10 月 24 日初诊。

患者右腿膝关节至小腿疼痛月余，呈持续性，阴雨天无影响，遇冷则症剧。右腿难以伸直，行动困难，不能蹲下大小便，余无所苦。曾在西医院诊治，诊断为老年性骨关节炎，经服药物治疗无效，且患者嫌药太贵而来中医院诊治。舌质淡红，苔薄白滑，脉滑稍数。

辨证：邪入骨髓，气滞血阻。

治法：活血养筋，温经活络。

方药：

忍冬藤 15g　　当归尾 15g　　赤芍 15g　　怀牛膝 12g

细桂枝 9g　　生甘草 6g　　威灵仙 15g

水煎服，日 1 剂。

10 月 28 日诊：进药 3 剂，效果良好，走路较前远 1 倍，疼痛亦减，舌象同上，脉象沉缓。

细桂枝加至 15g，威灵仙加至 24g，加干地龙 18g，伸筋草 24g，川续断 18g，南红花 12g。以此方服 20 剂后，疼痛基本消失，亦能行走和蹲下，只是局部筋脉稍有发紧。

按语： 对于老年性骨关节炎，应以精血同源的理论来论治。人至老年，精不足，骨不充，邪气滞留而致大骨酸软疼痛。此方治以补血活血，重用归、芍是从精血同源的理论入手，补血即养精，活血即祛风，祛风即通络，故疗效明显。待病情缓和，尚需加用鹿角霜、枸杞子、制首乌、寄生等补肾填髓之药以强骨健身，防止复发。

四十一、腮腺炎案

拉巴次仁，男，7 岁，学生。1977 年 10 月 26 日初诊。

两腮红肿热痛 2 天，入夜高热 38.5℃，饮食困难，大便干，小便黄。舌质红苔淡黄，脉细数。

方药：

板蓝根 15g	金银花 10g	连翘 8g	芦根 30g
全蝎 8g	生甘草 6g		

水煎服，日 1 剂。

冰片 10g，酒、水各 100mL 化开，外涂，日 3 ～ 5 次。

10 月 30 日诊：服药 3 剂，诸症全消，只是纳呆、乏力。舌质红苔白，脉细弱。上方去全蝎、冰片，板蓝根改为 10g，生甘草改为 2g，加白术 10g，云苓 12g，焦三仙各 6g。再服药 3 剂以巩固疗效。

按语： 用此方治疗数十人，疗效神速，且未见副作用。即使为并发急性睾丸炎者，亦很快痊愈，且未留后遗症。

四十二、侠瘿（良性甲状腺瘤）案

马某，男，58 岁，干部。1978 年 3 月 5 日初诊。

患者右颈下肿痛 4 月余，加剧半月。约 4 个月前即觉右项不适，遇怒则隐隐作痛，随即发现右颌下有一肿块，逐渐增大，至今已大约 5cm×4cm×4cm。

伴有疼痛，并向右肩、后颈放射，口干舌燥，心烦意乱，夜卧不宁，遇怒诸症加剧。在外科诊断为良性甲状腺瘤，经治疗半月无效，动员手术治疗，病者畏惧，故来中医科就诊。来时望之肿块大如鸡卵，触之质硬，按之疼痛并向右肩、后颈放射。形体消瘦，面色萎黄。舌质红苔薄白，脉象弦滑。

辨证：气机郁滞，顽痰内阻，结于颈下。

治法：解郁化痰，软坚散结。

方药：

柴胡 10g	木蝴蝶 10g	清半夏 10g	浙贝母 10g
生牡蛎 30g	大玄参 30g	夏枯草 12g	海藻 10g
昆布 10g			

水煎服，日 1 剂。

3 月 15 日诊：服药 9 剂，肿块缩小 1/3 左右，疼痛消失，口干舌燥亦减轻，睡眠好，食量增加。舌质红苔薄白，脉象弦滑。继服上方。

3 月 21 日诊：又服药 5 剂，肿块继续变软缩小，只是昨天遇怒，夜间局部隐痛，失眠，心烦不安。舌质红苔淡黄，脉象弦数。上方加郁金 10g，合欢皮6g。

4 月 2 日诊：又服药 9 剂，肿块基本消失，无痛胀感。精神、饮食、睡眠均正常，面色红润有华。舌质淡红苔薄白，脉象缓和有力，左脉稍弦。上方隔日1 剂。

半年后随访，病者体格较前更加健壮，工作如常。

按语："侠瘿"一词，《灵枢·经脉》等曾提及。《金匮要略·血痹虚劳病脉证并治》云："……侠瘿者，皆为劳得之。"《诸病源候论·瘿候》亦指出："瘿者，由忧恚气结所生。"王孟英云："结散邪行，气通液布。"瘿瘤在中医学文献中，有气瘿、肉瘿、石瘿之分，但临床上以气瘿为多见，肉瘿次之，石瘿则较少。其致病因素：一般气瘿多由地方水土与气郁而成；肉瘿多由气郁、痰湿互结而成；石瘿多由气郁、湿痰、瘀血互结所致。而化坚丸的作用是软坚散结、清热化痰、理气活血，故疗效明显。

四十三、末梢神经炎案

冯某，男，23 岁，军人。1966 年 9 月 29 日初诊。

两手麻木 2 年余，加重 4～5 个月。小指和无名指较重，甚则右臂失去知觉，不能抬举，遇冷及夜间加剧，得温则减，两足亦经常发凉。近 1 年来，吐黄黏痰而不咳嗽，饮食、二便、睡眠尚可。1 年前长期生活在海边，用冷水、冰水洗手洗脸。经西医院确诊为末梢神经炎。多次门诊和住院治疗无效。舌质红苔薄白，脉缓弱。

辨证： 此乃阳气虚不能温养经络所致。

治法： 补气养血，调营卫，通经络。

方药： 八珍汤加减。

生黄芪 5g	全当归 4g	杭白芍 3g	大熟地 3g
北沙参 3g	细桂枝 3g	北细辛 0.8g	广陈皮 3g
嫩桑枝 10g	潞党参 3g	制南星 3g	

水煎服，日 1 剂。

11 月 21 日诊：患者来信称服药 6 剂，效果很好，手足比过去温暖多了，两腿、两手有时阵发性麻木。在服第 4、5 剂时有点烧心。上方去桂枝、南星，加橘红 3g，桑枝改炒桑枝 15g。

3 月 23 日诊：患者遇冷四肢发凉，夜晚手足时有麻木，有时疼痛，饮食、二便均正常。舌淡苔白，脉稍虚数。方药：

当归 3g	川芎 1.5g	杭芍 4g	熟地 4g
生黄芪 4g	桂枝 2g	炒双枝 8g	鸡血藤 3g
丝瓜络 3g	甘草 2g		

水煎服，日 1 剂。

1 月 24 日诊：患者来信称两足疼痛，足跟尤重，过后变白，有时躺下四肢末梢出汗，夜间诸症加剧，甚则有时麻木。仍按初诊方继服。方药：

生黄芪 5g	全当归 4g	赤芍 3g	川芎 3g
炒白术 5g	细桂枝 3g	北细辛 0.8g	广陈皮 3g
炒桑枝 10g	潞党参 3g	青防风 1g	丝瓜络 3g

水煎服，日 1 剂。

8 月 28 日诊：患者来信，喜告病已愈，恢复健康。

按语： 此案为寒邪入络，留滞不去，故四肢发凉，用八珍汤加减，益气温阳，使患者很快恢复。用此方已治愈数例该病患者。

四十四、着痹案

李某，男，47岁，干部。2002年5月28日初诊。

患者身倦乏力、两膝疼痛2个月。身体健壮，2个月前患感冒，感冒后2～3日出现周身乏力、两膝疼痛、全身沉重酸痛、纳呆消瘦，10天内体重下降了12.5kg，彻夜难眠，胃脘不适。西医院检查三大常规、血生化、血流变等，除Hb 9g/L外，余未见异常，经住院治疗1个月Hb升至12g/L，但诸症有增无减，住院月余而出院。既往无他病。舌质淡红苔薄白，脉象沉涩。

诊断： 着痹（脾虚湿阻）。

治法： 健脾祛湿，活络止痛，养心安神。

方药：

生黄芪60g	生薏苡仁60g	茯苓30g	陈皮12g
柴胡24g	升麻15g	生麦芽30g	炒枣仁60g
夜交藤30g	生龙牡各20g	鸡血藤30g	川芎15g
生甘草3g			

6月6日诊：药后诸症减轻，只是双膝仍疼痛乏力，睡眠好转，食欲增加。舌质淡红苔白，脉细弱。上方加桑寄生24g，川断24g，威灵仙15g。水煎服，日1剂。

6月14日诊：药后诸症基本消失，只是病愈后出现阳痿。舌质淡红苔白，脉细而两尺弱。上方加巴戟天20g，淫羊藿20g。水煎服，日1剂。

按语： 此案患者素体健壮，突然诸症丛生，丧失工作能力，但省级西医院做了各种检查未发现与症状有关的阳性指标，只是Hb9g/L，经住院治疗1个月升至12g/L，但临床症状未减轻。此病的中医辨证为"着痹"，辨证论治疗效显著，显示出中医辨证论治的威力及其神奇性。

四十五、癌症转移放疗高烧案

张某，女，70岁，省出版局。2004年2月10日初诊。

午后至夜发烧39.2℃20余天。素有高血压、糖尿病、高脂血症、冠心病。3年前患直肠癌，术后转移至肺，2年多来一直用西药治疗，共放疗52次，近20多天出现高烧，伴口干舌燥、渴而多饮、神倦乏力、周身酸痛、咳嗽多痰、纳呆食少，用西药地塞米松后，当时退烧，第2天仍发烧如故。西医诊断为放射性肺炎。舌质暗红少苔，脉细弱。血压118/80mmHg。

诊断： 高热（气阴两虚，痰瘀热毒内阻）。

方药：

西洋参12g	太子参18g	生黄芪30g	生地24g
生石膏20g	麦冬30g	生薏苡仁50g	知母20g
白茅根30g	丹参20g	土茯苓30g	柴胡24g
地骨皮18g	金银花40g	炒延胡索20g	川贝12g
鹅管石12g	赤芍12g	丹皮15g	葛根30g

水煎服，日1剂。

2月22日二诊：服药2剂，体温降至37.0℃，其余症状随之减轻，只是大便稀，日5～6次，但精神、体力较前好转。嘱2天服药1剂，大便稍稀，日1～2次。舌质红苔薄白，脉细弱。上方去生石膏，知母改为12g，加白前15g，冬花20g。水煎服，隔日1剂。

3月5日三诊：又服药7剂，诸症渐减，只是咳嗽痰多，舌淡红苔白，脉细。上方加白术15g，云苓20g，继服。

3月15日四诊：又服药7剂，诸症均减，精神、饮食均转佳。舌质红苔薄白，脉细。上方继服3个月，以巩固疗效。

6个月后随访，病人已停中药，精神、饮食尚可。

按语： 患者年已70，气阴双亏，痰瘀内阻，又加放疗数十次，热毒与痰瘀互结于内，病位在肺，累及他脏，实属难治之证，又用西药激素多次，一时烧退，但败伤正气，形体日衰。治当标本兼顾，益气养阴、化痰祛瘀、清热解毒。重在清热解毒，热毒不去则气阴进一步耗伤，痰瘀更加结聚，这是"急则治其标"之法。故立法正确，疗效理想。

2剂药后烧退，同时出现腹泻，这是正气恢复，排毒外出之表现。食欲增，精神、体力好转是正气恢复的佐证。

四十六、感冒案

赵某，男，27岁，工人。1970年11月19日初诊。
刘某，男，35岁，工人。1970年12月22日初诊。
郑某，男，35岁，工人。1970年12月30日初诊。

3 人发烧均在 7 天以上，下午发烧都在 38.5℃以上，入夜更甚。都在本单位用多种西药治疗而发烧不退。均有头痛头晕、全身骨节痛、后项强痛、口干不渴、食欲不振、咽痛。舌质红苔少，脉细滑数。WBC 均有下降。

诊断： 感冒（上呼吸道感染）。

方药：

柴胡 15g	黄芩 18g	金银花 30g	大青叶 30g
板兰根 30g	玄参 30g	桔梗 15g	赤芍（或杭芍）18g

或加葛根、羌活、独活、川楝子等。

水煎服，日 1 剂。

服药少则 2 剂，多则 3 剂烧退，有的低烧持续 10 余天，仍按上方加减，服药十余剂，待白细胞恢复正常后才不发低烧。

近 2 个月流感甚普遍。治疗过的比较严重的患者有 20 多例，能留下病历者仅此 3 例，用的均是此方，都获得满意疗效。

按语： 流感是常见病，但对人类的危害不小，每年世界上各国多有流行，因此死亡的人在国外屡有发生，在国内因流感而死亡者，甚为少见，这可能是中医介入治疗的原因。因流感病毒每次流行都变异，故西医西药的治疗总是滞后，故疗效不好。中医辨证施治，治疗流感有特效。

四十七、颈腰康外敷膏临床应用及验案

骨质增生、腰椎间盘脱出症是临床常见病、多发病。由于病变部位组织变性、渗出、肿胀，继发关节变形、功能障碍，严重影响病人身心健康及日常工作、生活。目前仍缺乏简便实效的治疗方法。我们根据中医"通则不痛"理论，自制颈腰康膏，治疗骨质增生、腰椎间盘脱出症 100 例，临床观察疗效显著，现报道如下。

（一）临床资料

1. 一般资料

本组 100 例，男 63 例，女 37 例。颈椎增生 32 例，膝关节增生 28 例，腰椎增生 11 例，腰椎间盘脱出症 29 例。最小年龄 27 岁，最大年龄 79 岁。工人 41 例，农民 28 例，干部 31 例。病程 3 个月内 12 例，半年以内 23 例，1 年以上 65 例。首次就诊 27 例，经其他疗法治疗后 73 例（其中手术后者 18 例）。

2.临床表现

表 9　临床表现及所占比例

症状及体征	例数	百分比（%）
头晕头痛	32	32%
肢麻	18	18%
腰、腿痛	64	64%
强迫卧位	1	1%
肌肉萎缩	3	3%

3.临床诊断

本组 100 例，均经 X 线摄片、CT 扫描诊断为骨质增生、腰椎间盘脱出症。

4.治疗方法

（1）方药

川芎 100g　　桃仁 120g　　穿山甲 80g　　制乳香 80g

制没药 80g　　制川乌 100g　　狗脊 150g　　骨碎补 150g

透骨草 80g　　葛根 100g　　细辛 30g　　芒硝 80g

冰片 12g

共为细末，加酒、醋、氮酮、凡士林适量，调成膏备用。

（2）用法：将药膏平摊在普通伤湿止痛膏或纱布上，贴敷于颈、腰、膝等患处，每日换药 1 次，5～4 天为一疗程。

5.疗效评价

本组病例的疗效统计，以自觉症状消失和功能活动恢复为主要评定标准。本组病例，疗程最短者 7 天，最长者 35 天，平均 21 天。疗效评定：①完全缓解：临床自觉症状及体征消失，关节功能活动恢复正常，32 例；②基本缓解：临床主要症状明显减轻，功能活动大部分恢复正常，37 例；③有效：临床主要症状减轻，功能活动较前改善，23 例；④无效：临床自觉症状未见减轻，功能活动未见改善，8 例。

（二）治验病案举例

案一　徐某，男，52 岁，工人。1994 年 7 月 21 日初诊。

头昏、颈部僵硬伴双上肢麻木 3 年。现头重发昏，颈项强痛，双上肢麻木、发凉、沉重酸痛，臂丛神经牵拉试验阳性。X 线检查：正位片示椎间隙狭窄，侧位片可见生理性前凸消失，椎间隙变窄，4～6 椎体前缘有唇样增生。诊断：颈椎病，骨质增生。用颈腰康膏外敷 1 帖后，自觉症状大减，用 3 帖后，症状全部消失。

案二 王某，男，34 岁，建筑工人。1994 年 8 月 6 日初诊。

自述腰腿痛 5 天。患者 5 天前劳动时扭伤腰部，痛时向右下肢窜痛，腰伸屈活动受限，腰不能完全直起，行走时加重。经服消炎痛、强的松及推拿等治疗无效。检查：脊椎侧弯，右侧腰肌紧张，第 4、5 腰椎右侧椎体 1cm 处压痛明显并向右下肢放射，直腿抬高试验右侧 45°阳性。CT 诊断：第 4～6 腰椎间盘脱出症。用颈腰康膏 5 帖外敷后，上述症状全部消失，可以正常工作、生活。

案三 张某，女，78 岁，离休。1994 年 10 月 7 日初诊。

右侧膝关节疼痛 2 年余，上下楼及屈伸时疼痛加重。经西医电疗半年，疗效不显，经人介绍来我处就诊。检查：右侧膝关节退行性变，平面唇样增生。给予颈腰康膏 1 帖外敷后，自觉症状全部消失，经敷 3 帖后，生活可以完全自理。

（三）体会

骨质增生、腰椎间盘脱出症以头晕、肢麻、腰腿痛等为主要临床表现，属中医学头晕、腰痛、痹证之范畴。主要病机为肝肾不足，筋脉失于濡养；或感受风寒湿邪，经脉受阻，引起腰腿痛、麻木肢冷；或跌扑闪挫，损伤脉络，导致经脉气滞血瘀，脉络阻塞而致病，不通则痛。《外科证治全书》云："诸病皆由气血瘀滞不通所致。"颈腰康膏具有祛风散寒除湿、活血止痛、通络利节、软化骨质之功效。药膏直接敷贴患处，促使药力渗透皮肉筋骨，通透关节，逐层传里，起到活血化瘀、消肿止痛、软坚散结、松解粘连之作用，从而达到关节功能康复之目的。

全息圆锃磁针诊疗方法简介

我以 30 余年诊治中风等病的需要为出发点，在总结自身临床经验和教训的基础上，继承和发展中医传统针灸学术，融合生物全息针疗法和磁疗的治疗经验，精心研制成全息圆锃磁针。

全息圆锃磁针是由特制永久高磁做成的金笔式或将具有圆锃两端的铁棒缠上导线，连接电源让其自身生磁而产生磁场的医用诊疗器械，锃端主要用于诊断疾病，圆端主要用于治疗疾病。

它吸取了生物全息、磁场、针灸点穴、头皮针等治疗方法的优点，是针而不刺入皮肤，是磁而不长时间接触机体。既具有磁场的作用，又具有针刺点穴的功效。是把经络、生物全息、神经学说等医学理论熔为一炉，用于指导医疗实践的典范，故有速效、高效和长效的作用。

此针结构精巧，使用方便，用途广泛，成本低廉，便于推广，可用于诊断和治疗多种疾病，如对中风半身不遂、冠心病心绞痛、胆绞痛、肾绞痛、偏头痛等病症均有奇效。

一、针具构造和应用机理

圆锃磁针外形如钢笔，长度 13cm，外壳为铝制。一端为圆端，另一端为锃端，分别装有磁感应强度为 800Gs（高斯）、500Gs 的永磁合金。圆端圆钝，磁强度较大，治疗作用较强；锃端较尖锐，主要用于探寻穴位和耳穴治疗。圆锃磁针的研制和应用是以古代九针治法和现代磁疗原理为依据的。《灵枢·九针十二原》曰："九针之名，各不同形……员针者，针如卵形，揩摩分间，不得伤肌肉，以泻分气；缇针者，锋如黍粟之锐，主按脉勿陷，以致其气。"（"针如卵形"，在《黄帝内经太素》中，"针"作"锋"）描述了九针中员针、缇针的外形特征，说明应用时不刺入体内，而是通过按摩经络穴位，疏通气血取得治疗目的。磁疗在中医治疗学中有悠久的历史。现代生物磁学研究证实，磁疗有镇痛、镇静、消炎、降压，以及产生经络效应等作用。磁场作用于经络穴位有类似针刺穴位所产生的作用，疏通经络、调和气血，达到治疗疾病的目的。圆鍉磁针继承古代员针和缇针的治疗方法，加以创新，将适当强度的磁性合金置于针具两端，治疗时产生点压按摩经穴和磁疗的双重效应，故可提高疗效。

二、取穴和针法

（一）取穴

应用圆鍉磁针这一新型针具治疗中风，在经络穴位的应用上也吸取了多种针灸疗法用穴的经验，撷取众长，融为一体，形成独特的取穴治疗方法。主要选取 3 组穴位。

1. 第二掌骨侧取穴

第二掌骨侧取穴法是根据山东大学张颖清教授发现和提出的第二掌骨侧全息穴位群诊疗方法发明并加以应用的，取穴部位位于双手第二掌骨桡侧缘。第二掌骨近心端是足穴，远心端是头穴，二者连线中点为胃穴，胃穴与头穴连线中点为心肺穴。心肺穴与头穴连线分为 3 等分，从头穴端开始中间 2 个分点依次为颈穴和上肢穴。胃穴与足穴连线分为 6 等份，从胃穴端开始中间 5 个分点依次为十二指肠穴、肾穴、腰穴、下腹穴、腿穴。治疗中风主要取上肢穴、腿穴、足穴。

2. 耳穴

中风常取穴位是皮质下、交感、降压沟、脑点、脑干，根据病症选择 2～3 个耳穴位点，治疗时取偏瘫肢体对侧耳穴。

3. 头针穴

肢体运动障碍取对侧头部运动区，肢体感觉障碍选对侧头部感觉区，语言障碍取头部语言区。取穴方法为，用磁针的鍉端在刺激区内点压，寻探敏感压痛点，定位后用圆端在该穴点压按摩治疗。

（二）针法

该针应用特点是不刺破皮肤，通过穴位点按和磁场作用产生治疗效应。治疗中风，常规从上述 3 个部位取穴，手、头部穴用磁针圆端，耳穴用鍉端。施针手法由轻到重用力，点压按摩穴位，局部出现酸、麻、胀、痛感，用力大小以病人能够耐受为度。每次治疗取双侧手第二掌骨侧穴、耳穴、头穴共4处，每处取2～3个穴位，每穴持续点压按摩3分钟，每日治疗1次，10日为一疗程，用1～2个疗程。

三、疗效观察

运用圆锟磁针治疗中风有明显疗效。我们观察到许多病人用磁针治疗后能够出现即刻疗效。有的语言功能改善，针后说话流利；有的患肢治疗后较前抬高5～10cm；有的原来仅能移行一两步，治疗后即能步行五六步。随着继续治疗，这些疗效都能得到巩固，并不断增进。我应用圆锟磁针系统治疗观察急性中风53例，其中经络者41例，中脏腑者12例；53例中CT检查脑梗死41例，脑出血12例。并设对照组30例，其中经络者22例，中脏腑者8例。CT检查脑梗死23例，脑出血7例。两组病情对比无明显差异。入院后均按《中医中风病急症诊疗规范》用药治疗。治疗组从发病第8天起给予圆锟磁针穴位点按穴法，施术方法如上述，每日1次，疗程为20天。按《中风病疗效评定标准》统计疗效。治疗组基本痊愈11例；显效32例，有效8例，无效2例；痊愈显效率为81.1%，总有效率为96.2%。对照组基本痊愈5例，显效13例，有效9例，无效2例，恶化1例，痊愈显效率为60%，总有效率为90%。经统计学处理，两组的总有效率无显著差异（$P>0.05$），而两组的痊愈显效率对比差异显著（$P<0.05$），表明应用磁针治疗后对急性中风患者症状改善、减轻病残程度有明显效果。

四、应用注意

根据临床实践，应用圆锟磁针治疗中风应注意的几个问题：急性中风发病急骤，病情变化多端，过早给予点按穴位刺激对病情无益，故治疗应在发病后1周病情基本稳定时开始，并配合其他药物疗法，如内服中药或静脉点滴；治疗手法要根据病人身体状况而定，对体质虚弱者点按力度要适度，以免晕针。

五、验案举例

王某，女，62岁。因右侧半身不遂，失语20天，于1994年3月10日入院。病人20天前突发右侧肢体活动不灵，失语。在某医院经CT检查为左侧基底节区、额叶脑梗死，留该院住院治疗，经用脑活素、胞磷胆碱、甘露醇等20天，症状无明显改善，转我院。患者神志清，倦怠乏力，纳少。血压105/75mmHg，运动性失语，右上、下肢肌力II级，肌张力增强。舌质暗红，苔薄白，脉细。中医诊断为缺血性中风，证属气虚血瘀。中药予补阳还五汤加减，同时用磁针治疗。取穴：双侧第二掌骨侧上肢、腿、足穴；耳穴皮质下、交感；头针运动区、语言区。每日针1次。治疗第3天患侧上、下肢能够抬离床面20cm，肌力达III级。治疗半月后上肢抬举自如，可下地扶杖行走，肌力稍弱；语言方面，可数数字，说出单字、单词，词语连贯性尚差。按中风疗效评分标准，入院时分数为10分，治疗后评分为21分，达到显效标准。

圆锃磁针是在继承古代九针之员、缇针穴位外治法的基础上研制的，圆、锃两端适合身体各部穴位的点压按摩治疗。临床应用以人体全息诊疗学理论为指导，取穴方法融合了三种不同针法的经验和特点，贯通一体，相辅相成。该磁针治疗中风无论在急性稳定期、恢复期，还是后遗症期都能收到较好疗效，尤以前两期效果明显、简单实用，值得推广。

附篇

我给韦院长当徒弟

韦继贤是原山东省中医院（山东中医药大学附属医院）院长，从医60年，德高望重，学识渊博，医术精湛。我有幸在1974年成为他最后一名徒弟，跟师不到半年，老师就因患肺癌与世长辞。他的学术资料都在"文革"初期被红卫兵抄家销毁，留下的资料甚少，现整理于下。

一、韦继贤处方用药规律

（一）重视柔润胃阴

韦院长重视益阴养血润燥。他受李东垣和叶天士的影响，对脾胃学说颇有研究。他常说脾胃是后天之本，人体气血来源于脾胃，治病不要忘记调理脾胃。他以柔润胃阴为主调理脾胃，提出"胃阴是本，不得有亏，亏则生百病；胃属阳明燥土，胃阴易损，故胃喜润恶燥，得阴则安，得润则下，得柔则和"，"胃阴亏久，必伤肾阴，故治时应从胃阴着手，待脾胃功能恢复后，稍补以益肾之味，病自渐愈"。他常用莲子肉健脾和胃；用沙参、玉竹、麦冬、石斛润胃生津；用甜杏仁、桃仁泥、降香降胃润下；用藿香、佩兰、荷叶等醒胃化浊；用小谷芽、生麦芽、生稻芽生胃气助消化。

验案： 男，28岁，1972年11月8日就诊。素有胃溃疡，11月2日突然胃脘剧痛，大便如柏油样，在某医院诊为"胃溃疡，上消化道出血"。经数种西药治疗7天，大便潜血（+++），胃脘仍疼痛，伴口渴，两胁隐痛。查舌质红绛苔少，脉弦数。韦院长辨证为肝胃气郁，郁久化热，热邪蕴积，灼津伤络，血溢脉外，诸症丛生。治以养胃敛肝、降逆止血。方药：生地30g，沙参15g，杭芍12g，莲子肉24g，茜草、侧柏叶各9g，荷叶30g，降香4.5g，水煎服。3剂后大便即成黄色，潜血阴性，胃痛消失。改为隔日1剂，共服10余剂，诸症消失，恢复工作。

（二）治虚善于补肾

肾为先天之本，通过后天水谷精微的滋养而发挥作用，故补肾时需先健脾养胃，对于其他久病及肾的病证，韦院长用补法时，均离不开补肾。宋代钱乙之后的医家补肾多在六味地黄丸的基础上进行加减，而韦院长补肾则善用黄精、首乌、黑豆代熟地；用五味子代山萸肉，用芡实、莲子肉代山药；巴戟天代附子等。临床收效较好。

验案： 男，51 岁，1963 年 6 月 6 日初诊。右胁痛，腰部发热 5 年，加剧半月，伴食后腹胀、口苦咽干、咳嗽少痰、心烦不寐、大便干结、溲赤。某医院诊为 "浸润型肺结核，十二脂肠球部溃疡，肥厚性胃炎，神经官能症"，经用多种中西药治疗不效。查舌质红苔薄黄而干裂，脉沉细数。韦院长辨证为久病互虚，先是肺胃阴虚，久则导致脾肾阴虚。治法当以先养胃柔肝、滋养肺阴；继则滋阴降火、培补脾肾。方药：沙参、麦冬各 12g，丹参 15g，杭芍 12g，炒枣仁 21g，生白术 12g，生薏苡仁 15g，生稻芽 15g，甘草 3g。水煎服，日 1 剂。6 月 15 日二诊：服药 5 剂，胁痛减轻，食欲、腰部发热和睡眠均有明显好转，仍咳嗽少痰、大便干。舌象同前，脉象较前有力，两尺弱。方药：沙参 15g，麦冬 12g，玉竹 12g，首乌 12g，枸杞子 12g，冬虫夏草 9g，杭芍 12g，炒枣仁 18g，丹皮 9g，地骨皮 12g，百部 12g，川贝母 9g，生稻芽 21g。水煎服，日 1 剂。6 月 27 日三诊：继服 10 剂后，诸症基本消失。舌苔薄白，脉缓和有力。胸部 X 线示肺结核病灶区边缘清楚、密度增高。即以上方五倍量水煎服浓缩，加蜂蜜 100g 成膏，每次服 15mL，日 3 次，以巩固疗效。

此案谓之肺痨、胃脘痛。虽病机复杂，但韦院长谨守病机，处方用药恰当，开始投以养胃滋肺之方，待后天之本好转后，再投以滋肾清热、润肺养胃之剂，最后以膏剂巩固疗效，使多年痼疾逐渐好转。

（三）处方精巧，用药独到

中医治病的特点是辨证施治，只有辨证准确，用药恰当，方能药到病除。韦院长处方有四大特点：①遵古而不泥古，有时仅取古方中的主药，如凉血止血的四生丸，常用其生侧柏叶、生荷叶；行气降气、化痰散结的半夏厚朴汤，多取其半夏、厚朴。有时对古方取其意而不取其药，如活血调经的桃红四物汤，他常用丹参加泽兰代之等。②组方药物少而精，除做膏、丹、丸、散的处方外，一般是 6 ～ 12 味药。③处方君、臣、佐、使分明，在处方中善用反佐。

如对肺肾阴虚所致的咳喘症，他常以首乌、五味子为君，知母、川贝为臣，细辛为佐，海浮石为使。由此看出，韦院长处方主次分明、重点突出、效法古方。④复诊时一般不变君药，仅改臣药，或反佐药，如根据病情可不用知母、川贝而用麦冬、沙参、冬花，或不用细辛用麻黄。

另外，韦院长在单味药的应用范围上也颇有创见，如他在治疗肺部疾患的处方中用桃仁，多收效良好。他说："古人云，气为血之帅，血为气之母，气行则血行。我认为血行气亦顺。肺主一身之气，如果在治肺的处方中，加入活血化瘀的桃仁，即可使肺络瘀血消散，血行气顺，咳嗽、气短等症消失。再者，桃仁润肠通便作用较好，肺与大肠相表里，大肠之气通，也有助于肺气之肃降。"

从其处方小而精，君、臣、佐、使分明来看，属经方体系；从其对经方的灵活加减来看，又是有丰富临床经验的时方派。总之，其处方用药特点是方有源头、自由风格、短小精悍。

现列出韦院长常用的几个处方，以说明上述论点。

1. 治胃阴不足型十二指肠球部溃疡方：沙参、玉竹、麦冬、生首乌、生杷叶、桃仁、佛手、降香等。

2. 治胃窦炎方：沙参、玉竹、生杷叶、黑芝麻、桃仁、白薇、胆草、降香等。

3. 治慢性结肠炎（五更泻）方：生首乌、生黄芪、淡附子、姜川连、莲子肉、炒杭芍、小谷芽等。

4. 治再生障碍性贫血方：生首乌、黄精、炙龟板、生牡蛎、沙参、丹参、杭芍、小谷芽、莲须等。

5. 治哮喘方：生首乌、五味子、天冬、知母、川贝、桃仁、细辛、冬花等。又方：冬瓜仁、桃仁、薏苡仁、生桑皮、生骨皮、海浮石、海蛤粉、青黛、细辛、芦根等。

6. 治慢性支气管炎方：桑皮、地骨皮、桔梗、炒薏苡仁、冬瓜仁、桃仁、浙贝、牛蒡子、芦根等。

7. 治胆囊炎方：青蒿、郁金、杭芍、竹茹、地骨皮、栀子、龙胆草、白薇、延胡索、炒枳壳等。

8. 治阳痿方：炙龟板、生首乌、枸杞子、炒芡实、莲须、石菖蒲、远志肉等。

二、韦继贤治疗眩晕验案

案一 男，57 岁，干部。1973 年 6 月 25 日初诊。

患者自 1963 年起头晕、耳鸣，血压波动在（180 ～ 160）/（120 ～ 100）mmHg，不久又患慢性肠炎。1969 年又因脑血栓形成而导致半身不遂，胆固醇高，经治疗而基本恢复。去年 10 月开始有面部和四肢浮肿，今年 3 月出现一次心绞痛。现头晕，耳鸣，睡眠鼾声较剧，便干溲赤，食欲尚可。舌质淡红、苔灰腻，脉沉缓而涩，胆固醇高。尿常规：蛋白（＋＋），红细胞 1 ～ 2 个 /HP，白细胞 0 ～ 2 个 /HP，偶见透明管型。血压 150/90mmHg。

辨证：精血不足，肾阴亏虚，血流迟滞，心络瘀阻。

治法：养阴开窍、通利二便，佐以活血化瘀。

方药：

生首乌 24g	生地 24g	太子参 18g	丹参 12g
石菖蒲 6g	远志 6g	泽兰 18g	泽泻 9g
云苓 18g	佛手 6g	忍冬藤 24g	桃仁 6g
三七粉（冲）2g			

水煎服。另嘱每天服清宁丸 3g，午后 3 时服。

7 月 2 日二诊：服药后，诸症好转，大便日 3 次。舌质淡红、苔滑，脉缓和。血压 160/95mmHg。继服上方。

7 月 6 日三诊：共服药 10 剂，病情显著好转，浮肿消失，精神胃纳转佳，大便通畅，夜寐鼾声减少。舌质淡红、苔厚腻，脉缓和。血压 170/90mmHg。胆固醇仍偏高。尿常规：蛋白（＋＋），白细胞 0 ～ 1 个 /HP。继服上方。

5 个月后随访：患者服药 20 余剂，胆固醇降至正常，不头晕，自觉无任何不适。

案二 男，44 岁，干部。1973 年 5 月 31 日初诊。

患者头晕、头痛、全身浮肿年余，伴两眼视物疼痛流泪、颈项强直而痛、两腿酸软、胸闷憋气、小便黄。舌质淡红、苔薄白，脉滑数。血压 142/88mmHg。胆固醇 266mg。眼底：动脉反光增强，有交叉现象。

辨证：积劳伤脾，脾运失职，湿聚成痰，痰湿交阻，清阳不升，浊阴不降。

治法： 化痰开窍，渗湿活络，兼顾肝肾。

方药：

陈皮 6g	半夏 9g	茯苓 18g	佛手 6g
石菖蒲 6g	远志 6g	竹茹 12g	蚕砂 9g
泽兰 12g	忍冬藤 30g	生白首乌 18g	

水煎服，日 1 剂。

6 月 14 日二诊：服药 6 剂，诸症消失。舌质淡红、苔薄白，脉细缓。血压130/80mmHg。继服上方 3 剂，以固疗效。

3 个月后随访：健康无恙。

按语： 韦院长认为，眩晕多是虚证，多以肝肾阴虚为本。肾阴虚则肝风内动，肝血少则脑失濡养，精血亏则髓海不足，均可导致眩晕。但亦可兼见痰浊壅遏，化火上蒙，或瘀血阻滞，心失所养而致眩晕。临证时，他辨标本虚实，滋肾填精、养血补脾以固其本；化痰开窍、活血化瘀、通利二便以治其标。本文两例眩晕，病机各异，故治法不同，但二者治法有一共同特点，即补肾填精、养肝健脾。案一用生地、首乌、太子参、丹参滋肾养血，用石菖蒲、远志等化痰开窍，用桃仁、三七、泽兰、佛手、忍冬藤活血祛瘀、理气通络，佐以茯苓、泽泻、清宁丸通利二便，以泻其浊。10 年陈疴，仅服 30 余剂而回春。案二虽以痰浊交阻为主，治疗时仍在化痰渗湿药中加入生白首乌以顾肝肾，服药 6 剂，诸症若失。用药方面，两案皆用生首乌滋肾养肝，配泽兰、茯苓活血利水泻浊，用石菖蒲、远志化痰开窍以安神，又用忍冬藤引诸药入络，清络中热风。韦院长治疗眩晕循古而不泥古，谨守病机，同病异治，辨证确切，用药精当，故疗效卓著。

在西藏工作时的师徒情怀

我于 1977 年 5 月至 1979 年 5 月参加了支援西藏医疗队，在西藏日喀则地区人民医院工作了 2 年。在此期间，除了为藏族同胞防治疾病外，还要给徒弟和医院各科室主任讲中医课。

一、讲课的收获

在工作之余，无其他事可做，只能读经典著作来充实自己，当读到《伤寒论》第 103 条"伤寒中风，有柴胡证，但见一证便是，不必悉具"时，眼前一亮。

1. 何为小柴胡汤证？

（1）指七大症状：寒热往来，胸胁苦满，心烦喜呕，不欲饮食，口苦，咽干，目眩。但要在"伤寒中风"的前提下，才能"但见一证便是"。

（2）指"寒热往来"：伤寒中风而有柴胡证，肯定具有恶寒发热，并且具备少阳证的特点，即寒热往来。但因 98 条所述之证"胸胁苦满，心烦喜呕，不欲饮食"，以及 264 条"口苦，咽干，目眩"诸证太复杂，而临床所见，却不是如此全面的，因此说，在具备寒热往来症状的基础上，其余症状，"但见一证便是，不必悉具"，即可使用小柴胡汤。

2. 小柴胡汤为枢机之剂，风寒之邪不全在表，或未全入里，皆可用之，故见证不必悉具。

小柴胡汤证的七大证能够但见一证便是，在诊断其他证时能够做到但见"二证"或"三证"便是，也比现有教科书上一列一连串症状好记好理解得多。尤其是对初学中医或刚毕业的学生而言，对"证"的诊断标准，是他们紧切需要解决的问题。又因当时的任务和口号是"留下永远不走的医疗队"让我给全院科主任以上的医生讲中医课，他们对我讲课的要求是"听得懂，用得上"，我很作难，怎么讲才能让这些西医科室的主任"听得懂，用得上"呢？在备课时，一是抓住脏腑辨证这个核心，一脏一脏地讲；二是受到《伤寒论》小柴胡汤证"但见一证便是"的启发，把每一脏里的每一证分为主症和兼症，只要抓住 1～2 个主症和兼症，就能够对这一证做出诊断，三是针对此症开出处方，列出药物，并进行解释。

如心气虚证。主症：心悸，气短，自汗，脉弱而结代；兼症：面色㿠白，心痛阵作，体倦乏力，胸闷神疲。临床特点：主症动则加剧，静则减轻，因为"动则气耗"。诊断：具备主症、兼症各 2 项即可诊断。

按照以上思路写成讲稿，给他们一讲，很受欢迎，在学生的鼓励下，我把讲稿整理成书，这就是我出版的第一部专著《脏腑证治与用药》。自 1983 年该书出版后，对中医学"证"的论述如雨后春笋般地出现在各大中医期刊中，并依此来立法、处方和用药。

二、师徒的情谊

我入藏不到 1 周，医院领导就给我指派了一名藏族徒弟，他的名字叫索朗。他为人忠厚，聪明好学，尊敬师长，给我留下了深刻印象。为此，我还写了一篇名为"带徒弟的一些体会"的文章刊于 1979 年 3 月 12 日的《西藏日报》上。现录于下：

1977 年 5 月，我随医疗队来到日喀则地区人民医院后，领导让我带一名藏族徒弟。他是中专毕业的西医，原来对中医一点也不懂。通过半年多的学习，现在他已能用中医中药独立处理一些常见病了。在带徒弟的过程中，我采取的办法是这样的：

1. 注意通过实际效果调动学员学中医的兴趣。初学中医的青年人，多感枯燥无味，如果按照中医讲义那么讲，就更是令人眼花缭乱，无从入手。为了避免这一点，我把十多年来用之有效的综合方剂先教给他，让他给病人治疗，一治有效，这样他不仅高兴，而且切身体会到中医中药治病疗效较高，学习起来就有了劲头。

2. 结合临床从一病一方一药入手。门诊上最常见的病不过十来种，我先抓住一种病，从诊断到治疗及用药，教给学员，然后让他们围绕这种病反复学习实践，这样就会记得牢、学得快，只用 3～4 个月就基本掌握了门诊上常见病的治疗方法。

3. 从感性认识到理性认识逐步提高。在结合临床进行教学的基础上，我用业余时间把门诊最常见的诊治方法写成讲稿，给学员系统讲解，并让他们抄下来慢慢学习理解。遇到疑难病，学员一时还不能处理，我就把自己积累十多年的近 2000 个验方藏本拿出来，让他抄下来，以便进一步提高医术。

在带徒弟的过程中，我还感到教和学二者是相辅相成的，老师要尽心教，学员要刻苦认真地学，才能取得好的效果，因此要注意搞好师徒团结，以便调动学员的学习积极性。

在 1979 年 5 月，离开日喀则时，我的徒弟索朗深情地送给我一首离别诗歌，唱出了藏汉同胞的骨肉情怀。现附于后。

赠给：邵念方老师
作为留念

藏汉师生分别诗歌

像离别亲人
像离别家园
友情的波涛啊
是那样起伏
那样翻滚
那样回旋
啊
时间是那样的短暂
我们在一起只有两年
这两年，我们之间建立了深厚的友情
这阶级友情的暖流充满了我们的心田
这阶级友情使我们的心紧紧相连
可是啊，可是
过几天我们就要离别
这也许是暂时的，我们还是能相见
也许我们永远离开
这怎能不使我们格外难分
格外难舍

格外留恋
革命需要我们到另一个战场去战斗
党需要我们奔赴新的战场
亲爱的邵老师，再见
难忘那两年，将永远铭记在我心间
虽然山东离西藏几千里远
但我们的心永远紧相连
忘不了啊，忘不了
您那一颗火热的革命心
一股温暖的阶级情
忘不了啊，忘不了
是您手把手地教啊，心贴着心
耐心仔细，热情肯教
把自己丰富的理论知识和实践经验
毫无保留地传教给我们
好像要掏出您那赤诚的心
您对工作热情认真
对藏族同胞抱有深厚的阶级友情
您深深懂得
培养无产阶级革命事业接班人
担子何止有千斤
培养藏族人民的巴（医生）
需要付出多少心血
需要注入多少阶级情
亲爱的邵老师
在我们的心中不仅装着的是您传授的知识
在我们的血液里
还涌流着您深厚的阶级友情
亲爱的邵老师
让我们友情的波涛在一起奔流
让我们阶级的热血在一起飘荡
让我们的红心啊，贴得更紧更紧

再见吧，亲爱的邵老师
你们阶级的情谊，你们革命的红心
将永远鞭策着我们去战斗
将永远鼓舞着我们奋勇前进
亲爱的邵老师
最后让我们在不同的地区，同一个战壕里
共同永远高呼"我们的友情万里长青"

徒：朗索
于一九七九年三月十六日

注：在 2013 年 11 月 20 日下午，偶遇西藏日喀则地区公安局的一位领导，他说索朗早已当了日喀则地区人民医院的院长。听后我甚感欣慰。

后 记

生命就在阳光里

——记山东中医药大学附属医院著名医学专家邵念方

"生命就在阳光里"——这是邵老在他的著作《哲理养生》导言中的第一个题目。

短短一上午的接触，我真切地感受到这位年近八旬的医学名家是一位"阳光老人"，胸襟气度颇具大家风范，欢声笑语比青年人还要活泼，仿佛阳光就在他的生命里，自有一种热能由心底溢出，感染并感动着我等凡夫俗子。一个人身上最吸引人的不是什么显赫地位、荣誉光环，也不是天生的美貌和包装出来的派头，而是一种气质。邵老的气质则是阳光的气息、阳光的色调、阳光的温度，质地则属于中国知识分子特有的那种风骨。与这样一位心通医道、满怀情思、肝胆照人并有一股超拔的清脱之气和浩然之气的人在一起，绝不会有"浮生又得半日闲"的喟叹，而是会涌出"无限青春向未来"的豪情！

黄河的儿子

1937年12月10日，邵念方出生于河南省濮阳县王称堌乡赵庙村一户贫穷农家。他是父母的第八个孩子。小村座落于县境东陲的黄河岸边，过河便是山东地界。他的降生是真正的生不逢时，一切都糟糕透顶——抗日战争全面爆发，遍地狼烟，生灵涂炭；正是"腊七腊八冻煞叫花"的一年中最寒冷的日子，生日恰好是农历"腊月"。同年一月母亲刚生了一个孩子，母无生育之本，儿既先天不足，又后天失养，骨瘦如柴的母亲，挤不出一滴乳汁喂养这个实在不该来到人世间的可怜儿，更无牛奶、羊奶之类替代品哺育，家中最高级的食品只有一点点小米，作为给这个男孩中排行"小五"和前边"小四"的特供，便是每天向这兄弟俩口中抹米面糊糊。然而不久，米面糊糊也难以为续了，父母狠心将"小四"送了人，如若不然，这对难兄难弟难以存活。

排行晋升为"小四"的邵念方好不容易活到三岁多时，染上了可怕的黑热病。家中穷得连饭都吃不上，哪有看病吃药的钱？只能听天由命，只能躺在床上以熬煎同死神对峙，苦熬三年，奇迹般逃过一劫。

当他刚刚下床能站立起来时，厄运又一次降临到这个弱小生命的头上，正所谓"黄鼠狼单咬病鸭子"，他患上了当时无药可救的天花，即使有药，家中也无钱可买。束手无策的父母再一次陷入绝望，眼看着这个多灾多难的孩子渐渐没了气息，父亲用破布把他包裹好，从床上抱起来准备埋到野外去，见此情景，悲痛欲绝的母亲从丈夫手中夺过孩子，紧紧搂在怀里，泪流满面地想再看这个苦命的儿子最后一眼，再用手摸一摸自己身上掉下的这块心头肉。这一摸石破天惊，儿子的胸口还热，竟然还有微弱的心跳，惊喜交加的母亲赶忙将孩子放在堂屋门里用太阳光照着，心存侥幸地守护着。也许拳拳慈母心感动了上苍，也许暖暖太阳赐予了神力，也许这个黄河的儿子生命力特别强韧，几个小时后，他又一次奇迹般地活了过来！

虽然两次从死神手中挣扎出来，但这个在贫病交加中羼活的孩子发育极其不良，骨瘦如柴，又黑又丑，比同龄孩子矮了一大截，七岁了还不太会说话，见了生人扭头就跑，成天木木讷讷呆瓜一般，村里人给他起了一个带有歧视性的外号——"四傻子"，父母也认为这个孩子的确一身傻气，将来不会有什么出息，甚至连种地也种不了，长大了只能去放放羊割割草干些轻省活儿。基于这一观念，到了上学年龄父母没让他入学，村里的儿童团组织也将他拒之门外。然而他们都错了，并没发现这只"丑小鸭"其实是只"白天鹅"。只有他自己知道：我不傻，我一定会有出息的！

新中国成立的那一年，已经十二岁的邵念方再也压抑不住强烈的求知欲望，自己跑到学校报了名。令老师颇为吃惊的是，这个大龄新生竟然可以背熟好几篇课文！更令人吃惊的是，初小四年的课他两年多就结业了，高小两年的课他一年搞定，硬是把失去的时间夺了回来，而且学习成绩出类拔萃。事实说明他不但不傻，而且聪慧过人，天赋极高，属于那种"心有灵犀一点通"的高材生，无论学什么都轻松自如、游刃有余。他的学习诀窍只有两个字：着魔。

1953年，邵念方借了个毕业证跨过黄河，从河南考入了山东鄄城县第一中学。当时报考的河南籍学生共275人，仅考中两人，他是其中之一，而且是个"假冒"的高小毕业生。

三年之后初中毕业，邵念方又以优异成绩考入菏泽一中。高中毕业之际，出于家庭经济状况考量，他想考一所中专学校。在这关键时刻，一位老师得知他的志向后，大为惋惜，当即提出忠告：念方，你本是棵大学苗子啊！怎么能去考中专呢？一语惊醒梦中人，他立即改弦易辙，考入了山东中医药大学。

对于大学期间的经历，邵念方在某部个人专著的"医家小传"中这样写道："在大学里，我被博大精深的中医学的哲理吸引住了，尤其是人与自然融为一体、'天人合一'的整体观念和辨证论治思想，使我的求知欲犹如熊熊烈火燃烧起来，于是如饥似渴地学习，拼命地钻研，把'四大经典'——《内经》《黄帝八十一难经》《伤寒论》《神农本草经》等主要条文都在理解的前提下背诵了下来。当时正赶上三年自然灾害，同学们有一半以上患营养不良性水肿，三分之一患营养不良性肝炎，当然我也不例外，但仍然每天拖着浮肿的身子早晨 6 点起床，晨练后就背'四大经典'。当我学了大半本《妇科学》回老家探亲时，老乡纷纷找我诊病，其中有五个结婚五年以上未怀孕的妇女，吃了我开的药方居然有三个怀了孕。这给了我莫大的鼓舞，从此我更加热爱中医，决心学好中医，为振兴中医事业而献身。通过中医各门课程的学习和实践，我深深体会到中医学确实是个伟大宝库，面对浩如烟海的中医典籍死记硬背是不行的，必须通过学习典籍的精髓来武装自己，从百家争鸣各放异彩的典籍中学立场、学观念、学方法，即学从医以人为本的立场，医生的一切思想和行为都要站到病人立场上；学'天人合一'，人体是一个大系统的整体观念；学辨证论治非线性思维的科学方法。只有这样用与时俱进的观点来学习，才能用中医学来防治'现代病'，才能在继承的基础上有所发展，有所提高，才能更好地为当代人类的健康长寿做出贡献。"

就在邵念方知识日益丰厚的时候，他的身体也强健起来，饭量大增，膂力过人，学校运动会上，每次均在标枪、手榴弹等投掷项目中夺取前三名。这个从中原黄河岸边走来的年轻学子，在齐鲁黄河岸边茁壮成长。他是这条母亲河忠实而优秀的儿子——黄河的秉性是冲决一切艰难险阻而勇往直前，正如李白诗言："黄河之水天上来，奔流到海不复回。"邵念方的秉性同样如此，进取开拓精神贯穿于他的整个生命历程。

医道的行者

1965 年，邵念方大学毕业，分到所在大学的附属医院内科工作。然而上班的第一天，他就接到随省社教团去高密县搞"社教运动"的紧急通知。他二话没说，打起背包就来到高密农村参与运动，与贫下中农同吃同住同劳动。除完成政治任务外，他每天都早早起来拾粪，白天下地苦干农活，晚上除了开会还主动给当地农民看病，夜里12点以前从未上过床。他得到了干部群众的交口称赞。当年便被拥有七千多人的社教团评为先进工作者。

1966年6月，"文革"爆发，社教队伍撤回解散，邵念方回到了医院。面对一片浊浪滔天的"革命"大潮，他没有随波逐流，良知告诉他：作为一名医生，天职就是治病救人。他天天按时上班，风雨无阻，雷打不动。同时利用因运动而造成的大量业余时间为自己"充电"。除了苦读中西医学典籍，还在文、史、哲等人文科学及其他自然科学领域广泛涉猎，汲取各种营养。他很早就意识到，医学不仅是物质与技术的，而且更应是精神与人文的，它应该成为一门涵盖诸多文明因子在内的学科。

1968年春，省卫生厅任命邵念方为队长，带领一支由20多人组成的医疗队赴高密抢救"流脑"病人。当时突发"流脑"的疫区已经死亡十几个儿童，形势严峻。受命于危难之际的邵念方深感责任重大，火速奔赴疫区后，立即带领大家以公社卫生院为阵地，采取中西医结合的办法，夜以继日地投入抢救工作。历经两个月的拼搏，"流脑"被彻底扑灭，医疗队抵达后没有再死亡一人，共挽救了160多名儿童的生命。在这场"歼灭战"中，邵念方体会到了中西医结合的良好疗效。1973年6月，因其品学兼优，院党委选派邵念方师从韦继贤，旨在落实国务院"中医继承工作"指示精神。韦继贤是全国知名老中医，当时任院长。韦老师的高尚医德、深邃的医理和丰富的临床经验让邵念方受益终生。在之后的行医生涯中，有一个被治好的病人曾"质问"他：你开方时似乎漫不经心很随意，一挥而就，而疗效却特别好，而有的医生冥思苦想半天，开出的方子却不管用，这是为什么？他答：因为对你这个病我胸有成竹。这个"成竹"便是名师的真传和高徒的创新。

1975年5月，邵念方参加了省卫生厅举办的心血管病研究班，经过一年深造，熟练掌握了此类病症的西医诊治规范，成为医贯中西的通才。他于1976年创建内科心病研究组并任组长，1985年创建急诊科并任主任。他不顾年事渐高，一直保持早上班、晚下班的习惯，主动与大家轮流值中午班和夜班，春节晚上坚持值班多年。有一次他身患肺炎，发烧38.6℃，但想到还有比他病情重的病人等他治疗，还是强打精神拖着沉重的身体上班去了。还有一次，他忙于科研攻关任务，已三天三夜未能好好休息，这天凌晨三点当他刚刚上床的时候，有人叩门求医，他二话不说便着衣赴诊，使本院一位职工转危为安。

几十年以来，他对病人的满腔热忱和倾力以赴，对急、难、险、重患者的奋不顾身抢救，有口皆碑。他认为，医道从古老的诞生之日起，即注定了其性质只能是生命的盾牌，当生命受到疾病的威胁时，容不得医者有半点儿犹豫和闪避。行医行医，要的就是行之有效的拯救行动。

行者无疆，大爱无疆。1977 年 5 月，邵念方不顾自己身患白细胞减少症和家庭困难的状况，毅然远赴西藏，并写诗言志：面对雪山严寒，带病奔赴西南，为给藏胞除患，不顾子稚父瘅。他在日喀则地区人民医院中医科工作了两年。初到西藏时，有人对他说：你的身体状况很难活着回去。然而他并没有被吓倒，在自然环境恶劣、生活条件十分艰苦的情况下用自己的一技之长兢兢业业为藏族群众服务，对高原缺氧环境下的心血管疾病治疗颇有心得，取得良好疗效。日喀则地委书记多吉才让曾慕名找他治病，对他的医术称赞不已。同时他还带教藏族徒弟，举办中医学习班，为留下永远不走的医疗队夜以继日地工作。由于他的业绩突出，深受藏族同胞欢迎，曾多次被评为先进工作者，回到山东时被评为优秀赴藏队员，受到省委领导的亲切接见和慰问。他不但活着回来了，还带回一本医学著作———他把在西藏给当地医生讲课时的讲义编辑成书，名为《腑脏证治与用药》，由山东科技出版社出版发行，为业内同行所称道。

这位医者还在国门之外留下了行迹。他曾在美国洛杉矶用中医疗法为多名心脏病和中风后遗症的病人施治，效果十分理想，患者高兴地赞叹：中医真神了！回国时，美国加州中医针灸联合会赠给他一个奖状，上写"邵念方教授惠我中医，教导有方"。其实，他的医术早在多年前就受到日本同行的由衷赞誉。

1979 年 5 月，邵念方由西藏返回医院内科工作，不久后即晋升为主治医师，并兼任山东中医药大学讲师。1986 年晋升为副主任医师，兼任中医大副教授，并于同年加入中国农工民主党，继而加入中国共产党，实现了他多年的夙愿。1992 年晋升为主任医师、教授。

自亲手创建医院急症科并担任首位科主任以来，因工作成绩突出，邵念方在 1992 年被国家中医药管理局评为"为中医急症工作做出显著成绩的先进工作者"，急症科被评为"中国中医先进急诊科"，将医院急症科带入全国急症事业的先进行列，使急症医疗水平上了一个新台阶，并承担了国家"七五""八五"的部分科研任务。同年，邵念方被评为山东省专业技术拔尖人才（当时山东省中唯一一名）并连任两届。1994 年，被国务院学术委员会批准为博士生导师（省中医第一位博导），同年经国务院批准终生享受国家特殊津贴，被省教委委任为山东省学位委员会委员（山东中医药大学唯一一名）并连任两届。2003年，邵念方被省人事厅、卫生厅授予"山东省名中医药专家"的称号，并兼中华全国中医学会心病委员会委员、中西医结合急症委员会委员、山东省医学会急症委员会副主任委员等职。1992年，邵念方教授应邀参加了国际中医心病学术研讨会，被大会推举为该会学术委员会副主席，持其论文"从临床实践中看中医治疗急性心肌梗死的优势"在大会发言，得到了与会者一致好评。

邵念方教授勤于实践，善于探讨医理，强调治病求本、扶正祛邪、调理气血、平衡阴阳；特别注重在临床实践和科学研究中吸取现代科学精华，以创新精神发展中医、振兴中医，在理论上有独到见解，在临床上疗效显著。他的医学专著有《中医诊治心脑病症》《中医针灸中药治疗疑难病症》《中医诊断学》《脏腑证治与用药》《冠心病中西医综合治疗》等多部，其中3部被译成英文发行到国外。2007年，"中国现代百名中医临床家丛书"之《邵念方》由中国中医药出版社出版，并列为"十一五"国家重点图书。

他还先后发表《论中风腑证》《论中风脏证》等论文80余篇；1990年，荣获山东省科协自然科学成果奖二等奖两项；主持研究的课题"调脂片治疗高脂血症的临床与实验研究"通过省级鉴定，被专家组评为全国领先水平，于1996年获山东省科委三等奖；"脑脉通口服液治疗急性缺血性中风的临床与实验研究"于1997年获山东省科委三等奖；"益精提神法治疗多发性梗死性痴呆的临床与实验研究"于1998年通过省级鉴定，被专家委员会评为国内领先水平，获山东省教科委科技进步二等奖；他研制的"全息圆锟磁针"对中风半身不遂具有奇效；拥有专利2项，其中一项荣获美国爱因斯坦国际发明博览会金奖，在诸多科研成果中有3项成果开发转制成国家新药，如调脂片、麝香心疼宁等，为防治人类疾病做出进一步的贡献。

自1990年带研究生以来，他先后带出博士生15名，硕士生9名和多名高徒，他的学生和徒弟均成为医疗卫生系统的骨干，成为省级医院的科室主任、院领导、研究生导师。可以说，他既是医道的继承者和践行者，又是医道的开拓者和传承者。

人生的境界

人的精神境界的大小决定着人生格局的大小。从一个死里逃生的穷孩子、"四傻子"，到一代名医、教授、博导，诠释的正是邵念方自成一家的人生境界。他从小信奉道义，追慕善良，自尊自强，有一种发自内心的力量支撑自己在医道上勇攀高峰。他一辈子追求真理、追求精神目标、追求创造性的劳动，所以活得生气勃勃、阳光灿烂。

2007 年退休之后，邵念方并没有闲下来。谁都知道这样一个事实：医生越老越"值钱"，中医比西医老了更"值钱"，而中医名家老了特别"值钱"，属医中"极品"，堪称国宝。退而不休的邵老一方面行医不辍，造福百姓；一方面著书立说，惠及后人。古代圣贤推崇的三大人生价值——立德、立言、立功，他都做到了，而且在继续努力地做。

多年来，通过各种媒体每每传来一些社会精英、名人英年早逝的信息，令人扼腕叹息，也让邵老唏嘘不已，尤其是其中有许多是医界专家，令他深感震撼与悲哀，而且自身也由于工作过劳而得过三次重病，受过数次大的精神刺激而导致健康受损，因此，他在退休后开始关注起养生学。他利用自己长期从事医疗、科研的独特优势和亲身体会，通过认真调研梳理，一连写出了五本养生专著——《哲理养生》《心理养生》《生理养生》《四季养生》和《脏腑养生》。令人耳目一新的是，他把养生提到了哲学的高度，用他的话说，即要站到以人为本的立场和角度，用整体观念，即人体自身的和谐统一、人和自然（宇宙）之间的和谐统一观念，用历史唯物主义、辩证唯物主义，以及一分为二的方法，即用科学发展观和与时俱进的观念与方法来挖掘、发现、研究、整理有关人类养生方法的宏观规律，适应这些规律以提高"健商"，加强心理免疫和营养免疫观念，以此来维护人类的生命，预防疾病，保障人类的健康，从而达到延年益寿，尽终天年（100～175 岁）的目的。可谓高屋建瓴，道出了养生的真谛。

同时，邵老的学术研究成果作为一笔丰厚的医学财富受到高度重视，2012年，国家中医药管理局投 50 万巨资为邵老组建"全国名老中医药专家工作室"，他不负重望，努力工作，由他的众多弟子系统整理后撰写成书并于 2014年由山东教育出版社出版发行，书名为《全国名中医邵念方教授临床学术研究》，全书近 40 万字，为此书作序的是世界中医药学会联合会老年医学专业委员会张文高副会长。他在序言中称邵老为"继承不泥古，创新不离宗"的典范。

应该说，邵念方作为当代名医，集智识、德能、信念于一身，不仅是个典型的济世医者，还兼备了知识分子的诸多品质——对生命充满虔诚热烈的关怀，对事业抱有高尚的理解及抱负，对社会、人生乃至人性、灵魂持有真诚的关爱与体察。他的处世格言是"得恩不报非君子，一心寻仇是小人"；他的人生信条是"追求真善美，和谐天地人"。对那些曾经帮助过他的人，他念念不忘，感恩一辈子；对那些伤害过他的人，一概释然于胸，绝不耿耿于怀。对于真善美的追求，对于"中国梦"的理想信念与他的生命灵魂和谐完美地交融在一起。

为了养生，也是为了陶冶情操，邵老酷爱书法艺术，且颇有造诣，其作品多次参加全国性书画大赛获金、银奖等奖项，并入编《中国书法名家名作典藏》《夕阳之歌·中国老年书画作品选》《中国书画艺术》《感动中国晚晴颂》《艺术丰碑·中国书法史籍》等书画典籍。他的书法专著《邵念方书法作品选》定于 2015 年出版。

西方一位哲人说，生命是一条江河，发源于远处，蜿蜒于大地，上游是青年时代，中游是中年时代，下游是老年时代。上游狭窄而湍急，下游宽阔而平静。一生与黄河相依相伴的邵念方，如今与这条中华民族血脉之河的下游一样已进入宽阔的平静的境界：宽阔的胸怀理智、颖悟，平静的心理阳光、华美。

报告文学作家　王延庆

参考文献

[1] 杨力. 周易与中医学. 北京：北京科技出版社,1990.

[2] 史庆礼. 共生趣谈. 北京：北京气象出版社,1985.

[3] 王浴生. 中药药理与应用. 北京：人民卫生出版社,1983.

[4] 四川省中医温病卫气营血理论研究协作组. 中医温病卫气营血理论研究资料汇编（2）,1980.

[5] 上海第一医学院《实用内科学》编写组. 实用内科学. 北京：人民卫生出版社,1973.

[6] 刘福载. 冠心病与高血压病的防治. 北京：科学技术文献出版社,1980.

[7] 石毓澍. 冠心病. 天津：天津科学技术出版社,1981.

[8] 周次青. 高血压病的辨证论治. 山东中医学院学报,1980（3）：4.

[9] 邓德明. 急性心肌梗死的辨证分型治疗（附86例疗效分析）. 辽宁中医杂志,1983（6）：16.

[10] 郭玉清. 急性心肌梗死60例分组治疗对比分析. 山东医药,1983（5）：14.

[11] 张问渠. 急性心肌梗死兼夹痰浊证的诊治. 上海中医药杂志,1984（1）：12.

[12] 戴瑞鸿. 急性心肌梗死的中西医结合诊治方法. 中西医结合杂志,1986（1）：51.

[13] 邵念方.31例急性心肌梗死的辨证论治. 上海中医药杂志,1987,6（11）：8.

[14] 赵冠英. 急性心肌梗死124例中医分期论治的初步体会. 解放军医学杂志,1980,5（3）：159.

[15] 金春和. 略谈内科学的进展与怎样学习提高. 辽宁中级医刊,1980,9（2）：11.

[16] 崔尚志. 中西医两法治疗急性心肌梗死20例临床疗效分析. 辽宁中医杂志,1981（4）：13.

[17] 何焕荣. 中西医结合治疗急性心肌梗死的体会. 江苏中医杂志,1981（3）：20.

[18] 周约伯. 中西医结合治疗急性心肌梗死254例临床分析. 辽宁中医杂志,1982（6）：15.

[19] 于连兴. 碟脉灵治疗急性心肌梗死的体会. 辽宁中医杂志,1985,5（10）：31.

[20] 郭土魁. 急性心肌梗死及并发症的临床处理. 新中医,1983（1）：11.

［21］廖家桢.简述冠心病心绞痛的辨证论治.北京中医学报，1980，3（3）：12.

［22］杨福义.人参四逆针治疗休克及心衰的疗效观察.福建医药杂志，1980，2（4）：15.

［23］郭振球.心血管疾病中医诊疗的若干进展.辽宁中医杂志，1983，5（4）：34.

［24］张问渠.心血管病治验二则.中医杂志，1986，6（3）：27.

［25］沈祖法.通痹消胀汤治疗心肌梗死并发腹胀.中医杂志，1985，4（3）：27.

［26］曲淑岩.瑞香素对家兔实验性急性心肌缺血的保护作用及心血管系统的影响.中医杂志，1980，6（6）：43.

［27］廖家桢.生脉液对急性心肌梗死患者左心室功能的影响.中西医结合杂志，1981，1（1）：13.

［28］胡国英.抗心梗合剂对心肌梗死患者血小板聚集功能的影响.中西医结合杂志，1985，5（2）：90.

［29］舒乃华.麦冬及小剂量硫酸镁对急性心肌梗死后血液动力、心律失常及心肌梗死范围影响的实验研究.中西医结合杂志，1984，5（4）：295.

［30］顾双林.麦冬对实验性心肌梗死及心肌缺氧时亚微结构的影响.上海中医药杂志，1983，4（15）：358.

［31］张文高.冠心灵对犬心脏血流动力学和耗氧量的影响.山东中医学院学报，1988，12（2）：49.

［32］刘兴远.中西医结合治疗31例急性心肌梗死远期疗效观察.贵州医药，1985，10（5）：28.

［33］黄春林.用中医辨证分型观察急性心肌梗死30例的体会.广东医学，1988，9（1）：38.

［34］徐飞.真心痛的辨证论治规律.新中医，1982（3）：20.

［35］严世芸.著名老中医严苍山在外感热病方面的学术经验.上海中医药杂志，1981（10）：6.